臨床の「なぜ？どうして？」がわかる

病態からみた
理学療法

外科編

編集
高橋仁美
市立秋田総合病院リハビリテーション科

中山書店

執筆者一覧

編集

高橋　仁美　　市立秋田総合病院リハビリテーション科

執筆者（執筆順）

高橋　仁美　　市立秋田総合病院リハビリテーション科

渡邉　基起　　秋田大学医学部附属病院リハビリテーション部

大倉　和貴　　市立秋田総合病院リハビリテーション科

畠山　和利　　秋田大学医学部附属病院リハビリテーション部

柴田　和幸　　市立秋田総合病院リハビリテーション科

新出　卓斗　　市立秋田総合病院リハビリテーション科

岩倉　正浩　　市立秋田総合病院リハビリテーション科

渡部　裕之　　城東整形外科スポーツリハビリセンター

大島　雅宏　　市立秋田総合病院リハビリテーション科

今川　英俊　　山形県立病院済生館リハビリテーション室

皆方　　伸　　秋田県立脳血管研究センター機能訓練部

宮崎慎二郎　　KKR高松病院リハビリテーションセンター

萩森　康孝　　松山市民病院リハビリテーション室

加賀屋勇気　　秋田県立脳血管研究センター機能訓練部

■ 序 文 ■

　平成16年(2004年)にリハビリテーション医療に関する診療報酬の大きな改定が行われました．以前は，臨床現場では，「理学療法」,「作業療法」,「言語聴覚療法」の名称でそれぞれの療法が提供されていましたが，この改定から「脳血管疾患等リハビリテーション料」「運動器リハビリテーション料」「呼吸器リハビリテーション料」「心大血管リハビリテーション料」の 4つの疾患別リハビリテーションによる診療報酬体系となりました．つまり「理学療法」や「作業療法」などといった手技・方法論での分類から，疾患自体がもつ特性に合致したリハビリテーション医療の供給体制の分類に変遷しました．

　この変遷により，理学療法を提供する際には，それぞれの疾患を専門に治療する各診療科との深い連携が求められるようになりました．疾患別で対応することは，リハビリテーション医療が細分化，そして専門化していく方向に向かったとも捉えることができます．このため臨床現場では，各疾患別の特性をよく理解し，病態に即した理学療法の提供が必要とされているわけです．しかしながら一方では，我が国は超高齢社会を迎え，いろいろな合併症や重複障害をもつ患者さんも増えているため，細分化・専門化された疾患別リハビリテーションだけではなく，総合的なリハビリテーション医療の提供が必要なケースもいることを忘れてはならないと考えています．

　さて，少し書きにくい内容となりますが，近年，一部の医師や行政の方々から，理学療法士の臨床能力が落ちているのではないかとの指摘があったと聞いたことがあります．当たり前のことですが，臨床現場にいる我々理学療法士は，保険診療内で提供される理学療法の質を高め，より確かな理学療法を実践しなければならない使命があります．理学療法士の臨床能力を高めるには，経験ばかりに頼ることなく，十分な知識を得て，実践を積み重ねることが必要と考えます．

　本書は，疾患別リハビリテーション料で取り扱われる疾患の病態と理学療法の関係を結び付け，理学療法士の臨床能力を高めることを目指した，いわば「臨床の教科書」です．是非この本から学んだ知識や技術を臨床に活かし，実践を積み重ね，臨床能力を向上させていただきたいと思っております．

　最後になりますが，今回，快く執筆いただいた私の朋友の先生方には心から感謝いたします．本当にありがとうございました．そして編集にあたって多くのご尽力をいただいた中山書店の佐藤武子さん，山本宏さんには心からお礼を申し上げます．

2018年3月

高橋仁美

臨床の「なぜ？どうして？」がわかる
病態からみた理学療法　外科編
CONTENTS

執筆者一覧 …………………………………………………………………………………………………… ii

序　文 ……………………………………………………………………………………………………… iii

総　論 ……………………………………………………………………… 高橋仁美　2

第1章　運動器

1. 股関節周囲骨接合術 ……………………………………………………… 渡邉基起　10

2. 人工股関節置換術，人工骨頭置換術 …………………………………… 渡邉基起　25

3. 人工膝関節置換術 ………………………………………………………… 大倉和貴　46

4. 半月板切除・縫合術 ……………………………………………………… 畠山和利　58

5. 前十字靱帯再建術 ………………………………………………………… 畠山和利　79

6. 膝周囲骨切り術 …………………………………………………………… 畠山和利　98

7. 膝蓋骨骨折観血的整復固定術 …………………………………………… 大倉和貴　117

8. アキレス腱断裂縫合術 …………………………………………………… 柴田和幸　128

9. 踵骨骨折骨接合術 ………………………………………………………… 柴田和幸　135

10. 足関節固定術 ……………………………………………………………… 柴田和幸　142

11. 創外固定術 ………………………………………………………………… 渡邉基起　149

12. 腰椎椎間板ヘルニア摘出術 ……………………………………………… 新出卓斗　169

13. 腰椎開窓術 ………………………………………………………………… 岩倉正浩　176

14. インストゥルメント併用腰仙椎部固定術 ……………………………… 岩倉正浩　191

15. 肩関節（人工骨頭・人工関節）置換術 ………………………………… 渡部裕之　201

16. 反復性肩関節脱臼に対する手術 ………………………………………… 渡部裕之　207

17. 腱板修復術 ………………………………………………………………… 渡部裕之　214

18. 橈骨遠位端骨折骨接合術 ………………………………………………… 大島雅宏　222

第2章　脳血管

1. 脳出血に対する手術 ……………………………………………………… 今川英俊　234

2. くも膜下出血に対する手術 ……………………………………………… 今川英俊　251

3. 頭部外傷に対する手術 …………………………………………………… 皆方　伸　266

第3章 呼吸器

1. 肺腫瘍に対する手術 ……………………………………… 宮崎慎二郎 280
2. 胸部外傷に対する手術 …………………………………… 宮崎慎二郎 293
3. 食道癌，胃癌，肝・胆・膵臓癌の周術期管理 ………… 萩森康孝 304
4. 気管切開 …………………………………………………… 宮崎慎二郎 320
5. 人工呼吸管理 ……………………………………………… 萩森康孝 330

第4章 心大血管

1. 開心術 ……………………………………………………… 加賀屋勇気 348
2. 大血管手術 ………………………………………………… 加賀屋勇気 363

索　引 …………………………………………………………………………… 376

総　論

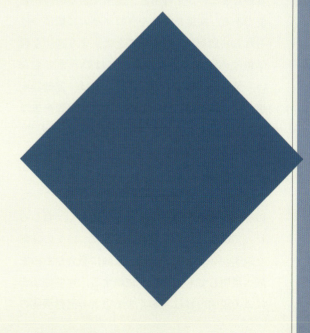

総論
理学療法とリハビリテーション

病態からみた理学療法

　臨床の現場で理学療法を実施する際には，一人ひとり異なる患者の病態を把握しておくことが重要である．患者の病気の容体，身体機能の状態，異常を起こしている原因などを理解していれば，それぞれの患者に必要な評価や理学療法プログラムが明確となり，また予後の推測もより正確になる．しかしながら，実際の臨床場面では，個々の患者の病態に関する医学的な知識が不十分なため，検査や測定といえば「まずは可動域測定と筋力テスト」，プログラムといえば「とりあえず可動域運動と筋力強化」などと画一的な対応となり，病態との関連性が希薄になっていることも多い．

　理学療法を行うには，本来は，患者のさまざまな病態に対して，どのような評価やプログラムが必要なのかを理解し，説明できる能力が必要である．病態を評価やプログラムに結びつけられる知識や技術をもつことは，より適切な理学療法の実践につながることはいうまでもない．筆者は，若手の理学療法士には，運動器疾患，脳血管疾患，呼吸器疾患，心大血管疾患など，それぞれの疾患の本態を理解したうえで，理学療法が実施できるセラピストになってほしいと期待している．

　実際には，理学療法士が疾患や病態についての詳細な説明を患者に行う必要はなく，むしろ行ってはならない．疾患や病態についての詳細な説明が必要な場合には，医師に患者やその家族へ説明してもらうよう依頼する．理学療法士による説明内容は，あくまで患者の運動機能の状態や，行う理学療法の目的や目標に関するものとする．

内科系の理学療法と外科系の理学療法

　診療科は大きく内科と外科に分かれる．内科と外科は，治療において，薬物療法が主となるのか，手術療法が主となるのかによって区分される．内科では，薬物療法を中心として，食事や運動などの指導が行われる．一方，外科では，手術によって創傷の治療や疾患患部の摘出，縫合などの外科的手法が用いられる．ただし，現在では内科と外科の境界がなくなりつつあり，心筋梗塞や狭心症などの病気に対するカテーテル治療，内視鏡検査時のポリープや腫瘍の摘出，外科での抗がん剤による化学療法などでは，内科と外科の領域が重なっている．また，手術の必要がない整形外科疾患の患者に対する診療は「整形内科」というとらえ方もある[1]．

　身体を傷つけることを「侵襲」というが，一般に外科治療では体にメスを入れるため侵襲が大きくなり，内科治療では侵襲が小さい．このように，内科と外科では治療において身体への負担の大きさが異なるため，理学療法を実施するうえでも内科系と外科系では違いが出てくる．例えば，変形性膝関節症は整形外科で扱う疾患であるが，保存療法を行う場合と手術療法を行う場合とでは，実施する理学療法プログラムなどが当然変わってくる．

　本書では内科編と外科編に分けているが，整形外科における保存療法を内科編に分類したのもこのような理由がある．内科編では保存療法

を基軸とした理学療法を行ううえで理解しておくべき病態や評価，プログラムを詳述し，外科編では周術期の理学療法を行ううえで患者管理に必要な知識や技術を中心に解説している．

臨床現場では，医療保険制度に従って疾患別リハビリテーションが行われている．運動器疾患，脳血管疾患等，呼吸器疾患，心大血管疾患，それぞれの疾患に対する理学療法は，各疾患別リハビリテーション料で算定される．疾患別リハビリテーションには，この他に，以前は脳血管疾患等リハビリテーションのなかで評価されていた廃用症候群リハビリテーションもあるが，上記の四疾患に対するリハビリテーションが基本になる．本書においても，臨床現場で実践的な対応ができるように疾患別リハビリテーションの診療報酬体系に則って，それぞれの疾患を内科系，外科系で分類している．

理学療法の対象

1965（昭和40）年に「理学療法士及び作業療法士法」が公布された．この法律の第2条で，「理学療法とは，身体に障害のある者に対し，主としてその基本的動作能力の回復を図るため，治療体操その他の運動を行なわせ，及び電気刺激，マッサージ，温熱その他の物理的手段を加えることをいう」と定義されている．この定義からは，理学療法の対象は「身体に障害のある者」に限定されている．ただし，厚生省（現 厚生労働省）の『理学療法士及び作業療法士法の解説』[2]によれば，「ここにいう身体に障害のあるものの範囲は身体障害者福祉法にいう身体障害者の範囲よりも広く，半永続的な障害や多くの内科的な障害，ときには外科手術後の一時的な障害をすら含むことがある」と述べられている．

また，日本理学療法士協会の「理学療法士ガイドライン」[3]では，「理学療法士の個別業務の対象は，永続的であれ一時的であれ，疾病また

は先天的異常によって身体の諸機能（精神機能を除く）になんらかの障害を有するものである．すなわち，骨・関節系，筋・軟部組織系，神経系，エネルギー代謝系などのさまざまな疾病により起こされた障害をもつものや，あるいは起こる恐れのあるものであり，新生児から老人に至るまであらゆる年代各層にわたっている．このように，対象の範囲は将来障害の発生が予想されるものに対する予防的処置からターミナル・ケアまで含まれ，疾患名からは推し量れない側面をもっている」とされている．

近年では，理学療法士の業務はさらに拡大してきている．特に2013（平成25）年の厚生労働省医政局からの「理学療法士の名称の使用等について」において，「理学療法士が，介護予防事業等において，身体に障害のない者に対して，転倒防止の指導等の診療の補助に該当しない範囲の業務を行うことがあるが，このように理学療法以外の業務を行うときであっても，『理学療法士』という名称を使用することは何ら問題ないこと．また，このような診療の補助に該当しない範囲の業務を行うときは，医師の指示は不要であること」と通知されたことは意義深い．理学療法士の業務の対象が，現行法の「身体に障害のある者」に「身体に障害のおそれのある者」も正式に追加されたと解釈できる．これにより，理学療法士の業務が急性期理学療法，回復期理学療法，維持期理学療法，生活期理学療法はもちろん，一次予防や二次予防の理学療法へと広がってきているととらえることができる．

治療としての理学療法の歴史

理学療法の起源は，古代ギリシャの医学の父といわれるヒポクラテスなどが，太陽，熱，水，さらには徒手，運動などの自然や物理的なエネルギーを用いて疾病や外傷を治療していた時代にまで遡ることができる．日本において

は，古代から温泉療法が行われており，痛みの治療として「湯治」が利用されていた．1926（大正15）年には東大に物療内科（内科物理療法学講座）が設置され，マッサージや水療法が行われていた[4]．1965（昭和40）年に「理学療法士及び作業療法士法」が公布・施行され，翌年に第1回国家試験が行われて理学療法士が誕生するわけだが，日本では理学療法士が誕生する以前から，物療内科では物理療法（physical therapy）とよばれた理学療法の技術が存在している．

このように，理学療法は古代から治療技術として行われており，内科学，外科学と並んで物理医学（physical medicine）として確立している．現在の疾患の治療には，原因療法（疾患の原因に対して病態生理に基づいて行う治療法），対症療法，一般療法（安静，食事，運動などの基本的な治療法），薬物療法，放射線治療，外科治療，そして理学療法がある．

さて，これまで物理医学として行われていた理学療法の治療対象は，ポリオ，脊髄損傷，切断など運動機能障害を残すものが多かった．そのため，医療だけで解決できないことから，「全人間的復権」の意味をもつリハビリテーションの理念と結びつくことになった[5]．これによって，理学療法の治療に，基本的動作能力の回復のための動作練習が導入されることになった．現在の厚生労働省の診療報酬の通則では，「リハビリテーション医療は，基本的動作能力の回復等を目的とする理学療法や，応用的動作能力，社会的適応能力の回復等を目的とした作業療法，言語聴覚能力の回復等を目的とした言語聴覚療法等の治療法より構成され，いずれも実用的な日常生活における諸活動の実現を目的として行われるものである」となっており，理学療法が治療であることは保険診療においても明確にされている．

現在，治療としての理学療法には，運動療法

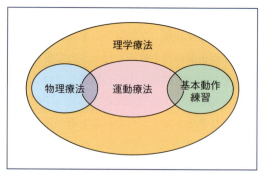

図1　理学療法の治療技術

を中心として，物理療法，基本動作練習がある（図1）．

理学療法とリハビリテーションの関係

理学療法は物理医学の治療法として発展し，リハビリテーションの理念と結びついていったことは前述したとおりである．「リハビリを行う」「リハビリを実施する」「リハビリ中である」などの表現は，マスメディアはもちろん，臨床現場でも一般的に使われているが，「理学療法＝リハビリテーション」では決してない．2006（平成18）年度の診療報酬の改定において，これまでの理学療法，作業療法，言語聴覚療法の区分が廃止され，疾患別リハビリテーションが導入されてからは，「リハビリを行う」などの表現が普通に使われることに拍車がかかったように思われる．実際，理学療法士が患者に説明するときに「こんなリハビリを行います」と言ったり，病棟の看護師が「今，リハビリ中です」などと言ったりすることは日常的となっている．このように，理学療法とリハビリテーションが同義語として使用され，理学療法士が行う行為はすべてリハビリテーションで，理学療法士はリハビリテーションを行う職種ととらえている人は多いのではないかと思われる．

1965（昭和40）年の厚生白書[6]によれば「リハビリテーションとは，心身に障害のある者が社

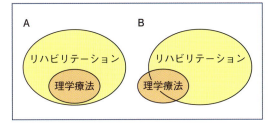

図2　理学療法とリハビリテーションの関係

呼吸器内科	理学療法
呼吸器外科	理学療法
循環器内科	理学療法
心臓血管外科	理学療法
神経内科	理学療法
脳神経外科	理学療法
整形外科	理学療法
……科	理学療法
リハビリテーション科	理学療法

図3　各標榜科と理学療法の関係

会人として生活できるようにすることである．実際には，心身に障害がある人の社会復帰―職場への復帰，家庭への復帰，あるいは，学校への復帰―を促進することにより，身体的，精神的，社会的，職業的にその能力を最大限発揮させ，最も充実した生活が出来るようにすることを目的としている」とされている．さらに，1981（昭和56）年には，「リハビリテーションとは障害者が一人の人間として，その障害にも関わらず人間らしく生きることができるようにするための技術および社会的，政策的対応の総合体系である．単に運動障害の機能回復訓練分野だけをいうのではない」と改定された[7]．このように，リハビリテーションは総合的で広範囲な分野を受け持っていて，理学療法はその一部分を担っているというのが一般的な位置づけである（図2A）が，筆者は，理学療法とリハビリテーションを図2Bのような関係でとらえている．

例えば，病気にかかった場合の経過を考えてみると，①完全治癒，②不完全治癒，③死亡に分けることができる．リハビリテーションは②の不完全治癒，言い換えれば障害が残った場合に本領を発揮する分野である．しかし，①の完全治癒する場合は，あえてリハビリテーションといわなくても，単独の治療としての理学療法が成り立つと考えている．一般にリハビリテーションは，医療関連職種のチームワークにより成り立つが，整形外科の領域などについては，医師の処方のもとに，理学療法士が単独で患者をみるケースも多々ある．実際，リハビリテーション科を標榜している開業医においては，理学療法士のみが配置されていることが多い．治療としての理学療法はリハビリテーションの一部分ではなく，理学療法自体を一つの専門分野としてとらえることもできるわけである．つまり，理学療法士のすべての業務が，医学的リハビリテーションの範疇に入るわけではない．

理学療法と各診療科との関係

医療機関が標榜する診療科名では，呼吸器内科，呼吸器外科，循環器内科，心臓血管外科，神経内科，脳神経外科，整形外科などに並列してリハビリテーション科があり，理学療法はリハビリテーション科に配置されているのが一般的である．しかし，各診療科それぞれに理学療法という治療の存在もありうるのではないだろうか（図3）．

リハビリテーション科以外の診療領域では，リハビリテーションまで必要とされず，理学療法の範疇の治療技術によって十分に対応が可能な場合もありうる．実際の臨床現場では，リハビリテーション科以外の各診療科の医師から直接に処方を受けて理学療法を実施しているという実態もある．ただし，病態が複雑で，障害によって長期のフォローが必要とされ，また他職

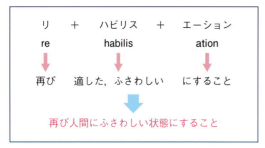

図4　語源からみたリハビリテーション

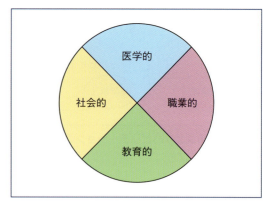

図5　リハビリテーションの各分野

種と連携しなくてはいけないケースについては，当然ながらリハビリテーションが必要となる．

「リハビリテーション」に関連する用語

リハビリテーション（rehabilitation）を語源的にみてみると，接頭辞のre-（「再び」を意味する）と，ラテン語のhabilis（「適した，ふさわしい」の意）に，接尾語のation（「〜にすること」の意）がくっついてできたものである（図4）．

リハビリテーションには，医学的リハビリテーション，職業的リハビリテーション，教育的リハビリテーション，社会的リハビリテーションの4つの分野がある（図5）．このように，リハビリテーションは，医療の一部に限局されたものではなく，広い範囲にわたって総合的に提供されることで障害者の権利回復を目指している．

医学的リハビリテーションの一部に，リハビリテーション医学やリハビリテーション医療があるが，それらは混同して使用されることが多い．以下，簡単にこれらの用語を整理しておく．

障害を対象とする医学分野を「リハビリテーション医学」といい，このリハビリテーション医学をもとに実践することが「リハビリテーション医療」で，この医療および医学のもとでリハビリテーションの目的へ近づけていくプロセスが「医学的リハビリテーション」である（図6）．ちなみに，リハビリテーション医療における固有の治療には，理学療法，作業療法，言

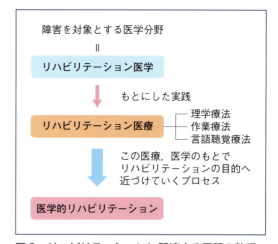

図6　リハビリテーションに関連する用語の整理

語聴覚療法がある．

全人的医療を目指して

理学療法は，リハビリテーションの理念を支えるためには必要不可欠である．理学療法によって障害が改善されることは，リハビリテーションの自立や復権へとつながることになる．現在，理学療法の対象は多様化するとともに，そのなかでも専門細分化が進んでおり，理学療法士は専門的な知識や技術を研鑽し，医療技術者としての能力をより高めるように努めなければならない．

本書では，病態に焦点を当て，さらに疾患別

リハビリテーションに分類して理学療法を解説し，専門的な知識や技術が身につけられるように配慮しているが，これで十分であるとは思っていない．

理学療法には，身体面の特定の部位や疾患に限定せず，既往歴，現病歴，生活環境，社会的背景などに加えて心理的な側面をも含め，総合的に分析し，個々の人に合った予防や評価，治療を行う，いわば「全人的医療（holistic medicine）」の実践が求められてきている．つまり，患者を疾病や障害だけでとらえるのではなく，生活している「人」としてとらえることが今後ますます重要になると考える．国際生活機能分類（ICF）の理念に基づいて，身体の働きや精神の働きである「心身機能・構造」の改善のみならず，生活行為全般である「活動」や，家庭や社会生活での「参加」に対するアプローチが必要とされる．このような包括的なアプローチによって，その人の自立を促すことにリハビリテーションの目的がある．

リハビリテーションは，チーム医療で完結される．リハビリテーションに携わるチームの構成員には，医師，看護師，作業療法士，言語聴覚士，義肢装具士，臨床工学技士など多くの専門職種がある（図7）．この専門職種間の協調した連携によって，チームアプローチが成立する．チーム全体の方針と患者のニーズが同じ方向を向き，複数の専門職種が協調性をもって，一つの共通する目標に向かっていることが重要となる．さまざまな能力をもつ複数の専門職種が同じ方向性をもって協働していくには，定期的なカンファレンスはもちろんであるが，普段からのスムーズな意思疎通が鍵となる．

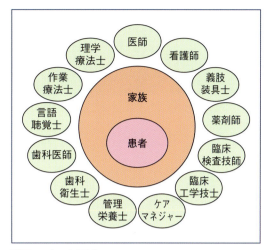

図7　チーム医療

■ 引用文献

1) 白石吉彦, 白石裕子, 皆川洋至ほか編：THE 整形内科. 南山堂；2016.
2) 厚生省医務局医事課編：理学療法士及び作業療法士法の解説. 中央法規出版；1965.
3) 日本理学療法士協会：理学療法士ガイドライン.
http://www.japanpt.or.jp/upload/japanpt/obj/files/about/031-0422.pdf
4) 砂原茂一：技術と思想―砂原茂一学院長退官特別講演. 理学療法と作業療法 1980；14（2）：136-45.
5) 奈良　勲編：理学療法概論. 第3版. 医歯薬出版；1991. p.19-24.
6) 厚生省監：厚生白書（昭和40年度版）. 1965.
http://www.mhlw.go.jp/toukei_hakusho/hakusho/kousei/1965/
7) 厚生省監：厚生白書（昭和56年度版）. 1981.
http://www.mhlw.go.jp/toukei_hakusho/hakusho/kousei/1981/

運動器

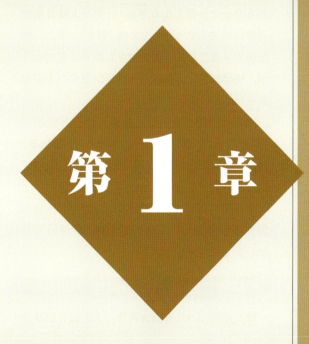

第1章　運動器

1. 股関節周囲骨接合術
hip osteosynthesis

key point ▶▶▶ 股関節周囲骨接合術で対象となる疾患は，主に転倒による大腿骨近位部骨折である．大腿骨近位部骨折に対する骨接合術では，大腿筋膜張筋や外側広筋の癒着をできるだけ起こさず，早期荷重，歩行につなげていく．例外的に，大腿骨転子部骨折の大転子や小転子が剝離した状態では，主治医と相談し，どの程度まで運動範囲を広げるかを協議する必要がある．術前の状態にも左右されるが，統計的に7割程度が術前の日常生活活動(ADL)まで回復可能といわれている．骨折による軟部組織損傷などの状態を注意深く観察しながらプログラムを立案し，早期社会復帰を目指す．

概要と病態

股関節は，人体最大の骨である大腿骨の骨頭と骨盤の寛骨臼から構成される．正常な股関節では，寛骨臼が骨頭のおよそ4/5を包み込むことで関節を安定させている．大腿骨の構造上，近位部は多くの骨梁に支えられ，さまざまな張力や圧縮力から骨を守っている．多くの骨梁があるなかで，粗となるWard三角が大腿骨頸部骨折の好発部位となっている（**図1**）．また，股関節の構造として，前方が少し弱くできているが，腸腰筋による疑似臼蓋作用が関節の不安定さを補っている．

大腿骨周囲の骨折は，加齢に伴う骨粗鬆症（髄腔の拡張や緻密骨の空隙増大）や転倒歴，閉経後の女性ホルモン分泌減少に伴う骨吸収亢進，骨量減少などが危険因子となる．

治療法としては，整形外科的な観血的治療や保存療法に加えて，理学療法およびリハビリテーションが実施される．

■病態

股関節周囲への骨接合術は，①大腿骨頸部骨折と②大腿骨転子部骨折，③大腿骨転子下骨折の一部の状態に対して行う（**図2**）．

大腿骨近位部骨折は，日本整形外科学会が行った2013年の全国調査によると，65歳以上における要支援・要介護の原因の第4位は転倒・骨折によるもので，全体の11.8％を占めていた．発症率は，女性が男性の約4倍，発生場所は屋内80.4％で屋外19.6％であり，受傷機転はどの年代でも立った高さからの転倒が最も多く80％程度を占めていた（**表1**）[1]．

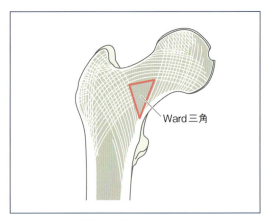

図1　大腿骨近位の骨梁とWard三角
構造上，骨梁が粗になるWard三角が大腿骨頸部骨折の好発部位となる．

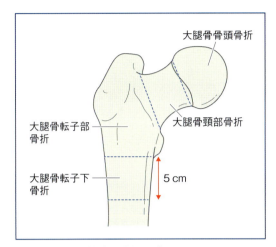

図2 大腿骨近位部骨折の分類

表1 大腿骨近位部骨折の疫学調査

	35歳以上	65歳以上
	87,104人	69,589人
受傷場所		
屋内	76.2%	80.4%
屋外	23.8%	19.6%
受傷機転		
寝ていて・身体を捻って	1.1%	1.2%
立った高さからの転倒	79.7%	81.7%
階段・段差の踏み外し	4.5%	3.9%
転落・交通事故	6.6%	4.5%
記憶なし	1.4%	1.5%
不明	6.7%	7.1%
おむつ骨折	0.2%	0.2%

(日本整形外科学会骨粗鬆症委員会：大腿骨近位部骨折の治療状況調査．2013年発生分に関する報告書．日本整形外科学会：2014[1]より)

大腿骨頸部骨折と大腿骨転子部骨折は，骨粗鬆症のような骨の脆弱性が基盤となっているため，受傷機転はともに転倒やベッドからの転落が多いものの，つまずきや下肢の捻転動作などの軽微な外力でも生じる．ただし，骨粗鬆症などの脆弱性を有さない若年者においても，交通事故や転落などの高エネルギー外傷や運動による疲労骨折などで受傷することもある．転倒以外にも，大腿骨近位部骨折の危険因子として加齢や低体重，喫煙，多量のカフェイン摂取，血清ビタミンDの低値，閉経後の女性ホルモン分泌減少に伴う骨吸収亢進，骨量減少などがあげられる[2]．

予防的観点としては，転倒の防止および骨粗鬆症に対する対策という2つの側面がある．運動は双方に有効で，カルシウム，ビタミンD・Kの摂取や禁煙指導，骨粗鬆症治療薬の使用は後者に有効とされている[3]．

■診断・重症度分類

大腿骨頸部骨折

単純X線像によって骨折を診断し，骨折型分類としてGarden（ガーデン）の分類を用いることが多い（図3）[4]．Gardenの分類は，まれにステージⅢとⅣの区別が困難な場合がある．転位が少ないものをステージⅢ，転位が大きいものをステージⅣとしがちだが，あくまでも骨頭内側骨梁と臼蓋骨梁のアライメントで鑑別する必要があり，アライメントが一致していればステージⅣで，一致していなければステージⅢとなる[5]．

高齢者の軽微な外力による骨折で，まれに単純X線像では正常な場合があるが，そのまま放置すると転位が生じ，ステージⅢ・Ⅳに悪化する可能性もあるため，慎重に診断する．診断の際は，MRIと骨シンチグラムが有用である．MRIでは，骨折線に一致してT1強調像で低信号域，T2強調像で高信号域がみられる．骨シンチグラムでは，骨折線に一致して高集積像がみられる．

大腿骨転子部骨折

単純X線像によって骨折を診断し，骨折型分類としてEvans（エヴァンズ）の分類[6]を用いることが多い（図4）．治療を行ううえで，安定型と不安定型に分類することが重要である．Evansの分類は正面像のみで判断しているが，グループ2とグループ3の判別が困難な場合があり，正確な側

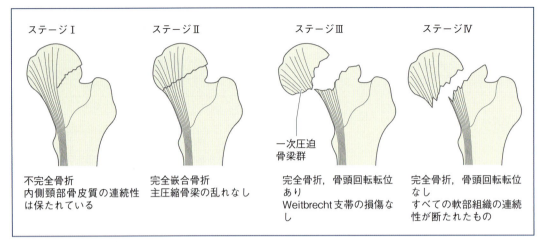

図3 Gardenの分類
（Garden RS：Low-angle fixation in fractures of the femoral neck. J Bone Joint Surg Br 1961；43B〈4〉：647-63[4]）を参考に作成）

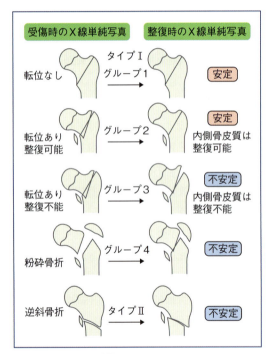

図4 Evansの分類
- タイプⅠ：骨折線が小転子から上外側へ向かうもの．
  - グループ1：内側皮質骨に転位がなく，完全な整復位で骨癒合が得られるもの．
  - グループ2：内側皮質骨の単純な重なりが徒手整復で改善し，安定型の骨折となるもの．
  - グループ3：内側骨皮質の重なりが完全に改善せず，骨折部が不安定で内反股が予測されるもの．
  - グループ4：内側骨皮質の粉砕骨折があり，内反股が予測されるもの．
- タイプⅡ：骨折線が小転子から下外側へ向かうもの（タイプⅠとは逆）．

面像を参考にする必要がある．側面像でposterior support（後方の支持性）が残存している骨折をグループ2，posterior supportが失われた骨折をグループ3と診断する．

■ 症状

高齢者が転倒し，歩行不能や体動困難となった場合は大腿骨近位部骨折を疑う．身体所見は，股関節を軽度屈曲・外転・外旋している場合が多く，鼠径部の圧痛や大転子部の叩打痛を認める場合がある．

■ 予後

生命予後は，骨折後の死亡率が欧米では11〜35％程度であるものの，日本では10％以下と年齢や合併症によって大きく変わるが，予後は比較的良好である．

機能予後は，受傷前と同等の歩行能力に戻る患者は67％程度といわれており，機能的回復は受傷後6か月で得られるが，その後はあまり回復が得られないという報告がある[7-9]．また，術前の歩行能力と年齢が特に大きく影響し，次いで骨折型や筋力，認知症，栄養が影響するという報告もある[10,11]．

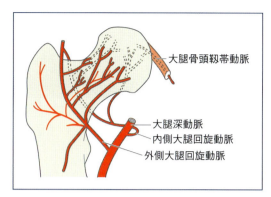

図5　大腿骨・骨頭周囲の動脈
大腿骨骨頭への栄養血管は，ほとんどが内側・外側大腿回旋動脈によって補われている．

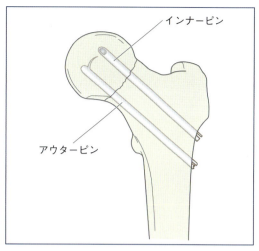

図6　Hansson pin

■治療

　大腿骨近位部骨折の整形外科的治療は，観血的治療と保存的治療（保存療法）から選択される．本項は外科系を扱うため，保存療法は省略する．

整形外科的治療（観血的治療）

●大腿骨頸部骨折

　大腿骨頸部骨折は，関節包内骨折のため骨膜が存在しないことや，骨折により栄養血管が途絶する可能性があるなどの理由から，骨癒合がしづらいという特徴がある．大腿骨頭靱帯の内側に走行する大腿骨頭靱帯動脈は，内側・外側大腿回旋動脈ほど十分な栄養血管とはならず，Gardenの分類ステージⅢ～Ⅳのように骨頭が転位している場合は，大腿骨頭壊死や偽関節となるリスクが高い（図5）．

Gardenの分類ステージⅠ～Ⅱ

　転位のない骨折に対して骨接合術を行う場合，Hansson pinやcannulated cancellous hip screw（CCHS）を用いる．これらの各内固定材料の間で骨癒合や合併症に有意差はないが，骨折形によって最適なものを選択する．

- Hansson pin（図6）：インナーピンとアウターピンの2本のピンによる固定法である．それぞれ大腿骨外側の皮質骨，頸部の髄内皮質骨，骨頭の3点で固定する．最初にアウターピンを挿入し，その後インナーピンを押し込むことでアウターピンの先端からフックが飛び出して大腿骨骨頭の海綿骨に刺さる構造となっている．アウターピンは頸部内側髄内皮質に，インナーピンは頸部後方髄内皮質に挿入することで骨頭の内反と後方への回旋を防ぐ役割がある．また，平行に挿入することで骨折部に持続的な圧迫が加わるという利点がある．
- CCHS（図7）：3本のスクリューを平行に挿入する固定法である．スクリューのねじ山が先端部のみにあるため，骨折線を越えて骨頭内に挿入されると圧迫力が加わる．1本目を頸部内側髄内皮質に沿って軟骨下骨まで刺入し，残りの2本は1本目を基準に逆三角形となるように刺入することで，骨頭の内反・外反や回旋を防ぐことができる．

Gardenの分類ステージⅢ～Ⅳ

「2．人工股関節置換術，人工骨頭置換術」の項参照．

●大腿骨転子部骨折

　大腿骨転子部骨折は，Evansの分類でタイプⅠ（安定型）とタイプⅡ（不安定型）に分類でき

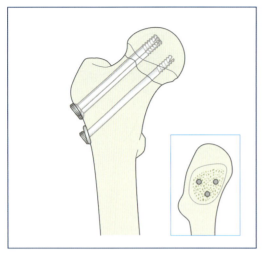

図7 cannulated cancellous hip screw (CCHS)

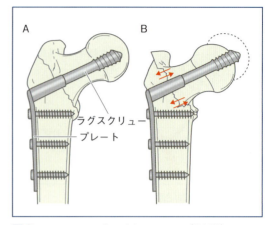

図8 compression hip screw (CHS)
B：カットアウト

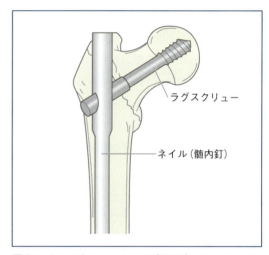

図9 short femoral nail (SFN)

る．安定型には，compression hip screw (CHS) と short femoral nail (SFN) を用いることが多いが，治療成績において両者間に大きな違いはない[12,13]．不安定型には，SFN を用いることが多い．

Evans の分類 グループ1～2 (タイプⅠ)

- CHS (図8-A)：基本的な構造として，プレートとラグスクリューから構成されている．遠位骨片をプレートで固定し，近位骨片をラグスクリューで固定する方法である．テレスコーピングにより荷重することで骨片間に圧迫が加わり安定性を得ることができる．頸基部骨折の場合には，骨頭の回旋を予防するために，スクリューを挿入することもある．骨粗鬆症例やラグスクリューが不適切な位置へ挿入されている例などでは，テレスコーピングがはたらかず骨頭を突き破るカットアウトが起こる可能性もある（図8-B）．
- SFN (図9)：基本的な構造として，ネイル（髄内釘）とラグスクリューから構成されている．ネイルを大腿骨の髄腔内に挿入し，ラグスクリューを大腿骨頸部・骨頭内に挿入して固定する方法である．CHSと同様，テレスコーピ

ングにより荷重することで骨片間に圧迫が加わり安定性を得ることができる．髄腔内に荷重軸があるため，CHSよりも固定力が強固だが，大腿骨骨幹部骨折などの報告例もあるため注意が必要である（図10）．

Evans の分類 グループ3～4 (タイプⅠ)，タイプⅡ

- SFN：内側・外側骨皮質が粉砕したような不安定な骨折に対しては，SFNのほうがCHSよりも有利と考えられている．しかし，タイプⅡの逆斜骨折など転子下まで骨折線が及ぶ場合

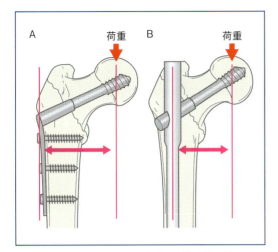

図10 CHS（A）とSFN（B）の荷重軸の違い
CHS：compression hip screw, SFN：short femoral nail.
SFNはCHSよりも荷重点から荷重軸までの距離が短い.

はlong nailが選択される.

理学療法，リハビリテーション

機能障害の回復および社会復帰には，理学療法およびリハビリテーションが重要となる．主治医と協働した理学療法が機能障害を改善させ，それぞれの回復過程に沿ったリハビリテーションが早期の社会復帰を可能とする．

理学療法・リハビリテーションの評価

■術前

カルテや本人・家族からの情報収集が，評価を進めていくうえで非常に重要である．基礎情報（年齢，職業など）や医学的情報（合併症，既往歴，X線所見など），社会的情報（社会的背景，家族構成，居住内外の環境など）をふまえて評価する．

問診

カルテだけでは知り得ない情報（外出頻度や転倒歴，家屋環境など）を収集していく．また，日本整形外科学会股関節機能判定基準（JOA hip score）やHarris hip score, Western Ontario and McMaster Universities Osteoarthritis Index（WOMAC）による包括的な評価も行うとよい．

X線所見

特に大腿骨転子間骨折では，大転子や小転子の骨折を伴うことも少なくないためX線所見が重要となる．

> **注意**
> 評価をするうえでは，腸骨筋や大腰筋，中殿筋，小殿筋の筋収縮を引き起こすような操作を可能な限りしないように注意しなければならない（**図11**）．

炎症徴候

患部周囲の腫脹，熱感，発赤，疼痛を確認する．痛みについては，安静時痛か運動時痛かを明確にする．主観的評価であるVisual Analogue Scale（VAS）やNumerical Rating Scale（NRS）などを用い，どの程度の強さかを把握する．

骨折周囲の軟部組織

骨折の部位や程度などにより，骨折周囲の軟部組織の状態も変わることも念頭においておく（**図12**）．

関節可動域

大腿骨頸部骨折や大腿骨転子間骨折では，不用意な関節運動により転位を引き起こす可能性もあるため，患側を安静に保つことが多い．そのため，基本的に健側のみを評価し，術後のゴール設定などに役立てる．

筋力

徒手筋力テストを行い，3（Fair）以上のものはハンドヘルドダイナモメーターを用いて客観的な評価を行う．関節可動域と同様に，筋収縮により骨折の転位が起こりうるため，基本的に健側のみの評価となる．

> **覚えておこう**
> 健側の評価であっても，筋収縮に伴う代償動作が痛みを誘発することを考慮して行う．

■ 1. 股関節周囲骨接合術

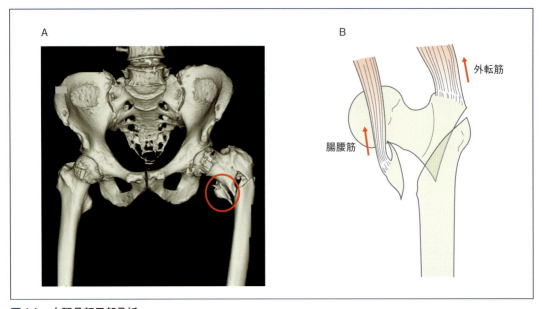

図11 大腿骨転子部骨折
A：小転子骨折例，B：骨転位のメカニズム．

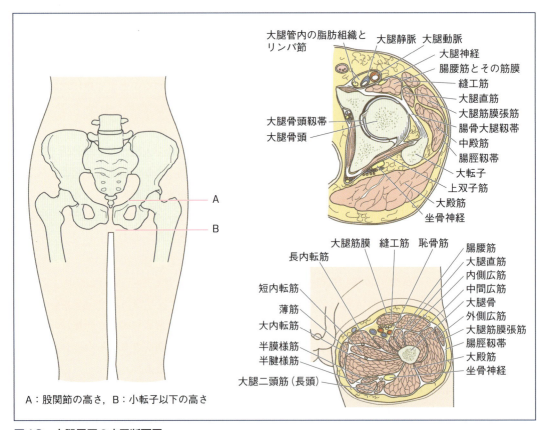

A：股関節の高さ，B：小転子以下の高さ

図12 大腿周囲の水平断面図

形態測定

骨折による脚短縮を評価するため下肢長と大腿長を計測し，軟部組織の損傷に伴う腫脹の状態を大腿周径にて把握しておく．

栄養状態

大腿骨近位部骨折の受傷原因の一因として栄養があげられるため，サルコペニアやフレイルのような低栄養状態を呈していることが多い．身体計測としてbody mass index (BMI) や上腕筋周囲長 (arm muscle circumference：AMC)，上腕三頭筋皮下脂肪厚 (triceps skinfold：TSF) などの指標が一般的だが，生化学的マーカーである血清アルブミンや総リンパ球数，血清総コレステロールまたはヘモグロビンは最低限抑えておくとCONUT (controlling nutritional status) 法やCONUT変法のような簡易評価スケールを用いることもできる[14,15]．術前の栄養評価を行い，低栄養状態であれば早期から栄養サポートチームと連携がとれるよう準備しておく．

転倒因子

転倒の因子として，身体的機能に起因する内的因子と環境などの外的因子があり，両者が重なって転倒が発生する．転倒の評価として，内的因子は術前のため多くは評価できないが，転倒歴（回数）や転倒した状況，場所などを確認する．転倒歴が多い場合は，転倒に対する恐怖や不安感をもっていることが少なくないため，結果的に身体機能の低下を引き起こすことが知られている[16]．

■ 術後

術後は術前で行った内容に加えて，安静のために評価できなかった患側の評価を中心に行っていく．術前から介入できない場合は，臥床期間によっては健側の機能低下も起こりうるため，注意深く観察し，情報収集に努める．

問診，炎症徴候，形態測定

「術前」の評価を参照．

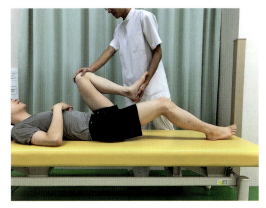

図13　Thomasテスト

X線所見

X線所見だけでなく，カルテ情報や医師からの情報収集などにより，どのような手術を行ったのかを確認する．大腿骨転子部骨折で大転子または小転子の骨折を伴う場合，主治医に固定性や制限する動きなどを確認する．

骨折および術創周囲の軟部組織

受傷時の骨折による影響や手術侵襲による軟部組織の状態を確認する．大腿骨近位部骨折に対する骨接合術では，主に大腿筋膜張筋や外側広筋の侵襲がある．X線所見と同様に，カルテ情報や医師からの情報収集などにより，どのような手術を行ったのかを確認する．

関節可動域

初回評価時は，手術侵襲の程度や骨折の状態によって軟部組織の損傷が変わってくるため，痛みを誘発しないように愛護的に評価していく．痛みと骨折の程度にもよるが，腸腰筋や大腿筋膜張筋の短縮が跛行の原因となりうるため，Thomasテスト（図13）やOberテスト変法（図14）を行う．大腿骨転子部骨折で大転子または小転子の骨折を伴う場合，主治医に固定性や制限する動きなどを確認する．

筋力

徒手筋力テストを行い，3 (Fair) 以上のものはハンドヘルドダイナモメーターを用いて客観

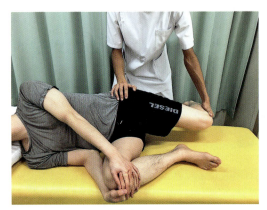

図14 Oberテスト変法

的な評価を行う．大腿骨転子部骨折で大転子または小転子の骨折を伴う場合，自動運動などの筋収縮によって骨片が転位する可能性があるため，主治医に固定性や制限する動きなどを確認する．

バランス能力

大腿骨近位部骨折の受傷起点の多くは転倒によるため，転倒の評価を行うことは重要である．一般的な転倒予測ツールとしてはBerg Balance Scale（BBS）があるが，その天井効果も明らかとなっている．その他の評価には，Activities-specific Balance Confidence Scale（ABC Scale）やBalance Evaluation Systems Test（BESTest），Mini-BESTest，Brief-BESTest，Five Times Sit-to-Stand Test（FTSTS）などがある．これらのなかではMini-BESTestが有用であり，類似したBESTestやBrief-BESTestも次いで有用である[17]．

日常生活活動（ADL）動作

●起き上がり

術後早期から起居動作が開始されることが多い．骨折の程度によっては痛みの状態を参考にすればよいが，大腿骨転子部骨折で大転子や小転子の骨折を伴う例では注意が必要である．主治医と相談し，骨の転位が考えられる場合には身体をベッドの端に移動させるときやベッドから下肢を下ろすときに，上肢の支持なしで下肢伸展挙上（straight leg raising：SLR）や外転運動を行っていないか評価する．

●立ち上がり

立ち上がりは起き上がりと同様に，大腿骨転子部骨折で大転子や小転子の骨折を伴う場合は注意が必要である．生活環境によっては，ベッドではなく床から立ち上がる必要がある場合や，ソファのように少し低い位置からの立ち上がりが必要な場合もあるため，適宜評価する．

●歩行

手術侵襲による中殿筋や外側広筋の筋力低下が起こる場合もあるため，Trendelenburg（トレンデレンブルク）歩行やDuchenne（デュシェンヌ）歩行が起きていないか評価する．また，骨折または手術による前方の侵襲や痛み，筋力低下，恐怖や不安感などによって股関節屈曲位歩行が起きていないか評価する[18]．

> **覚えておこう**
> 大腿骨近位部骨折患者は易転倒性があることが多いため，股関節部の評価のみならず他の部位も十分に評価する．

住宅環境

屋内での転倒が8割程度を占めているため，住宅環境の評価が必要である．住宅内には玄関や居室，階段，浴室など部屋ごとに転倒の危険性がある．玄関では靴の着脱時や上がりがまちの段差を昇降するときに転倒する危険性がある．居室では電源コードやずれやすいカーペット，畳の目に沿って生活動線がある場合，1〜2cm程度の敷居などに転倒の危険性がある．

理学療法・リハビリテーションプログラム

■術前（図15）

大腿骨近位部骨折の治療は，原則として手術を早期に行うことが推奨されている．しかし，

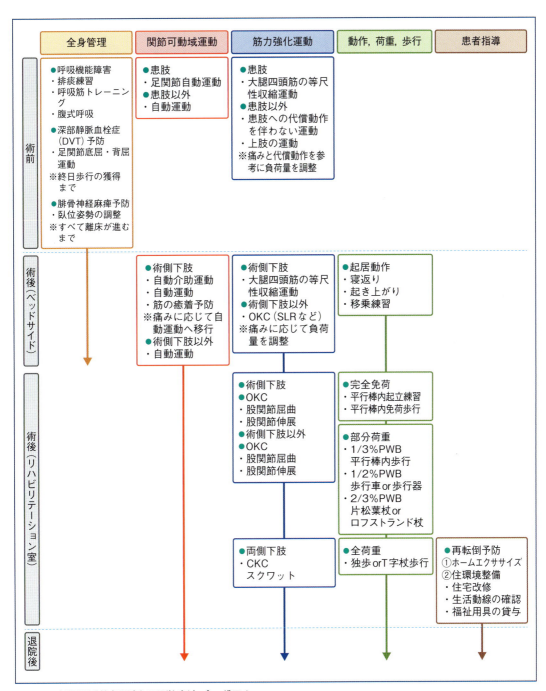

図15 大腿骨近位部骨折の理学療法プログラム
OKC：open kinetic chain（開放性運動連鎖），SLR：straight leg raising（下肢伸展挙上），CKC：closed kinetic chain（閉鎖性運動連鎖），PWB：partial weight bearing（部分荷重）．

日本の現状として骨折から入院まで平均3.1日，入院から手術まで平均11.2日という報告もあり，術前リハビリテーションが必要となる場合も少なくない[19]．大腿骨近位部骨折は，特に高齢者の受傷が多いため，廃用性変化や褥瘡，深部静脈血栓症（deep vein thrombosis：

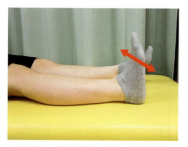

図16 足関節の底屈・背屈運動

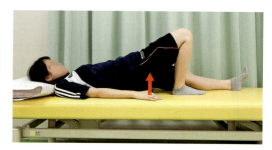

図17 健側下肢のみのブリッジ動作

DVT），呼吸機能障害のような二次障害を起こさないように早期から介入する[20,21]．

深部静脈血栓症（DVT）予防

両側の足関節底屈・背屈の自動運動を行うことでDVTの予防を図る（図16）．弾性ストッキングも有効であるが，患側はスムーズに着用できず骨折部に痛みが生じる場合もあるため，主治医と相談して状況に応じて対応する．

関節可動域運動

健側下肢は当然ながら，術後の患肢免荷を考慮して，上肢の関節可動域運動が必要となる場合も少なくない．患側下肢は，骨折の状態にもよるため主治医と相談して実施する．

筋力トレーニング

関節可動域運動と同様に，健側下肢と上肢の筋力トレーニングを実施する．特に上肢は，術後の移乗動作や起立練習の際に支持として使用する機会が多いため実施する．患側下肢は，大腿骨転子部骨折で大転子や小転子の骨折を伴う場合は，筋収縮によって骨転位をきたすこともあるため主治医と相談して実施する．

褥瘡，呼吸機能障害の予防

長期臥床に伴う褥瘡を予防するため，健側下肢のみのブリッジ動作を指導する（図17）．呼吸機能障害の予防は，骨折の状態によっては体位変換ができないことがあるため，呼吸筋トレーニングや排痰練習を行う．主治医と相談し，ヘッドアップが許可される状態ならば，積極的に座位保持時間を増やすことで，せん妄や荷重側肺障害を予防する．

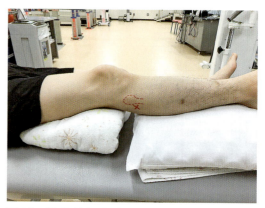

図18 腓骨神経麻痺および深部静脈血栓症（DVT）予防の良肢位

腓骨神経麻痺の予防

術前は安静を強いられることが多いため，患側の股関節が外旋位となることで腓骨頭直下（腓骨の外側）の総腓骨神経が圧迫され，腓骨神経麻痺を生じることもあるため，良肢位の保持を指導する（図18）．

■ 術後

深部静脈血栓症（DVT）予防

術前からの安静臥床や合併症などによるDVTを予防する．術後の痛みが強く離床ができない場合は，両側の足関節底屈・背屈の自動運動や下肢の挙上を行う．下肢の挙上は，膝窩に枕を置くのではなく，下腿全体を挙上する必要がある（図18）．

関節可動域運動

術創部への直接的な刺激は，創離解など不利

益な状況が起こる可能性がある．また，術後から2週目までは癒着は起こりづらいとされているが，術後2〜4週程度で軟部組織同士の癒着や柔軟性の低下が起こるため，皮下組織や筋の滑走練習と筋収縮を早期から促すことで予防を図る[22]．

大腿骨周囲の骨接合術では，大腿筋膜張筋と外側広筋，大腿筋膜が治療のターゲットとなる．大腿筋膜張筋と外側広筋に対して，滑走練習と選択的筋収縮運動を行う（**図19〜21**）．

筋力トレーニング

大腿骨近位部骨折に対する筋力トレーニングは，歩行獲得に有効であるとシステマティックレビューで報告されている[23]．評価に基づいて筋力トレーニングを行っていくが，筋力発揮が困難となった筋を選択的に活動させ，活動が過剰となった筋の過活動を減じることが重要となる[24]．車椅子座位が獲得されれば，股関節屈曲や膝関節伸展運動などのOKC（open kinetic chain；開放性運動連鎖）を行う．OKCは，関節可動域運動と同様に治療のターゲットは大腿筋膜張筋と外側広筋になることが多い．全荷重の許可に伴い，CKC（closed kinetic chain；閉鎖性運動連鎖）であるスクワットなどへと進めていく（**図22**）．さらに，筋力トレーニングとバランス練習の効果を含む，ダイナミックフラミンゴ体操も行うことで転倒予防につなげる．

歩行練習

荷重時期は，非転位型骨折ならば早期荷重が可能となる例が多く，転位型骨折ならば荷重時期を遅らせることが多い．ただし，転位型骨折であっても，骨折の固定性や整復が良好な例で

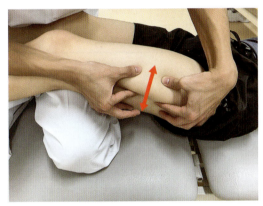

図19 大腿筋膜張筋の滑走練習

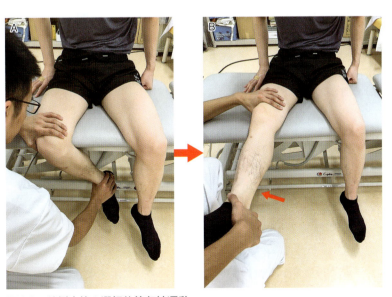

図20 外側広筋の選択的筋収縮運動
A：開始姿位，B：終了姿位．

1. 股関節周囲骨接合術

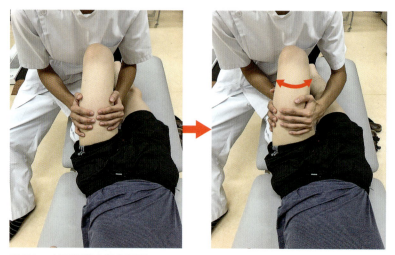

図21　大腿筋膜の滑走練習
表層の筋膜を動かすため，圧迫を加えすぎないように注意する．

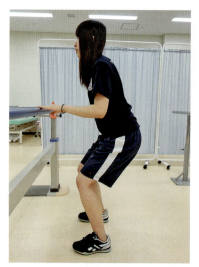

図22　CKC（closed kinetic chain；閉鎖性運動連鎖）の例（スクワット）

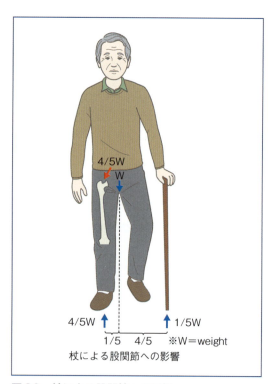

図23　杖による股関節への影響
（平尾利行：ビジュアル実践リハ 整形外科リハビリテーション．羊土社：2012．p.236-48[27]）を参考に作成）

は早期荷重が可能な例もある．骨癒合の状態に左右されるため，X線所見を確認し，主治医と相談したうえで免荷量を設定する．

　荷重量ごとの目安は，1/3部分荷重で平行棒内歩行練習，1/2部分荷重で歩行器歩行練習，2/3部分荷重で片松葉杖歩行練習またはLofstrand杖歩行練習と負荷量を増加させていく．T字杖歩行は最大でも体重の20％以下の免荷量しかないため，痛みによる跛行を緩和す

るために使用する（図23）[25-27]．

患者指導，住宅改修

　大腿骨近位部骨折の受傷起点は，ほとんどが

転倒によるものである．転倒予防の介入として，コクランシステマティックレビューは，運動療法（筋力トレーニング，バランス練習）と家屋調整，向精神薬の見直し，複合的介入（評価，運動，環境調整）が効果的と報告している[28]．ADL維持のために，筋力トレーニングやバランス練習などを含めたホームエクササイズを指導する．退院に向けて，病院内の生活から自宅での生活を見据えて指導・助言する．同居者がいる場合は，話だけでなく自宅内の様子を写真などで撮ってもらうことも具体的な助言につながる．実際の動線で転倒リスクとなるものを取り除き，生活動線につかまるところを設置していく．就労者の場合では，通勤方法や社内での行動などにも指導・助言が必要となる．

■ 引用文献

1) 日本整形外科学会骨粗鬆症委員会：大腿骨近位部骨折の治療状況調査．2013年発生分に関する報告書．日本整形外科学会；2014．

2) 野田知之，尾崎敏文：大腿骨頸部・転子部骨折のガイドライン．岡山医会誌 2010；122(3)：253-7．

3) 日本整形外科学会診療ガイドライン委員会ほか編：大腿骨頸部/転子部骨折の危険因子．大腿骨頸部/転子部骨折診療ガイドライン．南江堂；2005．p.27-41．

4) Garden RS：Low-angle fixation in fractures of the femoral neck. J Bone Joint Surg Br 1961；43B(4)：647-63.

5) 鈴木一太，白井利明，中澤明尋：下肢の骨折 大腿骨頸部骨折の骨接合術—Asnis cannulated hip screw法．整形・災害外科 2001；44(4)：503-9．

6) Evans EM：The treatment of trochanteric fractures of the femur. J Bone Joint Surg Br 1949；31B(2)：190-203.

7) Kitamura S, Hasegawa Y, Suzuki S, et al.：Functional outcome after hip fracture in Japan. Clin Orthop Relat Res 1998；348：29-36.

8) 日本整形外科学会診療ガイドライン委員会ほか編：大腿骨転子部骨折（いわゆる外側骨折）の治療．大腿骨頸部/転子部骨折診療ガイドライン．南江堂；2005．p.117-55．

9) Kagaya H , Shimada Y：Treatment and rehabilitation after hip fracture in the elderly. Crit Rev Phys Rehabil Med 2007；19：97-113.

10) 金子義弘，加藤宗規：多重ロジスティク解析を用いた低栄養と認知症を有する大腿骨近位部骨折患者の歩行予後予測．日農医誌 2017；66(2)：165．

11) 酒井友恵：大腿骨近位部骨折．臨床栄養 2017；130(6)：852-9．

12) 大月健朗，福島　明，丹生譲治ほか：ガンマネイルによる大腿骨転子部骨折の治療成績—コンプレッションヒップスクリューとの比較検討．整形外科と災害外科 1996；45(1)：199-203．

13) Ahrengart L, Törnkvist H, Fornander P, et al.：A randomized study of the compression hip screw and Gamma nail in 426 fractures. Clin Orthop Relat Res 2002；401：209-22.

14) Wakabayashi H, Sakuma K：Rehabilitation nutrition for sarcopenia with disability：a combination of both rehabilitation and nutrition care management. J Cachexia Sarcopenia Muscle 2014；5(4)：269-77.

15) Ignacio de Ulíbarri J, González-Madroño A, de Villar NG, et al.：CONUT：a tool for controlling nutritional status. First validation in a hospital population. Nutr Hosp 2005；20(1)：38-45.

16) Lachman ME, Howland J, Tennstedt S, et al.：Fear of falling and activity restriction：the survey of activities and fear of falling in the elderly (SAFE). J Gerontol B Psychol Sci Soc Sci 1998；53(1)：P43-50.

17) Marques A, Almeida S, Carvalho J, et al.：Reliability, Validity, and Ability to Identify Fall Status of the Balance Evaluation Systems Test, Mini-Balance Evaluation Systems Test, and Brief-Balance Evaluation Systems Test in Older People Living in the Community. Arch Phys Med Rehabil 2016；97(12)：2166-73.

18) Perry J：Gait Analysis：Normal and Pathological Function. Slack；1992. p.245-63.

19) Sakamoto K, Nakamura T, Hagino H, et al.：Report on the Japanese Orthopaedic Association's 3-year project observing hip fractures at fixed-point hospitals. J Orthop Sci 2006；11（2）：127-34.

20) Powers PJ, Gent M, Jay RM, et al.：A randomized trial of less intense postoperative warfarin or aspirin therapy in the prevention of venous thromboembolism after surgery for fractured hip. Arch Intern Med 1989；149（4）：771-4.

21) Wood DJ, Ions GK, Quinby JM, et al.：Factors which influence mortality after subcapital hip fracture. J Bone Joint Surg Br 1992；74（2）：199-202.

22) 松本正和：大腿骨近位部骨折. 青木隆明, 林　典雄監：骨折の機能解剖学的運動療法. 中外医学社：2015. p.36-75.

23) Handoll HH, Sherrington C：Mobilisation strategies after hip fracture surgery in adults. Cochrane Database Syst Rev 2007；24（1）：CD001704.

24) 川端悠士：大腿骨転子部・転子下骨折. 斉藤秀之, 加藤　浩編：極める大腿骨骨折の理学療法. 文光堂；2017. p.151-63.

25) 水谷羊一, 鈴木堅二, 高浜正人ほか：杖歩行のバイオメカニクス. リハビリテーション医学 1981；18（4）：231-2.

26) 伊藤邦臣：歩行用補助杖の作用—特にリハビリテーションに用いたＴ字杖, 二本松葉杖の免荷効果. 骨・関節・靱帯 1994；7（6）：693-9.

27) 平尾利行：変形性股関節症, 人工股関節全置換術. 神野哲也監, 相澤純也, 中丸宏二編：ビジュアル実践リハ 整形外科リハビリテーション. 羊土社；2012. p.236-48.

28) Gillespie LD, Gillespie WJ, Robertson MC, et al.：Interventions for preventing falls in elderly people. Cochrane Database Syst Rev 2003；（4）：CDOOO340.

第1章　運動器

2. 人工股関節置換術，人工骨頭置換術
total hip arthroplasty, bipolar hip arthroplasty

key point ▶▶ 人工股関節置換術（THA），人工骨頭置換術（BHA）の対象となる疾患は，変形性股関節症や大腿骨頭壊死症，関節リウマチ，大腿骨頸部骨折など多岐にわたっている．THA，BHAでは，手術の展開方法によって侵襲される部位が異なるため，術創周囲の軟部組織の癒着をできるだけ起こさず，早期荷重および歩行につなげていく必要がある．手術には，筋を縦割する方法や大転子を一時的に骨切りする方法があるため，どの程度まで運動範囲を広げるかについて主治医と相談し協議する．また，手術などによる軟部組織損傷などの状態を注意深く観察しながらプログラムを立案し，脱臼予防を含めた包括的な指導から早期社会復帰を目指すことが求められる．

概要と病態

股関節は大腿骨の骨頭と寛骨臼から構成され，それぞれ2～3mm程度の関節軟骨で覆われている．寛骨臼の辺縁には関節唇が付着し，関節の安定化に寄与している．病変が大腿骨側と骨盤側の両方に及んでいる場合は人工股関節置換術（total hip arthroplasty：THA）を用い，大腿骨側に限局している場合は人工骨頭置換術（bipolar hip arthroplasty：BHA）を用いる．

THAは，骨盤側に取り付ける寛骨臼コンポーネント（カップ，カップインサート）と，大腿骨近位部に取り付ける大腿骨コンポーネント（骨頭，ステム）から構成されている（**図1**）．THAの摺動面には，金属やポリエチレン，セラミックを組み合わせて用いている．金属同士の組み合わせは，摩耗粉による反応性病変の発生が報告され，使用頻度は減った．現在，金属またはセラミックとハイリークロスリンクポリエチレン，セラミックとセラミックの摺動面がよく用いられている[1]．

THAは，術後6週までに疼痛の軽減および身体機能と関節拘縮が有意に改善し，術後3年

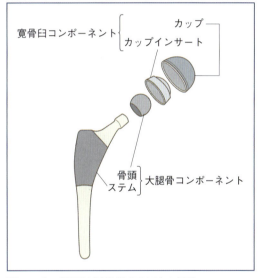

図1　人工股関節置換術（THA）の構造

まで改善すると報告されている[2]．THA後の脱臼に関しては，使用機器により異なるが，初回THAで2～3％，再置換術で8～15％であり，高齢や男性などの因子によって高率になる[3,4]．

■病態

THAやBHAは，変形性股関節症や大腿骨頸部骨折，大腿骨頭壊死症，関節リウマチ，悪性腫瘍や代謝性疾患による股関節障害など，多岐

にわたって行われる．以下，変形性股関節症と大腿骨頭壊死症の病態について述べる．

変形性股関節症

変形性股関節症は，明らかな原因がない一次性と，何らかの原因が特定できる二次性に分類される．二次性変形性股関節症の原因には，発育性のものと後天性のものがあり，日本人の大多数が発育性の形態異常に起因する．発育性には，胎児期から成人までに寛骨臼の形成不全が起こる臼蓋形成不全に代表される発育性股関節形成不全（developmental dysplasia of the hip：DDH）がある．また，寛骨臼の被覆が大きいため大腿骨頸部との衝突により関節唇や軟骨に損傷が生じる大腿臼蓋インピンジメント（femoro-acetabular impingement：FAI）もある．後天性は，外傷後の変形や股関節疾患の既往が原因となる．発育性や後天性の要因以外にも，変形性股関節症を発症させる因子には，重労働（重量物作業）や肥満が報告されているが，肥満に関しては日本人で明確な関係性は明らかになっていない[5]．

日本における変形性股関節症の発症年齢は40〜50歳といわれ，有病率は1.0〜2.4％である[6]．病態進行の予測因子として，寛骨臼形成不全やatrophic type，高齢，肥満，股関節痛，股関節可動域制限，Kellgren-Lawrence分類（K-L分類）がある[7,8]．

特発性大腿骨頭壊死症（ION）

骨壊死は，大腿骨や脛骨，脊椎など多発的に発生する．特に大腿骨頭に多く発生し，大腿骨頸部骨折などの外傷や骨盤部放射線照射に伴う阻血によって誘発される症候性大腿骨頭壊死症と，発生原因が明らかでない特発性大腿骨頭壊死症（idiopathic osteonecrosis of the femoral head：ION）に分類される．IONの発生因子は，全身ステロイド投与（全身性エリテマトーデスではプレドニゾロン換算15 mg/日以上）や習慣性飲酒（日本酒を毎日2合以上，10年以上），喫煙（20本/日以上，10年以上），血液凝固異常などとされている[9]．

日本の確定診断時の年齢は，40代（男性は40代，女性は30代）といわれている[10]．発症後の転帰は，約60％が手術を施行され，THAおよびBHAが65％と最も多く，骨切り術は25％であった[10]．

■ 診断・重症度分類

変形性股関節症

● 診断

変形性股関節症の診断は日本と欧米では異なるが，基本的にはX線所見をもとにしている．欧米ではK-L分類やCroft modification of Kellgren-Lawrence grade（Croft分類）などの病期分類による包括的評価や，最小関節裂隙幅（minimal joint space：MJS）のカットオフ値で判断する定量的評価によって評価される[10-13]（図2）．日本では，寛骨臼形成不全や発育性股関節形成不全などの概念があることから，日本整形外科学会の股関節症病期分類が用いられ，関節裂隙や骨構造の変化，骨頭の被覆率をみるCE（center edge）角やSharp角など，臼蓋および骨頭の変化の3項目から段階づけによって評価される[14]（図2）．MJSは検者間の再現性も高く，機能障害との相関が比較的高いため，通常の臥位でのX線撮影以外にも，荷重下で撮影することもある．寛骨臼形成不全の程度が強い例や病期が進行している例では明らかな減少があったと報告されているため，荷重下でのX線撮影も推奨されている[15]．

X線所見以外にも，CT検査を行うことで骨形態を正確に把握することができるため，関節裂隙の狭小や骨棘，骨嚢胞の位置や大きさを評価することができる[16]．MRI検査では，関節軟骨や関節唇病変，骨浮腫などが確認できるため，前股関節症など，初期からの診断に有効である[17]．

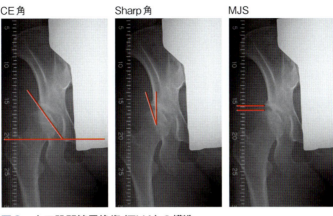

図2 人工股関節置換術（THA）の構造
- CE角：大腿骨頭の中心を通過する垂線と寛骨臼の外上縁を結ぶ線がなす角．
- Sharp角：左右の涙痕を結ぶ線と寛骨臼の外上縁を結ぶ線がなす角．

表1 Kellgren-Lawrence（K-L）分類

グレード0（No OA）
　正常
グレード1（Doubtful）
　疑わしい関節裂隙の狭小化と骨棘形成，または骨棘形成のみ
グレード2（Mild）
　明らかな関節裂隙の狭小化（25％以下）と骨棘形成，わずかな骨硬化像
グレード3（Moderate）
　著明な関節裂隙の狭小化（50〜75％）と明らかな骨棘形成，骨硬化像と骨囊胞形成，骨頭と臼蓋の変形
グレード4（Severe）
　骨硬化像と骨囊胞形成を伴った著しい関節裂隙の消失（75％以上）と大きな骨棘形成，骨頭と臼蓋の著しい変形

（Kellgren JH, et al.：Radiological assessment of osteoarthritis. Ann Rheum Dis 1957；16〈4〉：494-502[11] より）

表2 Croft modification of Kellgren-Lawrence grade（Croft分類）

グレード0
　正常
グレード1
　骨棘形成のみを認める
グレード2
　関節裂隙の狭小化（2.5 mm以下）のみを認める
グレード3
　骨棘形成，関節裂隙の狭小化，骨硬化像（5 mm以上），骨囊胞形成のうち2つを認める
グレード4
　骨棘形成，関節裂隙の狭小化，骨硬化像（5 mm以上），骨囊胞形成のうち3つを認める
グレード5
　グレード4に加え，骨頭の変形を認める

（Croft P, et al.：Defining osteoarthritis of the hip for epidemiologic studies. Am J Epidemiol 1990；132〈3〉：514-22[12] より）

- **病期分類**

K-L分類（**表1**）[11]，Croft分類（**表2**）[12]，日本整形外科学会の股関節症病期分類（**図3**[18]，**表3**[13]）にて分類される．

特発性大腿骨頭壊死症（ION）

- **診断**

IONは，X線所見と検査所見で診断される．X線所見（正面像と側面像の2方向）では，①骨頭の圧潰または骨頭軟骨下骨折線（crescent sign），②骨頭内の帯状硬化像の形成を確認する．検査所見では，③骨シンチグラムにおける骨頭のcold in hot像，④MRIのT1強調画像における骨頭内帯状低信号像，⑤骨生検標本における修復反応を伴う骨壊死像を確認する．これらの5項目中2項目以上を満たせば確定診断としている[19]．除外項目としては，腫瘍性疾患や骨端異形成症がある．IONは，壊死部の圧潰の程度が治療方針の参考となるため，壊死領域

■ 2. 人工股関節置換術，人工骨頭置換術

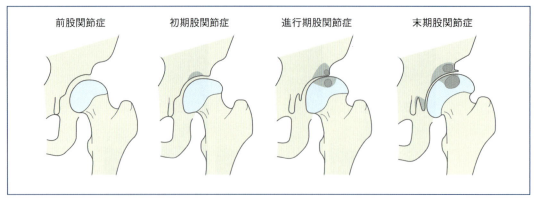

図3 日本整形外科学会の股関節症病期分類
(山田　晋ほか：運動器疾患の治療とリハビリテーション—手術・保存療法とリハプログラム．メジカルビュー社；2016．p.124-31[18]より）

表3 日本整形外科学会の股関節症病期分類

	関節裂隙	骨構造の変化	臼蓋，骨頭の変化
前股関節症	狭小化なし（軽度）	骨梁配列の変化がありうる	先天性，後天性の形態変化あり
初期	部分的な狭小化	臼蓋の骨硬化	軽度の骨棘形成
進行期	高度の狭小化，部分的な軟骨下骨の接触	臼蓋の骨硬化，臼蓋・骨頭の骨囊胞	骨棘形成あり，臼底の増殖性変化あり
末期	荷重部関節裂隙の広範な消失	広範な骨硬化，巨大な骨囊胞	著明な骨棘形成，臼底の二重像，臼蓋の破壊

（稲葉　裕ほか：変形性股関節症の疫学と自然経過．MB Medical Rehabilitation 2010；123：6-10[13]より）

の位置と大きさを病型分類で，大腿骨頭の圧潰や関節症性変化の進行の程度を病期分類で判定する[19,20]．

● **重症度分類**
　IONの病型分類を図4[21]に，病期分類を表4[21]に示す．

■ **症状**

変形性股関節症

　特徴的な症状として，股関節の可動域制限や鼠径部痛，跛行があげられ，股関節以外の疾患との鑑別診断に有用である．その他の症状には，脚長差や筋萎縮，Scarpa三角（スカルパ）の圧痛，Patrick（パトリック）テスト陽性などがある．これらの症状は1つのみで診断可能ではなく，総合的に判断する必要がある．X線所見との関連性について，病期の進行とともに骨棘形成や軟部組織の拘縮により関節可動域の制限が増悪するといわれている．一方，股関節痛は基本的に増悪傾向をたどるが，骨棘形成により改善する場合もある．

特発性大腿骨頭壊死症（ION）

　IONには発生と発症という概念がある．大腿骨頭の壊死が起こった時点が発生で，大腿骨頭に圧潰が生じ，特徴的な自覚症状である股関節痛が起こった時点が発症となる．股関節痛以外には，腰痛や膝痛，殿部痛などが起こる場合もある．発症時の疼痛は2〜3週で消失することが多いが，再燃時には大腿骨頭の圧潰が進行している．股関節痛は荷重時や回旋などのねじれの際に増強し，大腿骨頭の圧潰が進行するにつれて，股関節の関節可動域制限や跛行が出現してくる．

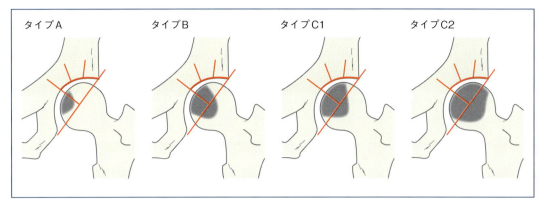

図4 特発性大腿骨頭壊死症（ION）の壊死域局在による病型分類
- タイプA：壊死域が臼蓋荷重面の内側1/3未満．または壊死域が非荷重部のみに存在．
- タイプB：壊死域が臼蓋荷重面の内側1/3以上2/3未満．
- タイプC：壊死域が臼蓋荷重面の内側2/3以上．
  - タイプC-1：壊死域の外側端が臼蓋縁内にあるもの．
  - タイプC-2：壊死域の外側端が臼蓋縁をこえるもの．

（骨・関節系疾患調査研究班〈特発性大腿骨頭壊死症〉：71 特発性大腿骨頭壊死症[21]の内容をもとに作成）

表4 特発性大腿骨頭壊死症（ION）の病期分類

ステージ1	X線所見で異常がなく，MRIや骨シンチグラム，病理組織で異常所見がある時期
ステージ2	X線所見で帯状硬化像があるものの，骨頭の圧潰はない時期
ステージ3	骨頭の圧潰があるが，関節裂隙は保たれている時期（骨頭および臼蓋の軽度な骨棘形成はあってもよい）
ステージ3A	圧潰が3mm未満の時期
ステージ3B	圧潰が3mm以上の時期
ステージ4	明らかな関節症性変化（関節裂隙の狭小化など）が出現する時期

（骨・関節系疾患調査研究班〈特発性大腿骨頭壊死症〉：71 特発性大腿骨頭壊死症[21]より）

■ 予後

生命・機能予後

　THAの適応疾患はさまざまあるが，再置換をエンドポイントとすれば，生命予後は10年で90％以上と良好である[22]．機能予後は，術後3か月までは股関節痛の軽減と関節可動域制限や筋力が改善し，術後24か月でも筋力の改善により日常生活活動（activities of daily living：ADL）能力が改善する[23]．THAは術後早期からの社会復帰を可能にする治療だが，長期的な使用によりルースニング（ゆるみ）やシンキングなどが起こることもあるため，過度な負担を避ける．

脱臼

　THAに特有な合併症の一つに術後の脱臼がある．術後の脱臼率は0.5〜10％程度であり，術後8週以内に起こることが多く，一度でも脱臼を起こすと再脱臼のリスクは40％程度になる．

　脱臼の要因は，寛骨臼コンポーネントと人工骨頭間の求心力不足，インピンジメント，脱臼肢位，コンポーネント設置位置の不良などが考えられている．脱臼肢位に関しては，後述する．

　寛骨臼コンポーネントと人工骨頭間の求心力不足の原因には，手術により下肢が短縮した場合や加齢，筋萎縮，神経筋疾患などによって起こる軟部組織の緊張不十分，機能不全，筋力低下がある．また，後方系進入法では，短外旋筋群を侵襲するため骨頭を求心位に保てなくなることも原因の一つとなる．

　インピンジメントによる脱臼は，骨性と軟部組織性，インプラント性の3つが原因とな

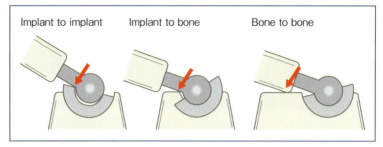

図5 インピンジメントの種類
(三木秀宜：脱臼しにくいインプラントデザイン(1)―インプラント選択．関節外科 2014；33〈7〉：750-3[26]より)

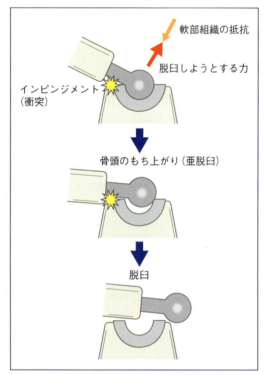

図6 インピンジメント性の脱臼
(三木秀宜：脱臼しにくいインプラントデザイン(1)―インプラント選択．関節外科 2014；33〈7〉：750-3[26]より)

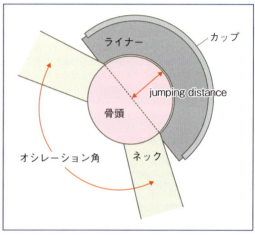

図7 オシレーション角とjumping distance
(高山正伸：変形性股関節症観血療法例の機能解剖学的病態把握と理学療法．理学療法 2014；31〈9〉：911-20[28]より)
骨頭径が大きいほどオシレーション角とjumping distance は大きくなるため脱臼リスクが減少する．

る[24-26]（図5）[26]．骨性は，手術の際に骨棘の除去が不十分で，遺残した骨棘とステムの頸部がぶつかることで脱臼が生じる．軟部組織性は，股関節を深屈曲させた際に関節包の前方が挟まり，この部位を支点にして脱臼が生じる．インプラント性は，ステムの頸部がライナーと衝突することによって生じる脱臼であり，THA後の脱臼の主因である（図6）[26,27]．インピンジメントが生じてから脱臼するまでの骨頭が寛骨臼コンポーネントの縁を乗り越える距離をjumping distanceという（図7）[28]．インプラント性の脱臼予防には骨頭径が大きくかかわっており，従来の小さい径よりも近年用いられている大きい径によってjumping distanceを大きくし，脱臼リスクを減少させることが可能となってきている[29]．近年，McKee-Farrarの大径骨頭使用による脱臼抵抗理論と，Charnleyの小径骨頭使用による低摩耗・摩擦理論の両者の利点を兼ね備えたdual mobility cupが開発され，

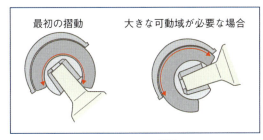

図8 dual mobility cupの構造
（藤田貴也：脱臼しにくいインプラントデザイン（2）—Dual mobility cupを用いた人工股関節全置換術の臨床成績．関節外科 2014；33〈7〉：754-7[30]）より）

脱臼率が低下すると報告されている（**図8**）[30]．

このように脱臼は，術前の状態や手術の手技，使用されたTHAの種類など，さまざまな要因によって起こる現象であり，主治医と情報を共有しながらリスクを検討する．

■ 治療

変形性股関節症

変形性股関節症の整形外科的治療は，観血的治療と保存的治療（保存療法）から選択される．治療の選択においては，病期分類や症状，患者背景を考慮する．本項は外科系を扱うため，保存療法の詳細は省略する．

● 前股関節症，初期股関節症

軟骨の変性がないまたは軽度な時期で，股関節痛は関節唇や関節包などに対するメカニカルストレスや損傷が原因で生じる．この時期では，運動療法や生活指導（重労働やスポーツの制限，体重コントロール）により症状が改善する例もある．関節唇損傷が明らかな例では，関節鏡による関節唇縫合を行う．寛骨臼形成不全であれば，寛骨臼の被覆率を増やすために，臼蓋形成術や寛骨臼回転骨切り術を行う．

● 進行期股関節症

軟骨の変性がみられ，骨の変形も生じてくる時期のため，保存療法を行うことが多い．病期の進行によっては，若年者では関節温存手術を行い，高齢者ではTHAを行う．

● 末期股関節症

広範囲の軟骨消失や骨硬化像がみられるため，著しい可動域制限が起こり，股関節痛も強くなる．末期では日常生活活動の多くが制限されるため，THAが適応となる．

特発性大腿骨頭壊死症（ION）

IONの整形外科的治療は，観血的治療と保存的治療（保存療法）から選択される．治療の選択においては，病型分類や病期分類以外にも，年齢や職業，日常生活の活動量，片側または両側性かなどを考慮する．本項は外科系を扱うため，保存療法は省略するが，IONは基本的に進行を防止することができないため，免荷や生活指導を行い，観血的治療までの時期を延長することが目的となる．

観血的治療には，関節温存術とTHA，BHAがある．関節温存術には，骨移植術や大腿骨転子間内反骨切り術，大腿骨頭回転骨切り術などがあり，骨頭の圧潰が重度でない場合や若年者では第一選択となることが多い．THAやBHAは，骨頭の圧潰が進んだ場合や壊死範囲が大きい場合に用いられる（**表5**）[10]．

● 整形外科的治療（観血的治療）

BHAは大腿骨コンポーネントである人工骨頭とステム（セメントやセメントレス）から構成されており，寛骨臼の軟骨と摺動させる手術である．THAは，大腿骨コンポーネントと寛骨臼コンポーネントを摺動させる手術である．

THAの手術方法は，前方系進入法（前方，前外側）と側方系進入法，後方系進入法という3つの進入方法に分けられる．日本では，初回手術時には後方系が42.09％，側方系が31.14％，前方系が25.87％と，後方系が多い．再手術時には，後方系が58.16％，側方系が33.12％，前方系が7.46％と前方系が少なくなり，術野の広い後方系が多くなっている（**図9**）[31]．近年報告されている最小侵襲人工股置換関節術（mini-

表5 特発性大腿骨頭壊死症（ION）の転帰

変数	対象者全員 (n=2,203) n（%）	確定診断時年齢（歳）*		
		<40 (n=856) n（%）	40〜64 (n=1,066) n（%）	≧65 (n=195) n（%）
手術施行				
なし	870（40）	331（39）	439（41）	75（39）
あり	1,323（60）	522（61）	622（59）	118（61）
不明・記入なし	10	3	5	2
術式（手術施行「あり」の場合）				
骨切り術	330（25）	197（38）	121（20）	3（3）
骨移植術	106（8）	70（14）	30（5）	0（0）
人工骨頭・人工関節置換術	848（65）	232（45）	459（74）	115（97）
その他	27（2）	14（3）	9（1）	0（0）
不明・記入なし	12	9	3	0

解析対象：調査票に病型・病期分類の両方について情報が記載されていた関節．
表中の「n」は関節数を示す．数値の丸めのため，%の合計が100とならない場合がある．
*60人については確定診断時年齢が不明．
（福島若葉ほか：特発性大腿骨頭壊死症の全国疫学調査から．MB Orthopaedics 2011；24〈8〉：7-11[10]より）

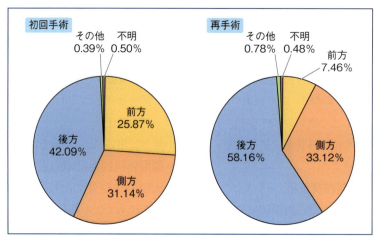

図9　人工関節置換術（THA）の進入法の割合
（日本人工関節学会：THA人工関節登録調査集．2006年2月〜2017年3月[31]より）

mally invasive surgery：MIS）は，各進入法を用いた10cm以下の小切開によるTHAと定義されている．MISの利点は，通常の手術法よりも痛みが少ないことであり，術直後から関節可動域運動や歩行練習が可能である[32]．

前方系進入法（図10）[33,34]

　前方系進入法は，大腿筋膜張筋と縫工筋の筋間から股関節にアプローチする方法であり，Smith-Petersen法やdirect anterior approach（DAA）がある．前外側進入法は，大腿筋膜張筋と中殿筋の筋間から股関節にアプローチする方法であり，Watson-Jones法がある．脱臼のリスクは，伸展・内転・外旋の複合運動時に起こるといわれているが，手術時に切開する関節包を再建することで軽減することが可能であり，後方系進入法と比較して少ない（図11）[33,35]．

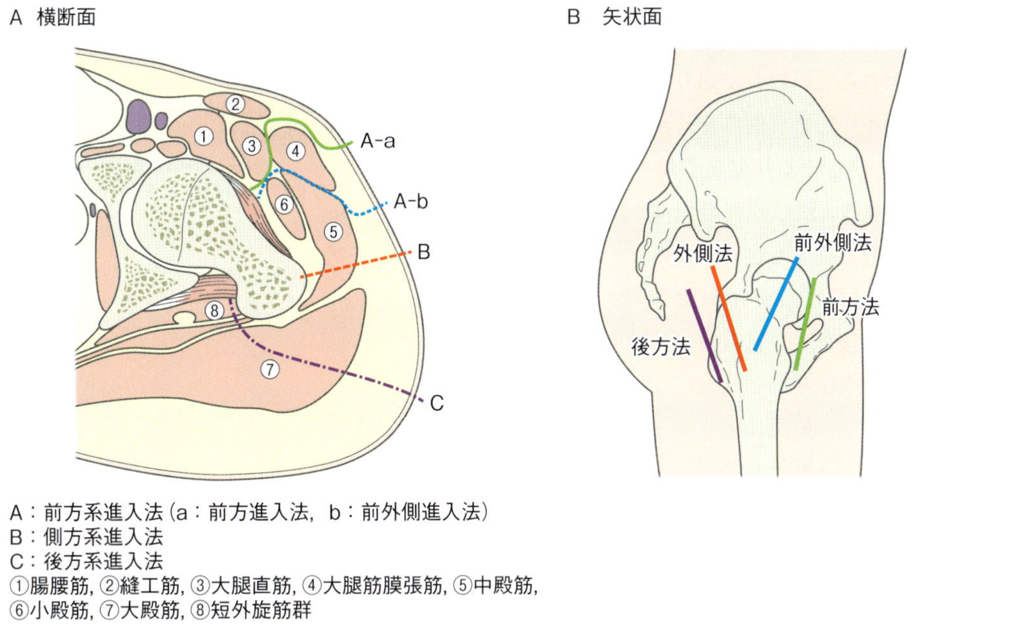

A 横断面
B 矢状面
A-a
A-b
B
C
①
②
③
④
⑤
⑥
⑦
⑧
外側法
前外側法
前方法
後方法
A：前方系進入法（a：前方進入法，b：前外側進入法）
B：側方系進入法
C：後方系進入法
①腸腰筋，②縫工筋，③大腿直筋，④大腿筋膜張筋，⑤中殿筋，
⑥小殿筋，⑦大殿筋，⑧短外旋筋群

図10　各進入法の経路

（A：馬場智規ほか：人工股関節全置換術の進入法の利点と欠点―前方進入法と後方進入法の比較．Orthopaedics 2016；29〈6〉：49-57[33]，B：山田　晋ほか：運動器疾患の治療とリハビリテーション―手術・保存療法とリハプログラム．メジカルビュー社；2016．p.132-8[34]より）

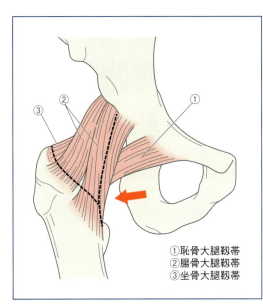

①
②
③
①恥骨大腿靱帯
②腸骨大腿靱帯
③坐骨大腿靱帯

図11　前方系進入法における関節包靱帯の切開部位

（馬場智規ほか：人工股関節全置換術の進入法の利点と欠点―前方進入法と後方進入法の比較．Orthopaedics 2016；29〈6〉：49-57[33]より）

前方系進入法は，筋間からアプローチするため筋力の回復が早くADL障害は起こさないが，外側大腿皮神経障害が起こる可能性がある[36]．

外側系進入法（図10）[33,34]

外側系進入法は，外側広筋の前方と中殿筋を線維方向に縦割するHardinge（ハーディング）法や，大転子の一部を骨切りしてTHAを置換した後にワイヤーや非吸収糸で固定するDall（ドール）法などがある[37,38]．脱臼のリスクは前方系進入法と同様に少ない[39]．外側系進入法は術野の展開が良いものの，Hardinge法では筋の侵襲による筋力低下が起こり，Dall法では大転子の骨切りを行うため中殿筋の過度な筋収縮による大転子の偽関節が起こる可能性がある[40]．

後方系進入法（図10）[33,34]

後方系進入法は，大殿筋を筋線維に沿って鈍的に分け，短外旋筋群（梨状筋，上双子筋，下双子筋，大腿方形筋）を切離して股関節にアプ

ローチするMoore法やsouthern approach法がある[41]. 脱臼のリスクは屈曲・内転・内旋の複合運動時に起こるといわれており，前方系進入法よりも多いが，短外旋筋群を一部温存する方法や再縫合の工夫により少なくなってきている[39,42]. 後方系進入法は術野の展開が広く，再置換術時の術野の拡大も容易である.

● **理学療法，リハビリテーション**

機能障害の回復および社会復帰には，術前術後の理学療法およびリハビリテーションが重要となる. 主治医との協働による理学療法が機能障害を改善させ，それぞれの回復過程に沿ったリハビリテーションが早期の社会復帰を可能とする.

理学療法・リハビリテーションの評価

■ 術前

問診

カルテだけでは知りえない情報（外出頻度や転倒歴，家屋環境など）を収集する. 基礎情報（年齢，職業など）や医学的情報（合併症，既往歴，X線所見など），社会的情報（社会的背景，家族構成，居住内・外の環境，スポーツ歴など）をふまえて評価する. 股関節疾患の包括的な評価には，医療者側が評価する客観的評価法と，患者自身が自分の状態を評価する患者立脚型評価法がある.

客観的評価法には，日本整形外科学会の股関節機能判定基準（JOA〈Japanese Orthopaedic Association〉hip score）やHarris hip scoreなどがある[43]. 患者立脚型評価法には，日本整形外科学会の股関節疾患評価質問票（JHEQ〈Japanese Orthopaedic Association Hip-Disease Evaluation Questionnaire〉スコア）やSF-36®（MOS〈Medical Outcome Study〉36-Item Short-Form Health Survey），Western Ontario and McMaster Universities Osteoarthritis Index（WOMAC），Oxford hip score（OHS）などがある[44]. JHEQスコアはJOA hip scoreよりもメンタル面を含めた多角的評価が可能である[45].

疼痛

疼痛は，軟骨の摩耗粉や軟骨下骨層の破壊，軟部組織へのメカニカルストレスなどが原因で起こる. 変形性股関節症では，疼痛と関節可動域や筋力，荷重能力との間に相関がある（**表6**）[46]. 変形が軽度だが痛みが強い例や変形が重度であるものの痛みが少ない例など，症例ごとに異なっている. 主観的な評価としては，Visual Analogue Scale（VAS）やWOMACのPain scaleがあり，再現性があるとされている[47].

疼痛の訴えは鼠径部や股関節前外側部で多くみられるが，腰部や膝関節部でもみられる. 変形性股関節症では，動作開始時に起こるstarting painや長距離歩行時に痛みが現れることが多い.

X線所見

変形性股関節症やIONでは，病期の進行に伴って骨頭の扁平化と上方変位が起こり，関節可動域制限や筋力低下の原因となるためX線所見は重要な指標となる. 臼蓋形成不全においては，骨頭の被覆率をSharp角とCE角を用いて評価する（**図2**参照）.

表6　疼痛と股関節機能因子との相関係数

	関節可動域	筋力	荷重性
疼痛（pain）	−0.78*	−0.61*	−0.53*

疼痛（pain）：歩行時の痛みをVASにて点数化.
関節可動域：股関節外転可動域.
筋力：背臥位での等尺性股関節外転運動時の最大トルク.
荷重性：歩行時の立脚時間の健側患側比（患側立脚時間/健側立脚時間）
*：$p<0.05$
（加藤　浩：変形性股関節症における機能予測の試み. 理学療法 2003；20〈2〉：221-35[46]より）

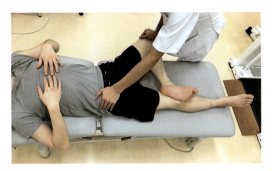

図12　Patrickテスト

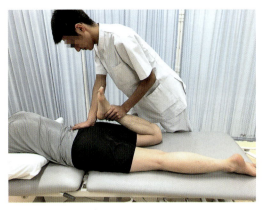

図13　Elyテスト

関節可動域

　変形性股関節症の関節可動域は，関節面の咬合不全や筋スパズム，軟部組織の短縮，関節内遊離体嵌入（かんにゅう）などにより制限を生じる[48]．変形性股関節症やIONでは，病期の進行に伴う骨頭の扁平化によって全可動域方向で13〜52％の減少が認められ，特に伸展と外転が制限される[49,50]．股関節と腰椎は，hip-spine syndromeの概念から，隣接荷重関節として密接に関連し，互いの病態に影響を与えることが知られている[51]．股関節の不安定化によって腰椎前彎を伴う骨盤前傾が増強し，臼蓋の被覆率が高まるため，屈曲拘縮を呈している患者も少なくない．そのため，個々の関節可動域測定以外にもThomas（トーマス）テストやPatrickテスト，Ely（エリー）テスト，Ober（オーバー）テスト変法など整形外科テストも行い，股関節の状態を把握する（図12，13）．

筋力

　徒手筋力テストを行い，3（Fair）以上のものはハンドヘルドダイナモメーターを用いて客観的な評価を行う．変形性股関節症やIONでは，痛みによる筋出力の低下や骨頭の上方化に伴う外転レバーアームの短縮による股関節周囲筋の筋力低下が生じる（図14）[52]．また，変形性股関節症患者の筋力は，病期の進行や疼痛と相関している[53]．特に，股関節屈曲，外転，内転に有意な筋力低下がみられるため計測する[54]．

形態測定

　変形性股関節症やIONでは，骨頭の圧潰や軟骨の消失によって骨頭が上方化し脚が短縮するため，棘果長や転子果長，大腿長，下腿長を計測し，左右差も確認する．痛みの増悪により活動制限を受けることも少なくないため，大腿周径や下腿周径を計測する．

歩行

　現時点の歩行能力を把握するために，10 m歩行テストやTimed Up and Go（TUG）テスト，6分間歩行テストを行う．変形性股関節症の特徴的な歩容として，外転レバーアームの短縮による外転筋の筋力低下からTrendelenburg（トレンデレンブルク）歩行やDuchenne（デュシェンヌ）歩行といった軟性墜落性跛行が観察され，脚長差が大きい場合は患側下肢を墜落させるように接地する硬性墜落性跛行も観察される．

■術後

　術後は，基本的に術前に行った内容を評価していくが，脱臼肢位になり行えない評価もあるため，手術手技や進入法の確認を第一に行う．

問診，形態測定

　「術前」の評価を参照．

X線所見

　X線所見から，骨頭径や術前とのアライメン

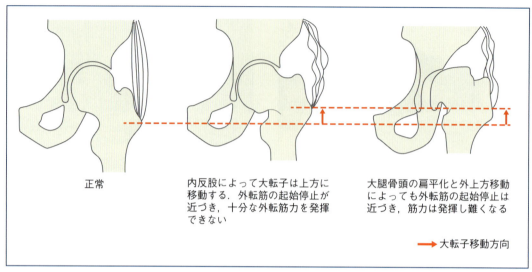

図14　外転レバーアームの短縮による外転筋の機能不全
(対馬栄輝編：筋骨格系理学療法を見直す—はじめに技術ありきの現状から，どう新展開するか．文光堂；2011．p.315[52]より)

トの差を確認する．また，X線所見だけでなく，カルテ情報や医師からの情報収集などにより，どのような手術を行ったのかを確認する．

術創周囲の軟部組織

手術手技や進入法によって侵襲される筋が異なるため，軟部組織の状態を確認する．X線所見と同様に，カルテ情報や医師からの情報収集などにより，どのような手術方法で行ったのかを確認する．

深部静脈血栓症（DVT）

THA後の深部静脈血栓症（deep vein thrombosis：DVT）の発生率は，予防策をとらない場合は20〜30％，症候性肺塞栓症の発生率は0.5〜1.0％と，高リスクに分類されている[55]．DVTの徴候として，一側下肢の浮腫や発赤，熱感，圧痛，Homans徴候などがある．血液検査（Dダイマー）も確認しておく．

神経麻痺

THA後の神経麻痺の発症率は1％程度であり，術後の安静に伴う腓骨神経麻痺や前方系進入法による外側大腿皮神経の損傷を確認する．

関節可動域

初回評価前に手術の進入法と骨頭径を確認し，脱臼予防を考えてから計測する．前方系または側方系進入法では，前面の関節包靱帯を切開して股関節にアプローチするため，伸展・内転・外旋の複合動作は禁忌となる．後方系進入法では，短外旋筋群や後方の関節包靱帯を切開して股関節にアプローチするため，屈曲・内転・内旋の複合動作は禁忌となる．手術の際に切開した関節包を縫合したり，短外旋筋群を再建したりすることで脱臼率は低下するため，どこまで動かせていつまで禁止なのかについて主治医と相談して決定する．

筋力

関節可動域と同様に，脱臼予防を考えてから計測する．徒手筋力テストを行い，3（Fair）以上のものはハンドヘルドダイナモメーターを用いて客観的に評価する．側方系進入法のDall法では一度大転子を骨切りしており，股関節外転筋の収縮により骨片の転位が起こるリスクもあるため，主治医と相談し，固定性や制限する動きなどを確認する．

バランス能力

　転倒の発生率は，健常高齢者では15～25%であるが，THA術後は36%と高い[56]．転倒例では，股関節の外転筋力と片脚立位時間が有意に低値であることがわかっている[57]．バランス能力については，Berg Balance Scale（BBS）やBalance Evaluation Systems Test（BESTest）で評価し，転倒リスクの改善につなげる．簡易的な評価法として，開眼片脚立位やShort Physical Performance Battery（SPPB），ファンクショナルリーチテストも有用である．

ADL動作

●起き上がり，床上動作

　起居動作は術後早期から開始されることが多い．前方系または側方系進入法では伸展・内転・外旋の複合運動にて前方脱臼するため，横を向く際に股関節と膝関節の屈曲位で行う．後方系進入法では屈曲・内転・内旋の複合運動にて後方脱臼するため，起き上がりや下肢を下ろす際，端座位姿勢では必ず屈曲位となるため内転と内旋に注意し，複合運動にならないように観察する．

●立ち上がり，立位姿勢

　前方系または側方系進入法では，腰を伸ばす動作や高いものを取る際に股関節が伸展位をとりやすいため注意する．後方系進入法では，特に低い椅子からの立ち上がりでは股関節の屈曲角度が大きくなるため注意する．

●歩行

　術前と同様に，歩行獲得後に10m歩行テストやTUGテスト，6分間歩行テストを行う．THAやBHAでは，手術の侵襲方法によっては外転筋の筋力低下を招き，Trendelenburg歩行やDuchenne歩行となるため観察する．手術による前方の侵襲や痛み，筋力低下，恐怖，不安感などによって股関節屈曲位歩行が起きていないか評価する．

住宅環境

　THAやBHA後は，脱臼リスクや転倒リスクを考慮した住宅環境の評価が必要である．住宅内の階段や上がりがまち，浴槽などの段差を昇降したり，何かをまたぐ際に注意する．居室では，カーペットの隙間や畳，敷居など転倒リスクがある場所について，本人および家族に確認しておく．

理学療法・リハビリテーションプログラム（図15）

■ 術前

　変形性股関節症やIONの術前リハビリテーションは，保存療法を基本としているため，簡潔に記載する（詳細は「内科編」の巻を参照）．

関節可動域運動

　変形性股関節症やIONのように，骨頭の圧潰が進行すれば，股関節周囲筋の起始と停止の距離が近づくことになる．股関節の不安定化により骨盤を前傾し，骨頭の被覆率を上げようとする際に腸腰筋の筋緊張が高くなる．術後にこの関係性は正常化するが，術前から股関節周囲筋を可能な限りストレッチする．

筋力トレーニング

　股関節周囲筋のトレーニングは，骨盤や股関節の安定化につながる．特に，外転筋の筋力増強が痛みの軽減につながることがわかっている．さらに，疑似臼蓋作用をもつ腸腰筋の増大により，股関節前方の不安定性を補うことができる．術前は関節可動域制限や痛みによってADLが低下するため，術後早期からの股関節安定化を図るためにも股関節周囲の筋力トレーニングが必要である．

物理療法

　変形性股関節症に対する物理療法については，高いエビデンスがあるわけではない[58]．し

2. 人工股関節置換術，人工骨頭置換術

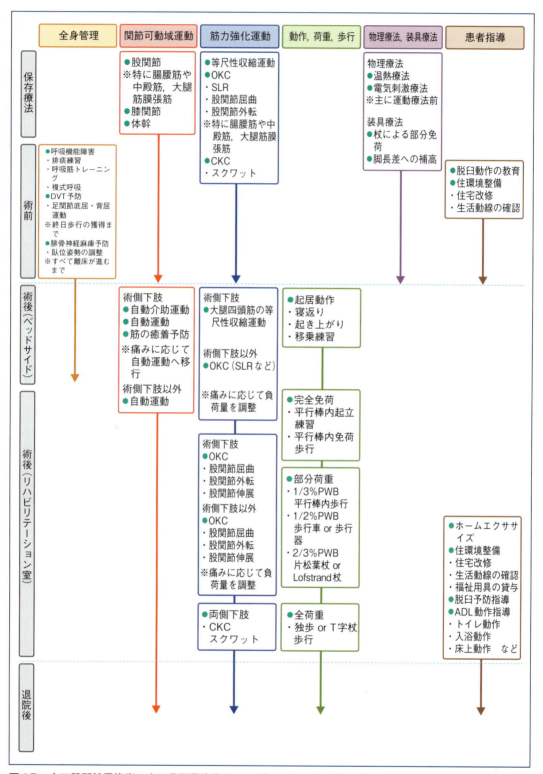

図15 人工股関節置換術，人工骨頭置換術のリハビリテーションプログラム
DVT：deep vein thrombosis（深部静脈血栓症），OKC：open kinetic chain（開放性運動連鎖），SLR：straight leg raising（下肢伸展挙上），CKC：closed kinetic chain（閉鎖性運動連鎖），PWB：partial weight bearing（部分荷重）．

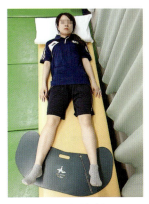

図16 ベッドサイドでの中殿筋トレーニング
抗重力位でうまく運動ができない場合や滑走練習の場合は，スライディングボードを利用して練習する．

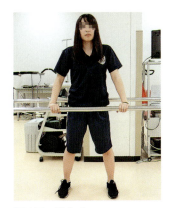

図17 横歩き
荷重痛がある場合は，横歩きではなく，股関節外転の自動運動でもよい．

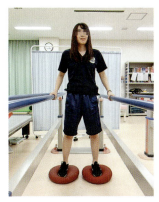

図18 不安定板上でのトレーニング

かし，筋緊張の緩和や疼痛閾値の上昇を目的に温熱療法を行うことで，運動療法を促通させる可能性がある．

歩行

杖による病期進行の予防効果は不明だが，多くのガイドラインで使用を推奨しているため，痛みにより歩行に支障をきたす場合や，骨頭への過度な負荷をかけないようにする場合には，杖などの歩行補助具を使用する．骨頭の圧潰に伴い脚長差が出た場合は，近傍関節への影響を考慮し，補高を用いる．

■ 術後

深部静脈血栓症（DVT）の予防

術後から足関節底背屈の自動運動や下肢の挙上，弾性ストッキング，間欠的空気圧迫法を行い，早期離床および歩行練習を目指す．

関節可動域運動

術創部への直接的な刺激は，創の離解など不利益な状況が起こる可能性がある．THAおよびBHAでは，大腿筋膜張筋と中殿筋，外側広筋，短外旋筋群の侵襲があるため，術後2〜4週程度で起こる軟部組織同士の癒着や柔軟性の低下を起こさないように，皮下組織や筋の滑走練習と筋収縮を早期から促すことで予防を図る[59]．

前方系進入法では大腿筋膜張筋や外側広筋，中殿筋，大腿筋膜が治療のターゲットとなる．後方系進入法では短外旋筋群や大殿筋が治療のターゲットとなる．それぞれの筋に対して滑走練習と選択的筋収縮運動を行う（**図16**）．

筋力トレーニング

THAは，術前から骨頭を求心位に保持するはたらきのある股関節外転筋が低下しており，術後の外転筋の回復は重要である[60]．車椅子座位が獲得されれば，股関節の屈曲および外転や，膝関節の伸展運動などのOKC（open kinetic chain；開放性運動連鎖）を行う（**図17**）．OKCは，関節可動域運動と同様に，治療のターゲットは各進入法で侵襲された筋になることが多い．THA後のT字杖歩行獲得は膝の伸展筋力と相関があり，筋力の低下があるほどT字杖歩行の獲得が遅れるという報告がある[61]．そのため，全荷重の許可に伴い，CKC（closed kinetic chain；閉鎖性運動連鎖）であるスクワットなどへと進めていく．若年者で筋力が十分にある患者では，不安定板の上での姿勢保持練習やスクワット，片脚立位などを行ってもよい（**図18**）．

低床の階段昇降練習　段差昇降練習

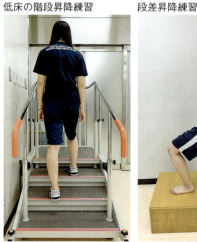
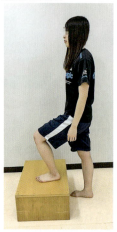
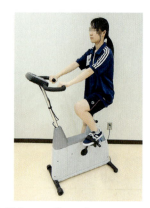

図20　自転車エルゴメーター

図19　階段昇降練習

歩行練習

THAおよびBHAでは，インプラントの固定性や骨移植の有無，術中の操作などによって荷重量が変わるため，X線所見を確認し，主治医と相談したうえで免荷量を設定する．荷重量ごとの目安は，1/3部分荷重で平行棒内歩行練習，1/2部分荷重で歩行器歩行練習，2/3部分荷重で片松葉杖歩行練習またはLofstrand杖歩行練習と，負荷量を増加させていく．全荷重が可能となった際に，痛みによる跛行を緩和するためT字杖を使用する．

ADL練習

日常生活で階段使用の有無や，移動手段としての自転車など，患者の具体的な1日の動作の流れを確認し，必要に応じて練習する．階段昇降では，低床の階段から練習し，通常の階段と同じ高さの段差練習を経てから階段昇降練習を行う（図19）．自転車はエルゴメーターを使用するが，サドルが低いと股関節が深屈曲するため，適宜調整して行う（図20）．

●前方系進入法，側方系進入法

脱臼肢位は伸展・内転・外旋の複合運動であるため，前方脱臼のリスクがある．日常生活では寝返りや高所の物を取る動作，健側への振り返りなどを指導する（図21）．前述（「脱臼」を参照）したように，前方脱臼のリスクは少ないため，過度な制限をしないように，主治医と相談しながら動作を決定していく．

●後方系進入法

脱臼肢位は屈曲・内転・内旋の複合運動であるため，後方脱臼のリスクがある．日常生活では床上動作や椅子からの起立，下衣および靴下の着衣，爪切り，正座でのお辞儀などを指導する（図22）．

> **注意**
> 後方脱臼のリスクは前方脱臼よりも多いため，股関節を深屈曲するような動作を行わないように注意する．

患者指導，住宅改修

THA患者では，対側の変形性関節症が進行する例も少なくない．退院時には，両側下肢を評価したうえでADLの維持または対側下肢の病期進行予防のために，筋力トレーニングやバランス練習などを含めたホームエクササイズを指導する．退院に向けて，病院内の生活から自宅での生活を見据えて指導および助言する．脱臼予防を考慮した住環境を整備するために，同居者がいる場合は，話だけでなく自宅内の様子を写真などで撮ってもらうことなども具体的な

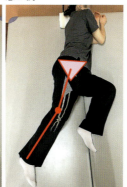
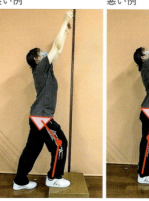
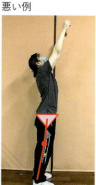

図21　前方脱臼の予防
A：患側は右下肢．悪い例のように，術側下肢を残して寝返りをすることで，伸展位になることもあるため注意する．
B：患側は右下肢．悪い例のように，体幹を伸展させることで股関節が伸展位になることがあるため，小さな踏み台などを利用するとよい．

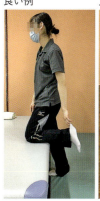
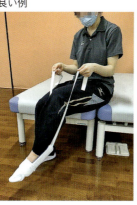
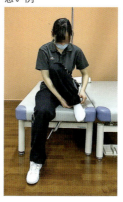

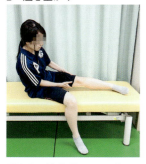
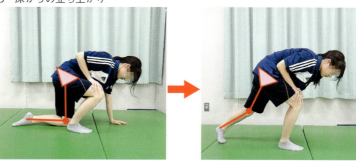

図22　後方脱臼の予防
A：患側は左下肢．悪い例のように，股関節を屈曲・内転・内旋しないように注意する．自助具を使ってもよい．
B：患側は左下肢．術直後など動きがうまくできないときは，身体と下肢の向きを同じ方向に向けるように上肢でサポートする．
C：患側は左下肢．股関節屈曲位を保ちながら起立するが，実際には椅子や壁，柱などを利用して床から立ち上がる機会のほうが多いため，状況に合わせて練習する．

表7 人工股関節置換術（THA）後のスポーツの可否

許可			許可（経験者のみ）			未決定			推奨しない		
	1999	2005		1999	2005		1999	2005		1999	2005
ボウリング	✓	✓	カヌー	✓		スクエアダンス	✓		野球	✓	
エルゴメーター	✓	✓	ロードサイクリング	✓		フェンシング	✓	✓	バスケットボール	✓	✓
ボールルームダンス	✓	✓	ハイキング	✓		ローラースケート	✓	✓	ラグビー	✓	✓
ゴルフ	✓	✓	ローイング	✓	✓	スキー（ダウンヒル）	✓		体操	✓	
乗馬	✓		アイススケート	✓	✓	ウエイトリフティング	✓	✓	ハンドボール	✓	
シャッフルボード	✓	✓	スキー（クロスカントリー）	✓	✓	野球		✓	ホッケー	✓	
水泳	✓	✓	スキー（ノルディック）	✓	✓	体操		✓	ジョギング	✓	
歩行	✓	✓	テニス（ダブルス）	✓	✓	ハンドボール		✓	ロッククライミング	✓	
カヌー		✓	競歩	✓		ホッケー		✓	サッカー	✓	✓
ロードサイクリング		✓	ウエイトマシーン	✓		ロッククライミング		✓	スカッシュ	✓	
スクエアダンス		✓	乗馬		✓	スカッシュ		✓	テニス（シングルス）	✓	
ハイキング		✓	スキー（ダウンヒル）		✓	テニス（シングルス）		✓	バレーボール	✓	✓
競歩		✓				ウエイトマシーン		✓			

（Healy WL, Sharma S, Schwartz B, et al.：Athletic activity after total joint arthroplasty. J Bone Joint Surg Am 2008；90〈10〉：2245-52[62]より）

助言につながる．生活動線を確認し，転倒にも配慮する．就労者の場合は，車の運転など通勤方法や社内での行動などについても指導および助言する．

スポーツ活動

スポーツ活動は，身体的かつ精神的な健康に寄与する．特にTHAやBHAの対象となりやすい高齢者では，定期的な運動によってメタボリックシンドロームや心疾患，骨粗鬆症，うつなどを予防できるといわれている．THA後のスポーツは，インプラント周囲の骨質が良くなるため，長期成績が良いと考えられているが，THA後にスポーツを行うことで摺動面の材料の摩耗粉による骨融解やゆるみが生じる例もあるため，種目や運動強度，頻度を考えなければならない．近年，摺動面材料の変化に伴って許可されるスポーツが増えてきている（表7）[62]．リスクがあるからといって否定せず，本人や家族，主治医と相談しながら決定する．

■ 引用文献

1) 中村琢哉, 丸箸兆延：人工股関節全置換術11年後に抜去されたハイリークロスリンクおよび非ハイリークロスリンクポリエチレンライナーの摩耗と酸化. 日人工関節会誌 2014；44：573-4.

2) Fujita K, Makimoto K, Mawatari M：Three-year follow-up study of health related QOL and lifestyle indicators for Japanese patients after total hip arthroplasty. J Orthop Sci 2016；21(2)：191-8.

3) Mahomed NN, Barrett JA, Katz JN, et al.：Rates and outcomes of primary and revision total hip replacement in the United States medicare population. J Bone Joint Surg Am 2003；85-A(1)：27-32.

4) Goel A, Lau EC, Ong KL, et al.：Dislocation rates following primary total hip arthroplasty have plateaued in the Medicare population. J Arthroplasty 2015；30(5)：743-6.

5) Yoshimura N, Sasaki S, Iwasaki K, et al.：Occupational lifting is associated with hip osteoarthritis：a Japanese case-control study. J Rheumatol 2000；27(2)：434-40.

6) 日本整形外科学会, 日本股関節学会監：変形性股関節症診療ガイドライン2016. 改訂第2版. 南江堂；2016. p.13-4.

7) Reijman M, Hazes JM, Pols HA, et al.：Role of radiography in predicting progression of osteoarthritis of the hip：prospective cohort study. BMJ 2005；330(7501)：1183.

8) 野村隆洋：両側変形性股関節症の人工股関節非手術側の自然経過—萎縮型股関節症が形成型より痛い理由. Hip Joint 2004；30：72-5.

9) 菅野伸彦：疫学と世界の状況. ロコキュア 2016；2(2)：106-11.

10) 福島若葉, 廣田良夫：特発性大腿骨頭壊死症の全国疫学調査から. Orthopaedics 2011；24(8)：7-11.

11) Kellgren JH, Lawrence JS：Radiological assessment of osteo-arthrosis. Ann Rheum Dis 1957；16(4)：494-502.

12) Croft P, Cooper C, Wickham C, et al.：Defining osteoarthritis of the hip for epidemiologic studies. Am J Epidemiol 1990；132(3)：514-22.

13) 稲葉　裕, 齋藤知行：変形性股関節症の疫学と自然経過. Medical Rehabilitation 2010；123：6-10.

14) 上野良三：変形性股関節症に対する各種治療法の比較検討—Ｘ線像からの評価. 日整会誌 1971；45：826-8.

15) 日本整形外科学会, 日本股関節学会監：変形性股関節症診療ガイドライン2016. 改訂第2版. 南江堂；2016. p.74-6.

16) Turmezei TD, Lomas DJ, Hopper MA, et al.：Severity mapping of the proximal femur：a new method for assessing hip osteoarthritis with computed tomography. Osteoarthritis Cartilage 2014；22(10)：1488-98.

17) Neumann G, Menduti AD, Zou KH, et al.：Prevalence of labral tears and cartilage loss in patients with mechanical symptoms of the hip：evaluation using MR arthrography. Osteoarthritis Cartilage 2007；15(8)：909-17.

18) 山田　晋, 渡邉基起：変形性股関節症. 島田洋一, 高橋仁美編：運動器疾患の治療とリハビリテーション—手術・保存療法とリハプログラム. メジカルビュー社；2016. p.124-31.

19) Sugano N, Atsumi T, Ohzono K, et al.：The 2001 revised criteria for diagnosis, classification, and staging of idiopathic osteonecrosis of the femoral head. J Orthop Sci 2002；7(5)：601-5.

20) 特発性大腿骨頭壊死症の診断・治療に関するガイドライン. 厚生労働省難治性疾患克服研究事業 骨・関節系調査研究班特発性大腿骨頭壊死症調査研究分科会(平成16年度).

21) 骨・関節系疾患調査研究班(特発性大腿骨頭壊死症)：71 特発性大腿骨頭壊死症. http://www.mhlw.go.jp/file/06-Seisakujouhou-10900000-Kenkoukyoku/0000089951.pdf

22) Hennessy DW, Callaghan JJ, Liu SS：Second-generation extensively porous-coated THA stems at minimum 10-year followup. Clin Orthop Relat Res 2009；467(9)：2290-6.

23) 小澤敏夫, 清水和彦：人工股関節全置換術・再置換術後の経時的機能変化—機能回復に影響を及ぼす因子の検討. 理学療法科学 2004；19(3)：229-35.

24) Bartz RL, Nobel PC, Kadakia NR, et al.：The effect of femoral component head size on posterior dislocation of the artificial hip joint. J Bone Joint Surg Am 2000；82(9)：1300-7.

25) 中村宣雄，岩名大樹，北田　誠ほか：THA後方アプローチにおける軟部組織インピンジメントが可動域に及ぼす影響．日人工関節会誌 2013；43：57-8.

26) 三木秀宣：脱臼しにくいインプラントデザイン(1)―インプラント選択．関節外科 2014；33(7)：750-3.

27) Shon WY, Baldini T, Peterson MG, et al.：Impingement in total hip arthroplasty a study of retrieved acetabular components. J Arthroplasty 2005；20(4)：427-35.

28) 高山正伸：変形性股関節症観血療法例の機能解剖学的病態把握と理学療法．理学療法 2014；31(9)：911-20.

29) 中川　剛，糸川高史，中島康晴ほか：32 mm径骨頭は人工股関節置換術後の脱臼率を低下させる．整外と災外 2013；62(2)：217-9.

30) 藤田貴也：脱臼しにくいインプラントデザイン(2)―Dual mobility cupを用いた人工股関節全置換術の臨床成績．関節外科 2014；33(7)：754-7.

31) 日本人工関節学会：THA人工関節登録調査集．2006年2月〜2017年3月．http://jsra.info/jar-report.html

32) Woolson ST, Mow CS, Syquia JF, et al.：Comparison of primary total hip replacements performed with a standard incision or a mini-incision. J Bone Joint Surg 2004；86-A (7)：1353-8.

33) 馬場智規，越智宏徳，尾崎　友ほか：人工股関節全置換術の進入法の利点と欠点―前方進入法と後方進入法の比較．Orthopaedics 2016；29(6)：49-57.

34) 山田　晋，渡邉基起：人工股関節置換術．島田洋一，高橋仁美編：運動器疾患の治療とリハビリテーション―手術・保存療法とリハプログラム．メジカルビュー社；2016 p.132-8.

35) Baba T, Shitoto K, Kaneko K：Bipolar hemiarthroplasty for femoral neck fracture using the direct anterior approach. World J Orthop 2013；4(2)：85-9.

36) Homma Y, Baba T, Sano K, et al.：Lateral femoral cutaneous nerve injury with the direct anterior approach for total hip arthroplasty. Int Orthop 2016；40(8)：1587-93.

37) Hardinge K：The direct lateral approach to the hip. J Bone Joint Surg Br 1982；64(1)：17-9.

38) Dall D：Exposure of the hip by anterior osteotomy of the greater trochanter. A modified anterolateral approach. J Bone Joint Surg Br 1986；68(3)：382-6.

39) 寺西　正，辻　宗啓，後藤英司：Dall, Hardingeアプローチの脱臼率．北海道整災外会誌 2009；50：19.

40) 飯田寛和：人工股関節置換術におけるModified Transgluteal Approach(Dall)について．臨整外 1995；30(2)：137-45.

41) Moore AT：The self-locking metal hip prosthesis. J Bone Joint Surg Am 1957；39-A (4)：811-27.

42) Zhang D, Chen L, Peng K, et al.：Effectiveness and safety of the posterior approach with soft tissue repair for primary total hip arthroplasty：a meta-analysis. Orthop Traumatol Surg Res 2015；101(1)：39-44.

43) Mahomed NN, Arndt DC, McGrory BJ, et al.：The Harris hip score：comparison of patient self-report with surgeon assessment. J Arthroplasty 2001；16(5)：575-80.

44) Matsumoto T, Kaneuji A, Hiejima Y, et al.：Japanese Orthopaedic Association Hip Disease Evaluation Questionnaire (JHEQ)：a patient-based evaluation tool for hip-joint disease. The Subcommittee on Hip Disease Evaluation of the Clinical Outcome Committee of the Japanese Orthopaedic Association. J Orthop Sci 2012；17(1)：25-38.

45) 平松智裕，杉山　肇，斎藤　充ほか：評価JOA hip scoreとJHEQ score. Bone Joint Nerve 2015；5(4)：677-86.

46) 加藤　浩：変形性股関節症における機能予測の試み．理学療法 2003；20(2)：221-35.

47) McConnell S, Kolopack P, Davis AM：The Western Ontario and McMaster Universities Osteoarthritis Index (WOMAC)：a review of its utility and measurement properties. Arthritis Rheum 2001；45(5)：453-61.

48) 西田圭一郎：OAの病態と発展―形態学的面から．関節外科 2003；23：26-32.

49) Steultjens MP, Dekker J, van Baar ME, et al.：Range of joint motion and disability in

patients with osteoarthritis of the knee or hip. Rheumatology 2000；39（9）：955-61.

50）Holm I, Bolstad B, Lütken T, et al.：Reliability of goniometric measurements and visual estimates of hip ROM in patients with osteoarthrosis. Physiother Res Int 2000；5（4）：241-8.

51）Offierski CM, MacNab I：Hip-spine syndrome. Spine 1983；8：316-21.

52）対馬栄輝編：筋骨格系理学療法を見直す―はじめに技術ありきの現状から，どう新展開するか．文光堂；2011．p.315.

53）大橋弘嗣，松下直史，小池達也ほか：変形性股関節症に対する運動療法の中期成績．Hip Joint 2003；29：663-7.

54）Arokoski MH, Arokoski JP, Haara M, et al.：Hip muscle strength and muscle cross sectional area in men with and without hip osteoarthritis. J Rheumatol 2002；29（10）：2185-95.

55）日本整形外科学会，日本股関節学会監：変形性股関節症診療ガイドライン2016．改訂第2版．南江堂；2016．p.153-6.

56）生友尚志，永井宏達，中川法一ほか：日本における人工股関節全置換術後患者の転倒実態調査．日整会誌 2015；89（10）：828-9.

57）二宮一成，池田　崇，鈴木浩次ほか：人工股関節全置換術後10年経過した患者の転倒に関連する要因．臨整外 2017；52（5）：459-65.

58）日本整形外科学会，日本股関節学会監：変形性股関節症診療ガイドライン2016．改訂第2版．南江堂；2016．p.107-8.

59）松本正和：大腿骨近位部骨折．青木隆明，林　典雄監：骨折の機能解剖学的運動学―その基礎から臨床まで　体幹・下肢．中外医学社；2015．p.36-75.

60）室伏祐介，榎　勇人，川上照彦：変形性股関節症に対する理学療法．高知県理学療法 2012；19：15-23.

61）田仲勝一，森田　伸，内田茂博ほか：人工股関節全置換術後の早期運動機能と歩行能力との関係．日関節病会誌 2011；30（2）：147-52.

62）Healy WL, Sharma S, Schwartz B, et al.：Athletic activity after total joint arthroplasty. J Bone Joint Surg Am 2008；90（10）：2245-52.

3. 人工膝関節置換術
total knee arthroplasty, total knee replacement

> **key point** ▶▶ 人工膝関節置換術は，膝関節の機能不全や疼痛によって日常生活活動（ADL）動作などが障害されている患者に対して施行される．理学療法士には，術後の機能回復に限らず，どのように社会環境へ復帰させるか考えることが求められる．また，人工膝関節置換術を行う患者は高齢であることが多く，膝関節の疼痛も影響して全身的な身体機能が低下していることが多い．入院期間中にそれらをすべて改善することは困難であり，術前や術後の継続的な指導によって将来の転倒などを防ぐ必要がある．

概要と病態

人工膝関節置換術には，人工膝関節全置換術（total knee arthroplasty：TKA）および人工膝関節単顆置換術（unicompartmental knee arthroplasty：UKA）があり，主に変形性膝関節症や関節リウマチに対して，除痛および機能回復，社会復帰を目的として行われる．

■ 適応となる病態

TKA は変形性膝関節症や関節リウマチなどと比較的適応範囲が広いのに対して，UKA はより適応症例が限られる．両術式ともに，著しい膝関節痛に伴って歩行などの日常生活が高度に制限された患者に対して行われることは共通である．

TKA

末期の変形性膝関節症（主に Kellgren-Lawrence 分類でグレード4）や関節リウマチ（図1）で，著しい関節破壊に伴う疼痛，機能障害により高度な日常生活活動（activities of daily living：ADL）制限が生じている患者が適応となる．特に，保存療法への抵抗性や，関節鏡手

A 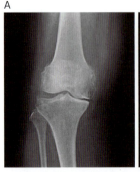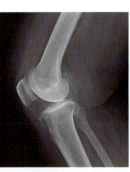 B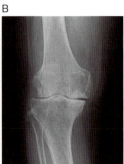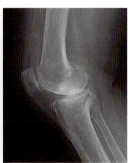

図1　末期変形性膝関節症（A）と関節リウマチ（B）の単純X線像
A：変形性膝関節症では，骨棘や関節裂隙の狭小化，骨硬化像などの関節変形に内側と外側で差があり，本患者では内側の変形がより重度である．
B：関節リウマチでは，内側と外側ともに関節破壊，裂隙の狭小化がみられる．

術および骨切り術の適応とならないなど，「他に効果的な治療法がない患者」に考慮される．

変形性膝関節症の管理に関するOARSI（Osteoarthritis Research Society International）勧告[1]では，「非薬物療法と薬物療法の併用によって十分な疼痛緩和と機能改善が得られない変形性膝関節症患者の場合は，人工膝関節全置換術を考慮する．保存的治療を行っているにもかかわらず，健康関連QOL（quality of life）の低下を伴う重篤な症状や機能制限を有する患者に対しては，関節置換術が有効かつ費用対効果の高い手段である」と記され，推奨の強さ（strength of recommendation：SOR）はOARSIと日本整形外科学会でともに90％を超えている．

UKA

内側または外側に病変が限局した変形性膝関節症や特発性骨壊死などが適応となる．しかし，TKAと比較するとその適応は限られ，主に**表1**[2]に該当する患者が手術適応となる．その他には，bone on bone contactの有無なども膝周囲骨切り術との境界に用いられることがある．「OARSIによるエビデンスに基づくエキスパートコンセンサスガイドライン」[1]では，「単顆膝関節置換術は，膝関節の内または外側どちらかに限定された変形性膝関節症患者に有効である」と記されているが，SORはTKAより低く，OARSIと日本整形外科学会でともに75％程度，推奨度はC（行うことを考慮してよい）である．TKAと同様に，保存療法に抵抗性を

表1　人工膝関節単顆置換術（UKA）の手術適応基準

靭帯	膝前十字靭帯（ACL）不全がない
関節可動域	屈曲拘縮20°以下 屈曲角度110°以上
アライメント	内反変形FTA＜195° 外反変形FTA＞160°

（木村善明ほか：整形外科術後理学療法プログラム．改訂第2版．メジカルビュー社：2014．p.203-7[2]より）
FTA：femorotibial angle（膝外側角）．

もつ患者には実施が考慮されるが，より慎重な患者選択が求められている．特に，活動性の高い若年者では早期破綻が生じやすいとされる[3]．

■治療

手術内容

近年では，ボーンカッティングガイドやナビゲーションシステムなどの開発により，より綿密で確実な手術が可能になってきている．また，TKAとUKAでともに最小侵襲手術（minimally invasive surgery：MIS）が報告されているが，特にTKAでは確実性を重視して従来どおりの大皮切を行う施設も少なくない．したがって，大まかな手術侵襲について理解しておく必要がある．変形の程度や靭帯の状態によって使用するインプラントのデザインも異なり，それぞれのメリットやデメリットについても把握する．

●TKA

TKAでは，基本的に大腿骨関節面，脛骨関節面，膝蓋骨関節面のすべてをインプラントに置換する．膝蓋骨に関しては種々の意見があり，置換されない場合もしばしばある．インプラントとして，大腿骨や脛骨コンポーネントには生体材料として高い信頼性のあるチタン合金やコバルトクロム合金，摺動部には摩耗耐性の強い超高分子量ポリエチレン（ultra high molecular weight polyethylene：UHMW-PE）が用いられる[4]．

TKAには，残存靭帯や関節可動制御によって大きく3種類のデザインがある（**表2**）[4,5]．そのなかでも多く用いられるのが，両十字靭帯を切離してポスト・カム（post/cam）機構により関節運動の安定性を得るPS（posterior stabilized）型（**図2-A**）と，後十字靭帯（posterior cruciate ligament：PCL）を温存するCR（cruciate retaining）型（**図2-B**）である．屈曲ギャップの増大により，関節可動域はPS型のほうが

3. 人工膝関節置換術

表2　人工膝関節全置換術（TKA）各デザインの特徴

型	温存十字靱帯	特徴
PS	—	● ポスト・カム（post/cam）機構によって人工的に安定したロールバックを再現する ● PCLを切除することにより屈曲ギャップが増大し，安定した屈曲可動域を獲得できる ● mid flexion instabilityや深屈曲によるポスト破損の問題が存在する
CR	PCL	● PCLの作用によってより生理的なロールバック運動を期待する ● 後方安定性（後方脱臼防止）にもすぐれている ● 非制御型のため回旋運動にも対応できるが，paradoxical motionが生じる可能性がある
BiCR	ACL/PCL	● ACLとPCLを温存することでligament guided motionが可能であり，正常な膝関節運動が期待できる

安定した屈曲角度を獲得できるといわれている．しかし，近年では，インプラントの進歩によってデザインに伴う大きな差はなくなってきており，多くの機種で従来からの臨床的な基準であった120度を超える屈曲角度が許容されている．特に，両十字靱帯が温存されたBiCR（bicruciate retaining）型（**図2-C**）では正座が可能となる患者も多い．しかし，PS型ではポストの破損が危惧されるため，140度以上の屈曲や荷重下での深屈曲は避けたほうがよい．

TKAは，軟部組織に対して大きな侵襲を伴う手術である．多くは正中に15〜20 cmほどの皮切をおき，大腿四頭筋腱に沿うparapatellar法，内側広筋線維への侵襲を抑えたsubvastus法や内側広筋線維の中央に沿うmidvastus法などにより関節を展開する（**図3**）．また，内側と外側の靱帯バランスを調整する際に，内側側副靱帯，鵞足，外側側副靱帯，腸脛靱帯，膝窩筋腱などを付着部から剝離する場合がある．

覚えておこう

mid flexion instability
PCLを切離することにより側副靱帯が弛緩する中間可動域において動揺性が大きくなること．

paradoxical motion
変形性膝関節症患者では，関節変形に加えてPCLが拘縮または変性している患者も多く，従来どおりのscrew home movementが起こらないことがある．通常，膝関節のkinematicsでは内側関節面を中心としたmedial pivot motionが生じるが，変形性膝関節症患者ではlateral pivot patternを伴う逆回旋がみられる場合がある．

● UKA

UKAでは，内側または外側単顆の大腿骨面および脛骨面をインプラントに置換する．インプラントとしては，TKAと同様に大腿骨や脛骨コンポーネントにはチタン合金やコバルトクロム合金，摺動部にはUHMW-PEが用いられる．

UKAには，ポリエチレンインサートが脛骨コンポーネントに固定されて可動しないfixed bearing typeと，インサート自体に可動性があるmobile bearing typeの2種類のデザインが存在する[2]．成績が安定していることから，内側と外側型の両型でfixed bearing typeが用いられることが多い（**図4**）．

UKAは，膝蓋上嚢や膝関節伸展機構，膝蓋下脂肪体への侵襲を最小限にとどめることができるため，疼痛や回復に要する時間が短縮されるのが大きな利点である．広く用いられているtension spacer position（TeSP）法[6]では，内側広筋下縁から脛骨結節内側にかけて6〜7 cmの皮切（**図3**）を行い，関節包は内側広筋下縁から膝蓋腱付着部にかけて展開する．内側の骨棘切除に必要な範囲で内側側副靱帯などの解離を行うことで靱帯バランスが整うことが多いため，他の軟部組織への侵襲は少ない．また，両十字靱帯が残存している患者が適応となることが多いため，より生理的な膝関節運動やそれに伴う大きな可動域を獲得できる．

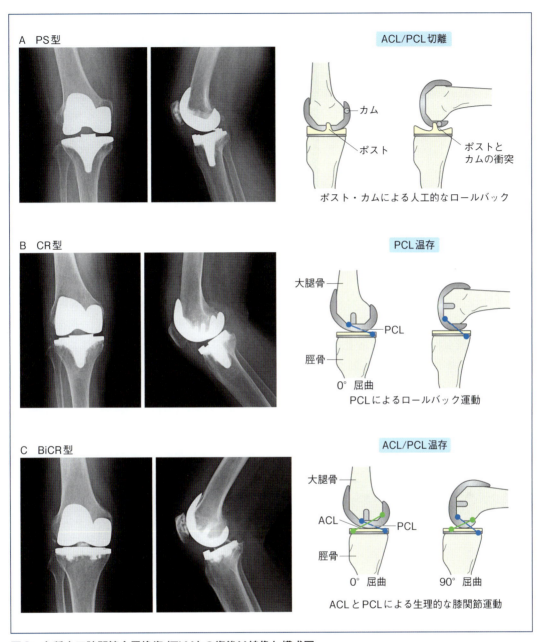

図2 各種人工膝関節全置換術（TKA）の術後X線像と模式図
PS：posterior stabilized, CR：cruciate retaining, BiCR：bicruciate retaining, PCL：posterior cruciate ligament（後十字靱帯）, ACL：anterior cruciate ligament（前十字靱帯）.

治療成績
●術後合併症

人工膝関節置換術は大きな侵襲を伴う手術であり、重篤な合併症を生じる可能性もある．インプラントに生じる術後の問題としては、ゆるみ（ルースニング）や脱臼，PS型TKAではカムの破損などが存在する．また、術後感染症もインプラント抜去など深刻な問題を引き起こす．人工膝関節置換術は、ターニケットの使用なども影響して、整形外科手術のなかで最も高

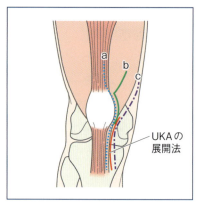

図3 人工膝関節全置換術（TKA）および人工膝関節単顆置換術（UKA）の関節展開法

a：medial parapatellar法，b：subvastus法，c：midvastus法．

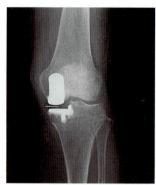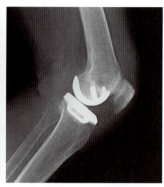

図4 人工膝関節単顆置換術（UKA）（fixed bearing type）の術後X線像

率に深部静脈血栓症（deep vein thrombosis：DVT）が発生する[7]．致死的な肺血栓塞栓症（pulmonary thromboembolism：PTE）の発生頻度は0.2～0.7％であるが，重症PTEが生じると，その半数程度が発症1時間で死亡に至るという報告もある[7,8]．

> **注意！**
> 症状が出現してからの対応では遅いため，原因となるDVTを十分に注意して予防する．

● TKA

TKAは，インプラントの改良や手術手技の進歩などにより，90～95％程度の安定した10年生存率を獲得している．近年の25年以上追跡した大規模調査においても，インプラントの30年生存率は92.4％であり，30年以上経過した患者ではインプラントの問題よりも他疾患などによる死亡リスクのほうが明らかに大きいことも報告された[9]．

また，患者立脚型評価に関しては，約80～90％の患者が満足しているとの報告が多く，以前と比較して満足度は向上しているという報告もある[10]．しかし，術者の満足度と患者の満足度が解離しているという報告や，満足度のなかでも「とても満足（excellent）」を撰択する患者は少ないなどの報告もある[11-13]．術後満足度には，疼痛や身体機能，手術に対する期待感など術前の状態が影響するといわれている．

● UKA

UKAの歴史は浅くはないが，開発当初は臨床成績が安定しなかったために適応を考慮されることが少なかった．しかし，近年では良好な成績が報告されており，再置換を基準とした10年生存率は90％以上である[14-17]．一方で，ルースニングや脱臼を含めた術後合併症はTKAのほうが多いものの，短期における再置換の割合はUKAのほうが多いという報告もある[18]．特に，活動性の高い若年者では再置換の割合が高い[3]．

患者立脚型評価においては，短期成績と長期成績のスコアでともにTKAを上回ると報告されている[18,19]．しかし，UKAが適応となる患者はTKAと比較して軽い患者が多いことや，疼痛に悩まされた期間が短いなど，心理面でも差があることを考慮しなくてはならない．

理学療法・リハビリテーションの評価

人工膝関節置換術を受ける患者は，比較的強い症状があるため，身体活動量の低下などに伴って術前から身体機能が低下していることが多い．したがって，術後経過を把握するための評価も重要であるが，転倒などに関与する全身的な身体機能を評価することも重要となる．片側置換例に関しては，対側の変形性膝関節症を有していることが多いため，非術側の評価も実施する．

手術所見の確認

特にTKAでは，インプラントや侵襲の違いを把握する必要がある．術中可動域なども術後の目標を立てるうえで参考とする．

視診，触診

術後早期では特に，腫脹，熱感，発赤などの炎症徴候について適宜評価する．安静時に限らず，運動療法後の変化も注意して観察する．術前後には，単純X線像と視診を併せた下肢アライメントや筋萎縮も評価する．

疼痛

疼痛は，Numerical Rating Scale（NRS）やVisual Analogue Scale（VAS）を用いて評価する．程度だけでなく，部位や出現動作の把握や運動療法後の変化も重要である．

関節可動域

関節可動域の評価で重要なのは，術前可動域，術中可動域および術後経過を総合的に把握することである．例えば，術前可動域が小さい患者では，術後の可動域獲得に時間がかかる場合や，術中可動域までは及ばない例も多い．

円滑な膝関節運動には，膝蓋骨の可動性も非常に重要である．歩行時の正常な膝関節運動には，術後膝伸展可動域の獲得が重要である．非術側が参考可動域に適する場合には，腹臥位におけるheel height difference（HHD）を用いて

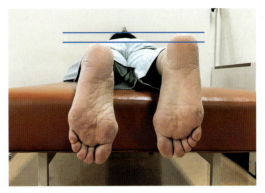

図5 heel height difference（HHD）

評価する（**図5**）．いずれの時期においても，関節可動域制限の原因を特定することがアプローチに直結する．

筋力

膝関節に限らず，股関節や足関節など周辺関節も含めて徒手筋力テスト（manual muscle testing：MMT）などを用いて評価する．可能であれば，徒手筋力検査計や等速性筋力測定装置を用いて評価し，客観的な数値で経過を追う．

歩行

術前後で10 m歩行テストなどを用いて歩行能力を評価する．変形性膝関節症では，歩行速度の低下に限らず，ストライド（歩幅）が減少し，ケイデンス（歩調）を増加させた歩行となる場合が多い．各歩行周期における歩行観察および分析を行うことで歩行能力低下の原因を探索する．

歩容としては，double knee actionの消失やlateral thrust現象，Trendelenburg（トレンデレンブルク）徴候やDuchenne（デュシェンヌ）徴候などの異常がみられることが多い．屈曲拘縮がある患者では，足関節背屈が増加していることが多い．

パフォーマンステスト

理学療法介入の効果判定や転倒リスクの把握のためには，各種パフォーマンステストが有用である．歩行テストやバランステストなどさまざまあるが，それぞれ転倒リスクとの関連や標

準値が報告されている．よく用いられるものとしては，前述した10 m歩行テストに加えて，Timed Up and Go（TUG）テスト，片脚立位時間（one leg standing time：OLST），5回起立着座試験（5 times sit to stand test：SS-5），30秒椅子立ち上がり試験（30 seconds chair stand test：CS-30），Functional Reach Test（FRT），Functional Balance Scale（FBS）などがあげられる．

運動耐容能の指標としては，6分間歩行テスト（6-minute walk test：6 MWT），包括的なバッテリーテストとしてはShort Physical Performance Battery（SPPB）などが簡便で広く用いられている．

基本動作

患者は，術前から膝痛を回避する動作で生活していることが多いが，他部位への負担が大きい動作をしている場合もある．したがって，家屋環境と併せて起居動作などの基本動作を評価する．

生活環境

術後に家屋環境に合わせたリハビリテーションを行うためには，家屋環境の把握が重要である．特に，動線や寝室環境，浴室などを確認する．

退院時に長距離歩行などは困難である場合も多いため，家族だけでなく，介護保険取得状況やケアマネジャーの有無などを含めた周囲のサポート環境なども把握する．

QOL

変形性膝関節症患者の主訴は，疼痛とそれに伴う動作困難である．これらを総合した疾患特異的尺度が多く報告されており，その代表としてWestern Ontario and McMaster Universities Osteoarthritis Index（WOMAC）があげられる[20]．SF-36®（MOS〈Medical Outcome Study〉36-Item Short-Form Health Survey）やWOMACとの比較で信頼性が得られていることや，対象が日本人であることから，変形性膝関節症患者機能評価尺度（Japanese Knee Osteoarthritis Measure：JKOM）も広く用いられている[21]．

理学療法・リハビリテーションプログラム

円滑な術後リハビリテーションを行うためには，術前の患者教育や運動療法が非常に重要となる[22]．術後早期には合併症，特にDVTの予防および炎症の軽減に重点をおきながらプログラムを進める．歩行がある程度可能になったら，バランス能力など転倒予防に関するプログラムや家屋環境に合ったプログラムを取り入れるなど，退院後の生活を見越して介入する．

術前患者教育

「変形性膝関節症 理学療法診療ガイドライン」（以下，診療ガイドライン）[22]において，術前理学療法および患者教育はグレードA（エビデンスレベル1）で推奨されている．特に，術前評価において筋力低下や骨性以外の関節可動域制限がみられる場合には，術前理学療法を励行する．これは，術後の機能改善や疼痛軽減，歩行距離の増加に有効であるとされる[22]．また，術後合併症の予防や車椅子や歩行器などの使用方法，移乗などの術後理学療法や，離床にかかわる指導教育を行うことで円滑な術後リハビリテーションを期待する．

術後合併症予防

●深部静脈血栓症（DVT）

人工膝関節置換術後では，高率にDVTが発生する．術前から予防に関して指導を徹底しておくことが重要である．術後は，弾性ストッキングの着用に加え，足関節底屈・背屈運動（カフパンピング）を励行させる．また，何より早期介入と早期離床が重要である．

●腓骨神経麻痺

特に，硬膜外麻酔やドレーンが留置されている状態など，ベッド上で術側下肢の移動や動作

を十分に行えない場合には注意が必要である．足趾や足関節の運動を確認するとともに，腓骨頭周囲がタオルなどで圧迫されていないか適宜確認する．

炎症の管理

術後は，RICE（安静〈Rest〉，冷却〈Icing〉，圧迫〈Compression〉，挙上〈Elevation〉）処置にて炎症の軽減に努める．術後早期には下腿や足部に腫脹や浮腫がみられるため，患肢の挙上や足関節の自動運動を行う．膝蓋骨周囲に著明な腫脹や浮腫がみられる場合は，膝蓋骨周囲を圧迫する（図6）．運動療法後には特に熱感が強くなるため，氷嚢などを用いてアイシングする．

関節可動域運動

膝関節の可動域運動にはある程度の疼痛が伴うが，早期からの強い疼痛を伴う他動運動は炎症増悪や関節水腫，関節のゆるみ，何より患者との関係を破綻させる可能性があるため行わない．

診療ガイドライン[22]において推奨されている患者による自動運動（グレードA）か，ヒールスライド（図7）を用いた自己介助運動などを行わせる．

理学療法士は，関節可動域制限の原因となっている軟部組織へのアプローチや炎症の軽減，皮下の滑走改善に努める．歩行時の正常な膝関節運動の獲得には伸展可動域を得ることが重要なため，レッグハンギング（図8）などを用いて最終伸展位を目指す．また，膝蓋骨の可動性も重要であるため，ティルティングやグライディングを用いて上下左右の可動性を維持・改善する（詳細は「7．膝蓋骨骨折観血的整復固定術」の項〈p.125〉参照）．

> **注意**
> **continuous passive movement (CPM) 装置（図9）**
> CPM装置は，診療ガイドライン[22]での推奨グレードは短期使用でグレードBだが，自動運動での可動域拡大が乏しい患者には考慮される．CPMで重要なのは質よりも量であり，疼痛の生じない範囲での反復運動として活用する．

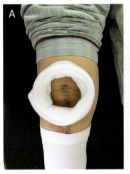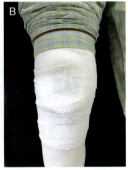

図6　キャストパディングを用いた膝蓋骨周囲の圧迫
筒状に巻いたキャストパディングを膝蓋骨周囲に置き（A），その上から弾性包帯を用いて圧迫を加える（B）．過度に圧迫しないよう注意する．

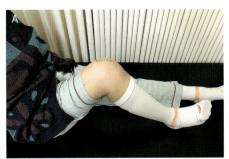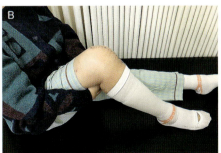

図7　ヒールスライド
患者自身の自動運動（A）や自己介助運動（B）にて関節可動域運動を行う．筆者は，疼痛の許容範囲として，Numerical Rating Scale (NRS) で5程度の範囲までやフェイススケールにて中等度の範囲までにとどめるよう指導している．

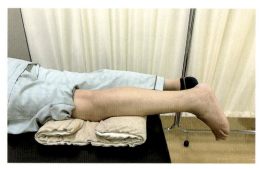

図8 レッグハンギング
膝蓋骨の過度な押し付けによって疼痛を訴える場合は，タオルなどを利用して膝蓋骨周囲に凹のくぼみをつけることで疼痛の軽減を図る．タオルを使用しない場合と比較して，他動的な伸展矯正力は劣ることも留意する．

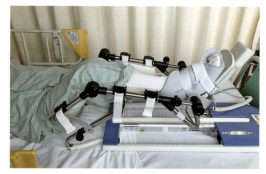

図9 continuous passive movement (CPM) 装置

筋力トレーニング

　筋萎縮の予防や筋機能の維持は，良好な術後経過を送るために非常に重要である．しかし，3～5週間の一般的な入院期間中に，筋肥大を伴った大幅な筋力増強は見込めないため，術前教育において退院後を含めた筋力強化の重要性を指導する．退院時には，道具や方法を工夫し，自宅でも継続できるようなトレーニングを指導する．

　術後早期は，炎症や疼痛の軽減が最優先であるため，疼痛や炎症徴候を増悪させない範囲でのトレーニングを行う．特に，extension lag（自動伸展不全）を残存させないことが重要であるため，パテラセッティングや下肢伸展挙上（straight leg raising：SLR）運動などを併用し，膝関節伸展位で大腿四頭筋の収縮を促す．また，自重や抵抗を用いた腹臥位や立位での膝伸展運動も有効である（**図10，11**）[5]．術前に伸展制限がみられた患者など，短縮位における筋の再教育が必要な場合は，低周波刺激も考慮する．

　炎症徴候や疼痛の軽減および関節可動域の拡大に応じて，重錘やチューブを用いた抵抗運動を開始する．下肢アライメント変形や活動性低下が，体幹や股関節，足関節周囲にも影響しているることが多く，異常歩行パターンの原因となる．したがって，筋力や歩容を評価したうえで，患部外のトレーニングも適宜行う．

バランス練習

●静的バランス練習

　術後は，侵襲そのものや疼痛による活動性低下によって筋協調性が低下するため，静的なバランス練習も重要となる．タンデム肢位保持などから始め，片脚立位保持，バランスマットを用いた姿勢保持練習などに発展させていく．

●動的バランス練習

　簡便な動的バランス練習としては，横歩き練習や後ろ歩き練習などがあげられる．静的なタンデム肢位保持が安定している患者には，タンデム歩行練習なども実施する．

基本動作

　和式生活をしていた患者は，TKAやUKAを行った機会に洋式生活への変更を検討する．しかし，退院までに洋式の環境を整えることは容易ではなく，和式生活を継続する患者も少なくない．TKAはもちろんのこと，UKAでも「積極的に」正座を用いた生活は推奨されないことから，患者の生活環境に合った基本動作方法，特に起き上がりや立ち上がり方法などを指導する．場合によっては，患者の身体能力に合わせた補助具を提案することも必要となる．

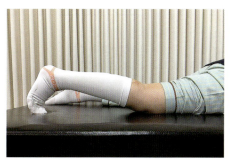
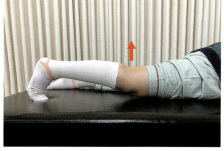

図10 腹臥位での膝伸展運動
大腿前面と足尖を接地させ，膝関節が軽度屈曲位となった状態から，膝関節をできる限り伸展させる．このとき，骨盤帯が浮かないように指導する．

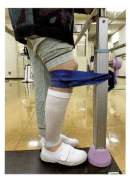
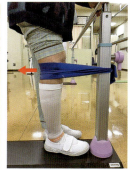

図11 立位でのゴムバンドを用いた膝伸展抵抗運動

ADL動作

●歩行，移動

一般的にTKAおよびUKAでは，関節内留置ドレーン抜去後から可及的に全荷重を許可される場合が多い．合併症予防にも早期離床は重要であるが，疼痛を伴う炎症反応の増強には十分に注意する．実際には，疼痛の程度に応じて，平行棒内歩行，歩行器または松葉杖歩行，杖歩行へと進めていく．また，屋内歩行に限らず，不整地での屋外歩行練習も重要である．退院時には，パフォーマンステストなどを利用して転倒リスクを把握したうえで，最適な歩行補助具を提案する．

特に，膝蓋骨置換例では，膝歩きや四つ這い位などによる床と膝蓋骨の接触にも注意する．TKA後では，インプラント周囲の骨密度は術後3か月程度で低下のピークを迎えることや，外側膝蓋支帯切離（lateral release）施行例では血行障害が起きやすいこと，肥満や骨粗鬆症などがリスクファクターとなり約1％の患者で膝蓋骨骨折が報告されている[23]．そして，その多くで良好な治療成績が得られていない[23]．硬い床面の場合，四つ這い移動などで床と膝蓋骨が繰り返し衝突することも膝蓋骨への負荷となることが考えられるため，可能な限り避けるよう指導する．

●階段昇降

膝関節やインプラントへの負担を考慮して，十分な下肢筋力や安定性が得られるまでは手すりを用いることや，2足1段で昇降するように指導する．基本的にTKAやUKA側を患肢として，昇段時には非術側，降段時には術側を先行させる．術後ある程度経過して非術側も高度の関節変形を有している場合は，逆のパターンを用いたほうが安定する場合が少なくない．

●入浴

術後早期などは，疼痛などの影響で十分に関節可動域が拡大されていない場合もあるため，患者の浴室環境に合った入浴方法を指導する．埋め込み式や据え置き式の浴槽は，底が深く作られていることがあるが，術後早期や退院時にこれらの浴槽に膝を抱えて座り込むことが困難な場合が多いため，浴槽内に置く椅子を検討する．

■ 引用文献

1) 日本整形外科学会変形性膝関節症診療ガイドライン策定委員会：変形性膝関節症の管理に関するOARSI勧告—OARSIによるエビデンスに基づくエキスパートコンセンサスガイドライン．日本整形外科学会変形性膝関節症診療ガイドライン策定委員会による適合化終了版．日本整形外科学会；2012.

2) 木村善明，菅原慶勇：人工膝単顆置換術．島田洋一，高橋仁美編：整形外科術後理学療法プログラム．改訂第2版．メジカルビュー社；2014.　p.203-7.

3) McAuley JP, Engh GA, Ammeen DJ：Revision of failed unicompartmental knee arthroplasty. Clin Orthop Relat Res 2001；392：279-82.

4) 齊藤英知，畠山和利：人工膝関節全置換術後（変形性膝関節症，関節リウマチ）．島田洋一，高橋仁美編：運動器疾患の治療とリハビリテーション—手術・保存療法とリハプログラム．メジカルビュー社；2016.　p.178-82.

5) 木村善明，菅原慶勇：人工膝関節全置換術．島田洋一，高橋仁美編：整形外科術後理学療法プログラム．改訂第2版．メジカルビュー社；2014.　p.208-14.

6) 堀内博志，秋月　章：人工膝単顆置換術．関節外科 2010；29（9）：1061-8.

7) 肺血栓塞栓症 深部静脈血栓症（静脈血栓塞栓症）予防ガイドライン作成委員会：肺血栓塞栓症/深部静脈血栓症（静脈血栓塞栓症）予防ガイドライン．Medical Front International Limited；2004.

8) Ota M, Nakamura M, Yamada N, et al.：Prognostic significance of early diagnosis in acute pulmonary thromboembolism with circulatory failure. Heart Vessels 2002；17（1）：7-11.

9) Ritter MA, Keating EM, Sueyoshi T, et al.：Twenty-five-years and greater, results after nonmodular cemented total knee arthroplasty. J Arthroplasty 2016；31（10）：2199-202.

10) Schulze A, Scharf HP：Satisfaction after total knee arthroplasty. Comparison of 1990-1999 with 2000-2012. Orthopade 2013；42（10）：858-65.

11) Harris IA, Harris AM, Naylor JM, et al.：Discordance between patient and surgeon satisfaction after total joint arthroplasty. J Arthroplasty 2013；28（5）：722-7.

12) Lau RL, Gandhi R, Mahomed S, et al.：Patient satisfaction after total knee and hip arthroplasty. Clin Geriatr Med 2012；28（3）：349-65.

13) Baker PN, Rushton S, Jameson SS, et al.：Patient satisfaction with total knee replacement cannot be predicted from pre-operative variables alone：A cohort study from the National Joint Registry for England and Wales. Bone Joint J 2013；95-B（10）：1359-65.

14) Murray DW, Goodfellow JW, O'Connor JJ：The Oxford medial unicompartmental arthroplasty：a ten-year survival study. J Bone Joint Surg Br 1998；80（6）：983-9.

15) 秋月　章，瀧澤　勉，安川幸廣ほか：人工膝単顆置換術の術後成績と非置換部位の変化—術後5～12年の前向き研究．臨床整形外科 2000；35（3）：149-57.

16) Svärd UC, Price AJ：Oxford medial unicompartmental knee arthroplasty. A survival analysis of an independent series. J Bone Joint Surg Br；2001；83（2）：191-4.

17) Argenson JN, Chevrol-Benkeddache Y, Aubaniac JM：Modern unicompartmental knee arthroplasty with cement：a three to ten-year follow-up study. J Bone Joint Surg Am 2002；84-A（12）：2235-9.

18) Arirachakaran A, Choowit P, Putananon C, et al.：Is unicompartmental knee arthroplasty（UKA）superior to total knee arthroplasty（TKA）？ A systematic review and meta-analysis of randomized controlled trial. Eur J Orthop Surg Traumatol 2015；25（5）：799-806.

19) Burn E, Sanchez-Santos MT, Pandit HG, et al.：Ten-year patient-reported outcomes following total and minimally invasive unicompartmental knee arthroplasty：a propensity score-matched cohort analysis. Knee Surg Sports Traumatol Arthrosc 2016. doi：10.1007/s00167-016-4404-7.

20) Bellamy N, Buchanan WW, Goldsmith CH, et al.：Validation study of WOMAC：a health status instrument for measuring clinically important patient relevant outcomes to antirheumatic drug therapy in patients with osteoarthritis of the hip or knee. J Rheu-

matol 1988；15（12）：1833-40.
21）Akai M, Doi T, Fujino K, et al.：An outcome measure for Japanese people with knee osteoarthritis. J Rheumatol. 2005；32（8）：1524-32.
22）木藤伸宏，金村尚彦，小澤淳也ほか：変形性膝関節症 理学療法診療ガイドライン．ガイドライン特別委員会 理学療法診療ガイドライン部会：理学療法診療ガイドライン第1版（2011）．日本理学療法士学会；2011.
23）Chalidis BE, Tsiridis E, Tragas AA, et al.：Management of periprosthetic patellar fractures. A systematic review of literature. Injury 2007；38（6）：714-24.

第1章　運動器

4. 半月板切除術・縫合術
meniscectomy, meniscorrhaphy

key point ▶▶▶ 半月板には，荷重伝達，衝撃吸収，潤滑，関節位置覚，膝安定性の5つの機能[1-4]があり，大腿脛骨関節に生じる衝撃を分散・吸収し，膝関節の運動を円滑にする働きを担っている．そのため，半月板が損傷すると軟骨損傷など続発する内部構造が破綻し，変形性膝関節症を引き起こす．半月板損傷後のリハビリテーションにおける理学療法士の役割は，術前や術後に受傷肢の膝関節および運動連鎖を考慮した全身の身体機能を可及的に向上させることである．そのため，理学療法士には，解剖学や運動学的知識，損傷部位に応じた多面的な評価およびプログラム立案が求められる．

概要と病態

半月板は，膝関節にかかる衝撃の吸収や運動の円滑さを補助する重要な線維軟骨である．また半月板は，前角と後角によって骨に固定され，前節，中節，後節は，menisco-tibial ligament（半月脛骨靱帯）により関節包および脛骨に付着してフープ構造をなし，荷重ストレスから軟骨を保護している．また，骨形態について，脛骨内側プラトーは凹型，外側プラトーは凸型をしており，半月板は大腿骨と脛骨の間隙を埋めている．

膝関節は，伸展位付近でscrew home movement，中間屈曲位ではmedial pivot，90度以上の屈曲でposterior roll backという複雑な運動を行っている．外側半月板は内側半月板より可動性が大きく，結果として正座などの深屈曲が可能となっている．

半月板損傷のリハビリテーションを計画するにあたっては，半月板損傷の形態，変性の程度，特にフープ機構の破綻の有無を判断することが非常に重要である．特に，横断裂やフラップ断裂ではすでにフープ機構を喪失しているため，荷重管理を厳密に行う．また，断裂形態や手術方法，動作能力によってリハビリテーションの内容や方向性を決定する．

■病態

膝関節の構造と運動学

膝関節は，大腿脛骨関節と膝蓋大腿関節から構成されており，大腿脛骨関節は内側および外側半月板を介在し接している．大腿脛骨関節は内側顆と外側顆があり，両者の大きさや形態，曲率半径はまったく異なっている[5]（**図1-A**）．下肢アライメントには，内反，中間，外反があり，内側および外側コンパートメントにおける荷重負荷もそのアライメントにより異なる[6]．脛骨内側プラトーは凹型，外側プラトーは凸型（**図1-B**）をしており[7]，半月板は大腿骨と脛骨の間隙を埋めている．脛骨には後方傾斜があり，約6〜10度[8]と個人差がある．膝関節は，転がりや滑りなど複合運動を行っているため，大腿骨と脛骨の接触面は膝関節の屈曲角度により変化することになる．接触点は，伸展域で前方にあり，屈曲に伴って後方に移動する（**図2-A**）[9]．伸展位付近ではscrew home movementに伴う回旋運動が中心で，中間屈曲

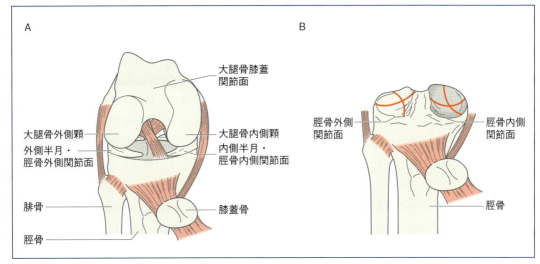

図1　膝関節の構造
A：内側顆と外側顆は，大きさや曲率半径が異なる．
B：内側が大きく凹，外側は凸を成している．

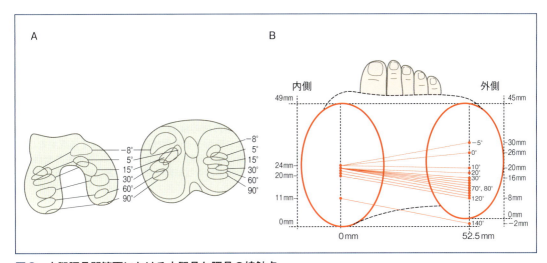

図2　大腿脛骨関節面における大腿骨と脛骨の接触点
A：伸展域の接触点は前方，屈曲域では後方に移動する．
B：完全伸展位からの屈曲で脛骨内旋が生じ，屈曲約60度から回旋が少なくなる．
(Johal P, et al.：Tibio-femoral movement in the living knee. A study of weight bearing and non-weight bearing knee kinematics using 'interventional' MRI. J Biomech 2005；38〈2〉：269-76[9])より)

位ではmedial pivot，90度以上の屈曲ではposterior roll backとなる(**図2-B**)[9]．

半月板の解剖と半月板のバイオメカニクス

　半月板は，大腿骨と脛骨の間にある三日月型をした線維軟骨組織であり，関節の荷重伝達，分散，関節の安定化(関節内圧の均等化)，関節適合性，滑液潤滑の補助，栄養作用など，さまざまな役割を果たしている[1-4]．

　内側半月板(medial meniscus：MM)はC型，外側半月板(lateral meniscus：LM)はO型の形状(**図3**)をしている．半月板は組織学的にタイプⅠコラーゲン線維が円周状に配列する円

周状線維（circumferential fibers）で形成され，さらに直交するようにradial tie fibersが配列されている（図4）[10]．円周状線維は，前角と後角で脛骨関節面に強固に結合しているため，垂直方向の荷重に対し円周方向へのフープ方向へ荷重を分散することができる．さらに関節包から発生したradial tie fibersが円周状線維を束ね，剪断力に抗するとされている[11]．軸荷重に対し，伸展位で50％，屈曲90度で85％を担っており[12]，半月板の機能を維持するうえで非常に重要といえる．そのため，半月板損傷や切除により半月板機能が喪失することで関節軟骨への荷重は増大[13]することになる．

> **重要**
> 半月板切除により接触面積が減少し，接触圧が増加する（図5）[14]とされ，半月板は荷重を分散する重要な役割を担っているといえる．

半月板は膝関節の屈曲，伸展，回旋などの運動や荷重により，位置や形態を大きく変化[9, 15-17]させながら適合している（図6）[16, 17]．解剖学的にみると，外側半月板は後方1/3部位に膝窩筋腱裂孔があり，関節包との連続性が絶たれているため，外側半月板の可動性は非常に大きい[11]．さらに膝窩筋と結合し，屈曲時に半月を

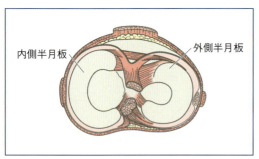

図3　大腿骨における半月板の接する位置と脛骨関節面
内側でC型，外側でO型を呈している．

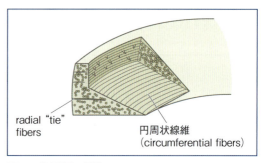

図4　半月板の構造
円周状に配列する円周状線維はフープを形成することで垂直荷重を分散し，直交するように配列されたradial tie fibersが円周状線維を束ね，剪断力に抗する．
（Jones RS, et al.：Direct measurement of hoop strains in the intact and torn human medial meniscus. Clin Biomech〈Bristol, Avon〉1996；11〈5〉：295-300[10]より）

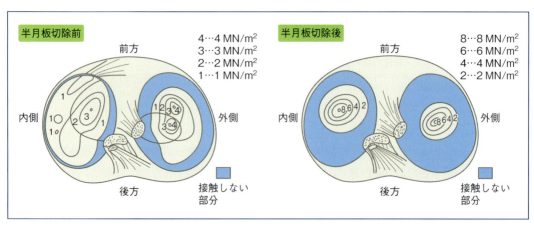

図5　膝関節の接触面積と接触圧
切除により接触面積は半分となり，接触圧は2倍ほどになる．
（小林　晶ほか編：ヴォアラ膝1 膝疾患への新しい展開．改訂第2版．南江堂；1994. p.6[14]より）

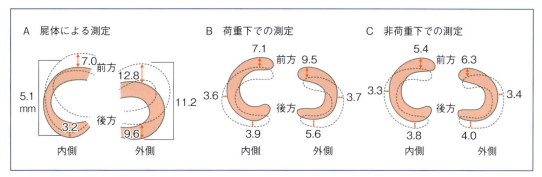

図6 半月板の移動量
（A：Thompson WO, et al.：Tibial meniscal dynamics using three-dimensional reconstruction of magnetic resonance images. Am J Sports Med 1991；19〈3〉：210-5[17]，B, C：Vedi V, et al.：Meniscal movement. An in-vivo study using dynamic MRI. J Bone Joint Surg Br 1999；81〈1〉：37-41[16]より）

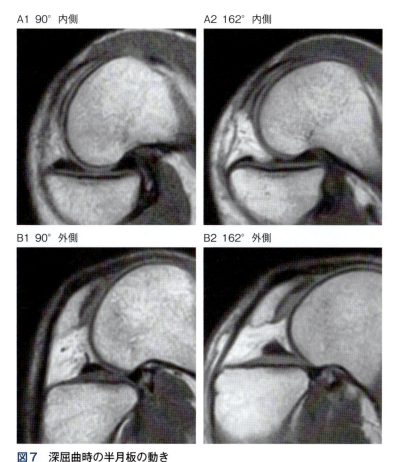

図7 深屈曲時の半月板の動き
（Nakagawa S, et al.：Tibiofemoral movement 3：full flexion in the living knee studied by MRI. J Bone Joint Surg Br 2000；82〈8〉：1199-200[18]より）

後方へ引く[7]と考えられ，深屈曲時には後節が後方へ逸脱し亜脱臼位になる（**図7**）[18]．一方，内側半月板の辺縁部は，全体が関節包に付着し滑膜組織に移行[11]しており，内側側副靱帯（medial collateral ligament：MCL）の深層線維とも結合[7]しているため，半月板の可動性は外側より少ない．特に後節は最も動きが少ないため，内側半月板後節の損傷が高率に生じる[19]．

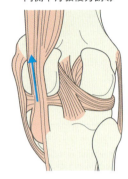 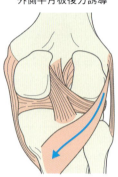 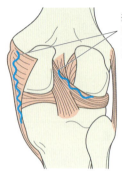

図8 半月板後方移動のメカニズム
A：半膜様筋による内側半月板後方引き出し．
B：膝窩筋による外側半月板後方引き出し．
C：内側側副靱帯後斜走線維および半月大腿靱帯のゆるみによる半月板の移動．
(整形外科リハビリテーション学会編：関節機能解剖学に基づく整形外科運動療法ナビゲーション．下肢．改訂第2版．メディカルビュー社；2014．p.153[20]より)

> **覚えておこう**
> 半月板の前方移動は，膝関節伸展運動に伴い，①半月膝蓋靱帯により前方に誘導されること，②前方へ移動する膝蓋下脂肪体の張力が膝横靱帯を介し前方へ引き寄せること，③MCL後斜走線維と後方の半月大腿靱帯が緊張し前方へ押し出すことの3点が考えられている[20]．
> 後方移動(図8)[20]は，①半膜様筋の収縮による内側半月板の後方引き出し，②膝窩筋の収縮による外側半月板の後方引き出し[7,20]，③屈曲に伴うMCL後斜走線維および半月大腿靱帯のゆるみにより生じるスペースへの移動の3点が考えられている[20]．

■ 診断・重症度分類

半月板損傷の診断

理学所見として圧痛や可動域制限の有無を確認する．徒手検査法として，McMurray テストやApleyテストがあるが，感受性が低い[21]．画像検査ではMRIが必須となる．

● 理学所見

問診や圧痛などを確認する．

問診

既往歴や半月板損傷の受傷歴，受傷機転を確認する．半月板損傷は，単独損傷や前十字靱帯(anterior cruciate ligament：ACL)損傷に伴う複合損傷の場合も非常に多いため，受傷時の肢位や外力を受けた方向などを確認する．また，外傷を受けずに受傷する半月板損傷も多くみられる．円板状半月損傷や後節損傷などがこれにあたる．

腫脹，関節内水腫

受傷後早期から関節液の貯留がみられる．

圧痛の確認

損傷部に一致した関節裂隙の圧痛がみられる．圧痛は限局しており，左右差も評価する．圧痛評価に基づく診断率は，感受性，特異性ともに80％以上との報告[22]もある．

● 徒手検査

McMurrayテスト(図9)

患者を背臥位とし，片手で関節裂隙を触知し，対側で深屈曲から内旋または外旋ストレスを加えながら膝関節を伸展していく．断裂した

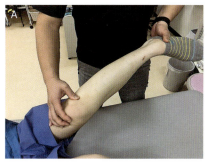
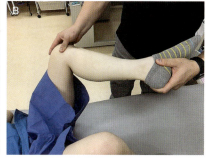

図9　McMurrayテスト
内旋時(A)に陽性の場合は外側半月板損傷，外旋時(B)に陽性の場合は内側半月板損傷が考えられる．

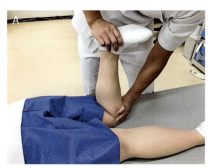
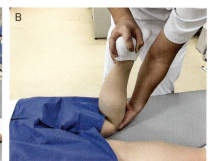

図10　Apleyテスト
軸圧を加えつつ下腿を内旋(A)・外旋(B)させた際の関節裂隙の疼痛を評価する．

半月板組織が大腿骨，脛骨間に挟まれる際のクリックが触知され，症状の再現がみられる[22]．患者が症状再現を恐れることが多く，感受性は低いとされる[21]．

Apleyテスト（図10）

患者を腹臥位で膝関節90度屈曲位とし，足部から膝関節に圧迫ストレスを加えつつ下腿を内旋・外旋させた際の関節裂隙の疼痛を評価する．

Thessalyテスト

患者を膝関節を20度屈曲した状態で片脚立位とする．バランスを失って倒れないようサポートし，患者に回旋力を加え疼痛やクリックを誘発する．

● 画像検査法

X線

骨折や骨棘，関節裂隙の狭小化，遊離体など

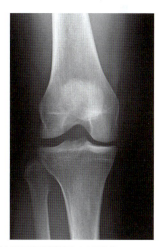

図11　外側円板状半月のX線像
外側関節裂隙の拡大，大腿骨外顆顆部の扁平化が認められる．

を確認する．外側円板状半月では外側関節裂隙の拡大，大腿骨外顆顆部の扁平化（図11）[23]が

■ 4. 半月板切除術・縫合術

外側半月板水平断裂（円板状半月）　縦断裂

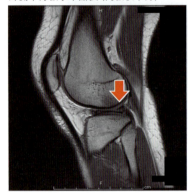
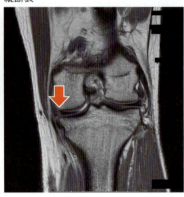

図12　半月板断裂のMRI像

表1　半月損傷治療成績判定基準（JOA）　　　〔100点満点〕

		右側 評価点数	左側 評価点数
長距離歩行後疼痛 （500m以上）	なし	20	20
	軽度	15	15
	中等度	10	10
	激痛（または長距離歩行不能）	0	0
階段昇降時疼痛 および動作	Ⅰ：疼痛なく不自由なし	20	20
	Ⅱ：疼痛はあるが，昇降に不自由なし，または疼痛はないが不自由	15	15
	Ⅲ：やや疼痛があり，昇降不自由	5	5
	Ⅳ：かなり疼痛があり，昇降不自由	0	0
膝伸展強制時疼痛	なし	20	20
	軽度	10	10
	中等度	5	5
	激痛	0	0
患肢着地	可	5	5
	困難または不可	0	0
McMurrayテスト	軋轢音なし，疼痛なし	15	15
	軋轢音のみあり	10	10
	疼痛のみあり	5	5
	ともにあり	0	0
大腿周径 （膝蓋骨上10cm）	健肢と同じ	15	15
	健肢より1cm以上，3cm未満細い	5	5
	健肢より3cm以上細い	0	0
関節裂隙間圧痛	なし	5	5
	あり	0	0
	点数		

（木村雅史：膝を診る目—診断・治療のエッセンス．南江堂；2010. p.153[24]）より）

相関係数0.679

みられる．
MRI（図12）

　MRIは半月板内部の評価にすぐれ，非常に有用である．損傷した半月板はT2強調画像で高信号を示す．内側半月板損傷に対する感度および特異度は90％，外側半月板損傷に対する

感度は80％，特異度は90％とされるが，半月板の形態異常をとらえることができ，断裂形態を分類することができる．

●治療成績評価法

半月板治療成績評価法としては，日本整形外科学会(Japanese Orthopaedic Association：JOA)による半月損傷治療成績判定基準(JOA)が一般的に用いられている(**表1**)[24]．近年では，患者立脚型評価法が多く報告され，Knee Injury and Osteoarthritis Outcome Score (KOOS), Knee Society Score (KSS), Oxford Knee Scoreなどが普及している．

断裂の分類

●断裂形態による分類(**図13**)[25]

断裂部位は前節，中節，後節のなかで中節〜後節で多く，前節はキック動作などの過伸展で発生する．

断裂形態は，縦断裂，横断裂，水平断裂に分けることができる．内側半月板は，縦断裂や縦断裂が広がったバケツ柄状断裂が多く，外側半月板は円板状半月が多い．

縦断裂

円周状線維に沿った損傷である．大きな縦断裂はバケツ柄状断裂になる場合がある．

横断裂

円周状線維と垂直方向の損傷である．強い関節軸圧がかかることで損傷する．フープ構造が破綻しており，特発性骨壊死など急激な膝痛発症の原因となる．

水平断裂

脛骨関節面と平行した損傷である．円周状線維は保たれている．

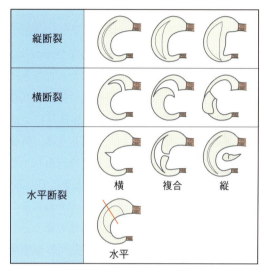

図13　半月板損傷の形態
大まかには縦断裂，横断裂，水平断裂に分類され，重複することによりフラップ断裂や複合断裂の形態を呈する．
(島田洋一ほか編：運動器疾患の治療とリハビリテーション—手術・保存療法とリハプログラム．メジカルビュー社；2016. p.192[25]より)

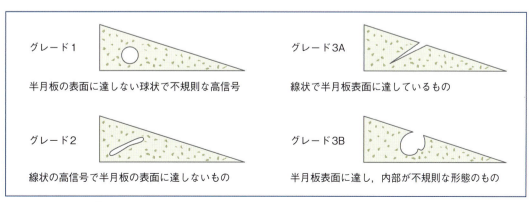

図14　Minkの分類
グレード3A以上を有意な変性，断裂所見としている．

●断裂の程度による分類（図14）

Minkの分類は，断裂の程度による分類である．グレード1は半月板内に異常高信号がみられるが関節面に達しないもの，グレード2は半月板内に線上の異常高信号がみられ関節に達しないもの，グレード3Aは半月板内に線上の異常高信号がみられ関節面に達するもの，グレード3Bは半月板内にさまざまな形の異常高信号がみられ関節面に達するものと分類される．

■症状

半月板損傷は，着地時などの軸圧がかかった状態で内外反や回旋ストレスが加わったときに発生しやすい．また，靱帯損傷に合併したもの（50～60％）や，膝関節の不安定性残存による膝くずれなどの反復で二次的に発生する．外側半月板に多い形態異常として有名な円板状半月は，半月板損傷につながりやすいとされている．

半月板損傷は，非常に大きな外力やねじることにより生じるものや，微細な外傷の繰り返しによるもの，円板状半月などの先天的形態異常，加齢による変性によるものなど多岐にわたる．

半月板損傷の臨床症状としては，損傷を受けた部位に一致する関節裂隙の疼痛やクリック，引っかかり感などが出現する．外周辺部に生じた縦断裂では，大腿骨顆部の前方に転位し（図15），嵌頓症状（ロッキング）[21,24]が発生する．さらに，二次性変形性膝関節症を引き起こす主要因となる．

損傷別の症状
●外傷による単独損傷

外傷性内側半月板損傷は，軽度屈曲で下腿外旋を強制されると，正常で起こる初期屈曲での下腿内旋に内側半月板後節が同調できず，内旋位に戻る際に損傷するとされている[14]．外側は大きな可動性を有するため，屈伸で伸張され屈曲から急に伸展する際に発生する[14]．中～後節の水平断裂を含む複合断裂の可能性が高い[22]．サッカーのキック動作などに代表される過伸展による外側半月板前節部の損傷もみられ，受傷直後の激痛の後にロッキング状態[21]がみられる．

●前十字靱帯（ACL）損傷を伴う半月板損傷

頻度が非常に高く，縦断裂が頻発する[21]．断裂は外側半月板中～後節に好発する．ACL損傷による膝くずれなどを繰り返すことでバケツ柄状断裂や複合断裂の頻度が高まる[22]．

●円板状半月板損傷

外側半月板は円板状を呈する先天的形態異常があり，外側半月板に多く脛骨関節面の全面を覆っているもの（完全円板状半月）と幅や厚みが小さく，大腿骨外側顆の中央を超えて脛骨関節面全体を覆っているもの（不完全円板状半月）[21]に分けられる．日本を含む東アジア地域で有病率が高い[11]とされている．約3％の頻度

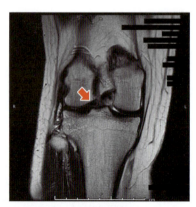

図15　断裂部の大腿骨顆部転位
挟まれることにより嵌頓症状（ロッキング）が生じる．

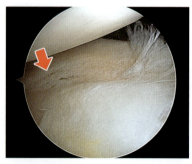

図16　円板状半月板損傷（水平断裂）の関節鏡所見

でみられ，外傷経験がなくても変性断裂を生じやすい[21]．水平断裂（図16）や関節包付着部の断裂が多く[22]，変性を合併することもある．

- ●内側半月板後節損傷

中高年に好発し，受傷機転が明確でないことが多い．水平断裂を基本とした変性複合断裂が多い[22]．原因として，先天性，スポーツによる負荷，生活様式（正座の反復），肥満などがあげられている[21]．

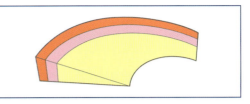

図17　半月板の血行
半月板の血行．辺縁1/3は血行が豊富である．red-red zone（赤い部分），red-white zone（ピンクの部分）は半月板縫合術の一般的な適応である．white-white zone（黄色い部分）は血行に乏しい．
（上村民子ほか：半月板縫合術の選択．Orthopaedics 2013；26〈13〉：47-54[37] より）

■ 予後

半月板損傷はACL損傷を合併することが多い．切除術，縫合術のどちらであっても，いかにACL損傷による膝関節の不安定性を回避するかが重要となる．

切除後の短期成績では，MRI所見で大腿骨や脛骨に骨髄内の輝度変化を認めることが多い[26]．この病態は，大腿脛骨関節に相当の剪断力が生じていることを示唆しており，慎重な後療法，経過観察を要する[24]．長期成績では，半月板切除術後の変形性膝関節症に対するレビュー[27]が報告されている．変形性膝関節症の進行は，切除範囲に差がなかったこと[28]，縫合術は切除術と比べ力学的環境変化を防止できること[29]などがあげられている．

縫合術後の臨床成績は，画像評価も含め良好な結果[30,31]が多い反面，再手術例も多い．

■ 治療

半月板切除により関節における接触面積は1/3となり接触圧は2，3倍に増加する[32]ため，切除範囲にかかわらず変形性膝関節症が出現・進行する[27]．したがって，半月板機能の維持は，変形性膝関節症性変化の予防の観点から非常に重要となる．フープ機構の破綻，円周状線維が断裂する横断裂，後角損傷などは半月板全切除術と同等の接触圧変化が生じる[33]．

保存療法

手術適応がない場合は，保存療法が選択される．特に水平断裂は治療が奏効する[34]．内側半月板水平断裂例と部分切除例を比較したところ，臨床成績の差がなかった[35]と報告されている．

半月板切除術

半月板の関節包辺縁1/3程度（red-red zone〈赤い部分〉）は血行が存在し[24,36]，前角，後角には豊富な血行がみられる．この血行により半月板はred-red zone，red-white zone（ピンクの部分），white-white zone（黄色い部分）に分類される（図17）[37]．

断裂した半月を切除することで，半月に対する異常な緊張をとり，関節の動きを円滑にすることで疼痛を除去することが目的[38]である．半月板は実質部外縁1/3にしか血行がなく，修復や再生が難しいため，縫合により治癒が見込めない損傷で，自由縁に近い乏血野や変性所見の著明な断裂[39]が適応となる．MRIにて半月板実質部にMinkの分類でグレード2以上であれば，縫合の適応とならないとされている．fibrin clotの併用が見直されて以来，縫合術の適応範囲が広がっている[40,41]．切除により関節症性変化の発生確率が上昇するため，可能な限り温存が望ましいといえる．

半月板縫合術

半月板損傷に対する治療の原則は，いかに荷重分散機能を再獲得するかである[25]．前述したように，半月板機能が破綻することで接触圧が増加し（図5参照）[14]，その後に変形性膝関節症が生じる例が多数報告されている[42,43]．そのため，できる限り半月板機能を温存することが望ましい[25]．

> **覚えておこう**
> fibrin clotは半月板修復のscaffoldとなり，さらに成長因子の供給源となることが示された．fibrin clotを併用することにより半月板の乏血野も含め，横断裂や水平断裂など治療能が高くない半月板縫合の治療成績向上が期待できる[44]．

内側半月板は関節包に付着しているが，外側半月板は膝窩筋腱裂孔が存在し移動距離が大きいため，内側半月板と外側半月板では縫合方法が異なる[45]．基本的には，inside-out法（図18-A）[46]，outside-in法（図18-B）[44]，all-inside法（図18-C）[44]の3つの方法が使い分けられており，損傷部位により縫合方法が異なる（表2）[46]．当院ではACL損傷の有無や半月板損傷の形態により縫合の適応を判断し（表3）[44]，横断裂に対しては，fibrin clotを併用したtie-grip suture（図18-D）[44]を行っている．

● inside-out法

ゴールドスタンダードとされ，安定した治療成績が報告されている[47]．内側半月板損傷ではこの方法が基本となる[45]．関節内から関節外に針を導き関節包に縫合する．縫合数を増やすことができることが利点の一つである．手技に習熟すれば，後角付近の断裂でも縫合可能である．

● outside-in法

半月板前節の損傷では，関節内から円周状線維に直交するよう縫合糸をかけるのが困難なた

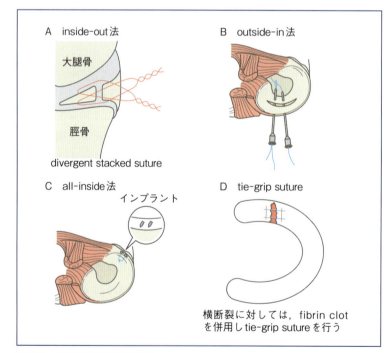

図18　半月板縫合術の種類
（A：中田　研ほか：半月板縫合術—inside-out法の適応と手技．臨床スポーツ医学 2014；31〈12〉：1148-55[46]．B，C，D：島田洋一ほか編：整形外科術後理学療法プログラム．改訂第2版．メジカルビュー社；2014．p.183[44]より）

表2　半月板損傷部位による縫合術の適応

	外側半月板				内側半月板		
	前節	中節	後節		前節	中節	後節
			膝窩筋腱裂孔部分	後角付近			
inside-out法		○	◎	◎	—	◎	◎
all-inside法			△ NV risk	◎	◎	◎	◎
outside-in法	◎	○					

現在，一般的に用いられる inside-out法，all-inside法，outside-in法の縫合方法は，それぞれ，関節鏡視下での操作に習熟が必要であるが，device の到達のしやすさや，神経血管損傷リスク（NV risk）などのため，半月板損傷の部位により，縫合のよい適応（◎）や，適応可能（○）や，適応に注意が必要（△）である.
（中田　研ほか：半月板縫合術—inside-out法の適応と手技. 臨床スポーツ医学 2014；31〈12〉：1148-55[46]より）

表3　当院における半月板縫合の適応

ACL損傷	縦断裂	水平断裂	横断裂
あり	◎	◎	○
なし	◎	○ （fibrin clot併用）	△ （fibrin clot併用）

（島田洋一ほか編：整形外科術後理学療法プログラム. 改訂第2版. メジカルビュー社：2014. p.182[44]より）

め，outside-in法が用いられる[39]. また，バケツ柄状断裂を伴う複合断裂に用いられる.

● **all-inside法**

侵襲が小さく，後節付近の損傷ではinside-outの縫合針を捕捉困難なため有用となる[48]. インプラントを用いる方法と，デバイスとスライディングノットによる縫合方法がある.

● **tie-grip suture**

横断裂に対しては，fibrin clotを併用して行う.

理学療法・リハビリテーションの評価

半月板損傷の理学療法では，損傷形態や部位，程度，術式などの情報を得ることが非常に重要で，その情報に基づきプロトコルが立案される. 患者の生活環境や仕事内容，スポーツ状況，身体運動機能などにより，理学療法および

リハビリテーションの進行や内容を適宜変更する.

フープ機構が温存されているかどうか，損傷部位はどこかなどを十分に吟味し，さらにバイオメカニクスの理解が必要である. 運動機能低下が半月板に影響を与えるため，運動連鎖を意識した身体づくりを目指す.

> **覚えておこう**
> **リハビリテーション評価のポイント**
> ① 荷重を制限する必要があるか確認する（損傷形態）.
> ② 可動域を制限しなければならないか確認する（部位や術式）.
> ③ 体幹や下肢の運動機能を把握する.

評価では，半月板を損傷した原因の追究を心がけ，体幹機能の低下や股関節，膝関節，足部など機能低下が存在しないか念入りにチェックする.

> **覚えておこう**
> **理学療法評価のポイント**
> 事前に収集する情報として，受傷機転や現病歴，既往歴，画像所見や治療方針，術式，術中所見などを得ることが重要となる. その際，綿密に主治医と意思統一を図り，運動機能やパフォーマンスを評価し，膝関節に発生すると思われる回旋ストレスや荷重ストレスを減少させる.

情報収集

●受傷機転

受傷した際の状況を注意深く聴取する．膝関節自体の不安定性によるものやアライメント，股関節や足部の運動連鎖によるもの，体幹機能障害により膝への急激な外力がかかるもの，他者の足を踏んだり押されたりするなどの外乱によるものなど受傷機転の聴取で，受傷に至った原因を推測する．

●現病歴

症状や経過などを詳細に確認する．

●既往歴

同側の関節でACL損傷や後十字靱帯（posterior cruciate ligament：PCL）損傷，MCL損傷，外側側副靱帯（lateral collateral ligament：LCL）損傷などがないか確認する．また，対側の膝関節や他関節，腰部疾患なども同時にチェックする．

●画像所見

損傷形態や部位を主治医とともに確認する．聴取した受傷機転と照らし合わせ，受傷要因を再検討することも重要である．

●術式，術中所見

損傷形態や部位，程度，滑膜増生や軟骨損傷の程度など関節鏡所見，術式や術中合併症などの情報を得る．

●その他

職業の具体的内容，スポーツ，ポジション，チームでの役割，練習量や内容，チームのレベルなどを聴取する．

視診，触診

浮腫の程度，皮下血腫や打撲痕，熱感，発赤，関節内水腫，腫脹について確認する．疼痛は安静時，運動時，荷重時に分けて聴取する．術前および術後ともに関節内水腫が生じやすい．膝蓋跳動テストを行い確認する（「5. 前十字靱帯再建術」の項図14参照）．

関節可動域

測定前に主治医と十分な意思統一を図る．術後（切除術，縫合術）では特に注意が必要である．初めに，バイオメカニクス（図2[9]，3参照）を考慮し，角度変化による大腿骨と脛骨の接触部位を熟知しておく．

> **注意❗**
> 切除術の場合は，切除部に過度なストレスがかからないように注意する．縫合術も同様であるが，特に深屈曲は縫合部にストレスが生じるため禁忌となる．当院では，術後8週まで膝関節屈曲は120度以内に制限している．ACL損傷を合併している場合は，ACLの緊張が関節角度により変化することを理解し，再建方法や時期を考慮する．

他関節からの影響を考慮し，股関節や足関節，体幹の可動性を測定する．足部はアライメントに直接影響を与えるため，非荷重下および荷重できる場合は，荷重下でも評価する．

筋力

筋力測定は時期を十分に考慮して行う．特に，縫合術後はストレスを与えないよう十分に配慮し，足関節，膝関節，股関節，体幹の筋力を測定する．疼痛や腫脹が著明な場合，特に関節内水腫が多い場合は，筋力発揮を抑制している可能性も考慮する．

徒手筋力テスト（manual muscle testing：MMT）やハンドヘルドダイナモメータ，サイベックスやバイオデックスなどで測定する．術後の場合は術者と十分相談する．体幹機能の評価は後述する．

アライメント

立位で大腿骨に対し，下腿の内旋・外旋や内反・外反，膝関節の内反・外反を確認する．片脚立位時の膝関節や足部のアライメントを評価する．その後，動的なアライメント，スクワットや歩行，ジャンプ動作などを確認する．

バランステスト

体幹バランスについては，立位では下肢を含めた全身制御能力，座位では下肢を除いた体幹

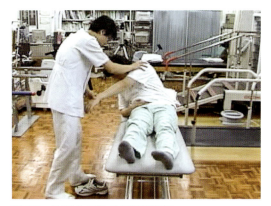

図19 片肘立て位での機能評価
片肘立て位で外力に抗することができるかを評価する。重心の側方移動や骨盤の前傾・後傾，股関節の内旋・外旋，体幹の立ち直りなどを確認する．

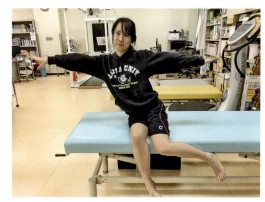

図20 側方リーチ
重心の側方移動や骨盤の前傾・後傾，股関節の内旋・外旋，体幹の立ち直りなどを確認する．

の制御を評価する．

体幹機能
- **四つ這い位の静的・動的安定性**
  「5．前十字靱帯再建術」の項参照．
- **片肘立て位での機能**
  片肘立て位となり，外力に抗することができるか確認する（図19）．わずかな外力に対し姿勢を保持できない患者もみられる．
- **側方リーチ**
  股関節の回旋可動域や体幹の立ち直りなどを確認する（図20）．

片脚立位
体幹の側屈（骨盤を水平に保つことができるか），膝関節の内反・外反，重心の後方偏位を確認する．この際，スクワット位をとることで，異常アライメントが出現しやすくなる．

理学療法・リハビリテーションプログラム

半月板の理学療法では，①圧縮応力が増大しない動作の習得と②剪断力の増大を防ぐことが重要である[49]．

具体的には，膝伸展位での荷重を避けること，後方重心にならないよう配慮すること（股関節を十分屈曲させて衝撃を吸収），膝関節外反力が加わると中節や後節に応力集中や剪断力が加わるため，knee-inを避けることなどである．後方重心に関しては，後節部のインピンジメントを誘発する原因になるため注意が必要である[49]．これに関しては，足関節の背屈可動域も十分確認する．

■ 保存療法

二次的な障害が発生するため，活動性が高い患者では靱帯再建術および半月板縫合術，切除術が選択される．手術適応がないと判断された場合，保存療法が選択される．水平断裂では，部分切除術と保存療法で臨床成績に差がないことが報告されている[35,50]．

ACL損傷合併
ACL損傷を合併している場合は，基本的にACL損傷の保存療法に従う．ACL用膝装具を装着し，ACL損傷の程度および半月板の断裂形態に応じて荷重時期を主治医と相談し判断する．

半月板単独損傷
半月板切除術後のプロトコルに準じる．スポーツ復帰に関しては，関節内水腫や運動時疼

痛，腫脹などの症状がなく，膝関節伸展筋力が非受傷側の80％まで回復したことを確認し許可する．

■ 半月板切除術

ACL 損傷合併

スポーツ復帰なども含め，ACL損傷術後のプロトコルに準じる．画像所見などを定期的に確認し，術後変化を考慮したうえで後療法を進めていく．

半月板単独損傷

●術前

筋力トレーニング

疼痛や炎症所見を確認し，早期から筋力トレーニングを行う．半月板の損傷により筋萎縮が進行するため注意が必要である．関節水腫は大腿四頭筋の筋出力を抑制[51]するため，圧迫や大腿四頭筋の筋収縮および関節穿刺も含め可及的に排泄させる．断裂形態によってはロッキングを起こすことがあるため，屈曲角度に注意する．

体幹機能障害は膝関節のマルアライメントを助長し，不必要な膝関節への回旋ストレスが生じる．体幹機能に対しては，術前からの積極的な介入が必要である．

●術後

術後早期では，手術侵襲による炎症の早期減退と疼痛の緩和が重要となるため，アイシングを十分に行い，早期回復を促す．また，下腿の挙上や足関節の底屈・背屈を積極的に行うことで浮腫や腫脹の軽減を図る．

術直後は，線維性癒着の予防が最も大切となり，膝蓋大腿関節のモビライゼーション（図21）や膝蓋骨周囲のストレッチを行う．具体的には，①膝蓋上囊のストレッチ[20]（図22），②内側・外側膝蓋支帯のストレッチ（図23）[20]などである．膝蓋上囊は大腿骨から引き上げるようにストレッチする．

> **重要！**
> 膝蓋支帯は，縦走線維と横走線維から成る．縦走線維は内（外）側広筋から脛骨近位に走行する．横走線維は膝蓋大腿靱帯と膝蓋脛骨靱帯から成る．大腿四頭筋の収縮は，中間広筋と結合する膝関節筋の収縮を促し，膝蓋上囊を牽引する[52]．そのため，疼痛の減退に応じて積極的な大腿四頭筋の筋収縮を行うことは膝蓋上囊の柔軟性維持につながる．

浮腫の予防や筋収縮，ストレッチなどを行うことで線維性癒着を防止し，関節の可動性をスムースに引き出すことができる．膝関節屈曲可

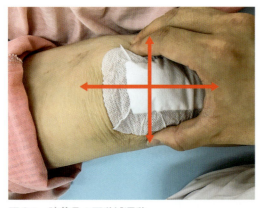

図21　膝蓋骨の可動域運動
膝蓋骨を上下左右へ動かす．

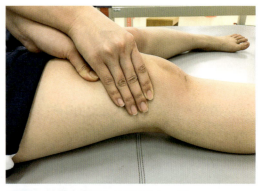

図22　膝蓋上囊のセルフストレッチ
大腿骨から膝蓋上囊を持ち上げるように伸張する．

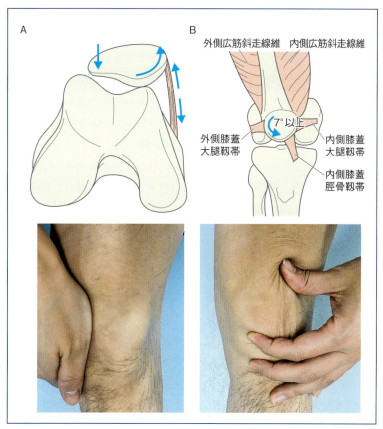

図23 膝蓋支帯のストレッチ
A：膝蓋骨の外（内）側縁を押し込むことで内側膝蓋支帯をストレッチする．
B：膝蓋骨を回旋させることで，横走線維のみならず縦走線維もストレッチすることができる．
（イラスト：整形外科リハビリテーション学会編：関節機能解剖学に基づく整形外科運動療法ナビゲーション．下肢．改訂第2版．メジカルビュー社：2014．p.191-3[20]）より）

動域に関して，切除部位や切除量は考慮するが，基本的に屈曲制限は行わない．

荷重

荷重は疼痛を考慮し，当院では術直後から全荷重を許可している．

筋力トレーニング

患肢以外の筋力トレーニングについては，早期から積極的に行う．また，患肢は炎症や疼痛の減退を考慮し，患肢の筋力トレーニングも等尺性収縮から開始し，セラバンドなどを使用した等張性収縮やスクワットなど荷重下トレーニングを追加する[25]．

前述したように，切除により接触面積は減少し，接触圧が非常に大きくなる．大腿四頭筋の過剰な筋収縮は接触圧増加につながるため，後方重心でのジャンプ着地は避ける[49]．足関節背屈可動性を確認し，動作を指導する．

その他

背臥位で壁に足をつけCKC（closed kinetic chain；閉鎖性運動連鎖）を利用したトレーニング，タオルギャザーをはじめDYJOC（dynamic joint control）トレーニングなど動的関節制御練習を行う．術後1週以降で，膝関節の可動域が130度に達した時点でエルゴメータを行う．

3週でジョギング，4週でランニングを行い，体幹機能を含め身体の使い方を確認する．

3か月で膝関節の状態や行っている競技の特性を考慮し，総合的にスポーツ復帰可能か判断する．

■ 半月板縫合術

縫合術後のポイントは，断裂形態と縫合部位の把握である．術後は屈曲制限と荷重制限が必要となる．当院では，全荷重は縦断裂の場合3週としており，横断裂などフープ機構を修復した場合は6週以降に全荷重を開始している．

術後初期のポイントは，可動域と荷重の制限，拘縮と筋萎縮の予防，中期は膝関節周囲筋の柔軟性・筋力・バランスの獲得，後期は下肢や全身の運動能力確保の指導，スポーツや競技復帰指導である[53]．

ACL損傷合併

基本的なプロトコルはACL損傷後のリハビリテーションに準じる．しかし，荷重制限，関節可動域制限は半月板縫合に則る．

半月板単独損傷

●術前

基本的に半月板切除術に準じる．重要な点は損傷を拡大させないことであり，最大の配慮をしつつ，筋力や可動域を引き出す．

筋力トレーニング

関節内水腫がある場合は，大腿四頭筋の筋力が抑制されるため，圧迫や関節穿刺により排液する．炎症所見や疼痛などを考慮し，できるだけストレスを最小にし，筋力維持・増強に努める．等尺性筋力強化も有効である．また，受傷部にストレスがかからないよう他関節の筋力強化や体幹トレーニングを行う．

指導内容

術後に行われる荷重や屈曲制限，禁忌動作を指導する．縫合術後は，数週間の免荷が必須となる．松葉杖歩行を十分に習得させ，術後に備える．

荷重

手術内容により変化するものの，縫合術では数週間の免荷が必要となる．術前から松葉杖練習を行い，術後に備える．

●術後

術後早期では，手術侵襲による炎症の早期減退と疼痛の緩和のため，アイシングを十分に行い，早期回復を促す．術後早期には，軟部組織の浮腫や腫脹を予防する．関節可動域制限を発生させないポイントは予防であり，術後早期に介入することが功を奏す．

膝蓋骨周囲や大腿骨遠位部をキャストの下巻き材などで圧迫し，術後の浮腫を最小限に食い止める（図24）．膝蓋上嚢の癒着予防においては，関節腔内，特に膝蓋上嚢に水腫を長期間貯留させないことが最も大切で，圧迫や大腿四頭筋の収縮は関節水腫の早期排泄に有用であ

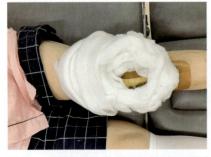 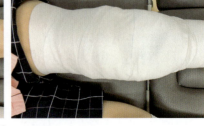

図24 膝蓋骨周囲や大腿骨遠位部の圧迫
浮腫を最小限にくい止め，膝蓋上嚢に水腫を長期間貯留させないよう圧迫する．

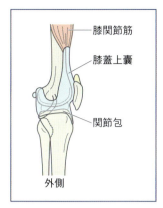

図25 膝関節筋
中間広筋深層に位置する膝関節筋は，膝蓋上嚢に停止している．
（松本正知：骨折の機能解剖学的運動療法―その基礎から臨床まで．体幹・下肢．中外医学社；2015．p.98[55]より）

る[54]．また，中間広筋深層に位置する膝関節筋は膝蓋上嚢に停止しているため（図25）[55]，等尺性収縮により牽引される[52]．

関節可動域運動

　関節可動域運動は，当院では術後8週までに120度までに制限している．大腿前面のストレッチは非常に大切であり，腹臥位で対側下肢の股関節を屈曲するようベッドから垂らし，可動域制限範囲内でストレッチを加える．伸展可動域制限が残存しないよう早期から介入する．

　受傷機転が過伸展による前節部の損傷であれば，過伸展しないよう注意を促す．術後8週以降で，膝関節屈曲制限を解除する．自転車エルゴメータを低負荷から開始する．後節部損傷の場合は，正座やしゃがみ位など深屈曲の運動を慎重に進める．

筋力強化練習

　免荷時期では，マット上で体幹トレーニングやタオルギャザーなどから開始する．筋力強化練習は非常に重要であり，積極的に行うが，膝関節への剪断力や接触圧を増大させるような高負荷トレーニングは避け，接触圧の低いOKC（open kinetic chain；開放性運動連鎖）から開始する．

受傷機転が過伸展損傷の場合，膝関節屈筋群と伸筋群の協調性が必要であり，大腿四頭筋が優位になりすぎないよう配慮する[56]．

荷重

　術直後は免荷とする．当院では，早期荷重および強固な固定を目的に，縫合術は平均9本で縫合している．術後2週から1/3部分荷重を開始し，3週で全荷重を許可する．横断裂などフープ機構を修復した場合は，6週以降に全荷重を許可するが，術者との十分な連携が重要であることはいうまでもない．

バランス練習，姿勢制御トレーニング

　全荷重が可能となるまでは，座位および非術側での片脚立位で行う．バランスを崩し，術側に荷重しないよう十分配慮する．全荷重が可能となったらスクワットやランジ，バランス練習へステップアップする．

① 座位バランス

　側方リーチ動作（図20参照）や不安定板でのバランストレーニングを行う．立脚期での下肢アライメント不良は，体幹機能が原因のことも多い．

　側方リーチは，立ち直りを明確に意識することが重要なため，鏡を用いて自己修正させる．鏡に目標点をつけ左右均等になるようリーチすること，胸椎伸展およびリーチ側の上肢は肩関節内旋，非リーチ側は外旋させ肩甲帯の協調的な動きをつくり，正しい体幹筋活動を学習させる．

② 片脚立位バランス

　片脚立位でさまざまな立位バランス練習を行う．特に免荷時期では，非術側の片脚立位で術側のリーチを行う．立脚側は，下肢アライメントと体幹の使い方（スクワットと同様に股関節を十分に屈曲し，後方重心を避ける）に留意する．術側は荷重せず足趾のみ床に触れ，バランスを崩さないよう上肢は手すりを把持する．あくまでも姿勢制御練習として行い，下肢を前

方，側方，後方，斜方へリーチしてもぶれない体幹，下肢の連動性をつくり上げる．

③ 四つ這い位など体幹トレーニング

膝の下にタオルを置き，疼痛が生じない範囲で行う．全荷重開始後は，動作時のバランス能力も含め全身の機能を確認する．スクワットを追加するが，縫合部位にストレスが生じないよう配慮する．術前は疼痛や膝関節水腫のためにバランス能力を把握しきれないこともあるため，細部から入念にチェックする．

すべての動作時で回旋が生じないよう細心の注意を払う．

●スポーツ復帰準備段階

術後3か月でランニングを許可する．筋力やジャンプ動作，着地，膝関節および全身を含めた姿勢コントロール，片脚ジャンプなど問題がないことを確認し，徐々に競技特性に応じた動作を学習させる．特に受傷機転となった動作を念頭におき，さらに膝関節内反・外反，回旋などが生じないよう入念に確認する．

プライオメトリックトレーニングやアジリティトトレーニングを行い，術後4か月でスポーツ復帰を目指す．横断裂や半月板自体の不安定性があると判断された場合，当院ではスポーツ復帰は6か月としている．

■ 引用文献

1) Zimny ML, Albright DJ, Dabezies E：Mechanoreceptors in the human medial meniscus. Acta Anat (Basel) 1988；133 (1)：35-40.

2) Voloshin AS, Wosk J：Shock absorption of meniscectomized and painful knees：a comparative in vivo study. J Biomed Eng 1983；5 (2)：157-61.

3) Fox AJ, Bedi A, Rodeo SA：The basic science of human knee menisci：structure, composition, and function. Sports Health 2012；4 (4)：340-51.

4) Fithian DC, Kelly MA, Mow VC：Material properties and structure-function relationships in the menisci. Clin Orthop Relat Res 1990；(252)：19-31.

5) Agur AMR, Dalley Arthur F著，坂井建雄監訳：グラント解剖学図譜．第7版．医学書院；2015.

6) Agneskirchner JD, Hurschler C, Wrann CD, et al.：The effects of valgus medial opening wedge high tibial osteotomy on articular cartilage pressure of the knee：a biomechanical study. Arthroscopy 2007；23 (8)：852-61.

7) Oatis CA著，山﨑 敦ほか監訳：オーチスのキネシオロジー──身体運動の力学と病態力学．原著第2版．ラウンドフラット；2012.

8) Dragosloveanu S, Cristea S, Dragosloveanu C：The effect of high tibial osteotomy on the posterior tibial slope. Maedica (Buchar) 2014；9 (2)：173-8.

9) Johal P, Williams A, Wragg P, et al.：Tibio-femoral movement in the living knee. A study of weight bearing and non-weight bearing knee kinematics using 'interventional' MRI. J Biomech 2005；38 (2)：269-76.

10) Jones RS, Keene GC, Learmonth DJ, et al.：Direct measurement of hoop strains in the intact and torn human medial meniscus. Clin Biomech (Bristol, Avon) 1996；11 (5)：295-300.

11) 亀井豪器，出家正隆，越智光夫：半月板の構造と機能．Orthopaedics 2013；26 (13)：1-8.

12) Ahmed AM, Burke DL：In-vitro measurement of static pressure distribution in synovial joints—Part I：Tibial surface of the knee. J Biomech Eng 1983；105 (3)：216-25.

13) 齊藤英知，斉藤公男，島田洋一ほか：膝半月板手術の変遷．秋田理学療法 2016；24 (1)：7-11.

14) 小林 晶，鳥巣岳彦編：ヴォアラ膝1 膝疾患への新しい展開．改訂第2版．南江堂；1994. p.6.

15) 米谷泰一，岩橋武彦，天野 大ほか：半月板の動態．Orthopaedics 2013；26 (13)：17-

22.

16) Vedi V, Williams A, Tennant SJ, et al.：Meniscal movement. An in-vivo study using dynamic MRI. J Bone Joint Surg Br 1999；81（1）：37-41.

17) Thompson WO, Thaete FL, Fu FH, et al.：Tibial meniscal dynamics using three-dimensional reconstruction of magnetic resonance images. Am J Sports Med 1991；19（3）：210-5.

18) Nakagawa S, Kadoya Y, Todo S, et al.：Tibiofemoral movement 3：full flexion in the living knee studied by MRI. J Bone Joint Surg Br 2000；82（8）：1199-200.

19) Brotzman SB, Wilk KE著，木村彰男監訳：リハビリテーションプロトコール—整形外科疾患へのアプローチ．第2版．メディカル・サイエンス・インターナショナル；2010.

20) 整形外科リハビリテーション学会編：関節機能解剖学に基づく整形外科運動療法ナビゲーション．下肢．改訂第2版．メジカルビュー社；2014. p.153, 191-3.

21) 史野根生：スポーツ膝の臨床．第2版．金原出版；2014.

22) 吉矢晋一：半月板損傷の診断1—臨床症状と徒手検査．Orthopaedics 2013；26（13）：23-8.

23) 天野　大，前　達雄，中田　研：半月板損傷の診断2—画像診断（X-p, MRI）．Orthopaedics 2013；26（13）：29-37.

24) 木村雅史：膝を診る目—診断・治療のエッセンス．南江堂；2010.

25) 島田洋一，高橋仁美編：運動器疾患の治療とリハビリテーション—手術・保存療法とリハプログラム．メジカルビュー社；2016. p.192-200

26) Kobayashi Y, Kimura M, Higuchi H, et al.：Juxta-articular bone marrow signal changes on magnetic resonance imaging following arthroscopic meniscectomy. Arthroscopy 2002；18（3）：238-45.

27) 吉矢晋一，柏　薫里，中山　寛：半月板切除術後の膝OA—比較研究のreview. Bone Joint Nerve 2016；6（3）：611-6.

28) Hede A, Larsen E, Sandberg H：Partial versus total meniscectomy. A prospective, randomised study with long-term follow-up. J Bone Joint Surg Br 1992；74（1）：118-21.

29) Baratz ME, Fu FH, Mengato R：Meniscal tears：the effect of meniscectomy and of repair on intraarticular contact areas and stress in the human knee. A preliminary report. Am J Sports Med 1986；14（4）：270-5.

30) Lutz C, Dalmay F, Ehkirch FP, et al.：Meniscectomy versus meniscal repair：10 years radiological and clinical results in vertical lesions in stable knee. Orthop Traumatol Surg Res 2015；101（8 Suppl）：S327-31.

31) Stein T, Mehling AP, Welsch F, et al.：Long-term outcome after arthroscopic meniscal repair versus arthroscopic partial meniscectomy for traumatic meniscal tears. Am J Sports Med 2010；38（8）：1542-8.

32) Fukubayashi T, Kurosawa H：The contact area and pressure distribution pattern of the knee. A study of normal and osteoarthrotic knee joints. Acta Orthop Scand 1980；51（6）：871-9.

33) Allaire R, Muriuki M, Gilbertson L, et al.：Biomechanical consequences of a tear of the posterior root of the medial meniscus. Similar to total meniscectomy. J Bone Joint Surg Am 2008；90（9）：1922-31.

34) 橋本祐介：スポーツ選手にみられる膝痛の対処法—半月板損傷．Orthopaedics 2016；29（3）：13-21.

35) Yim JH, Seon JK, Song EK, et al.：A comparative study of meniscectomy and nonoperative treatment for degenerative horizontal tears of the medial meniscus. Am J Sports Med 2013；41（7）：1565-70.

36) King D：The healing of semilunar cartilages. J Bone Joint Surg 1936；18：333-42.

37) 上村民子，木村雅史：半月板縫合術の選択．Orthopaedics 2013；26（13）：47-54.

38) 上松耕太：半月板切除術．整外Surg Tech 2014；4（6）：659-64.

39) 津田英一：半月板機能と手術治療（切除術，縫合術）の基礎知識．整外Surg Tech 2014；4（6）：654-8.

40) Kamimura T, Kimura M：Repair of horizontal meniscal cleavage tears with exogenous fibrin clots. Knee Surg Sports Traumatol Arthrosc 2011；19（7）：1154-7.

41) Jang SH, Ha JK, Lee DW, et al.：Fibrin clot delivery system for meniscal repair. Knee

Surg Relat Res 2011；23（3）：180-3.

42）Fairbank TJ：Knee joint changes after meniscectomy. J Bone Joint Surg Br 1948；30B（4）：664-70.

43）Petty CA, Lubowitz JH：Does arthroscopic partial meniscectomy result in knee osteo-arthritis？ A systematic review with a minimum of 8 years' follow-up. Arthroscopy 2011；27（3）：419-24.

44）島田洋一，高橋仁美編：整形外科術後理学療法プログラム．改訂第2版．メジカルビュー社；2014．p.176-85.

45）土屋明弘：半月板縫合術—各種縫合術の選択．臨床スポーツ医学 2014；31（12）：1140-6.

46）中田　研，前　達雄，米谷泰一ほか：半月板縫合術—inside-out法の適応と手技．臨床スポーツ医学 2014；31（12）：1148-55.

47）Grant JA, Wilde J, Miller BS, et al.：Comparison of inside-out and all-inside techniques for the repair of isolated meniscal tears：a systematic review. Am J Sports Med 2012；40（2）：459-68.

48）松下雄彦，黒田良祐，黒坂昌弘：半月板縫合術．整外Surg Tech 2014；4（6）：665-73.

49）松田直樹：アスリートの半月板損傷治療後のスポーツ復帰に向けたアスレティックリハビリテーション—半月板へのストレス軽減に対する着目点．臨床スポーツ医学 2012；29（10）：1041-6.

50）Sihvonen R, Paavola M, Malmivaara A, et al.：Arthroscopic partial meniscectomy ver-sus sham surgery for a degenerative meniscal tear. N Engl J Med 2013；369（26）：2515-24.

51）Jones DW, Jones DA, Newham DJ：Chronic knee effusion and aspiration：the effect on quadriceps inhibition. Br J Rheumatol 1987；26（5）：370-4.

52）Woodley SJ, Latimer CP, Meikle GR, et al.：Articularis genus：an anatomic and MRI study in cadavers. J Bone Joint Surg Am 2012；94（1）：59-67.

53）中田　研，前　達雄，米谷泰一：関節鏡視下半月板縫合術．整外Surg Tech 2015；5（2）：192-201.

54）林　典雄：膝関節拘縮に対する運動療法の考え方—膝関節伸展機構との関連を中心に．J Clin Phys Ther 2005；8：1-11.

55）松本正知著，青木隆明，林　典雄監：骨折の機能解剖学的運動療法—その基礎から臨床まで．体幹・下肢．中外医学社；2015．p.98.

56）小川英臣：半月板損傷の術後リハビリテーションのポイント．Sportsmed 2013；25（3）：18-22.

5. 前十字靱帯再建術

anterior cruciate ligament reconstruction

key point ▶▶ 前十字靱帯は，膝関節の安定性を担う重要な靱帯であり，破綻することでスポーツ活動などパフォーマンスに多大な影響を与える．前十字靱帯損傷のリハビリテーションにおける理学療法士の役割は，術前や保存療法では受傷した膝関節のみならず運動連鎖を考慮した全身の身体機能を可及的に向上させること，術後では再建靱帯の成熟度合いを考慮しパフォーマンスの拡大を図ることがあげられる．最も重要な点は，損傷に至った原因を推察し，再損傷の予防に努めることであるため，理学療法士には，時期に応じた多面的な評価およびプログラムの立案が求められる．

概要と病態

前十字靱帯（anterior cruciate ligament：ACL）は，膝関節の安定性を確保する重要な靱帯である．膝関節は，可動性と安定性が要求されるため外傷が多発する．ACLを損傷すると膝関節の不安定感や疼痛だけでなく，その後の明らかな外傷がなくても半月板損傷や変形性膝関節症（osteoarthritis：OA）へ進行する可能性が高くなる[1]．

ACL損傷は，ラグビーのタックルなど外力を受けて受傷する接触型損傷と，バスケットボールやサッカーなど着地時やストップ，カット，ターン動作時に膝関節を制御できず受傷する非接触型損傷に分類できる．非接触型損傷は全体の70％に及ぶとされ[2]，受傷機転や動作能力に応じてリハビリテーションの内容や方向性を決定する必要がある．

■ 病態

前十字靱帯の解剖とバイオメカニクス

膝関節は4つの主要な靱帯で制御され，動的安定性を確保している．ACLと後十字靱帯（posterior cruciate ligament：PCL）により膝関節の前後方向を制動し，内側側副靱帯（medial collateral ligament：MCL）と外側側副靱帯（lateral collateral ligament：LCL）により側方動揺性を制動する（**図1-A**）．ACLは，大腿骨外側顆部の内側後方から脛骨顆間結節内側および前方に付着し，膝関節の前後安定性および回旋安定性に大きく寄与している．大腿骨側は外側顆の内側後方にresident's ridgeとよばれる骨性膨隆があり，その後方に約20 mm幅で三日月状に付着し（**図1-B**）[3,4]，前内方に向い，脛骨内側半月前角後方かつ外側半月前角の内側に付着する（**図1-C**）[4,5]．ACLが脛骨前方変位の85％を制御し，残りはMCLや関節包などで補っているという報告もある[6]．

ACLは，前内側線維束（anteromedial bundle：AMB）と後外側線維束（posterolateral bundle：PLB）に分けることができる[7]．膝関節伸展に伴い緊張が最大となり（**図2**）[8]，屈曲に伴い低下する．さらに屈曲すると150度以上で再度緊張度が高まる[9]．また，脛骨前方安定性のみならず，回旋不安定性を制御している[8]．そのため，ACL損傷は膝関節の回旋強制によって生じやすいとされ，膝関節外反外旋位（いわゆる

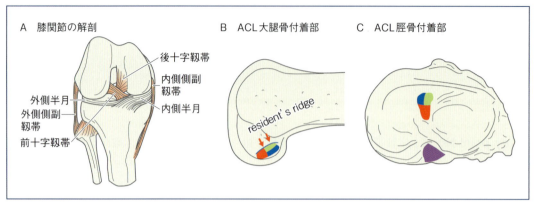

図1　膝関節の解剖と前十字靱帯（ACL）付着部
A：ACL，後十字靱帯で前後安定性を確保している．
B：resident's ridgeの後方にACLが付着している．青が前内側線維束（anteromedial bundle：AMB），赤が後外側線維束（posterolateral bundle：PLB），緑は中間線維束（intermediate bundle：IMB）．
C：脛骨内側半月前角後方かつ外側半月前角の内側に付着する．
（B，C：Otsubo H, et al.：The arrangement and the attachment areas of three ACL bundles. Knee Surg Sports Traumatol Arthrosc 2012；20〈1〉：127-34[4]）を参考に作成）

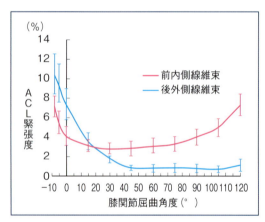

図2　屈曲角度による前内側線維束と後外側線維束の緊張
伸展時に緊張が最大となり屈曲に伴って低下する．屈曲するにつれ前内側線維束の緊張が増加する．
（Bach JM, et al.：Direct measurement of strain in the posterolateral bundle of the anterior cruciate ligament. J Biomech 1997；30〈3〉：281-3[8]）より）

knee-in toe-out）は，避けるべき肢位となる．

■ **診断**

徒手テストとして，Lachmanテストや前方引き出しテスト（anterior drawer test），N-テスト（jerkテストともいう），pivot shiftテスト

などがある．技術的に習得が難しいが，有用な徒手テストである．

画像検査として，X線，MRIなどが必須となる．

前後不安定性

ACL損傷の前後不安定性の徒手テストとして，Lachmanテストや前方引き出しテストが行われる．これらの徒手テストは背臥位で行う．

● **Lachmanテスト（図3）**

患者を背臥位とし，膝関節15～30度屈曲位で大腿骨遠位部と下腿近位部を把持し前方へ引き出す．直接的にACLにストレスをかけることができるため，正常膝であれば明確なエンドポイントを感じることができる．大腿の緊張を取り除くことがポイントである．

● **前方引き出しテスト（図4）**

患者を背臥位とし，膝関節90度屈曲，下腿を中間位とする．本法は偽陽性となる率が高く，ACL損傷の診断に対する有用性は低い[1]．

前方外側亜脱臼誘発テスト

前方外側亜脱臼誘発テストとして，N-テストやpivot shift testがある．膝くずれ感を再現

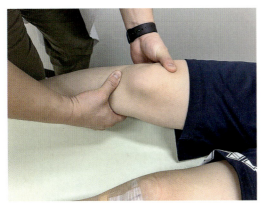

図3 Lachmanテスト
膝関節15〜30°屈曲位で大腿骨遠位部と下腿近位部を把持し前方へ引き出す．正常膝であれば明確なエンドポイントを感じることができる．大腿部を脱力させて行うことがポイントである．

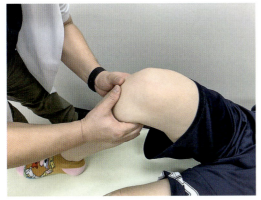

図4 前方引き出しテスト
膝関節90°屈曲，下腿を中間位とする．下腿を前方に引き出す．

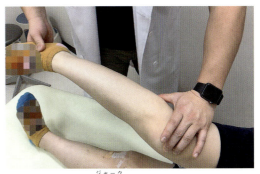

図5 N-テスト（Jerkテスト）
膝関節は屈曲約60°で，膝関節の外反および内旋を強制しながら，母指で腓骨頭を押して下腿を他動的に伸展させる．15〜30°付近で下腿外側近位部が前方へガクッと亜脱臼すると陽性である．

できる有用な方法である．

● **N-テスト（Jerkテスト；図5）**

患者を背臥位とし，膝関節は屈曲約60度で膝関節の外反および内旋を強制しながら，母指で腓骨頭を押して下腿を他動的に伸展させる．15〜30度付近で下腿外側近位部が前方へガクッと亜脱臼すると陽性である．膝くずれを再現することができ，不安感が増大するため，患者は身構えてしまいやすい．十分にリラックスさせ手早く行う．再現性，信頼性ともに高く，有用な徒手テストである．

● **pivot shift test**

患者を背臥位とし，膝関節約10度前後の軽度屈曲位とする．膝関節を外反，下腿を内旋することで下腿外側近位部を脱臼させるよう押し込みながら膝関節を屈曲していく．20〜30度屈曲位でガクッと整復によるクリックが感じられる．

画像検査

● **X線**

X線像は通常正常である．ACLの付着部に剥離骨折を認めることもある．また，外側部に剥離骨折（Segond骨折）を認めることがある．以前は関節包靱帯の付着部における剥離骨折と考えられていたが，LCLの大腿骨付着部から斜めに走行する前外側靱帯（anterolateral ligament：ALL）の関与[10]が示唆されている．X線で第一にACL損傷が疑われる（図6）．

● **MRI**

一般的にMRIによる画像診断が行われる．ACL損傷の程度（輝度の変化や連続性）や確定診断のみならず，半月板損傷，関節軟骨下骨損傷などの合併損傷を診断することができる．ACL損傷の評価として必ず行われる（図7）．現在の状況をきちんと把握することが非常に重要である．

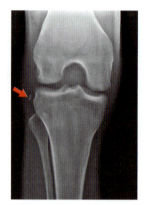

図6　Segond骨折のX線像
外側部の剥離骨折（Segond骨折）を認める場合は，前十字靱帯75%，半月板損傷70%が合併するとされている．

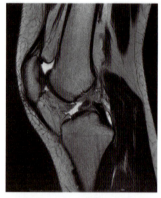

図7　前十字靱帯（ACL）損傷のMRI像

> **重要！**
> **ACL損傷の受傷機転および受傷原因**
> 受傷機転として，方向転換，着地動作，減速や停止動作で多く発生している．特に女性で急な膝関節外反が頻回に生じるとされている．ビデオ解析を用いたACL受傷機転について，膝関節外反と大腿骨外側上顆が後方変位し，断裂が生じている可能性があるという報告もある（図8）[11]．
> ACL損傷のリハビリテーションを行ううえで十分考慮すべき事項は，身体に受傷原因が存在していることである．特に非接触型損傷の場合は注意が必要であり，十分に検討し，再損傷予防に努めたい．受傷原因は性別（女性に多い），アライメント異常や関節弛緩性，大腿骨顆間窩幅や脛骨プラトー傾斜角度などの骨形態，先天的なACLの量，体幹機能や股関節周囲の筋力，足部の形状，活動性など多数報告されている[12-18]（表1）．

> **覚えておこう**
> **日常生活活動（ADL）動作とACL**
> 通常歩行や坂道歩行時の力学的分析[19]によると，平地歩行時の靱帯にかかる剪断力はACLで約10kg，PCLで約30kgである．また，坂道を下る際にACLは45kg，階段昇段時はPCLに最大130kgの剪断力が加わる．

■ 症状

ACL損傷時の症状は，不安定性の増大による膝くずれと疼痛である．受傷直後は疼痛が強く，徐々に腫脹，熱感，関節内血腫が増大してくる．数日で治まってくるが，損傷による膝関節の不安定性は残存する．受傷時の複合損傷が多く，ACL，MCL，半月板が同時に損傷する不幸の三徴候（unhappy triad）は有名である．膝関節の不安定性が残存しているため，放置していると膝くずれの反復による半月板損傷や関節軟骨損傷を合併し，二次的な変形性膝関節症に至るため，膝くずれをいかに予防するかが治療目的となる．

■ 予後

治療成績に影響を与える因子として，合併症があげられる．半月板損傷や軟骨損傷は，受傷時もしくは不安定性を放置していると二次的に発生しうるため，合併損傷に対する治療も並行して行う．再建後の移植腱再断裂やエロンゲーションなど不安定性の再燃による機能不全は約0.7～10％と報告[20]されている．そのなかには，移植腱のリモデリング障害[20]（血管再生障害や細胞再増殖問題など）や骨孔の位置不良[21]，骨孔開大などがあげられ，確実な手術と運動機能障害などACL損傷因子を残存させない介入が重要となる．再建後10年以上の安定した術後成績が報告[22]されており，手術結果を最大限に生かすためにも全身の運動連鎖を考慮した理学

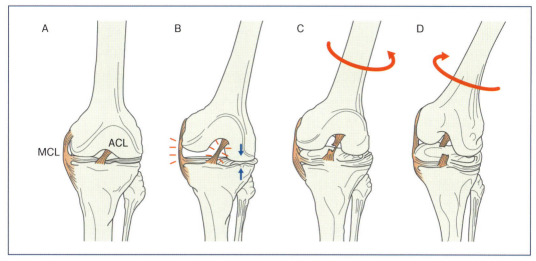

図8 前十字靱帯（ACL）損傷の受傷機転
A：通常の状態.
B：外反負荷時に内側側副靱帯（MCL）が緊張し，外側の圧縮が発生する.
C：大腿骨外側顆が後方に変位し，ACL損傷へつながる.
D：ACLの制限がなくなり，脛骨の内旋が生じる.
（Koga H, et al.：Mechanisms for noncontact anterior cruciate ligament injuries：knee joint kinematics in 10 injury situations from female team handball and basketball. Am J Sports Med 2010；38〈11〉：2218-25[11]）より）

表1 前十字靱帯（ACL）損傷の発生原因

- 女性（ホルモン動態）
- 大腿骨顆間窩幅，形状
- 脛骨プラトー傾斜角度
- アライメント（膝関節過伸展，過外反，足関節過回内）
- ACLの量
- 関節弛緩性（全身，膝関節）
- パフォーマンスレベル
- 筋力
- コンディショニング

療法が必要となる．

治療

ACL損傷の整形外科的治療は，観血的治療（靱帯再建術）と保存療法から選択される．ACL損傷膝でスポーツを行うと，膝くずれが発生する．この膝くずれにより半月板損傷や関節軟骨損傷を合併する．観血的治療であっても保存療法であっても，いかに膝くずれを予防するかがキーポイントとなる．

保存療法

損傷した膝の機能回復および再損傷を予防する．損傷したACLが保存療法で十分に修復されることはまれとされ[1)]，スポーツ復帰が最終目的の場合は靱帯再建術の適応となる．保存療法は，骨端線閉鎖前の学童で再建による骨端線損傷から成長障害が危惧される場合や活動性の低い中高年者で選択されることがある[23)]．

観血的治療（靱帯再建術）

ACL再建術の目的は，不安定感や疼痛の改善，変形性膝関節症への進行を予防することである[24)]．そのためにはACL再建術が第一選択として考えられている．さまざまな移植腱が存在し，骨付き膝蓋腱（bone tendon bone：BTB）や半腱様筋腱，薄筋腱，大腿四頭筋腱，アキレス腱などがある．再建方法は，ACLの解剖学的付着部に作製した長方形骨孔にBTBを移植する解剖学的長方形骨孔ACL再建術や，半腱様筋腱による三重束ACL再建術[25)]などがある．

●解剖学的長方形骨孔前十字靱帯（ACL）再建術

ACL再建術では骨孔の位置がきわめて重要で，特に大腿骨孔位置は臨床成績に強い影響を与える[5]．移植腱は膝蓋骨中央から幅10 mmで膝蓋骨遠位と脛骨近位とともに採取し，採型する（図9）[5]．これを解剖学的かつ生体力学的に正常靱帯に近似させ再建する（図10）．本術式は1本の再建靱帯でありながら，正常靱帯内部の線維配列を模倣でき，三重束ACL再建術と同様の線維配列となる．また，移植腱骨片と骨孔壁との無駄な間隙がほとんどなく，より早期の生物学的治癒も期待できる[1]．

手術の内容や再建した靱帯の緊張力，術中の状態など術者から十分に情報を得ることが後療法を遂行するうえで必須となる．

理学療法・リハビリテーションの評価

ACL損傷の理学療法では，対応すべき事項が多岐にわたる．膝関節不安定性の程度，整形外科的治療方法の違い，患者の生活環境や仕事内容，スポーツ状況，身体運動機能などにより，理学療法およびリハビリテーションの進行や内容を適宜変更する必要がある．ACLは膝関節構成体の一部で関節角度に応じ緊張が変化するため，解剖学的，運動学的理解が必須となる．そのうえで，再建術後の場合は骨孔の位置によりACLの張力が正常靱帯と異なるため，術中所見を含めさまざまな医学的情報を主治医と十分に共有し，綿密に対応する．靱帯の治癒過程を考慮し，最終的にさまざまな動作で靱帯へストレスがかからないような身体づくりをすることが重要となる．

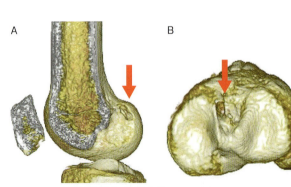

図9　採取および採型した移植腱（BTB）
A：膝蓋骨中央から幅10 mm，膝蓋骨を12〜15 mm，脛骨を25〜30 mmの長さで採取する．
B：幅10 mm，厚さ5 mmに採型する．
BTB：bone tendon bone（骨付き膝蓋腱）．
（A：島田洋一ほか編：整形外科術後理学療法プログラム．改訂第2版．メジカルビュー社；2014．p.187[5]より）

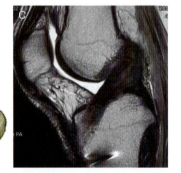

図10　骨孔位置とMRI画像
A，B：3DCTによる骨孔位置，C：再建靱帯のMRI．

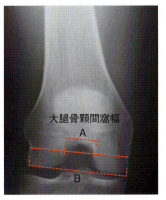

図11　大腿骨顆間窩幅比（NWI）
NWI＝A/Bで算出される．NWIが0.20以下を顆間窩狭窄とした場合，ACL損傷は5〜66倍にも及ぶとされている．
NWI：notch width index.

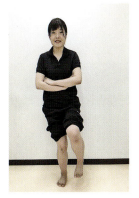

図12　アライメント異常
膝関節外反や足部の過回内など確認する．同時に中殿筋の筋力も測定しておくとよい．立位での評価は膝関節屈曲位で感度が向上する[28)]とされている．

> **重要**
> 非接触型受傷で理学療法により変化させうる要因が内在している可能性もあるため，十分に検討する．接触型損傷患者は「強い外力がたまたま発生しただけで，運動機能は問題ない」と思い込まず，なかにはACL損傷の素因が隠れている症例もあるため，要因については接触型・非接触型を問わず検討する．

受傷要因

　受傷要因は多岐にわたる．特に女性でACL損傷が多く，筋力や関節弛緩性以外にホルモン動態の関与[26)]が考えられている．

　大腿骨顆間窩幅や脛骨プラトー傾斜角度などの骨形態は，X線で確認する．大腿骨顆間窩幅比は，顆間窩幅と大腿骨遠位端の比率（notch width index：NWI；図11）が算出されており，NWIが0.20以内でACL損傷率が5〜66倍になる．また，ACL損傷者で外側脛骨プラトー傾斜角度が大きい[27)]とされている．

　アライメント異常はさまざまな形態があげられるが，特に過剰な膝関節外反や足部の過回内がないかチェック（図12）する．関節弛緩性として，全身の関節弛緩性（図13）と膝関節自体の不安定性を確認するとよい（「診断」を参照）．また，現在の活動性やパフォーマンスレベルを

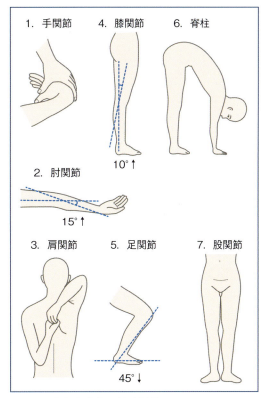

図13　東大式全身関節弛緩性テスト

チェックしておく．高いアスリートレベルの選手や女性でリスクが高まる[12)]とされている．体幹機能や股関節周囲の筋力についても十分に確認する．また，動的要因として，動作時に過度

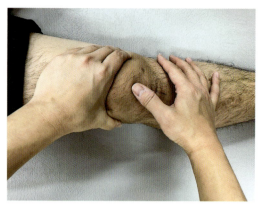

図14 膝蓋跳動テスト
貯留した関節液を十分に集め，対側の手で膝蓋骨を圧迫する．陽性であれば，湖に浮いたボートのように膝蓋骨が跳動する．

な膝関節外反や外反モーメントの増強に至っていないか確認する．受傷に至った危険因子を把握することで今後の運動療法の方針をとらえやすくなり，ACL再損傷の予防を効果的に進めるうえで欠くことができない．

視診，触診

浮腫や皮下血腫の程度，熱感，発赤，疼痛，関節内水腫，腫脹について確認する．関節内水腫の確認のため，膝蓋跳動テスト（**図14**）を行う．運動介入前だけでなく，運動後にも注意深く確認する．

関節可動域

ACLは関節角度により緊張が変化することを十分に念頭におく（**図2**参照）．再建方法や時期によりあらかじめ測定可能範囲を決定しておく．

膝関節は他関節からの影響を受けやすい．股関節や足関節の可動性も把握しておく．全身の柔軟性，特に前屈に影響を与えるハムストリングスや股関節伸展筋群，外旋筋群の伸張性を把握しておく．膝関節の疼痛が強い場合は，非受傷側で測定するとおおよその柔軟性を把握することができる．また，足部の回内を計測し，荷重できる場合は，荷重下でも評価する．

体幹の柔軟性も評価する．体幹機能はパフォーマンスに大きく影響する．可能であれば，胸郭の可動性（吸気と呼気位における胸郭拡張差）も把握しておく．

筋力

筋力測定は時期を十分に考慮する．術後早期は再建した靱帯の強度が弱く，正確な筋力測定が困難となるため，術前評価が一つのポイントとなる．術前は疼痛や腫脹が著明な場合もあり，特に関節内水腫が多い場合は筋力発揮を抑制している可能性もある．徒手筋力テスト（manual muscle testing：MMT）やハンドヘルドダイナモメータ，サイベックス®やバイオデックスなどで測定するが，その際の状態を記載しておく．

術後の場合は，術者と相談し後療法プログラムに沿って進める．

アライメント

アライメントチェックは，静的環境下と動的環境下で行う．ポイントは，①体幹側屈や回旋が生じていないか，②骨盤の著しい動揺や回旋などはないか，③膝関節外反はどうか，④足部過回内などである．

● 体幹機能

四つ這い位の静的安定性（**図15**）

四つ這い位を確認する．過剰な腰椎前弯，体幹側屈が生じていないか，左右対称性などを評価する．次いで，骨盤を動かさないように留意しながら一側下肢を挙上する．四つ這い位と同様に，過剰な腰椎前弯，体幹側屈，骨盤回旋，骨盤側方変位などを確認する．

四肢を動かし自ら外乱をつくり出す動的安定性

四つ這い位の一側下肢を挙上したままで，股関節外転および内転を繰り返す．骨盤をなるべく動かさないことがポイントとなる．ストレッチポールやタオルを丸め一直線にしたものの上で膝立て背臥位となり，一側下肢の外転や挙上を行う（**図16**）．留意点は上記と同様である．

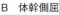
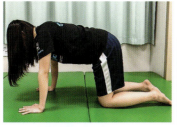
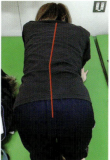
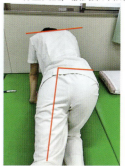
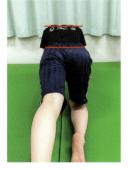

図15　体幹機能の静的安定性の評価
A：腰椎を前弯させない．骨盤は水平保持，著しい下肢の外転なし．
B，C：左下肢の重みのバランス保持のため，骨盤右方変位および右回旋，股関節外転がみられる．

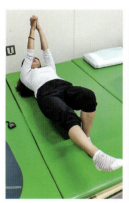
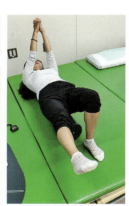
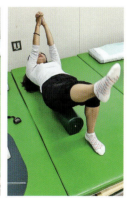

図16　体幹機能の動的安定性の評価
ストレッチポールやタオルを丸め一直線にしたものの上で下肢の挙上や外転を行う．体幹を動かさないように留意する．

体幹の動揺性

不安定板での立位や片脚立位，片脚スクワットなど行い，体幹の動揺性を確認する．

●片脚立位での安定性（図17）

片脚立位時の安定性を評価する．実際に機能不全が生じやすいランニングの接地初期は，立脚肢を屈曲位，遊脚肢を後方にある姿勢で評価するとアライメント異常の評価感度が高くなる[28]．

運動耐容能

活動量制限のために発生する運動耐容能の低下を防ぐことが重要となる．可能であれば上肢エルゴメータなどを使用し評価する．

パフォーマンステスト

●スクワット

スクワットのチェックポイントは，①膝関節の外反，②体重心の位置である．スクワットを行う際は，負荷量を十分に考慮する．クウォー

5. 前十字靱帯再建術

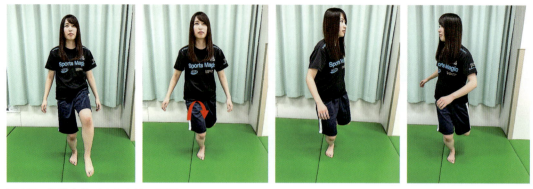

図17 片脚立位での安定性の評価
前方に遊脚肢がある状態より，立脚肢を屈曲位，遊脚肢を後方にある姿勢で評価すると感度が高まる．回旋時の安定性も確認する[28]．

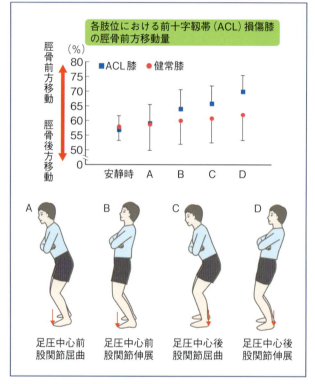

図18 スクワット時の脛骨前方移動量
脛骨前方移動量は，足圧中心が前方で股関節屈曲が最も低く，足圧中心が後方で股関節伸展位が最も大きい．
(八木茂典ほか：最先端ACLリハの実際―重要ポイントを整理する．Sportsmedicine 2010；22〈7〉：4-20[29]を参考に作成)

ータースクワット，ハーフスクワットなど，状況に応じて調節する．

膝関節の外反

いわゆるknee-in toe-out（膝関節の外反外旋位）にならないよう留意する．特に筋力が弱く，受傷前から靱帯の制限を利用した関節の制御を行う習慣をもった患者もいる．スクワットで確認されなくなった患者も，ジャンプや着地の瞬

間にみられることが多い．スクワット以外にも，エルゴメータでknee-in（膝関節が外反）していないか確認する．

体重心の位置

スクワット時の体重心の位置は，脛骨前方移動量と関係する（図18）[29]．通常は，膝がつま先より前に出ないようにしてスクワットを行うが，術前や再建靱帯の強度が不十分な時期は膝をつま先の前に出し，下腿を前傾させるよう注意する（図19）[29]．

●ランジ

膝関節屈曲位での安定性評価で重要となる．前方および側方へのランジを行う．ランジ動作により，脛骨が3.5mm前方転位および4度内旋転位した[30]と報告があるため注意が必要である．損傷側を前方に出したランジの場合，損傷側に体重が乗ったままで重心を後ろに戻すと，スクワットと同様に脛骨前方移動が生じる．靱帯の成熟度合いを考慮し，手すりなどを把持しながら行うとよい．

●体幹後傾テスト（図20）

ACL損傷患者の機能評価法として，体幹後傾テストがある[31,32]．ACL損傷患者は体幹後傾角度の減少，下腿の前傾増大がみられる．荷

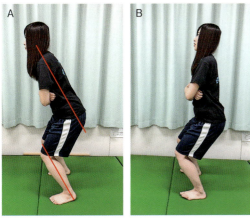

図19 前十字靱帯（ACL）損傷患者への正しいスクワット指導
A：膝はつま先より前に出るようにし，下腿と体幹が平行になるよう真っすぐ重心を下げる．
B：重心が後方へ変位し，脛骨前方引き出しを誘発している．
（八木茂典ほか：最先端ACLリハの実際―重要ポイントを整理する．Sportsmedicine 2010；22〈7〉：4-20[29] を参考に作成）

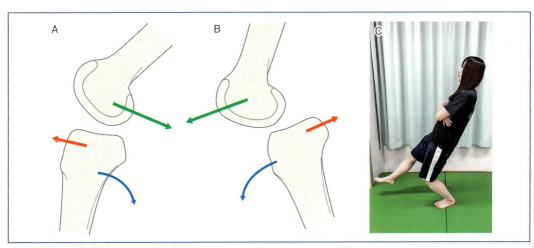

図20 体幹後傾テスト
A：脛骨プラトーの後方傾斜のため，大腿骨が後方へ変位し，大腿四頭筋の筋力によりさらに前方剪断力が発生する．
B：脛骨プラトーが前方に傾くことで，大腿四頭筋の前方剪断力を抑制できる．
C：体幹後傾テストの際，ACL損傷患者は脛骨前方傾斜を抑制すると，体幹を後傾することが困難となる．写真では脛骨を前傾させることで，前方剪断力を抑制している．
（A，B：林　典雄，浅野昭裕編：関節機能解剖学に基づく整形外科運動療法ナビゲーション下肢．改訂第2版，メジカルビュー社：2014，p117．を参考に作成）

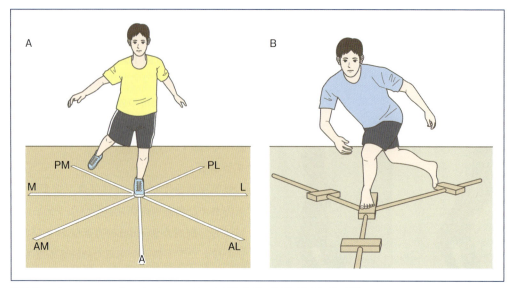

図21　star excursion balance test（A）とYバランステスト（B）

重位での体幹後傾位により膝関節に加わる圧縮力は，脛骨プラトーの解剖学的後方傾斜で大腿骨を後方へ移動させ，さらに大腿四頭筋の前方剪断力が発生する．ACL損傷患者の下腿前傾は，脛骨プラトーを前傾させ大腿骨顆を前方へ移動させ，大腿四頭筋の前方剪断力を抑制する適応反応としている[32]．

- star excursion balance test（SEBT），Yバランステスト（図21）

SEBTは，片脚立位を保ちながら対側下肢をさまざまな方向へ最大限のリーチ動作を行い，リーチ距離により動的姿勢制御能力を測定する方法である．ACL損傷患者における体重心後方移動時の客観的機能評価としてSEBTの利用が有用[33]で，Yバランステストも同様の評価を行うことができる．

- one leg hop test

ACL再建術後におけるone leg hop testによる機能評価の報告は多岐にわたり，ACL患者の競技復帰の良い指標としてあげられている[7]．

理学療法・リハビリテーションプログラム

■保存療法，術前リハビリテーション（図22）

受傷肢の機能回復と再損傷の予防，運動機能改善を目的に，術前リハビリテーションが行われる．前述したように，損傷したACLが保存療法で十分に修復されることはまれ[1]であるため，スポーツ復帰が最終目的の場合は靱帯再建術の適応となる．

> **覚えておこう**
> 術前リハビリテーションでは，靱帯が断裂しているため，半月板損傷や関節軟骨損傷など二次的な合併症を発生させないことがポイントとなる．

浮腫の管理

受傷直後は炎症の軽減に努める．弾性包帯や軟らかい下巻材を使用して圧迫し，浮腫や出血を最小限にすることが大切となる．弾性包帯はきつすぎず心地よい程度で圧迫する．疼痛や腫脹の減少に伴い，徐々に可動域の獲得や筋力増

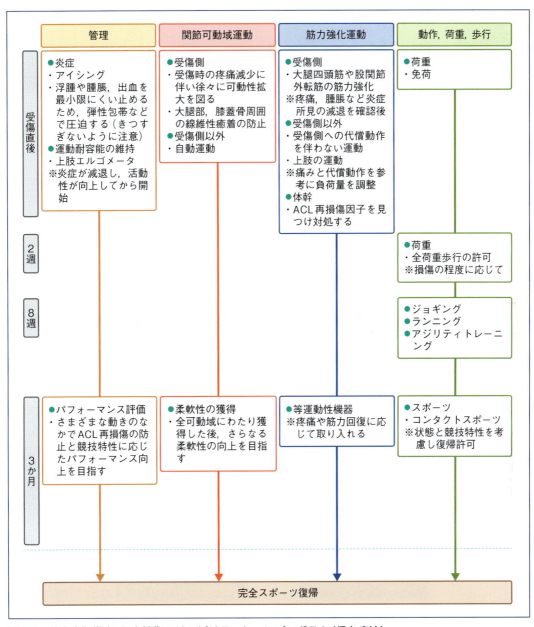

図22　前十字靱帯（ACL）損傷のリハビリテーションプログラム（保存療法）

強に励む．

可動域の獲得

疼痛を十分に考慮し，線維性癒着を防止する．術前から正常可動域を獲得することが重要となる．長時間続けて動かすことにより強い疼痛が生じることがあるため，短時間で高頻度とし，全可動域を獲得するまでなるべく多くの時間をかける（図23）．

筋力増強運動

筋力の向上は非常に重要であるが，術前リハビリテーションや保存療法では，半月板損傷や関節軟骨損傷など合併症を併発しないよう十分に配慮する．大腿四頭筋の筋力強化が非常に重要となるが，OKC（open kinetic chain；開放

■ 5. 前十字靭帯再建術

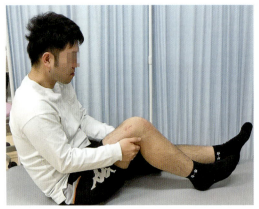

図23 ヒールスライド
大腿部を持ち上げることで膝関節を屈曲させる.

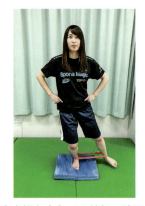

図24 不安定板な土台での外転,膝屈曲位
骨盤を動かさない,体幹側屈,膝関節外反,体幹の後方変位がないか確認する.立脚肢の膝屈曲位でも行う.

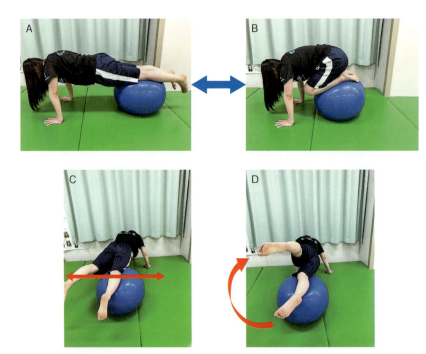

図25 ボールを用いた安定化トレーニング
AとBを反復する.
A：腰椎前弯に注意する.
C：ボール上で下肢を左右に動かす.水平を保つ.
D：体幹を回旋させる.できるだけ股関節屈曲位にならないよう注意する.

性運動連鎖)の場合,膝関節屈曲0〜60度ほどの範囲では大腿四頭筋の筋力により脛骨前方引き出しを誘発するため,屈曲70度以上で行う.その他,状態を考慮しながら対側の筋力強化や上肢,体幹の筋力強化を行っていく.

体幹トレーニング

特に受傷原因が非接触型損傷の場合,体幹機能低下が原因の場合が多い.体幹機能が低下していると体重心を安定化させることが困難なため,膝関節回旋ストレスが増強する[23].非接触

型ACL損傷は，足底が床に接地した際，急激に立ち上がった床反力を自らの筋力で制御しきれなかったために発生すると考えることができ，体幹機能はその中心的役割を果たす．体幹は安定性と可動性の両面を持ち合わせているが，この機能が破綻している場合が非常に多い．

理学療法評価で確認した四つ這い位や片脚立位などを利用し，姿勢保持を意識させて体幹安定化のトレーニングを行う．ポイントは，①腹腔内圧の維持を意識する（過剰な腰椎前弯を防ぐ），②骨盤を水平に維持し，上前腸骨棘が動かないよう意識する，③側屈や回旋が生じないよう努めることである．

第一に静的環境下での姿勢制御トレーニングを行う（図15参照）．次いで立位での制御トレーニング（図24）やボールを用いた安定化トレーニングを行う（図25）．

■ ACL再建術（図26）

再建靱帯の治癒過程

術後の再建靱帯は，阻血性壊死，血流再獲得，リモデリングという治癒過程をとる．術後3週における再建靱帯は約30％以上の壊死との報告[34]もある．術後約8～9週は，力学的強度が非常に低下していることを念頭におく．

術直後から介入し，可及的早期に浮腫や腫脹を抑え，安静とアイシングにより炎症の早期軽減に努める．膝蓋骨周囲は軟らかいキャスト用下巻材と弾性包帯などで圧迫する．

関節可動域運動

当院では，移植腱にBTBを用いた解剖学的長方形骨孔ACL再建術を行っているが，術後早期から術後1週までは伸展装具固定にて安静としている．同時に，術直後から膝関節周辺の癒着を生じさせないよう十分に配慮し，膝蓋上包のストレッチなどを行う．術後1週目から伸展装具を除去し，可及的早期に完全伸展の獲得を目指す．術後早期の再建靱帯は壊死に陥るた

め強度が低下しており，特に3～8週は脛骨前方引き出し力が加わらないよう十分配慮する．ベッドで休む際も同様で，下肢の挙上位を保つために下腿へタオルなどを置かないよう十分に配慮する（図27）．膝関節の自動介助運動は，術前リハビリテーションと同様に両手で大腿を持ち上げながら膝関節を屈曲させる（図23参照）．

ACL再建術と同時に半月板縫合術を行っている場合の可動域拡大は，屈曲制限があるため，半月板縫合術術後プロトコルに準じ，8週までは120度以内にとどめる．

筋力強化運動

再建術後にスポーツ復帰を目指すには，大腿四頭筋の筋力強化が不可欠となる．しかし，大腿四頭筋の単独収縮は脛骨の前方変位をもたらし，再建靱帯に悪影響を与える．特に靱帯の成熟が不十分な時期では十分な配慮が必要となるため，大腿四頭筋の筋力強化にはバイオメカニクスの知識を得る必要がある．

■ OKCとCKCの影響

OKCとCKC（closed kinetic chain；閉鎖性運動連鎖）に関しては多数の議論がなされてきた．下腿変位量の測定やACL自体にトランスデューサーを埋め込むものなど多数ある．OKCでは膝関節伸展域（0～45度）での大腿四頭筋の筋収縮がACLの張力を増大させ，屈曲60度以上でACLの張力は変化しない[35,36]とされている（図28）[36]．一方で，OKCでは屈曲0～64度では前方引き出し力が発生する[37]とした報告もあるため，OKCでは70度以上での伸展筋力強化がよいと考える．CKCでは，大腿四頭筋とハムストリングスの同時収縮が生じるため，膝関節の圧迫力が増強し脛骨前方変位量は少ない[38]とされているが，ACL自体の緊張を実測した研究では，スクワットで高い緊張だった[36]と報告している．一方で，体重心の位置が後方へ変位するほど脛骨前方変位量が増加

5. 前十字靱帯再建術

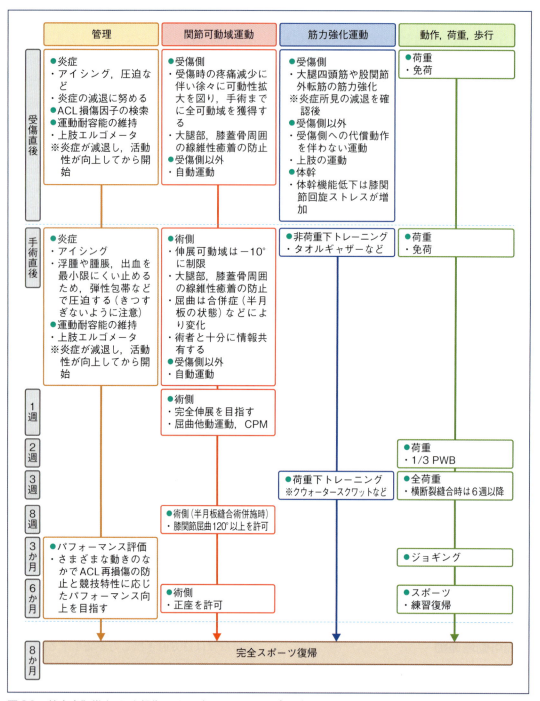

図26 前十字靱帯（ACL）損傷のリハビリテーションプログラム（再建術後：骨付き膝蓋腱〈BTB〉）
CPM：continuous passive motion（持続的他動運動），PWB：partial weight bearing（部分荷重）．

するため[29]，CKCのスクワットでは脛骨の前傾を意識させることが重要とされている．

以上のようにACLに生じる緊張度については，さまざまな報告がある．OKC，CKCという収縮形態よりも各動作でACLの緊張度が異なるため（**表2**）[36]，十分留意し，プログラムを

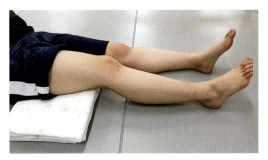

図27 タオルの位置
前方引き出し力がかからないよう，下肢の挙上位を保つ際は十分気をつける．

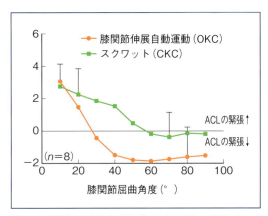

図28 膝関節屈曲角度におけるACLの緊張度
（Fleming BC, et al.：Open- or closed-kinetic chain exercises after anterior cruciate ligament reconstruction? Exerc Sport Sci Rev 2005；33〈3〉：134-40[36]より）
OKC：open kinetic chain（開放性運動連鎖），CKC：closed kinetic chain（閉鎖性運動連鎖），ACL：anterior cruciate ligament（前十字靱帯）．

選択する．

■ 予防プログラム

外傷予防プログラムについては，プライオメトリックトレーニングや筋力トレーニング，ストレッチ，バランストレーニングなどを行い，外傷発生が減少したなどの報告[39-41]がある．プログラムの実施により発生率が減少することのコンセンサスが得られつつある．

表2 動作時の前十字靱帯（ACL）最大緊張度（mean±standard error）

運動項目	最大緊張度（%）
15°での大腿四頭筋等尺性収縮（伸展トルク30 Nm）（OKC）	4.4±0.6
スクワット（スポーツコード使用）（CKC）	4.0±0.6
膝関節屈曲伸展自動運動（45Nブーツ着用）（OKC）	3.8±0.5
Lachmanテスト（150N前方剪断力，30°屈曲位）	3.7±0.8
スクワット（CKC）	3.6±0.5
膝関節屈曲伸展自動運動（負荷なし）（OKC）	2.8±0.8
15°での大腿四頭筋，ハムストリングス同時収縮（OKC）	2.8±0.9
30°での大腿四頭筋等尺性収縮（伸展トルク30 Nm）（OKC）	2.7±0.5
階段昇降（CKC）	2.7±1.2
20°でのレッグプレス（体重の40%）（CKC）	2.1±0.5
ランジ（CKC）	1.9±0.5
自転車エルゴメータ（CKC）	1.7±0.7
15°でのハムストリングス等尺性収縮（屈曲トルク-10 Nmまで）（OKC）	0.6±0.9
30°での大腿四頭筋，ハムストリングス同時収縮（OKC）	0.4±0.5
60°での大腿四頭筋等尺性収縮（伸展トルク30 Nm）（OKC）	0
90°での大腿四頭筋等尺性収縮（伸展トルク30 Nm）（OKC）	0
60,90°での大腿四頭筋，ハムストリングス同時収縮（OKC）	0
30, 60, 90°でのハムストリングス等尺性収縮（屈曲トルク-10 Nmまで）（OKC）	0

（Fleming BC, et al.：Open- or closed-kinetic chain exercises after anterior cruciate ligament reconstruction? Exerc Sport Sci Rev 2005；33〈3〉：134-40[36]より）

■ 引用文献

1) 史野根生：スポーツ膝の臨床．第2版．金原出版：2014．
2) McNair PJ, Marshall RN, Matheson JA：Important features associated with acute anterior cruciate ligament injury. N Z Med J 1990；103（901）：537-9.
3) 中田　研，岩橋武彦，前　達雄ほか：解剖学的再建術のポイントとリハビリテーション．

臨床スポーツ医学 2009；26（7）：749-55.

4) Otsubo H, Shino K, Suzuki D, et al.：The arrangement and the attachment areas of three ACL bundles. Knee Surg Sports Traumatol Arthrosc 2012；20（1）：127-34.

5) 島田洋一，高橋仁美編：整形外科術後理学療法プログラム．改訂第2版．メジカルビュー社；2014．p187.

6) Butler DL, Noyes FR, Grood ES：Ligamentous restraints to anterior-posterior drawer in the human knee. A biomechanical study. J Bone Joint Surg Am 1980；62（2）：259-70.

7) ガイドライン特別委員会 理学療法診療ガイドライン部会：理学療法ガイドライン第1版．日本理学療法士協会；2011.
http://jspt.japanpt.or.jp/guideline/1st/

8) Bach JM, Hull ML, Patterson HA：Direct measurement of strain in the posterolateral bundle of the anterior cruciate ligament. J Biomech 1997；30（3）：281-3.

9) 宗田 大，星野明穂，山本晴康ほか：ヒト膝関節前十字靱帯の張力測定．整形外科バイオメカニクス 1988；9：91-4.

10) Claes S, Vereecke E, Maes M, et al.：Anatomy of the anterolateral ligament of the knee. J Anat 2013；223（4）：321-8.

11) Koga H, Nakamae A, Shima Y, et al.：Mechanisms for noncontact anterior cruciate ligament injuries：knee joint kinematics in 10 injury situations from female team handball and basketball. Am J Sports Med 2010；38（11）：2218-25.

12) Shelbourne KD, Gray T, Haro M：Incidence of subsequent injury to either knee within 5 years after anterior cruciate ligament reconstruction with patellar tendon autograft. Am J Sports Med 2009；37（2）：246-51.

13) Reider B, Arcand MA, Diehl LH, et al.：Proprioception of the knee before and after anterior cruciate ligament reconstruction. Arthroscopy 2003；19（1）：2-12.

14) Schillhammer CK, Reid JB 3rd, Rister J, et al.：Arthroscopy Up to Date：Anterior Cruciate Ligament Anatomy. Arthroscopy 2016；32（1）：209-12.

15) Mir SM, Hadian MR, Talebian S, et al.：Functional assessment of knee joint position sense following anterior cruciate ligament reconstruction. Br J Sports Med 2008；42（4）：300-3.

16) Hewett TE, Di Stasi SL, Myer GD：Current concepts for injury prevention in athletes after anterior cruciate ligament reconstruction. Am J Sports Med 2013；41（1）：216-24.

17) Al-Othman AA：Clinical measurement of proprioceptive function after anterior cruciate ligament reconstruction. Saudi Med J 2004；25（2）：195-7.

18) Hoshino Y, Wang JH, Lorenz S, et al.：Gender difference of the femoral kinematics axis location and its relation to anterior cruciate ligament injury：a 3D-CT study. Knee Surg Sports Traumatol Arthrosc 2012；20（7）：1282-8.

19) Morrison JB：The mechanics of the knee joint in relation to normal walking. J Biomech 1970；3（1）：51-61.

20) Ménétrey J, Duthon VB, Laumonier T, et al.："Biological failure" of the anterior cruciate ligament graft. Knee Surg Sports Traumatol Arthrosc 2008；16（3）：224-31.

21) Shino K, Mae T, Nakamura N：Surgical technique：revision ACL reconstruction with a rectangular tunnel technique. Clin Orthop Relat Res 2012；470（3）：843-52.

22) Nakata K, Shino K, Horibe S, et al.：Arthroscopic anterior cruciate ligament reconstruction using fresh-frozen bone plug-free allogeneic tendons：10-year follow-up. Arthroscopy 2008；24（3）：285-91.

23) 島田洋一，高橋仁美編：運動器疾患の治療とリハビリテーション―手術・保存療法とリハプログラム．メジカルビュー社；2016.

24) 前 達雄，史野根生，橘 優太ほか：前十字靱帯再建術に関する最近の知見．関節外科 2015；34（3）：257-60.

25) Shino K, Mae T, Tachibana Y：Anatomic ACL reconstruction：rectangular tunnel/ bone-patellar tendon-bone or triple-bundle/semitendinosus tendon grafting. J Orthop Sci 2015；20（3）：457-68.

26) Wojtys EM, Huston LJ, Boynton MD, et al.：The effect of the menstrual cycle on anteri-

or cruciate ligament injuries in women as determined by hormone levels. Am J Sports Med 2002；30（2）：182-8.

27） Stijak L, Herzog RF, Schai P：Is there an influence of the tibial slope of the lateral condyle on the ACL lesion？ A case-control study. Knee Surg Sports Traumatol Arthrosc 2008；16（2）：112-7.

28） 松田直樹：トップアスリートに対するリハビリテーション―マルアライメント防止に着目したリハビリテーション．臨床スポーツ医学 2009；26（7）：783-91.

29） 八木茂典，今屋　健，吉田昌平：最先端ACLリハの実際―重要ポイントを整理する．Sportsmedicine 2010；22（7）：4-20.

30） Defrate LE, Papannagari R, Gill TJ, et al.：The 6 degrees of freedom kinematics of the knee after anterior cruciate ligament deficiency：an in vivo imaging analysis. Am J Sports Med 2006；34（8）：1240-6.

31） 小柳磨毅，今高康詞，小川卓也ほか：スポーツ損傷に対する理学療法．理学療法湖都 2014；34：21-8.

32） 小柳磨毅，中江徳彦，小川卓也ほか：ACL再建術前後の運動機能評価．関節外科 2011；30（1）：63-73.

33） 杉戸裕一，渡邉博史，梨本智史ほか：膝前十字靱帯損傷患者におけるリーチ距離を設定したstar excursion balance testについて．スポーツ傷害 2014；19：35-7.

34） Rougraff BT, Shelbourne KD：Early histologic appearance of human patellar tendon autografts used for anterior cruciate ligament reconstruction. Knee Surg Sports Traumatol Arthrosc 1999；7（1）：9-14.

35） Arms SW, Pope MH, Johnson RJ, et al.：The biomechanics of anterior cruciate ligament rehabilitation and reconstruction. Am J Sports Med 1984；12（1）：8-18.

36） Fleming BC, Oksendahl H, Beynnon BD：Open- or closed-kinetic chain exercises after anterior cruciate ligament reconstruction？ Exerc Sport Sci Rev 2005；33（3）：134-40.

37） Yack HJ, Collins CE, Whieldon TJ：Comparison of closed and open kinetic chain exercise in the anterior cruciate ligament-deficient knee. Am J Sports Med 1993；21（1）：49-54.

38） Beynnon BD, Fleming BC：Anterior cruciate ligament strain in-vivo：a review of previous work. J Biomech 1998；31（6）：519-25.

39） Hewett TE, Lindenfeld TN, Riccobene JV, et al.：The effect of neuromuscular training on the incidence of knee injury in female athletes. A prospective study. Am J Sports Med 1999；27（6）：699-706.

40） Olsen OE, Myklebust G, Engebretsen L, et al.：Exercises to prevent lower limb injuries in youth sports：cluster randomised controlled trial. BMJ 2005；330（7489）：449.

41） Mandelbaum BR, Silvers HJ, Watanabe DS, et al.：Effectiveness of a neuromuscular and proprioceptive training program in preventing anterior cruciate ligament injuries in female athletes：2-year follow-up. Am J Sports Med 2005；33（7）：1003-10.

6. 膝周囲骨切り術
around the knee osteotomy

> **key point** ▶▶ 膝周囲骨切り術（AKO）の適応は，大腿骨や脛骨のアライメント異常を伴う膝に対し，荷重時の疼痛の緩和および膝関節の機能の改善が期待できる関節温存手術である．AKOの役割は損傷コンパートメントに対する減負荷（unloading）が主体である．AKO後のリハビリテーションにおける理学療法士の役割は，術後だけでなく術前の患者教育から膝関節の運動機能に介入し，機能を最大限に高めることである．そのため理学療法士には，解剖学および運動学の知識や手術概要の理解，手術部位に応じた多面的な評価およびプログラムの立案が求められる．

概要と病態

　変形性膝関節症の本態は，加齢による関節軟骨や関節構成体の退行変性（図1）[1]と，骨組織の二次性増殖性変化とされている．日本における有病率は2,530万人，有症状患者数は800万人以上といわれており，疼痛により日常生活活動（activities of daily living：ADL）や生活の質（quality of life：QOL）が低下し，健康寿命まで短縮させているおそれがある．

　治療法は保存療法と手術療法があり，手術には鏡視下デブリドマン，膝周囲骨切り術（around the knee osteotomy：AKO），人工膝関節単顆置換術（unicompartmental knee arthroplasty：UKA），人工膝関節全置換術（total knee arthroplasty：TKA）などが行われている．変形の程度や単純X線上の病期判定，病型によって治療法が選択される．このなかでAKOは，アライメント異常を伴う患者に適応とされ，疼痛緩和および膝関節機能を改善[2]し，活動性の高い患者にも有効な手段として知られている．UKAは，内側または外側の単独のコンパートメントの変形性関節症が適応であり，マラソンやテニスなどhigh-impact sports

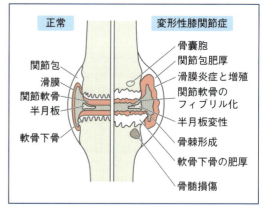

図1　変形性膝関節症の関節構成体の退行変性
(Loeser RF：Age-related changes in the musculoskeletal system and the development of osteoarthritis. Clin Geriatr Med 2010：26〈3〉：371-86[1]より)

は推奨されていないが，ほぼ正常膝と同等な歩行様式が得られる[3]．TKAは2コンパートメント以上の変形性関節症で適応となっているが，インプラントが大きくbone stock（骨母床）や合併症の発症頻度の問題がある[4]．以下，変形性膝関節症におけるAKOについて概説する．

■ 病態

　変形性膝関節症は，膝関節の軟骨や関節構成体の退行変性を主体とした慢性疾患であり，変性は段階的に進行する．軟骨は自然治癒能力が

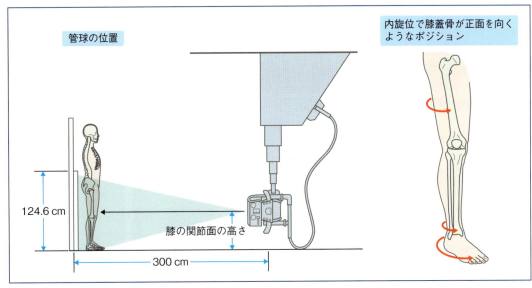

図2 立位下肢全長の撮影方法
(齊藤英知ほか:変形性膝関節症に対するハイブリッド閉鎖式楔状脛骨骨切り術. 整形外科 2017；68〈8〉：853-61[10] より)

乏しいため，一度発症すると進行を抑制することが困難と考えられている．病理学的には，関節軟骨の表層に近い部分から進行する軟骨細胞外基質(マトリックス)の消失，軟骨表層のfibrillation(粗造化)，軟骨の菲薄化，亀裂形成，軟骨細胞のクラスター形成や細胞死，関節周縁部の骨棘形成の変化がみられる．1986年にアメリカリウマチ学会(American College of Rheumatology：ACR)は，変形性膝関節症の定義を「50歳以上で30分以下の膝の拘縮(stiffness)と軋轢音(crepitus)があり，単純X線で骨棘と関節裂隙の狭小化(Kellgren-Lawrence〈K-L〉分類グレード2以上)」とした[5]．

MEMO
大規模住民コホート研究では，立位膝X線像でK-L分類グレード2以上と判定された有病者数は2,530万人で，そのうち有症状者は約800万人と推定されている．

変形性膝関節症の発症リスク因子は，年齢，肥満，性別，筋力，アライメント，外傷，遺伝子，スポーツ歴など多岐にわたり，組織内での分子レベルや生体力学的異常が発生する．進行因子は，軟骨損傷や半月板の逸脱，骨髄病変，滑膜増殖，大腿四頭筋の筋量減少など[6,7]があげられ，膝蓋下脂肪体の最大面積が変形性膝関節症において保護的役割を果たしている[8]とされている．

■診断・重症度分類

変形解析

正しい手術適応と最大の効果を得るためには，荷重下における下肢アライメントの変形解析を行うことが重要で，どこにアライメントを狂わせる要素が存在するか判断する．その情報をもとに，術前の理学療法評価を行うことで，異常アライメントと動作時の筋活動(局所的な過緊張など)を詳細に推論することができる．

下肢アライメント評価には，さまざまな指標がある．当院では，Paley[9]の方法に基づいて，両側立位下肢全長X線像(図2)[10]を使用し解析している．股関節から足部まで入る長尺撮影用のカセッテを用い，患者を膝関節完全伸展位にし膝蓋骨が正面を向くように下肢を内旋して撮影する[10]．

6. 膝周囲骨切り術

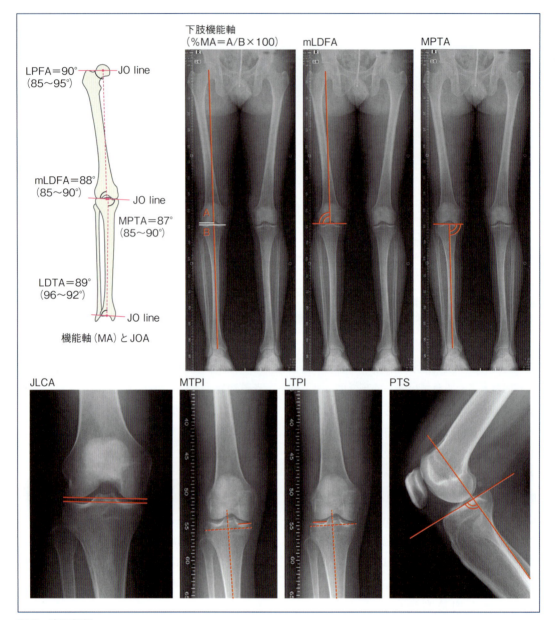

図3 変形解析
LPFA：lateral patellofemoral angle, JO line：joint orientation line, mLDFA：mechanical lateral distal femoral angle, LDTA：lateral distal tibial angle, MPTA：medial proximal tibial angle, JOA：joint orientation axis, MA：mechanical axis, JLCA：joint line convergence angle, MTPI：medial tibial plateau inclination, LTPI：lateral tibial plateau inclination, PTS：posterior tibial slope.

●**変形解析のパラメータ**（図3, 4）
- 下肢機能軸（mechanical axis：MA）：大腿骨頭中央と足関節中央を結んだ線であり，脛骨近位関節の接線との交点を計測する．脛骨関節面内側端を0％，外側端を100％とする．Mikulicz線ともよばれている．
- 膝外側角（femorotibial angle：FTA）：大腿骨の解剖軸と脛骨の解剖軸のなす角（正常値：176度）．
- HKA（hip-knee-ankle）：内反および外反膝

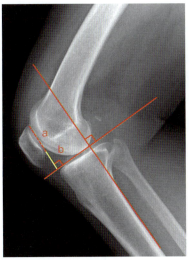

図4 mMK法（modified Miura-Kawamura index）

膝蓋骨高．仰臥位膝立て90度側面像（posterior sagittal view），基準線：後方骨皮質．
mMK＝b/a ×100

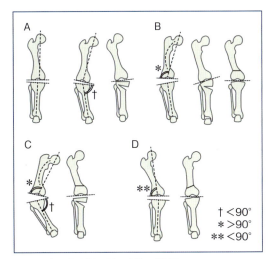

図5 変形解析と骨切り術の選択

A：MPTA＜90°は，OWHTO（開大式楔状高位脛骨骨切り術）の適応となる．
B：大腿骨外弯変形がある内反膝は，関節面の水平化のためOWHTOとCWDFO（閉鎖式大腿骨遠位骨切り術）の適応となる．
C：高度内反変形では，大腿骨，脛骨ともに変形しているため，DLO（double level osteotomy）の適応となる．
D：大腿骨外顆の低形成による外側型変形は，mLDFA＜90°でDFO（大腿骨遠位骨切り術）の適応となる．
（大沢亜紀：外側型変形性膝関節症に対する大腿骨遠位骨切り術．整形外科 2017：68〈8〉：872-7[12]を参考に作成）

の指標．大腿骨頭中心と大腿骨顆部中央点を結ぶライン（大腿骨機能軸）と脛骨近位高原部中央点と脛骨遠位天蓋部中央点（脛骨機能軸）のなす角度である．180度からの過不足分で表現され，内反では「−」，外反では「＋」で表記する．

- mLDFA（mechanical lateral distal femoral angle）：外側大腿骨関節面角度（正常値88度〈85〜90度〉）．
- MPTA（mechanical medial proximal tibial angle）：内側脛骨関節面角度（正常値87度〈85〜90度〉）．
- JLCA（joint line convergence angle）：大腿脛骨関節の開き角（正常値0〜2度）．
- MTPI（medial tibial plateau inclination）：脛骨軸の垂線と内側脛骨関節面の傾斜角度．
- LTPI（lateral tibial plateau inclination）：脛骨軸の垂線と外側脛骨関節面の傾斜角度．
- TTPI（total tibial plateau inclination）：MTPIとLTPIの和．
- PTS（posterior tibial slope）：脛骨後方傾斜．
- mMK（modified Miura-Kawamura index）[11]：膝蓋骨高．

図5[12]に変形解析と骨切り術の選択について基本的な考え方を示す．これに脛骨後方傾斜を考慮する．当院では膝蓋骨の位置も加味し，術式を決定している．

重症度分類

- **Kellgren-Lawrence（K-L）分類**（図6）[13]

K-L分類は1950年後半に発表され，現在でも単純X線を用いた重症度分類として活用されている．もともとは単純X線を用いて遠位指節間（distal interphalangeal：DIP）関節，中手指節間（metacarpophalangeal：MP）関節，手関節，頸椎および腰椎の椎間関節，股関節，膝関節の7関節について，①関節辺縁の骨棘形成，②関節周囲の小骨片，③軟骨下骨の骨硬化

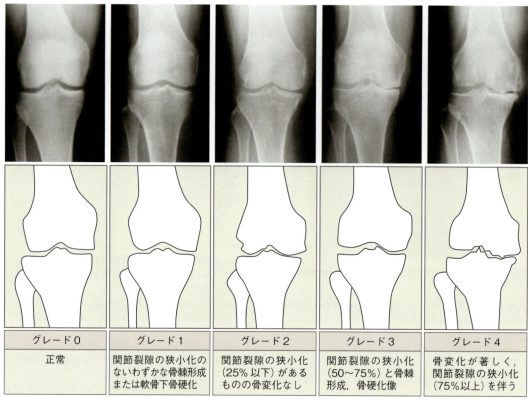

図6 Kellgren-Lawrence (K-L) 分類
(Kellgren JH, et al.: Radiological assessment of osteo-arthrosis. Ann Rheum Dis 1957;16〈4〉:494-502[13]を参考に作成)

を伴った関節裂隙狭小化,④軟骨下骨に認められる周囲に骨硬化を伴った小さな囊胞性病変,⑤骨端の変形(特に大腿骨頭)が変形性関節症の特徴的所見[14]であると報告されている.現在ではDIP関節,近位指節間(proximal interphalangeal:PIP)関節,MP関節,母指手根中手骨(carpometacarpal:CM)関節,手関節,膝関節,股関節,頸椎について定義が定められている.

検者内信頼性(κ係数0.56〈0.38〜0.73〉)と検者間信頼性(伸展位κ係数0.61〈0.42〜0.80〉,半屈曲位κ係数0.50〈0.25〜0.75〉)が非常に高い[15].

■ 予後

ハイブリッド閉鎖式楔状高位脛骨骨切り術((hybrid CWHTO) HTO)の長期成績が多く報告されている[16-20].内固定材料の固定性不足から後療法や外固定が長期化することや,合併症が多いことからTKAの手術件数が飛躍的に増加したが,ロッキング機構の登場で,内固定力もすぐれ外固定は不要となり,早期荷重が可能となった[21].適応と適切な矯正が得られれば関節が温存され,膝関節機能が維持されること,骨切りで脛骨後方傾斜を調整することにより前十字靱帯(anterior cruciate ligament:ACL)や後十字靱帯(posterior cruciate ligament:PCL)不全合併膝にも対応可能なこと,膝蓋骨低位であってもclosed wedge系骨切り術で対応できること,骨癒合さえ得られればスポーツや重労働をはじめとする日常の活動に制限がない[22]ことなどがあげられる.関節を温存しな

ら愁訴を解決し，半月板や軟骨が再生する可能性があることが最大のメリット[23,24]である．

■治療

骨切りと骨切りの効果

　下肢全体のアライメントの異常は，先天異常，大腿骨と脛骨のマルアライメントや体幹および足部の影響，筋のバランス，荷重異常，思春期のスポーツの影響，骨粗鬆症，骨折変形骨癒合などによって引き起こされる．ヨーロッパでは，思春期のスポーツ活動がVolkmann^{フォルクマン}の法則による骨端線の成長のアンバランスで内反アライメントが生じ，20代で17〜32％がすでに内反アライメントである[25]と報告されている．特に，膝関節のアライメント不良は病期進行の独立危険因子[26]とされ，変形が生じることでさらに強い応力が関節内に加わり，変形がさらに進行する．AKOは，関節外で下肢アライメントを修正することができ，膝関節の動的安定化や除圧効果が期待できる．また，関節内では，軟骨修復を含む生物学的リモデリング[27-29]や，滑膜炎の鎮静化など生物学的変化が誘導される[30]．さらに外反化や内反，スラストなど増悪因子が除去されるなどの生体力学的効果が報告[31]されている．UKAやTKAは活動性の高くない高齢者に推奨されており，60歳以下の若年者においてはADL，QOLの向上はもちろん，社会活動やスポーツ活動の継続のために骨切りによる関節温存手術は非常に有用である．

膝周囲骨切り術 (AKO)

　下肢のアライメントを矯正することにより，疼痛緩和や関節機能の改善のみならず，関節内での軟骨修復や滑膜炎の鎮静化など，さまざまな効果が報告されている．

　現在行われている骨切り術は多岐にわたる．現在行われている骨切り術として，大腿骨遠位骨切り術（DFO），脛骨顆外反骨切り術（TCVO），内側開大式楔状高位脛骨骨切り術（OWHTO），

表1　高位脛骨骨切り術 (HTO) の適応

Opening wedge HTO	Closed wedge HTO
膝外側角 (FTA) ≦185°	FTA>185°
屈曲拘縮≦15°	
前十字靭帯 (ACL)：	
正常に機能	正常に機能，軽度変性
外側大腿脛骨関節 (外側FT)：X線上正常	
膝蓋大腿関節 (PF)：X線上正常または無症候	
活動性：比較的高い	
年齢と体重：制限していない	

（赤松　泰ほか：高位脛骨骨切り術の適応と手術のタイミング．Orthopaedics 2017：30〈2〉：63-70[32]より）

外側閉鎖式楔状高位脛骨骨切り術（CWHTO），ハイブリッド型高位脛骨骨切り術などがあげられる．

　大腿骨遠位部，脛骨の粗面上と粗面下の骨切りに分類され，内反膝または外反膝に対して水平な膝関節面を再獲得しつつ理想のアライメントに矯正する[30]．

●高位脛骨骨切り術 (high tibial osteotomy：HTO)

　下肢のアライメントを関節外で変えることで関節の動的安定化や除圧効果を期待する関節温存術である．外反化骨切りにより，内側に偏位した荷重線を外側に移す．適応を**表1**[32]に示す．

　HTOの術式は，ドーム型骨切り法，片側仮骨延長法，逆V字型骨切り法，closed wedge法，opening wedge法など[30]さまざまな方法がある．1961年のJacksonら[33]が行ったHTOが最初の報告とされ，脛骨結節より遠位で骨切りしたものである．1965年にCoventryら[34]が脛骨結節より近位での骨切りを提唱し，closed wedge HTOの良好な短期成績を報告した．近位で骨切りすることにより，海綿骨や血流，伸展機構による圧迫力が骨癒合を促進するとされている．Koshinoは1970年に日本にHTOを導入し，2003年にはHTO後に軟骨が再生することを報告した[28]．2003年にLobenhofferらは，

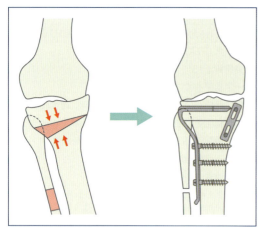

図7　閉鎖式楔状高位脛骨骨切り術（CWHTO）
（齋藤知行ほか：高位脛骨骨切り術前後のリハビリテーション．リハビリテーション医学 2005；42〈4〉：247-51[38]より）

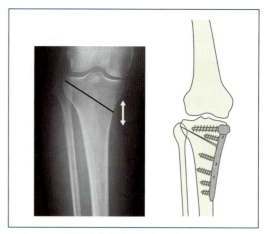

図8　開大式楔状高位脛骨骨切り術（OWHTO）

opening wedge HTOの固定にTomoFix®（体内固定用プレート）を使用することで骨癒合が良好に得られたことを報告し，現在のHTOに発展した．近年では，膝蓋大腿関節症を有する内側型変形性膝関節症に対する骨切り術として，ハイブリッド型closed wedge法[35]がある．closed wedge型HTOの際は，その矯正のために腓骨の骨切りが必須であったが，腓骨骨切り部の偽関節による疼痛残存が問題であった[36]．齊藤らは，骨癒合率のきわめて高い腓骨骨切り方法により，骨癒合が得られれば腓骨骨切り部痛は生じなかったと報告している[37]．

閉鎖式楔状高位脛骨骨切り術（closed wedge HTO：CWHTO，図7）[38]

脛骨近位部外側より楔状に骨切りした骨片を切り取り，脛骨を外反する手術である．膝関節のアライメントや関節可動域などの制限はなく，FTAが185度以上や伸展制限が15度以上の患者でも適応となる．また，膝関節前額面だけでなく，矢状面の矯正も可能となるため，適応範囲が非常に広い．脛骨後方傾斜を減じることにより10〜15度以上の伸展獲得が可能である[37,39]．

開大式楔状高位脛骨骨切り術（opening wedge HTO：OWHTO，図8）

脛骨近位内側で近位脛腓関節に向かって斜めに骨切りし，内側を開大することで変形を矯正する．膝関節の内側コンパートメント障害である内側型変形性膝関節症や特発性膝骨壊死が適応となる．

術前に下肢全長X線像で矯正角度を作図する（図9）[10]．膝関節のアライメントが立位膝外側角（FTA）で185度以下，伸展制限が15度未満が良い適応となる．

脛骨粗面上で骨切りし開大するため，骨癒合を促進する反面，過矯正時には膝蓋靱帯の緊張により膝蓋骨低位や膝蓋大腿関節障害が生じる．矯正角度は，術後の荷重線が脛骨近位関節面の脛骨内側縁から63％程度の位置を通るように設定する[40]．過矯正には十分注意する．

皮切は，膝蓋靱帯内側縁から2〜3 cm内側におく．鵞足と内側側副靱帯を確認し，内側側副靱帯のみ剥離する．膝蓋靱帯の内側縁を線維方向へ切離し脛骨外側のヒンジポイントから開大する．脛骨後方傾斜角が術前と同じになるようにし，TomoFix®プレートで固定する[41]．

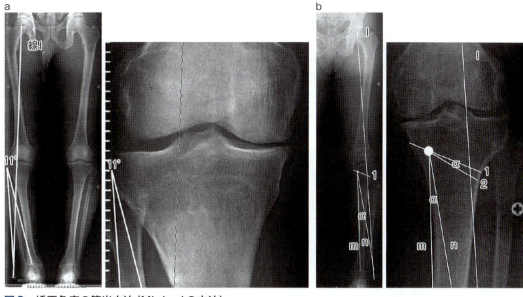

図9 矯正角度の算出方法（Miniaciの方法）
a. OWHTOにおけるヒンジポイントと矯正角（比較）．左図：股関節中心と矯正目標を通過する直線〔l〕を作図する．OWHTOでは，矯正角は，足関節中心とヒンジポイントを結ぶ線分と同じ長さの線分をヒンジポイントから直線〔l〕に引いてできる線分とのなす角度で求められる．右図：左の拡大図．
b. 骨切除領域の作図．左図：矯正角（α）の算出．右図：左の拡大図．ヒンジポイントは線分〔l〕を内側から1/3〜1/4の点に設定する．
（齊藤英知ほか：変形性膝関節症に対するハイブリッド閉鎖式楔状脛骨切り術．整形外科 2017；68〈8〉：853-61[10]）より）

● ハイブリッド閉鎖式楔状高位脛骨骨切り術（hybrid closed wedge HTO：ハイブリッドCWHTO，図10）

ハイブリッドCWHTO[35]は，①少ない骨切除量で大きな矯正が得られること，②膝蓋大腿関節に変形性関節症変化があっても関節温存が可能なこと，③脛骨後方傾斜の調整が可能なことが特徴[10]としてあげられる．当院では脛骨近位部に変形のある膝（MPTA<85°）を対象としている．また，OWHTOの適応外である膝蓋大腿関節症を伴った内側型変形性膝関節症や15度以上の屈曲拘縮膝，脛骨後方傾斜の増大したACL不全による二次性変形性膝関節症に対しても適応となる．

図10のようにヒンジポイントを設けて，内側を開大することで骨切除量が少なくなる．ヒンジポイントは内側から1/3〜1/4の点に設定する．

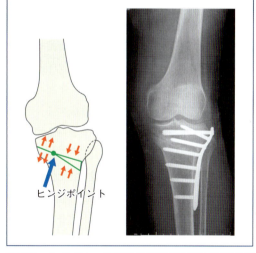

図10 ハイブリッド閉鎖式楔状高位脛骨骨切り術（ハイブリッドCWHTO）
左図のように骨切除する．ヒンジポイントを設けることで，骨切除量が減少する．

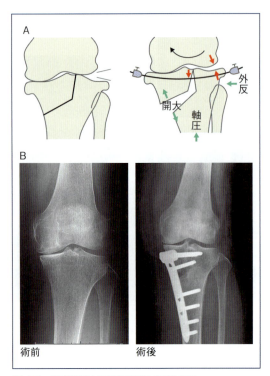

図11　脛骨顆外反骨切り術（TCVO）
術後は関節面の水平化が認められる．
（A：米倉暁彦ほか：進行した変形性膝関節症に対するTCVO. Orthopaedics 2013；26〈4〉：67-73[42]より）

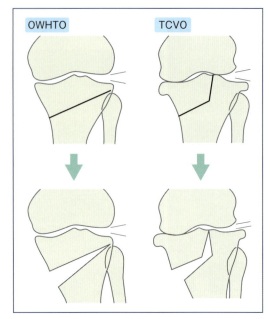

図12　開大式楔状高位脛骨骨切り術（OWHTO）と脛骨顆外反骨切り術（TCVO）の差異
（米倉暁彦ほか：進行した変形性膝関節症に対するTCVO. Orthopaedics 2013；26〈4〉：67-73[42]より）

手術は，前脛骨筋膜を切離し，前脛骨筋を剥離する．脛骨後方は骨切り部で骨間膜を切離し，レトラクターを挿入する．外側のfirst cut lineからKirschner鋼線を挿入後，作図した角度αに対してsecond cut lineを作成する．作図に沿って骨切除し，ロッキングプレートで固定する．

● **脛骨顆外反骨切り術（tibial condylar valgus osteotomy：TCVO，図11）**[42]

進行した変形性膝関節症では，脛骨関節面が水平を保てなくなる．膝関節内反変形の場合，大腿骨内顆と脛骨内側関節面の軟骨は摩耗し，内側関節裂隙は狭小化する．一方，大腿骨外顆と脛骨外側関節面は離開し，非接触状態となる（図11-A）[42]．このようなシーソー現象による膝関節の不安定性が残存する場合，HTOなどで下腿のアライメントが改善しても，膝関節の不安定性が残存し，納得できる疼痛軽減が得られない．そのため，外側コンパートメントに高度の変形があるものはHTOの適応とならない[39]とされてきた．TCVOはOWHTOの一種で，脛骨内側から外側顆間隆起へL字型に骨切りしし，外側大腿脛骨関節を整復することができる（図12）[42]．したがって，適応は，内側大腿脛骨関節が著しく摩耗し，脛骨内側プラトーが落ち込んだ進行期の内側型変形性膝関節症であり，そのような膝は外側大腿脛骨関節が開大している[42]．

● **大腿骨遠位骨切り術（distal femoral osteotomy；DFO，図13）**

大腿骨遠位部の骨切り術は，外反膝と内反膝の矯正に用いられる．まず，外反膝で一次性の外側型変形性膝関節症は，大腿骨外側顆に病変がある[43]場合が多く，腸脛靱帯や膝窩筋腱，外側側副靱帯が短縮し，内側側副靱帯が弛緩していることが多い[12]．比較的年齢が若く，活動性

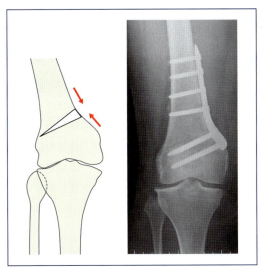

図13 大腿骨遠位骨切り術（DFO）

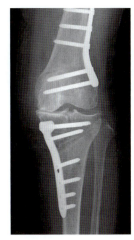

図14 double level osteotomy（DLO）

の高い人が対象となる．

　DFOは，HTOと同様に開大式と閉鎖式がある．当科では，骨癒合に有利な点から内側閉鎖式楔状大腿骨遠位骨切り術（medial closed wedge DFO：MCWDFO）を施行している．専用の固定性の高いロッキングプレート（Tomo-Fix® MDF〈medial distal femur〉）を用いて固定している．一方，内反膝では，外側開大式楔状大腿骨遠位骨切り術（lateral opening wedge DFO：LOWDFO）を行っているが，内側開大式高位脛骨骨切り術（MOWHTO）と併用（double level osteotomy：DLO）することが多い[44]．

● double level osteotomy（DLO，図14）

　従来の骨切りは脛骨近位のみで行われてきたが，高度変形の膝関節に対し，脛骨のみのsingle level osteotomyを行うと，脛骨関節傾斜が増大し，非生理的膝関節面となる．そのため，DLO（LCWDFOとMOWHTOなどの組み合わせ）が行われるようになり，single levelでは得ることのできない生理的膝関節面を再建できるようになった[45]．変形解析により大腿骨にも変形が存在するか確認して適応を決定する．MPTAが85度以上，mLDFAが91度以上でDLOが適応となる．

　当院では変形解析を中心に検討し，患者によってはdouble level double osteotomyやdouble level triple osteotomy[37]などを積極的に行っている．

理学療法・リハビリテーションの評価

　AKO後の理学療法では，骨切り部により考慮すべき事項が多岐にわたる．骨切り部の安定性，骨癒合の程度，関節の安定性，アライメントの変化による荷重軸の変化，筋活動，生活環境や仕事内容，スポーツ活動など，患者のおかれている状況に応じて適宜対応する．

　アプローチのコツは，①骨切り部と侵襲による影響を考慮すること，②荷重下における下肢全体の術前アライメントと術後アライメントを比較し，筋や靱帯などの軟部組織を重ね合わせてみることである．筋の走行や荷重軸の変化によって日常生活上の筋活動が変化することをイメージし，実際の動作を注意深く観察する．骨切り部の癒合過程と軟部組織の修復過程を考慮し，ADL能力を高めていくことが重要となる．

> **覚えておこう**
>
> **理学療法評価のポイント**
>
> 変形性膝関節症患者では，下肢の問題と併行して体幹など全身に問題がある場合が多い．AKO後は，術前からの問題が術後に残存していることが多く，術前からの評価および治療介入が効果的である．また，術後では，術前の身体の全体的な平衡のとり方や筋活動が遷延する場合が多く，下肢のアライメント変化後に本来必要となる筋活動を発揮できない患者が多い．術前から積極的に介入し，術後の動作にどのようにつなげるか吟味し，継続してアプローチしていく．

■ 術前

問診

外傷後の二次的変形性膝関節症の発症が多数報告されているため，既往歴を十分に聴取する．ACL損傷や半月板損傷など膝内障の有無，手術歴を確認する．また，前述した発症と進行リスクがないか把握するために，肥満や重労働などの職業，遺伝的要因，スポーツ歴なども確認する．変形性膝関節症は姿勢の影響も報告されているため，腰背部痛や頸部痛，脊椎圧迫骨折などの既往も確認する．

視診

皮膚の色調や腫脹などを確認する．腫脹は，皮膚のしわをみるとよい．発赤の程度や熱感などを確認する．

触診

はじめに熱感や膝蓋跳動テストにて関節内水腫の有無を確認する．次いで軟部組織の柔軟性を評価する．ACL損傷による不安定性や半月板損傷による切除術後の二次性関節症変化もあるため，既往歴の聴取とともに膝関節の不安定性を評価する．また，内外反弛緩性[46]は，リスク要因として知られているため術前の評価を忘れない．

疼痛

問診にて疼痛の出現部位を確認する．安静時，関節の自動運動および他動運動，深屈曲，荷重，階段昇降やしゃがみ込み，夜間など，疼痛の出現する状況を細かく聴取する．そのうえで，疼痛発生部位を指で示させる．その際，ピンポイントに示すこともあれば，周辺の漠然とした疼痛を訴えることもある．

次に圧痛を確認する．指で示す疼痛部位と圧痛所見がみられる箇所は，同部の軟部組織が原因による疼痛であることが多い．疼痛発生部位を手がかりに機能を評価すると理解しやすい．

関節可動域

現在の膝関節屈曲・伸展可動性を確認する．変形性膝関節症で関節可動域制限が生じる原因として，骨，筋や靱帯，脂肪体や皮膚など多岐にわたり，相互に絡み合っている．

また，膝関節の前後および側方動揺性も確認する．関節の動揺性は変形性膝関節症の進行に影響する可能性が示唆されている[47]．

筋の伸張性も評価する．腸腰筋の短縮テストとしてThomas（トーマス）テスト，大腿筋膜張筋や腸脛靱帯の確認としてOber（オーバー）テスト，大腿四頭筋の短縮テストとしてEly（エリー）テスト，術後に背屈可動域制限の生じる例があるため，足関節の可動性を確認する．体幹や股関節の可動性も忘れず確認する．

筋力

変形性膝関節症患者は，立脚初期に前脛骨筋や大殿筋，股関節内転筋の活動性が低下[48]し，lateral thrustに影響を与える．また，変形性膝関節症患者では大腿四頭筋の筋力が低下するとした報告[49-51]が多く，変形の進行，膝関節の不安定性と関係[52]している．そのため，術前からの評価が重要となる．extension lagの評価も併せて行う．

アライメント

大腿骨脛骨外側角（FTA）や大腿骨，脛骨の変形を考慮する．両下肢立位全長のX線像から変形解析の結果を把握することが望ましく，手術計画を主治医と共有する．

歩行

術前患者は，歩行速度，ケイデンス（歩調）が減少し，ストライド（歩幅）が増加する[53]．術後に比較するためにも快適歩行，努力歩行ともに測定する．歩容を確認し，ビデオで撮影しておくとよい．スラストを含め，上下動や回旋要素が生じるため，三次元動作解析装置で評価することが望ましい．

QOL

変形性膝関節症の健康関連QOLにおける疾患特異的尺度で有用な評価法として，Western Ontario and McMaster Universities Osteoarthritis Index（WOMAC）がある．WOMACは頻用度および信頼性が高い[54]．また，SF-36®（MOS〈Medical Outcome Study〉36-Item Short-Form Health Survey）は，健康関連QOLにおける包括的尺度として有用である．その他に，患者立脚型の膝の評価法として，Knee injury and Osteoarthritis Outcome Score（KOOS）や New Knee Society Score（New KSS），疾患特異的質問紙表としてOxford Knee Score（OKS）がある．

理学療法・リハビリテーションプログラム

AKOは，アライメントを矯正し，疼痛緩和および膝関節機能を改善させることが目的となる．HTO術後の理学療法については，①矯正した下肢アライメントの維持，②骨切り部の骨癒合の獲得，③膝関節の機能回復が目標となる[30]．AKO全般もこの考えに準じて行うことができる．また，骨切りに伴い，出血や周囲軟部組織の腫脹，浮腫などが生じるため，該当部位における骨折の理学療法を基盤にし，上記項目に介入する．

大腿骨遠位骨切り術（DFO）

骨切り方法としてsingle-planeとbiplanarがある．single-planeで行われたDFOの骨切り部は膝蓋上嚢の直下となる（図15）．biplanar osteotomy（2面骨切り）で行われたものは上嚢の損傷はないが，prefemoral fat pad（大腿骨前脂肪体）を含めた膝蓋上嚢の癒着防止が非常に重要となる．

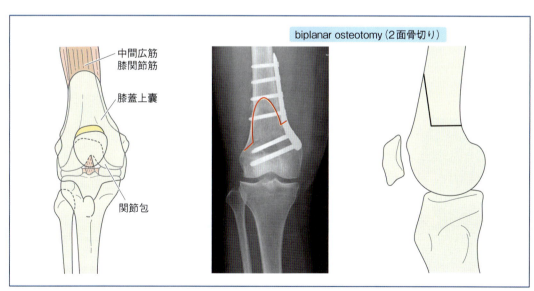

図15 膝蓋上嚢と大腿骨遠位骨切り術（DFO）骨切り部
骨切り部は膝蓋上嚢の直下となるが，biplanarで行われた骨切りに上嚢の損傷はない．

●浮腫，腫脹の管理

術直後の運動療法のポイントは，組織間の滑走性維持と改善にある．手術による炎症が強いため，浮腫や腫脹を管理し，早期炎症の減退に努める．浮腫，腫脹の管理と筋のリラクセーションができれば，可動域の獲得は順調に進むため，アイシングや下肢の挙上，足関節の底屈・背屈を行う．また，膝蓋骨周囲および大腿骨遠位部をキャスト下巻き材などで圧迫し，術後の浮腫を抑える（「4. 半月板切除術・縫合術」の項参照）．

●荷重

当院では，術後の疼痛に応じて早期から全荷重歩行を許可している．ただし，hinge骨折や骨質の状態に応じて荷重時期を考慮し，術後早い時期に伸展可動域を確保することを念頭においている．伸展域での外旋角度を意識する．

●関節可動域運動

術直後から大腿四頭筋の軽い等尺性収縮を繰り返す．これは，①大腿部のリラクセーション，②膝関節筋（「4. 半月板切除術・縫合術」の項図25参照）を収縮させ膝蓋上囊をストレッチし，屈曲方向への癒着防止，③早期自動伸展可動域の確保につなげるため，extension lagの改善，④歩行につなげる大腿四頭筋の準備段階に効果的である．術直後に十分に大腿部のリラクセーションを図ることが重要で，疼痛の軽減とスムースな関節可動域獲得につながる．

> **注意❗**
> 特に注意が必要なのは，術後の過度な安静である．自身でリラクセーションを得るコツを把握してもらい，病棟でも疼痛が生じない範囲で動かすよう努力してもらう．

DFO術後で膝蓋上囊とprefemoral fat padなどのストレッチ（「4. 半月板切除術・縫合術」の項図22参照）の際に，創部痛を訴える場合がある．手掌全体で包み込むようにストレッチ（図16）する．膝蓋骨周囲のストレッチ（「4. 半月板切除術・縫合術」の項図21，23参照）を行う．

DFO術後では腸脛靱帯と外側広筋の滑走性が低下（図17）している患者が多い．これは術前アライメントによる短縮の影響も大きく，術前から一貫した評価および治療が必要となる．大腿骨遠位部で可動域制限となりうる箇所は，皮膚，腸脛靱帯と外側広筋の柔軟性，外側広筋と内側広筋の柔軟性，ilio-patellar bandや膝蓋骨周囲の靱帯[55]などの軟部組織があげられ，伸張性の確保に努める．

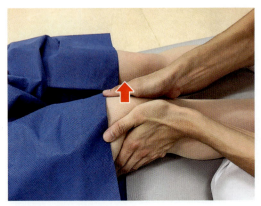

図16　膝蓋上囊のストレッチ
手掌で挟み込むように伸張する．

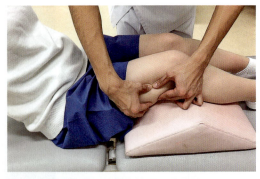

図17　腸脛靱帯と外側広筋間の柔軟性
大腿骨遠位部に変形のある患者では腸脛靱帯の短縮を認め，外側広筋間との柔軟性が低下していることがある．膝関節角度を変化させながら，柔軟性を評価する．

- ●筋力トレーニング

患肢以外の筋力トレーニングは積極的に行う．患肢は炎症や疼痛の減退を考慮し，等尺性収縮および自動介助運動から開始する．骨癒合の程度に伴い，抵抗量を多くしていく．大腿四頭筋の筋収縮は，骨切り部に対し求心位の方向に作用するため，筋力強化は非常に重要となる．筋力の向上とともに疼痛が軽減する患者もいるため，常に客観的な評価を忘れない．

脛骨顆外反骨切り術 (TCVO)

術後は組織間の滑走性維持と改善が重要となるが，比較的可動域改善が得られやすい．膝蓋骨周囲や膝蓋下脂肪体，大腿四頭筋の柔軟性を十分に改善し，深屈曲が得られるようにする．

- ●浮腫，腫脹の管理

術後早期の炎症期に対する対応はDFOに準じる．まずは浮腫および腫脹を軽減させ，後続する癒着を予防する．術後早期は疼痛が非常に強く，浮腫や腫脹により内外側膝蓋支帯や膝蓋下脂肪体など膝蓋骨周囲軟部組織の柔軟性が低下しやすい．さらに股関節周囲筋やハムストリングス，下腿三頭筋の過緊張がさらなる不動状態を作り出してしまう．可動性の維持・向上が第一に必要となり，早期からの浮腫予防やアイシング，カフパンピングは欠かせない．

また，術後早期からチェックしなければならないものに体温変化，CRP (C-reactive protein；C反応性蛋白質)，可溶性フィブリン値，Dダイマー値などがあげられる．四肢の手術，特に骨切り後は血栓ができやすいため十分に気を配る．

- ●関節可動域運動

術後1〜2週ほどで術直後の強い疼痛が軽減し，少しずつ体動がスムースになる．術前の関節可動域にも影響されるが，関節可動域が120度以上獲得されていることが望ましい．

可動域改善で忘れてはならないことは，早期膝関節伸展可動域の獲得である．術前の可動性が低下している場合は，術中所見を確認する．可能であれば，手術そのものに立ち会うか，術中麻酔下における完全屈曲可動域と完全伸展可動域の写真を参考にする．術直後から創部に影響を与えない範囲内で膝蓋骨の可動性と膝蓋下脂肪体の柔軟性を維持・拡大しておく．

膝蓋下脂肪体のストレッチ(**図18**)では，膝蓋骨を下方へ引き下げ膝蓋腱周囲をゆるませてから膝蓋下脂肪体を含め膝蓋腱ごと上へ持ち上げる．また，左右へ十分に移動させる．同時に大腿四頭筋の等尺性収縮も行う．その際は，大腿直筋，中間広筋，内側広筋，外側広筋などと選択的な収縮(**図19**)を促す．この選択的な筋収縮は，内外側膝蓋支帯や膝蓋下脂肪体など軟部組織の柔軟性の改善にもつながる．特に，中間広筋は膝関節筋と結合しており，膝蓋上嚢を

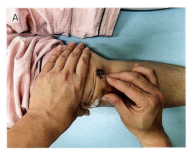 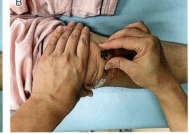

図18 膝蓋下脂肪体のストレッチ
膝蓋骨を下方へ引き下げ，膝蓋腱周囲をゆるませてから膝蓋下脂肪体を含め膝蓋腱ごと上へ持ち上げる(A)．また，左右へ十分に移動させる(B)．

大腿直筋と中間広筋	外側広筋	内側広筋
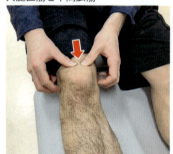	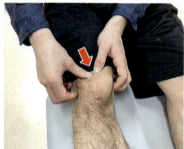	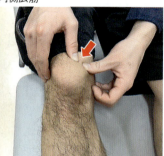

図19 大腿直筋と中間広筋，外側広筋，内側広筋の選択的収縮
膝蓋骨に抵抗をかけることで，選択的に筋収縮させる．写真ではわかりやすいように大きく動かしたが，実際は軽い抵抗で行う．

近位部に牽引するため，術後早期からの大腿四頭筋等尺性収縮は筋力の維持以外で膝蓋上嚢のストレッチとしても有用である．

●荷重

当院では，術部の安定性や骨質の状態，患者の体重にも左右されるが，疼痛に応じて早期から全荷重歩行を行っている．術後2〜3週ほどで疼痛は軽減し，動作が安定してくる．歩行時の疼痛は残存しているものの，歩行がスムースとなる．徐々に協調的な動きが改善し，double knee actionが出現する．歩行時にはまだ荷重による疼痛が残存しているため，疼痛が強い場合は荷重量をコントロールする．

高位脛骨骨切り術（HTO）

前述したように，HTOにはOWHTO，CWHTO，ハイブリッドCWHTOがある．一般的にはOWHTOが多く，矯正角度が大きい場合などでDLOやハイブリッドCWHTOが選択される．HTOでは術後の荷重痛や膝関節の可動性が問題となる．以下，症例数が多いOWHTOについて述べる．

OWHTOでは，膝関節の可動域獲得が比較的容易である．足関節の背屈制限を伴う患者や荷重時に外側の疼痛を訴える症例がある．

●炎症の管理

術直後は，TCVOやDFOなど他の骨切り術と同様に炎症の早期減退に努める．患者教育が最も重要であり，炎症を早期に減退させるためのアイシングやギプスの下巻き材などによる圧迫の必要性，膝蓋上嚢のストレッチや膝関節筋を収縮させるための大腿四頭筋等尺性収縮，膝蓋下脂肪体，膝蓋骨周囲の柔軟性維持など術前から十分に説明する．

●関節可動域運動

術後早期は疼痛による股関節周囲筋や大腿筋の攣縮がみられる患者もいるため，軽い筋収縮の繰り返しやⅠb抑制などで早期に改善を図る．また，術後に不安感などで関節を動かさないようにする患者には，早期にこの悪循環を断ち切り，積極的に自主練習として膝関節周囲を動かす習慣を作り上げることが重要なポイントとなる．

足関節の背屈制限が強い患者では，術後早期から伸展可動域の確保を心がける．ハムストリングスおよび腓腹筋，膝窩筋の緊張度や伸張性，内側側副靱帯の滑走性などを確認し，改善する．伸展域では回旋角度を常に意識する．屈曲可動性は比較的スムースに得られる．

膝蓋骨周囲のストレッチや膝蓋下脂肪体のストレッチを入念に行う．また，下方へ引き下げ膝蓋腱をゆるませてから大腿四頭筋を急激に収縮させることで，膝蓋下脂肪体の前方移動量を

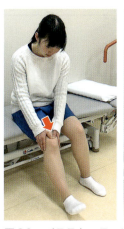 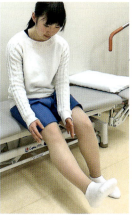

図20 パテラセッティングを利用した膝蓋下脂肪体の滑走維持

膝蓋骨を下方へ引き下げ，大腿四頭筋の収縮とともに手を離すことで膝蓋下脂肪体の滑走性を促す．

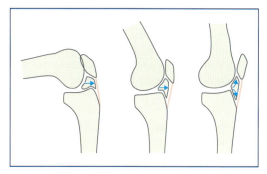

図21 膝蓋下脂肪体の前方移動

伸展に伴い膝蓋下脂肪体は前方に移動する．柔軟性を十分に引き出すことがポイントである．
（今屋　健：半月板損傷のリハビリテーション．Sportsmed 2013；25〈3〉：12-7[56] より）

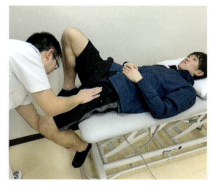 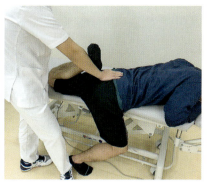

図22 大腿前面のストレッチ

背臥位では，対側の膝を立てるか手でかかえ，大腿四頭筋にストレッチを加える．腹臥位で対側下肢の股関節を屈曲するようベッドから垂らし，制限範囲内でストレッチを加える．

改善させる（図20，21[56]）．大腿前面の柔軟性が必要であり，膝蓋骨や膝蓋下脂肪体の可動性も含め伸展機構の柔軟性獲得に努める（図22）．

●荷重

疼痛に応じて全荷重を許可している．ただし，hinge骨折や骨質の状態に応じて荷重時期を考慮する．荷重時に外側の疼痛が強い場合は，hinge骨折が生じていないかCTで確認する．

●筋力トレーニング

HTO後の筋力トレーニングは非常に重要である．術前からセッティングを丁寧に指導する．また，膝蓋骨に抵抗をかけることで大腿直筋，内側広筋，外側広筋の選択的収縮を行う（図19参照）．

座位で膝関節の伸展運動を行う場合は，①骨盤後傾位にならないこと，②両下肢の間にボールを挟むことで内側広筋の筋活動を高めるとよい．変形性膝関節症患者では，腹部や腰背部の不安定性により骨盤前傾位をとれない患者もいる．意識的に体幹の協調運動を引き出すよう指導する．

■引用文献

1) Loeser RF：Age-related changes in the musculoskeletal system and the development of osteoarthritis. Clin Geriatr Med 2010；26（3）：371-86.

2) Brouwer RW, Huizinga MR, Duivenvoorden T, et al.：Osteotomy for treating knee osteoarthritis. Cochrane Database Syst Rev 2014；（12）：CD004019.

3) Whittle MW, Jefferson RJ：Functional biomechanical assessment of the Oxford Meniscal Knee. J Arthroplasty 1989；4（3）：231-43.

4) Liddle AD, Judge A, Pandit H, et al.：Adverse outcomes after total and unicompartmental knee replacement in 101,330 matched patients：a study of data from the National Joint Registry for England and Wales. Lancet 2014；384（9952）：1437-45.

5) 大関信武, 宗田　大, 齋藤知行ほか：早期変形性膝関節症の概念. Bone Joint Nerve 2016；6（3）：473-9.

6) 村木重之：膝OA進行を予測するXp・MRI所見. Bone Joint Nerve 2016；6（3）：485-90.

7) Doherty M：Risk factors for progression of knee osteoarthritis. Lancet 2001；358（9284）：775-6.

8) Han W, Cai S, Liu Z, et al.：Infrapatellar fat pad in the knee：is local fat good or bad for knee osteoarthritis? Arthritis Res Ther 2014；16（4）：R145.

9) Paley D：Normal Lower Limb Alignment and Joint Orientation. In：Principles of Deformity Correction. Springer；2002. p.1-18.

10) 齋藤英知, 島田洋一, 斉藤公男：変形性膝関節症に対するハイブリッド閉鎖式楔状脛骨骨切り術. 整形外科 2017；68（8）：853-61.

11) Miura H, Kawamura H, Nagamine R, et al.：Is patellar height really lower after high tibial osteotomy? Fukuoka Igaku Zasshi 1997；88（6）：261-6.

12) 大沢亜紀：外側型変形性膝関節症に対する大腿骨遠位骨切り術. 整形外科 2017；68（8）：872-7.

13) Kellgren JH, Lawrence JS：Radiological assessment of osteo-arthrosis. Ann Rheum Dis 1957；16（4）：494-502.

14) 石島旨章, 羽田晋之介, 金子晴香ほか：Kellgren-Lawrence分類からみた早期変形性膝関節症研究への期待と課題. Bone Joint Nerve 2016；6（3）：533-41.

15) Gossec L, Jordan JM, Mazzuca SA, et al.：Comparative evaluation of three semi-quantitative radiographic grading techniques for knee osteoarthritis in terms of validity and reproducibility in 1759 X-rays：report of the OARSI-OMERACT task force. Osteoarthritis Cartilage 2008；16（7）：742-8.

16) Coventry MB, Ilstrup DM, Wallrichs SL：Proximal tibial osteotomy. A critical long-term study of eighty-seven cases. J Bone Joint Surg Am 1993；75（2）：196-201.

17) Akizuki S, Shibakawa A, Takizawa T, et al.：The long-term outcome of high tibial osteotomy：a ten- to 20-year follow-up. J Bone Joint Surg Br 2008；90（5）：592-6.

18) Yasuda K, Majima T, Tsuchida T, et al.：A ten- to 15-year follow-up observation of high tibial osteotomy in medial compartment osteoarthrosis. Clin Orthop Relat Res 1992；（282）：186-95.

19) Insall JN, Joseph DM, Msika C：High tibial osteotomy for varus gonarthrosis. A long-term follow-up study. J Bone Joint Surg Am 1984；66（7）：1040-8.

20) Koshino T, Yoshida T, Ara Y, et al.：Fifteen to twenty-eight years' follow-up results of high tibial valgus osteotomy for osteoarthritic knee. Knee 2004；11（6）：439-44.

21) Takeuchi R, Ishikawa H, Aratake M, et al.：Medial opening wedge high tibial osteotomy with early full weight bearing. Arthroscopy 2009；25（1）：46-53.

22) Takeuchi R, Umemoto Y, Aratake M, et al.：A mid term comparison of open wedge high tibial osteotomy vs unicompartmental knee arthroplasty for medial compartment osteoarthritis of the knee. J Orthop Surg Res 2010；5（1）：65.

23) Nha KW, Lee YS, Hwang DH, et al.：Second-look arthroscopic findings after open-wedge high tibia osteotomy focusing on the posterior root tears of the medial meniscus. Arthroscopy 2013；29（2）：226-31.

24) 竹内良平：治療選択誌上ディベート（第2回）変形性膝関節症の治療選択HTO VS UKA—

「HTO」の立場から．Loco Cure 2015；1（2）：156-9.

25）Bellemans J, Colyn W, Vandenneucker H, et al.：The Chitranjan Ranawat award：is neutral mechanical alignment normal for all patients? The concept of constitutional varus. Clin Orthop Relat Res 2012；470（1）：45-53.

26）Tanamas S, Hanna FS, Cicuttini FM, et al.：Does knee malalignment increase the risk of development and progression of knee osteoarthritis? A systematic review. Arthritis Rheum 2009；61（4）：459-67.

27）Kanamiya T, Naito M, Hara M, et al.：The influences of biomechanical factors on cartilage regeneration after high tibial osteotomy for knees with medial compartment osteoarthritis：clinical and arthroscopic observations. Arthroscopy 2002；18（7）：725-9.

28）Koshino T, Wada S, Ara Y, et al.：Regeneration of degenerated articular cartilage after high tibial valgus osteotomy for medial compartmental osteoarthritis of the knee. Knee 2003；10（3）：229-36.

29）Odenbring S, Egund N, Lindstrand A, et al.：Cartilage regeneration after proximal tibial osteotomy for medial gonarthrosis. An arthroscopic, roentgenographic, and histologic study. Clin Orthop Relat Res 1992；（277）：210-6.

30）熊谷　研，齋藤知行：変形性膝関節症に対する骨切り術①―総論．関節外科 2016；35（3）：280-7.

31）内尾祐司：変形性膝関節症の病態と治療．島根医学 2013；33（1）：1-7.

32）赤松　泰，齋藤知行：高位脛骨骨切り術の適応と手術のタイミング．Orthopaedics 2017；30（2）：63-70.

33）Jackson JP, Waugh W：Tibial osteotomy for osteoarthritis of the knee. J Bone Joint Surg Br 1961；43-B：746-51.

34）Coventry MB：Osteotomy of the upper portion of the tibia for degenerative arthritis of the knee. A preliminary report. J Bone Joint Surg Am 1965；47：984-90.

35）Takeuchi R, Ishikawa H, Miyasaka Y, et al.：A novel closed-wedge high tibial osteotomy procedure to treat osteoarthritis of the knee：hybrid technique and rehabilitation measures. Arthrosc Tech 2014；3（4）：e431-7.

36）Jokio PJ, Ragni P, Lindholm TS：Management of the fibula in high tibial osteotomy for arthritis of the knee. Union times and complications. Ital J Orthop Traumatol 1986；12（1）：41-52.

37）齊藤英知，斉藤公男，佐々木香奈ほか：著しく内反したOA膝に対して施行したdouble level triple osteotomyの2例．JOSKAS 2017；42（1）：204-5.

38）齋藤知行，山田広志，酒井直隆ほか：高位脛骨骨切り術前後のリハビリテーション．リハビリテーション医学 2005；42（4）：247-51.

39）黒坂昌弘編：膝関節外科の要点と盲点．文光堂；2005.

40）Fujisawa Y, Masuhara K, Shiomi S：The effect of high tibial osteotomy on osteoarthritis of the knee. An arthroscopic study of 54 knee joints. Orthop Clin North Am 1979；10（3）：585-608.

41）赤松　泰，齋藤知行：変形性膝関節症に対する開大式楔状高位脛骨骨切り術．整形外科 2017；68（8）：818-23.

42）米倉暁彦，尾崎　誠：進行した変形性膝関節症に対するTCVO．Orthopaedics 2013；26（4）：67-73.

43）王　享弘：膝関節の外科―外側型変形性膝関節症の病態および治療法．別冊整形外科 1992；（別冊22）：171-6.

44）Babis GC, An KN, Chao EY, et al.：Upper tibia osteotomy：long term results - realignment analysis using OASIS computer software. J Orthop Sci 2008；13（4）：328-34.

45）中山　寛，吉矢晋一：変形性膝関節症に対するdouble level osteotomy．整形外科 2017；68（8）：838-45.

46）Miura H, Takasugi S, Kawano T, et al.：Varus-valgus laxity correlates with pain in osteoarthritis of the knee. Knee 2009；16（1）：30-2.

47）嶋田誠一郎：膝関節の病態運動学と理学療法―変形性膝関節症．理学療法 2007；24（6）：841-7.

48）井原秀俊，加藤　浩，木藤伸宏編：多関節運動連鎖からみた変形性関節症の保存療法―刷

新的理学療法. 全日本病院出版会；2008.

49) Diraçoglu D, Baskent A, Yagci I, et al.：Isokinetic strength measurements in early knee osteoarthritis. Acta Reumatol Port 2009；34 (1)：72-7.

50) Heiden TL, Lloyd DG, Ackland TR：Knee extension and flexion weakness in people with knee osteoarthritis：is antagonist cocontraction a factor? J Orthop Sports Phys Ther 2009；39 (11)：807-15.

51) Thomas AC, Sowers M, Karvonen-Gutierrez C, et al.：Lack of quadriceps dysfunction in women with early knee osteoarthritis. J Orthop Res 2010；28 (5)：595-9.

52) Sharma L, Dunlop DD, Cahue S, et al.：Quadriceps strength and osteoarthritis progression in malaligned and lax knees. Ann Intern Med 2003；138 (8)：613-9.

53) Chen CP, Chen MJ, Pei YC, et al.：Sagittal plane loading response during gait in different age groups and in people with knee osteoarthritis. Am J Phys Med Rehabil 2003；82 (4)：307-12.

54) Beaton DE, Schemitsch E：Measures of health-related quality of life and physical function. Clin Orthop Relat Res 2003；(413)：90-105.

55) 青木隆明, 林　典雄監, 松本正知著：骨折の機能解剖学的運動療法—その基礎から臨床まで　体幹・下肢. 中外医学社；2015.

56) 今屋　健：半月板損傷のリハビリテーション. Sportsmed 2013；25 (3)：12-7.

7. 膝蓋骨骨折観血的整復固定術
patellar fracture open reduction and internal fixation

> key point ▶▶▶ 膝蓋骨骨折の治療目標は，膝蓋大腿関節面の解剖学的整復と膝伸展機構の回復である．そのためには，膝関節構成体の運動解剖学的な知識や，整形外科的治療の内容を理解したうえでの円滑な理学療法が必要不可欠である．また，早期社会復帰に向けて，骨癒合の過程を阻害しない範囲で機能回復と機能低下の予防を図ることが求められる．

概要と病態

膝蓋骨は，大腿四頭筋腱内に位置する人体で最大の種子骨である（図1）．膝蓋骨の機能としては，滑車作用による膝関節運動の安定化，大腿四頭筋レバーアームの延長による大腿四頭筋作用の効率化，膝関節前面の保護などがあげられる．

膝蓋骨骨折の発生頻度は全骨折の約1％程度であり，膝関節周辺の骨折としては最も頻度が高い[1]．また，20～50代に多く，男性の発生頻度は女性の2倍程度多い[1]．

治療法としては，整形外科的な観血的治療や保存的治療に加えて，理学療法およびリハビリテーションが実施される．機能予後は良好とされている．

■病態

膝蓋骨骨折の受傷原因は，直達外力（衝撃が骨に直接作用するような力）によるものと介達外力（転倒して手をついたときなどのように，衝撃が肘や肩へと伝わる力）によるものに大別される．直達外力による受傷は，転倒時に直接地面に膝を打ちつけた場合や，交通事故によるダッシュボード損傷などで生じる．この場合は，縦骨折や粉砕骨折（図4参照）になる場合

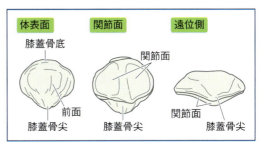

図1 膝蓋骨の解剖

が多い．介達外力による受傷は，転倒や転落時などの大腿四頭筋の急激な収縮や膝関節の強制的な屈曲が原因となる．この場合は，横骨折（図4参照）となり，膝蓋支帯の断裂や骨片の転位を合併することが多い．転倒した際などは，地面からの直達外力と大腿四頭筋の収縮による介達外力が同時に作用するため，複合的要因になる[2,3]．Coldwellによる骨癒合の目安では，仮骨形成までは6週，機能回復までは6～12週となっている．

■診断・重症度分類

診断

外傷の有無，症状，X線画像検査（前後像，側面像，軸位像）によって診断する（図2）．骨片の探索など，より詳細な検査が必要な場合はCT検査，膝蓋支帯や膝蓋靱帯損傷の確認のためにはMRI検査などを併用する．

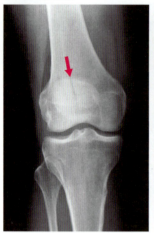
縦骨折の前後像

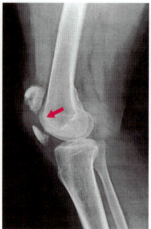
横骨折の側面像

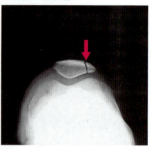
縦骨折の軸位像

図2 膝蓋骨骨折の単純X線像

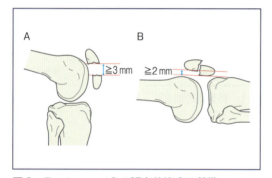

図3 Rockwoodらの観血的治療の基準
骨片間の3mm以上の離開(A)，関節面の2mm以上の不適合(B)が観血的治療の適応となる転位と判断される．

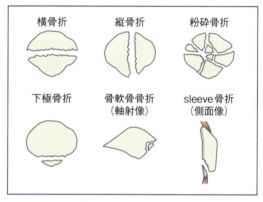

図4 骨折型分類

骨折型分類

　膝蓋骨骨折は，転位の有無と骨折型によって大別される．膝蓋骨骨折の治療には，膝蓋大腿関節の解剖学的整復や伸展機構の回復が求められるため，転位の程度は重要である．また，転位の有無は膝蓋支帯の断裂の程度にも関係するため，理学療法を行ううえで重要な情報となる．その基準としては，Rockwoodらの基準(骨片間の3mm以上の離開，関節面の2mm以上の不適合)が用いられる[3] (**図3**)．この基準を超えるものは転位が大きいと判断され，重篤な合併症などがない限り観血的治療の適応となる．

　骨折型分類には，Rockwoodの分類[2]，Carpenterの分類[4]，日本骨折治療学会で紹介されているOrthopaedic Trauma Association (OTA)分類[5]などがあり，いずれも広く用いられている．国内では，横骨折，縦骨折，粉砕骨折，下極骨折，骨軟骨骨折，sleeve骨折の形態に分類されることが多い(**図4**)．

　頻度としては横骨折が最も多く，次いで粉砕骨折が多い．

■症状

　膝関節前面(膝蓋骨部)に限局した疼痛および圧痛，関節血症による腫脹，膝関節の自動伸展運動障害がみられる．伸展運動障害は，膝関

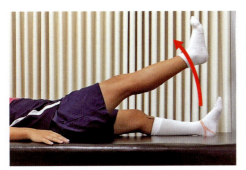

図5 下肢伸展挙上(SLR)運動

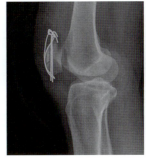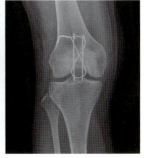

図6 modified tension band wiring (mTBW) 法のX線像

節自動伸展運動の他に，下肢伸展挙上(straight leg raising：SLR) 運動(図5)の可否によって判別する．また，横骨折などにより骨折部が離開した場合には陥凹を触れる．

■治療

膝蓋骨骨折の整形外科的治療には，観血的治療と保存的治療があり，転位の有無と膝関節伸展機構の破綻の有無によって選択する．転位による観血的治療の選択基準には，Rockwoodらの基準（骨片間の3mm以上の離開，関節面の2mm以上の不適合）が用いられ(図3参照)，伸展機構の破綻の有無と併せて判断する．また，開放骨折や，社会的に長期の外固定が不可能な場合も観血的治療を選択する[6]．整形外科的治療に併せて，理学療法およびリハビリテーションにより，機能障害の回復，社会復帰を目指す．

整形外科的治療

●観血的治療（手術療法）

観血的治療には，鋼線締結法，スクリュー圧迫固定法，膝蓋骨摘出法（全摘出，部分摘出）などがあり，骨折型によって選択される．

鋼線締結法

膝蓋骨の観血的治療として最も多く用いられている方法である．そのなかでも特に，Zuggurtung(ツーグルツング)によるtension band wiring (TBW) 法を改変したmodified TBW法(mTBW法；

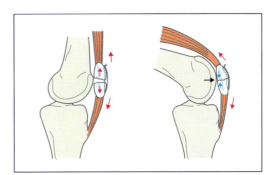

図7 tension band wiring (TBW) 法によるダイナミックコンプレッションの原理

TBW法は，膝関節屈曲運動に伴う骨折部の圧迫力を発生させることで骨癒合を促す方法である．しかし，強い大腿四頭筋の収縮に伴う膝関節伸展運動は骨折部への離開ストレスとなるため，運動療法時には留意する．

図6) や，鋼線二重締結法が用いられている[7-9]．mTBW法は，骨折部を横切るように刺入された2本のKirschner鋼線（Kワイヤー）にステンレスワイヤーを膝蓋骨の前面で8の字（または0の字）に締結する引き寄せ締結法であり，横骨折に用いられることが多い．通常，膝関節を屈曲すると骨片には前方に向かって離開する力がはたらく．しかし，mTBW法（またはTBW法）では，膝蓋骨前方でワイヤーを締結するため，膝関節の屈曲によって骨折部には圧迫力，いわゆるダイナミックコンプレッション（動的圧迫力）が加わる[2,10](図7)．これによって，骨折部の安定が得られるだけでなく，骨癒合を促すことにもつながる．

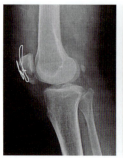
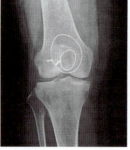

図8 鋼線二重締結法のX線画像

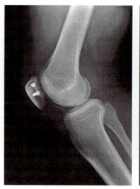
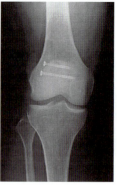

図10 スクリュー圧迫固定法のX線像

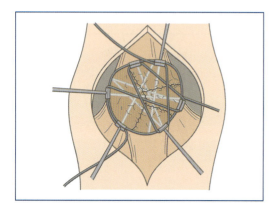

図9 ひまわり法のイメージ

また，Kワイヤーの代わりに皮質骨スクリューや海綿骨スクリューを用いてステンレスワイヤーを締結する方法も用いられる．鋼線二重締結法（図8）は，ステンレスワイヤーを浅層と深層で二重に締結することにより，膝関節屈曲時のダイナミックコンプレッションに加えて伸展位でも良好な固定性が得られる方法である[7]．また，比較的簡便で複数の骨折型に対応でき，内固定材による軟部組織の刺激が少ないことも特徴としてあげられる．

下極骨折や粉砕骨折に対しては，mTBW法に加えてラグスクリュー固定や膝蓋骨周囲をステンレスワイヤーで締結する周囲締結法（cerclage wiring）を併用して固定することが多い．

近年では，ひまわり法（self-locking pin and circumferential wiring）とよばれ，膝蓋骨の周囲に穴つきのピンを放射状に刺入し，周囲締結と前方締結を組み合わせて3次元的にケーブル固定する方法も用いられている[11]（図9）．この方法は，力学的特性にすぐれており，高度な粉砕骨折にも適応される[11]．また，ケーブルが1か所で破綻しても固定自体は破綻せず，ある程度の強度が残ることも利点としてあげられる．

スクリュー圧迫固定法

主に，単純な縦骨折や，大きな骨片を有する辺縁の骨折などに適応となる．これらの骨折の治療では，膝関節伸展機構の再建が必要なことは少なく，膝蓋大腿関節面の解剖学的整復が主な目的となる[10]．関節面の整復後に，皮質骨スクリューや海綿骨スクリューなどのラグスクリューを用いて固定することで，多くの患者で絶対的な安定性が得られる（図10）．

膝蓋骨摘出法（全摘出，部分摘出）

特に，膝蓋大腿関節面の整復が困難な粉砕骨折などでは，膝蓋骨摘出術が適応となる場合がある．全摘出はできる限り避けることが推奨されており，基本的に部分摘出が行われる[8]．

● 保存的治療（保存療法）

膝蓋骨の転位が少なく，膝関節伸展機構の破綻がない場合には，保存的治療が選択される．保存的治療では，初期にギプス（主にシリンダーキャスト〈筒状ギプス包帯〉）やニーブレス（膝装具）による外固定を3〜4週ほど行う．

安定している縦骨折などでは，早期から関節可動域運動を開始する．荷重は，外固定を行ったうえで疼痛に応じて全荷重が許可される場合が多い．外固定除去後は，X線像を確認しながら主治医と協議のうえで関節可動域運動や筋力増強運動などの理学療法を行い，機能障害の回復を目指す．

理学療法，リハビリテーション

機能障害の回復および社会復帰には，理学療法およびリハビリテーションが重要となる．主治医と協働した適切な理学療法により機能障害の残存を防ぎ，それぞれの回復過程に沿ったリハビリテーションにより，早期の社会復帰を目指す．

■予後

治療成績と予後

膝蓋骨骨折の治療成績は，観血的治療と保存的治療の両方で良好である．国内におけるいくつかの報告によると84〜100％の患者で良好な成績が報告されている[7,12-14]．成績不良例には，高エネルギー外傷や多発外傷が多かったとの報告もある[13]．また，国外の報告でも同様に良好な成績が報告されている[3]．機能不全としては，膝関節の可動域制限や伸展筋力低下が報告されているが，その程度は軽度なものが多く，頻度は10〜67％と幅広い[7,12,13]．合併症としては，偽関節，再転位，内固定材料による刺激症状や破損などがある．さらに，将来的に膝蓋大腿関節面の変形性関節症の原因となることも報告されている．

理学療法・リハビリテーションの評価

膝蓋骨骨折骨接合術では，転位を含めた骨折の程度や整形外科的治療の違いによって，理学療法およびリハビリテーションの進行を適宜変更する必要がある．したがって，術中所見を含めたそれらの情報を主治医と共有することは重要である．

膝蓋骨は膝関節構成体の一部であるため，経過中は膝関節の屈曲や伸展，回旋運動を適宜評価する．一方で，膝蓋骨は種子骨であり，その周囲には多くの軟部組織が存在するため，それらの評価も欠かせない．膝蓋骨の可動性は，多くが周囲軟部組織の柔軟性に依存し，それは膝関節運動の円滑さに直結するといっても過言ではない．

整形外科的治療

手術の方法，固定性，ダイナミックコンプレッションが生じる関節角度などを含めた術後リハビリテーションプロトコルを確認する．また，X線像などを用いてKワイヤーの突出部など，軟部組織に影響を与える部分の確認も必要である．これらの情報は，治療経過中も必要な情報となるため，主治医との密な情報交換が求められる．

炎症徴候

患部周囲の腫脹，熱感，発赤，疼痛を確認する．安静時に限らず，運動療法後などにも注意して確認する必要がある．

疼痛に関しては，炎症性疼痛に限らず，骨片が離開する可能性のある大腿四頭筋の筋力トレーニングなどの際にも注意して確認する．

軟部組織の柔軟性

膝関節周囲には，靱帯や脂肪体など多くの軟部組織が存在し，円滑な膝関節運動に関与している．膝蓋骨周囲にも，膝蓋靱帯，内・外側膝蓋大腿靱帯，内・外側膝蓋脛骨靱帯，内・外側膝蓋支帯，膝蓋上嚢，大腿前脂肪体，膝蓋下脂肪体などが存在し（**図11**），これらの組織の柔軟性は機能回復に大きく影響を及ぼす．したがって，損傷の程度を確認したうえで，これらの軟部組織の柔軟性を適宜評価する必要がある．

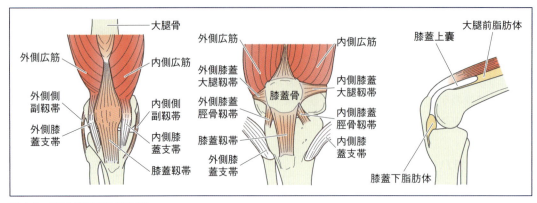

図11 膝蓋骨周囲軟部組織

> **注意**
> 膝蓋大腿靱帯など膝蓋骨に結合している組織については，骨片の離開に注意しながら評価する．

関節可動域

　外固定の除去後や外固定が不要な場合は，膝関節の可動域を測定する．しかし，骨癒合が脆弱な時期（術後4～6週まで）は，理学療法士による他動的な膝関節運動は行わず，自動運動や自動介助運動にて測定する．

　ある程度の骨癒合がみられてきたら，膝蓋骨の可動性を評価する．軟部組織の損傷程度に注意しながら左右方向，近位遠位（上下）方向の可動性，位置偏位，傾斜偏位を，正常解剖や非受傷側を参考に評価する．また，X線像を用いた膝蓋骨のアライメントについては，上下偏位は側面像（によるInsall-Salvati index；**図12**），左右偏位は前後像，傾斜偏位は軸位像（skyline view）を用いて評価する．

筋力

　大腿四頭筋の筋力評価では，骨折部の離開や再転位に注意が必要である．特に，完全伸展位から軽度（約30度）屈曲位では，大腿四頭筋の収縮が離開方向にのみはたらくため，mTBW法などが行われた場合は，大腿四頭筋の収縮が骨折部に対する有効な圧迫力となる60度以上の屈曲位で評価することが推奨される[15]．ま

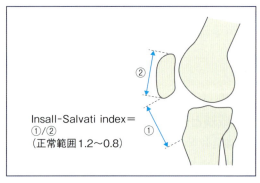

図12 Insall-Salvati index

> **覚えておこう**
> 　X線像において膝蓋骨の上下偏位を評価する方法としてInsall-Salvati index（**図12**）がある．①膝蓋腱長（膝蓋骨下端から脛骨粗面）と②膝蓋骨長の比が1.2以上の場合に膝蓋骨高位，0.8以下の場合に膝蓋骨低位と判定する．

た，他術式においても，骨癒合が脆弱な時期（術後4～6週まで）は，extension lag（自動伸展不全）の確認程度にとどめておき，過剰な負荷をかけないことが望ましい．

　患部外は，活動性低下に伴う筋力低下を起こさないよう，経過をとおして適宜評価する．

基本動作

●起き上がり

　術後早期は，膝伸展位固定用装具（以下，ニーブレース）にて外固定されている場合がある．したがって，受傷側の膝関節が伸展した状

態での起き上がりが可能か評価する．

●立ち上がり

起き上がりと同様に，立ち上がりも，受傷側の膝関節が伸展位の状態で立ち上がることが可能か評価する．家屋環境によっては，床からの立ち上がりが必要な場合もある．

日常生活活動動作（ADL動作）

●歩行

歩行は，ニーブレースで外固定したうえで，早期から全荷重を許可される場合が多い．膝関節軽度屈曲位での荷重歩行は，大腿四頭筋への負担が増えるため，できる限り完全伸展位で歩行することが望ましい．外固定が不要な場合でも，extension lagなどが原因で歩行中に膝関節が屈曲位となる跛行が出現していないか評価する必要がある．また，ニーブレースの固定がゆるい場合などに，ニーブレース内で膝関節が軽度屈曲位となる場合があるため注意する．

●階段昇降

階段昇降においては，受傷側が立脚している際に膝関節が軽度屈曲位になっていないか確認する．特に，骨癒合が脆弱な時期には，ニーブレース内部での屈曲やニーブレースの固定性も含めて評価する．

理学療法・リハビリテーションプログラム

評価の項目でも述べたが，プログラムの進行に関しても主治医と情報共有を図り，患部の状態に応じて適宜変更しながら進行する．一般的な経過を図13に示す．術後早期は，炎症の管

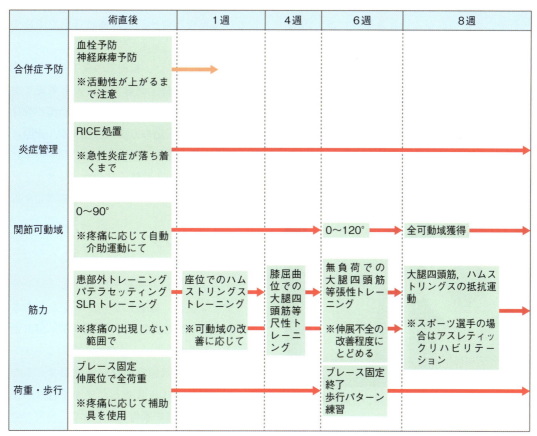

図13　膝蓋骨骨折観血的整復固定術の経過
SLR：straight leg raising（下肢伸展挙上）．

理と愛護的な関節可動域運動を実施し，骨癒合の程度に合わせて筋力トレーニングなどを追加していく．また，外固定の有無など，必要に応じて日常生活活動（activities of daily living：ADL）動作を指導する．

術後合併症の予防

●深部静脈血栓症

術後は，弾性ストッキングの着用に加え，足関節底背屈運動（カフパンピング）を励行し，深部静脈血栓症を予防する．

●腓骨神経麻痺

特に，硬膜外麻酔が入っている状態など，ベッド上で術側下肢の移動や動作を十分に行えない場合には注意が必要である．足趾や足関節の運動を確認するとともに，腓骨頭周囲がタオルなどで圧迫されていないか適宜確認する．

炎症の管理

術後に炎症徴候がみられる場合には，RICE（Rest〈安静〉，Icing〈冷却〉，Compression〈圧迫〉，Elevation〈挙上〉）処置にて管理する．術後早期には下腿や足部に腫脹や浮腫がみられる場合が多いため，患肢の挙上や足関節自動運動を励行する．また，膝蓋骨周囲に著明な腫脹や浮腫がみられる場合は，膝蓋骨周囲を圧迫する（図14）．熱感が強い場合は氷嚢などを用いてアイシングする．特に，運動療法後に熱感が出現する場合が多いため，適宜アイシングするように指導する．

関節可動域運動

外固定除去後，または外固定が不要な場合には，膝関節の可動域運動を開始する．疼痛に対する大腿四頭筋の防御収縮を避けるため，基本的に患者自身による自動運動もしくは自動介助運動で実施する．術後4～6週までは膝関節屈曲90度，術後8週までは120度，術後12週で全可動域の獲得を目指す[6]．ただし，自動運動または自動介助運動において疼痛の出現がなく目標可動域を超える場合は，過度に制限する必要はない．術後8週以降はリモデリングによって骨折部が安定してくるため，可動域制限が残存している場合は他動的な可動域運動を実施する．

可動域の改善には，術創部の皮下滑走や膝蓋骨の可動性を維持・改善することも重要である．膝蓋骨の操作をする際には，骨折型や骨片の離開，観血的固定の方法に注意する．実際には，膝蓋上嚢や膝蓋下脂肪体，膝蓋靱帯のモビライゼーションおよび膝蓋骨のティルティングやグライディング，ローテーションを併用する（図15）．

筋力トレーニング

術後早期から，疼痛の程度に応じて，パテラセッティングとSLR運動を開始する．パテラセッティングは，膝裏にクッションなどを置き，踵を接地した状態で行う（図16）．SLR運動では，下腿の重量による屈曲方向のモーメントによって大腿四頭筋の負荷を増強させるため，ニーブレースを装着したままで行う．また，膝関節可動域の獲得に合わせて，座位でのハムストリングスのトレーニングを行う．

本格的な大腿四頭筋のトレーニングは，骨癒

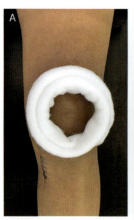
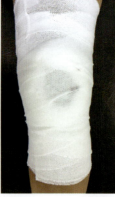

図14 キャストパディングを用いた膝蓋骨周囲の圧迫

筒状に巻いたキャストパディングを膝蓋骨周囲に置き（A），その上から弾性包帯を用いて圧迫を加える（B）．過度に圧迫しないよう注意する．

ティルティング（外側） グライディング（内側）

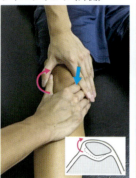
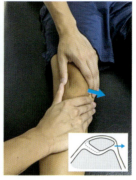

下部のティルティング　　下方へのグライディング　　ローテーション

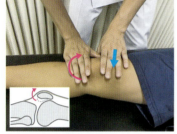
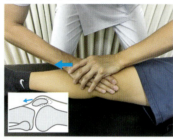
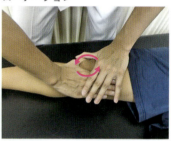

図15　膝蓋骨の操作

踵が接地している　　踵が浮いている

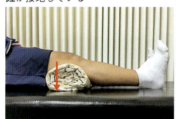
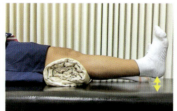

図16　パテラセッティング

合が始まる術後4～6週以降に開始する．当院では，術後4週から膝関節屈曲60度以降での等尺性収縮運動，術後6週から無負荷での等張性収縮運動を開始している[6]．術後8週以降は，痛みに応じて，負荷抵抗を用いた筋力トレーニングを，大腿四頭筋とハムストリングスに実施する．

覚えておこう
大腿四頭筋の筋力トレーニングは骨癒合の程度に依存するため，主治医と協議しながら実施する．

基本動作
● 起き上がり

一般的には，膝関節伸展位のまま寝返りをし，側臥位を経由して上肢のプッシュアップによって端座位へと移行する．他には，長座位から殿部を回転させて端座位へ移行する方法もある．

● 立ち上がり

端座位からの立ち上がりは，若年者では非受傷側にて片脚立位を行える場合が多いが，高齢者などでは，上肢で支持しながら行うなど，転倒を回避する方法で行い，環境を整える．一例として，座面端に腰かけ，受傷側の踵部で支持

■ 7. 膝蓋骨骨折観血的整復固定術

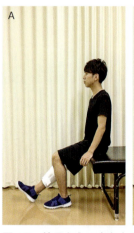 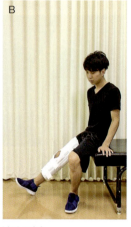 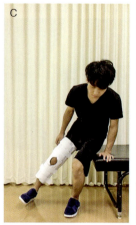 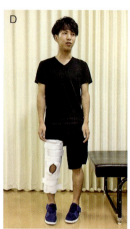

図17 椅子からの立ち上がりの例
受傷側の踵部で支持したまま(A), 非受傷側へ身体を回旋させ(B, C), 非受傷側の上下肢の力を用いて立ち上がる(D).

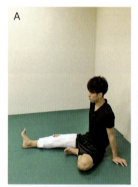 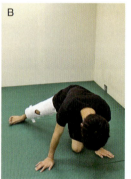 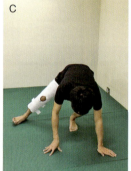 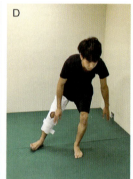

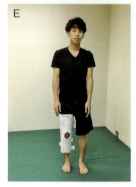

図18 床からの立ち上がりの例
非固定側の股関節を屈曲外転位にし(A), 非固定側の膝部を中心に転回し膝をついた状態とする(B). 次いで, 上肢と固定側で支持しつつ(C), 徐々に非固定側で立ち上がる(D, E).

したまま, 非受傷側を中心に身体を回転しながら立ち上がる方法がある(図17). また, 床からの立ち上がりでは, 非受傷側の膝立て位から上肢で支持しながら立ち上がる(図18).

ADL動作
●歩行(荷重)

術後早期から, ニーブレースなどにより膝関節を伸展した状態で全荷重が許可されることが多い. 当院では, 術後6週までニーブレース固定としたうえで全荷重を許可している[10]. 全荷重が許可されていても, 疼痛などに応じて松葉杖や歩行器を併用する. 術後6週が経過したら, ニーブレースを外した状態での歩行練習を開始する. しかし, 術後6週経過後も膝関節

のextension lagが著明に残存している場合や，骨癒合の進み具合によっては，伸展位での歩行を継続する．

ニーブレースを外した状態で跛行が残存する場合は，理学療法的な視点で機能障害の検出や歩行周期に沿った運動療法を実施する必要がある．

●階段昇降

ニーブレース装着下にて，2足1段の昇降方法を指導する．昇段時には非受傷側を先行させ，降段時には受傷側を先行させる．外固定が不要な場合でも，骨癒合が得られはじめる術後4～6週程度までは，2足1段で昇降をするほうが安全である．

術後6週が経過，またはニーブレースの装用が終了した際は，筋力の回復に応じて1足1段の昇降練習を実施する．

●衣服の着脱

膝関節伸展位を指示されている場合は，衣服（下衣）の着衣を受傷側から行い，脱衣を非受傷側から行う．また，関節可動域運動が開始されており，膝関節がある程度屈曲できる場合でも，伸展位で着脱することで骨折部への負担を減らす．

●排泄動作

排泄動作に関しては，使用する便器は洋式が基本となる．立ち上がりなどは前述した方法と同じだが，座っている際に受傷側下肢をのせておく台などを用意するとよい．

■ 引用文献

1) Boström A：Fracture of the patella. A study of 422 patellar fractures. Acta Orthop Scand 1972；143（Suppl）：1-80.
2) 高平尚伸：膝蓋骨骨折．糸満盛憲編：運動器外傷治療学．医学書院；2009．p.460-6.
3) Melvin JS, Karunakar MA：Patella fractures and extensor mechanism injuries. Court-Brown CB, Heckman JD, McQueen MM, et al. eds：Rockwood and Green's Fractures in Adults. Lippincott Williams & Wilkins；2014. p.2269-302.
4) Carpentar JE, et al.：Fractures of the patella. J Bone and Joint Surg 1993；75-A：1550-61.
5) Marsh JL, Slongo TF, Agel J, et al.：Fracture and dislocation classification compendium-2007：Orthopaedic Trauma Association classification, database and outcomes committee. J Orthop Trauma 2007；21（10 Suppl）：S86-8.
6) 木村善明，菅原慶勇：膝蓋骨骨折骨接合術．島田洋一，高橋仁美編：整形外科 術後理学療法プログラム．改訂第2版．メジカルビュー社；2013．p.192-6.
7) 佐藤博伸，梶原　一，伊坂　陽ほか：膝蓋骨骨折に対する鋼線二重締結法の治療成績．骨折 2015；37（1）：153-6.
8) Melvin JS, Mehta S：Patella fractures in adults. J Am Acad Orthop Surg 2011；19（4）：198-207.
9) Muller ME, Allgower M, Schneider R, et al.：Manual of Internal Fixation：Techniques Recommended by the Ao-Asif Group. Springer Verlag；1991.
10) 新倉隆宏，櫻井敦志，圓尾明宏：膝蓋骨骨折．Orthopaedics 2013；26（11）：105-11.
11) 圓尾明宏，田中和具，岡本浩治ほか：新しい膝蓋骨骨折の手術「ひまわり法」の力学的特性の検討．整形外科 2008；59（6）：637-42.
12) 益川眞一，忽那龍雄，浅見豊子ほか：膝蓋骨骨折の治療成績．整外と災外 1991；39（3）：936-41.
13) 宮本俊之，野口雅夫，中西秀二ほか：当院における膝蓋骨骨折の治療成績．整外と災外 2000；49（1）：82-5.
14) 圓尾明弘，藤田寛則，岡　真也ほか：膝蓋骨骨折に対する self-locking pin and circumferential wiring「ひまわり法」の臨床成績．骨折 2009；31（3）：644-8.
15) 加藤竜一，三上隆三，井上　肇ほか：膝蓋骨骨折に対する機能的骨接合術―臨床および生体力学，両側面からの検討．整形外科 1987；38（7）：936-41.

8. アキレス腱断裂縫合術
Achilles tendon rupture and repair

> **key point** ▶▶ アキレス腱断裂は，比較的発症頻度の高いスポーツ外傷であり，30〜40代から高齢者でレクリエーション参加などの活動性の高い人に多い．アキレス腱断裂縫合術後の理学療法およびリハビリテーションは，近年では一定期間の固定後は早期運動療法が効果的であるといわれており，患者教育を行いながら時期に応じた理学療法を行う．最終的なゴールは，日常生活復帰に加え，スポーツやレクリエーションへの復帰を考え，日常生活動作に必要なレベル以上の機能向上が必要になる場合もあり，競技特性や競技レベルを考慮した理学療法を行う．

概要と病態

■病態

アキレス腱は，腓腹筋とヒラメ筋で形成される共同腱で，踵骨の踵骨隆起に停止する（図1）．アキレス腱は，下腿筋膜内で腱傍組織（パラテノン）とよばれる粗性結合組織に覆われている．腓腹筋は，膝関節と足関節をまたぐ二関節筋であるのに対し，ヒラメ筋は単関節筋である．そのため，膝関節を屈曲位または伸展位にすることで足関節の可動域に差が生じ，筋力の評価や運動を行う際の違いとなる．超音波画像では，線維性で長軸方向に連続したアキレス腱が確認できる（図2）．また，アキレス腱は遠位方向に走行するにつれて内側方向へのねじれが生じる．

アキレス腱断裂は，スポーツやレクリエーション中の受傷が多く，急に走ったり，踏ん張ったり，ジャンプ時など，下腿三頭筋に急激かつ過剰な負荷が加わることで生じる．受傷時には，アキレス腱部に何かがぶつかった，けられた，断裂音が聞こえたと自覚することが多い．

アキレス腱断裂は発症頻度の高いスポーツ外

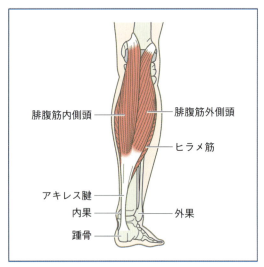

図1　アキレス腱の解剖
腓腹筋は二関節筋，ヒラメ筋は単関節筋である．

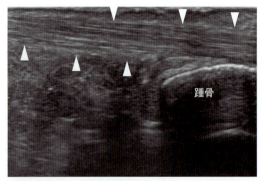

図2　アキレス腱の超音波像
長軸像ではアキレス腱はfibrillar patternで確認できる．

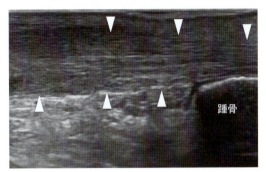

図3　アキレス腱の超音波像
患側は健側と比較してアキレス腱が肥厚している．

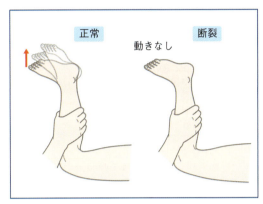

図4　Simmonds-Thompsonテスト
下腿三頭筋中央をスクイーズして足部が底屈しなければアキレス腱断裂と判断する．

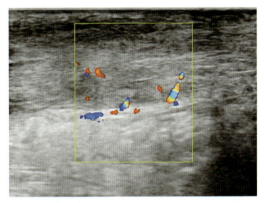

図5　超音波像
断裂部の状態に加え，その周辺の血流が評価できる．

傷であり，人口10万人に対して6〜37人程度といわれている[1]．年齢は30〜40代で最も多く，発生数は近年増加傾向にある．若年者ではスポーツ活動中の受傷が多い傾向にあり，高齢者ではレクリエーションの他，階段を踏み外すなどの日常生活動作での受傷が多い．スポーツ種目では，バドミントン，バレーボール，サッカー，テニス，剣道などの種目で多い．

アキレス腱断裂の腱では変性所見が確認され，超音波検査を用いてアキレス腱の前後径を断裂側と非断裂側で比較すると，アキレス腱断裂群の腱の肥厚がみられる[2]（図3）．また，限局性結節性変化などの存在から，腱の肥厚は退行変性を表していると考えられている[3]．断裂したアキレス腱ではこれらの変性所見がみられるため，アキレス腱断裂には退行変性が関与しているものと考えられる．

アキレス腱部の疼痛に対して，局所的あるいは全身的にステロイドなどの薬剤を投与することは，アキレス腱断裂を誘発すると考えられている．アキレス腱断裂を誘発する可能性の高い薬物として，フルオロキノロンやシプロフロキサシンなどの抗菌薬があげられている[1]．

■ 診断・重症度分類

診断は，主に特徴的な受傷時のエピソードによってなされるが，アキレス腱受傷部では陥凹が触知できる．また，徒手検査として，Simmonds-Thompsonテスト[4-6]（図4）があり，下腿を把持した際に足の底屈が生じなければ陽性とし，完全断裂を疑う．足の底屈が生じれば陰性となり，部分断裂や非断裂所見となる．

画像検査を行うことで，より正確に診断できる．X線像ではアキレス腱断裂そのものの所見はみられにくいが，骨折などの有無がわかるため，鑑別には重要である．MRIや超音波検査では，実際に断裂した所見をみることができる．特に超音波検査は，治療のフォローアップ中にも簡便に使用できる（図5）．

診断に関して，『アキレス腱断裂診療ガイドライン』は，**表1**[1]の4つのステップを示している．

8. アキレス腱断裂縫合術

表1　アキレス腱断裂の診断手順（4つのステップ）

- First step：医療面接（問診）
  - ・受傷時の特徴的な表現（アキレス腱部を蹴られた，pop音の聴取など）はあるか
  - ・アキレス腱部痛はあるか
  - ・階段昇降やつま先歩行は可能か
  - ・跛行はあるか
- Second step：理学所見
  - ・断裂部の陥凹を触知するか
  - ・つま先立ちは可能か
  - ・徒手検査〔Simmonds Thompson test, knee flexion test（Matles test）など〕は陽性か
- Third step：画像検査
  - ・確定診断がつかない場合や治療方針の決定に有用な検査法は何か
    - first choice：単純X線検査・computed radiography（CR）
    - second choice：超音波検査
    - third choice：MRI
  - ※治療方針や治療成績にも反映されるのでフォローアップの手段としての価値あり
- Fourth step：鑑別診断
  - アキレス腱炎・アキレス腱周囲炎，アキレス腱付着部裂離骨折，アキレス腱付着部障害（踵骨後部滑液包炎，アキレス腱皮下滑液包炎，アキレス腱付着部炎），腓腹筋挫傷（いわゆる肉離れ）・腓腹筋内側頭筋腱移行部の断裂（いわゆるtennis leg），脛骨過労性骨膜炎・疲労骨折，腓骨筋腱脱臼，後脛骨筋腱炎・長母趾屈筋腱炎など

（日本整形外科学会診療ガイドライン委員会ほか編：アキレス腱断裂診療ガイドライン．南江堂；2007[1]より）
日本の診療ガイドラインでは，アキレス腱断裂の診断手順を4つのステップで示している．

■ 症状

アキレス腱断裂部に疼痛と腫脹がみられるが，程度は軽い場合が多い．受傷直後は足関節の底屈自動運動が行えず，つま先立ちは不可能となる．歩行はできる場合もあるが，ランニングは行えない．

■ 予後

アキレス腱断裂の予後において重要と考えられているのは，再断裂の発生である．手術療法で1.7〜2.8％，保存療法で10.7〜20.8％となっている[1]．機能に関しては，長期的にみると手術療法と保存療法の間に差はないが，患側は健側と比較すると明らかに筋力低下を認める．

合併症

アキレス腱断裂の治療には合併症の発生リスクが存在し，手術療法と保存療法ともに再断裂，皮膚欠損，深部静脈血栓症，感染，癒着などがあげられる．

観血的な手術療法は，非手術療法と比較すると再断裂のリスクは低くなるが，感染，癒着，感覚障害などの合併症のリスクが高くなり，経皮的縫合術は，端々縫合術と比べて合併症の発生率は低いとされる[7]．

リハビリテーションを進めるうえで注意しなければならない点は，足関節底屈筋力トレーニングの負荷量である．縫合した腱の張力を超えた過剰な負荷は縫合腱の再断裂や腱の延長（elongation）を生じさせる可能性がある．このelongationは通常の腱よりも長くなった状態であり，アキレス腱断裂後に生じる筋力低下の原因とも考えられ，廃用性筋萎縮と鑑別してとらえる必要がある．超音波画像を用いてアキレス腱長を評価することも可能である．

■ 治療

アキレス腱断裂の治療方法は，保存療法と手術療法に分けられ，長期的な予後として差はないとされている．

保存療法

ギプスによる外固定を行い，アキレス腱断裂部位を引き寄せるため，足関節最大底屈位から固定を開始する．徐々に底屈角度を緩めながらギプスを巻き直し，6週かけて中間位までとする．

保存療法は，手術侵襲による神経損傷や創部の感染などのリスクが少ないが，再断裂の発生率は手術療法と比べるとやや高く，合併症の発生に注意する必要がある．また，できるだけ受傷後早期から治療を開始することが望ましい．

手術療法

端々縫合術や経皮縫合術がある．断裂したア

キレス腱を縫合する方法は多々あるが，どの縫合術がすぐれているかについて十分なエビデンスはない．しかし，個々の手術療法では有用であるとの報告が多い．縫合時は，腱傍組織を腱と同時に縫合する．腱傍組織は，前述したようにアキレス腱を覆っており，アキレス腱の修復に役立っている．

術後は，2週は底屈位でのギプス固定とし，その後早期から可動域運動，部分荷重練習を開始する．ギプス固定期間は短いほうがよいとされ，早期からの積極的なリハビリテーションが機能改善や癒着の防止になるとされている．ギプス固定後は，ブーツ型装具を使用する場合があり，足関節可動域に応じて内部のヒールの高さを調整しながら荷重歩行を進めていく場合もある．

理学療法・リハビリテーションの評価

整形外科的な評価は，前述したように医療面接（問診），理学所見，画像検査，鑑別診断で行われる．

問診

一般的な問診に加え，アキレス腱断裂は主にスポーツ場面で受傷するため，スポーツの種目，スポーツ歴，スポーツレベル，ポジションなどを確認し，受傷時の状況に関して情報を収集しておく．

視診

手術療法の場合，創部の状態に注意する．術直後の固定や装具を使用することで生じる治癒の変遷や感染の徴候があれば主治医に報告する．

また，術直後は浮腫の管理が重要なため，浮腫の程度を確認しておく．浮腫の程度の確認は，指で患部を押した際の凹みや皮膚色で判断する．凹みがすぐに戻らない場合は浮腫と判断する．炎症による腫脹の場合は圧痛を伴い，凹みはできない．

触診

アキレス腱部の触診は，踵骨アキレス腱付着部の内側・外側からアキレス腱の縁をたどることで行う．創部の状態を確認しながらアキレス腱の触診を進めていき，連続性が保たれていることを確認する．

術後では，徐々にアキレス腱の肥厚を確認できる．アキレス腱の肥厚は回復過程ととらえ，アキレス腱およびその周辺組織との癒着がないか確認することが重要である．

治療過程では，足関節の底背屈の動きに応じてアキレス腱と皮膚，皮下組織，周辺の軟部組織の動きが健側と比較して保たれているか確認していく必要がある．まれに創部が瘢痕化することがあるため，皮膚のモビライゼーションを行う場合もある．

疼痛

術後では，術創部の痛みの程度やギプス固定部位に痛みやしびれなどの症状がないか確認する．関節可動域運動を開始すると疼痛を訴える場合があるが，その疼痛がどこに生じている疼痛であるのかを確認する．明らかに断裂部の疼痛であれば，運動は疼痛の出現に配慮しながら行う必要がある．

> **覚えておこう**
> 術後は，周辺組織の癒着により疼痛が発生する場合があるため，疼痛の鑑別を行う．荷重時，運動時，伸張時など疼痛の発生する要因や時間帯など，原因を明らかにすることも必要である．

関節可動域

アキレス腱は腓腹筋とヒラメ筋から成る共同腱であり，起止部がそれぞれ異なる．前述したように，腓腹筋は膝関節と足関節をまたぐ二関節筋であるのに対し，ヒラメ筋は単関節筋であり，膝関節を屈曲位にするか伸展位にするかで可動域に差が生じることがある．そのため，膝

関節屈曲位，伸展位の両肢位での可動域の評価が重要となる．

荷重位でのストレッチを開始する段階では，荷重位での可動域や機能評価も重要となる．例えば，荷重位でのスクワット（しゃがみ込み）や，膝伸展位での下腿三頭筋ストレッチでの足関節可動域の左右差を確認しておく必要がある．

筋力

術前から術直後の免荷固定期間は，患部外の筋力を評価しておく．

カーフレイズを開始する時期からは，足関節の底屈筋力が重要となる．

> **注意**
> スポーツ復帰を目指す場合，患側の片足カーフレイズが十分に行えていないと，ダッシュやジャンプ，切り返し動作などで動きの代償が生じ，別の外傷の危険性が生じるため，筋力が回復するまで行わせない．

パフォーマンス

スポーツ復帰を目標とする場合，術後期間や単純な筋力や可動域測定でスポーツ復帰を判断するのは，競技特性やスポーツ復帰レベルを考慮した場合，不十分な場合がある．アキレス腱損傷後に必要なスポーツ動作には，ダッシュなどのスプリント，切り返し，ジャンプなどの瞬発的な動作が多い．アキレス腱断裂だからといって，足関節の機能にのみ着目し評価することは，スポーツ復帰を考える際には注意が必要である．

> **注意**
> 競技特性やスポーツ復帰レベルを考慮して評価する必要はあるが，あらゆるスポーツ場面において単関節のみの機能で動作を評価するのは難しい．

例えば，ジャンプ動作の場合，単純なバーティカルジャンプ（垂直跳び）であれば，足関節だけでなく，特に股関節や体幹の使い方が重要となる．ジャンプ動作の評価に関しては，両足同時に着地できているか，片足での着地が左右差なく行えているか，またその際に足関節の動きだけでなく，膝関節，股関節，体幹など，その他の機能も協調性をもった動きが行えているかを評価する．ジャンプ動作に関して，客観的な機能評価の指標としては，シングルレッグホップテスト[8]がある．シングルレッグホップテストは，片足で前方に跳び，その距離を測定し，左右差や身長に対する比を用いて評価する（図6）．

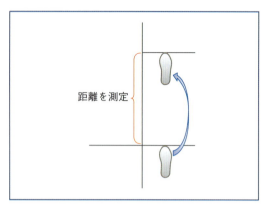

図6　シングルレッグホップテスト
片脚立位から前方に跳んだ距離を測定する．

理学療法・リハビリテーションプログラム

アキレス腱縫合術を行った際の理学療法およびリハビリテーションプログラムについて，以下，時期に分けて記載する．

■ 術直後（免荷期間）

術後は底屈位でのギプス固定で免荷のため，車椅子移乗や松葉杖歩行，日常生活活動（activities of daily living：ADL）動作を指導する．底屈位のため，足先をぶつけないように注意する．

深部静脈血栓症，浮腫の悪化を予防するために，患肢の挙上と足趾の自動運動を行う．

足趾屈筋群は損傷を受けたアキレス腱層とは

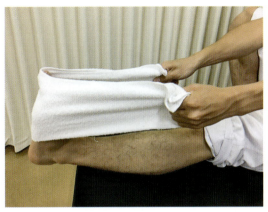
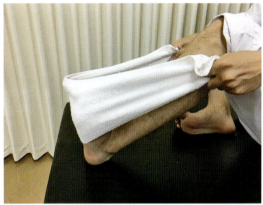

図7 ストレッチ
膝関節を伸展，屈曲の両肢位で行う．

筋膜で隔てられているのみであるため，癒着防止には屈筋腱の自動運動による組織の滑走が有効である[9]．

さらに，アキレス腱の深部にはケーラー脂肪体（kager's fat pad）が存在しており，脂肪細胞をはじめとする粗性結合組織の癒着によりアキレス腱の動きが阻害されることもあるため，積極的に足趾の自動運動を行い，癒着の予防に努める．

特に長母趾屈筋の収縮が脂肪体の動きを出すことが超音波画像からわかる．

リハビリテーションの際は創の状態を確認し，異常があれば主治医に報告する．

■部分荷重期（術後2週〜）

ギプス固定中から荷重する場合もあり，荷重量の指示は主治医に従う．一般的には1/3部分荷重から開始し，術後4週で全荷重となる．

足関節の可動域運動は，疼痛の出現に留意しながら自動運動から開始し，2週から他動的に開始する．足関節の可動域運動は，膝関節を屈曲，伸展の両肢位で行う（図7）．創部やその周辺の炎症徴候に注意しながら渦流浴も併用する．ギプス除去後，ブーツ型装具（図8）や足サポーターに切り替え，8週まで装具を使用する．

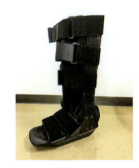

図8 ブーツ型装具
踵のエッジの枚数を調整し，底屈角度を変更する．

■全荷重期（術後4週〜）

一般的には，術後4週で全荷重とする．この時点で足関節背屈0度を目指すが，達成できていない場合は荷重を遅らせ，6週で全荷重を目指す．この場合は，主治医とよく相談する．筋力強化は，チューブを用いた抵抗運動を，疼痛の出現に注意しながらOKC（open kinetic chain；開放性運動連鎖）から開始する．

■機能回復期（術後6週〜）

荷重位での足関節の底屈抵抗運動を開始する．両足カーフレイズから行うが，荷重量は徐々に増やしていく（図9）．両足カーフレイズが可能となれば，片足カーフレイズへ移行していく．いきなり片足が難しい場合は，上肢の支持や両足から徐々に患側への荷重量を増やしていく．徐々に荷重位でのスクワット（しゃがみ込

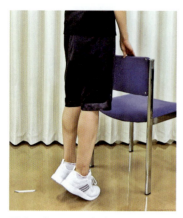

図9 カーフレイズ
両足から開始し，徐々に患側への荷重を増やしていく．

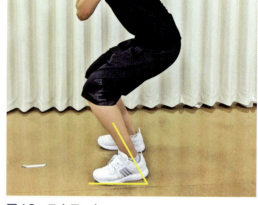

図10 スクワット
下肢の筋力強化に加え，荷重位での足関節の背屈可動域の拡大を狙う．

み）を開始し，機能的な可動域の拡大を目指す（図10）．装具やサポーターは，術後8週まで装着する．

■ 競技復帰期（術後3～5か月）

術後3か月の段階で片足カーフレイズが行えれば，整った平地でのジョギングから開始する．この時点で，可動域に関しては左右差がほぼない状態を目標とする．術後5か月でスポーツ復帰を目標とするが，シングルレッグホップテストの基準では健側比90％が一つの目安となる．そのため，術後3～5か月までの間は，筋力強化はもちろんのこと，競技特性を理解したうえでランニング，ダッシュ，ジャンプ，切り返しなどの基本的な動作練習を行っていく．

スポーツ復帰を目指す場合，復帰時期の目安や治療経過，リハビリテーションの流れに関しての説明を十分に行う必要がある．

■ 引用文献

1) 日本整形外科学会診療ガイドライン委員会，アキレス腱断裂ガイドライン策定委員会編：アキレス腱断裂診療ガイドライン．南江堂；2007．
2) Bleakney RR, Tallon C, Wong JK, et al.：Long-term ultrasonographic features of the Achilles tendon after rupture. Clin J Sport Med 2002；12(5)：273-8.
3) Nehrer S, Breitenseher M, Brodner W, et al.：Clinical and sonographic evaluation of the risk of rupture in the Achilles tendon. Arch Orthop Trauma Surg 1997；116(1-2)：14-8.
4) Simmonds FA：The diagnosis of the ruptured Achilles tendon. Practitioner 1957；179(1069)：56-8.
5) Thompson TC：A test for rupture of the tendo achillis. Acta Orthop Scand 1962；32：461-5.
6) Thompson TC, Doherty JH：Spontaneous rupture of tendon of Achilles：a new clinical diagnostic test. J Trauma 1962；2：126-9.
7) Khan RJ, Fick D, Keogh A, et al.：Treatment of acute achilles tendon ruptures. A meta-analysis of randomized, controlled trials. J Bone Joint Surg Am 2005；87(10)：2202-10.
8) Kramer JF, Nusca D, Fowler P, et al.：Test-retest reliability of the one-leg hop test following ACL reconstruction. Clinical Journal of Sport Medicine 1992；2(4)：240-3.
9) 林　光俊，石井良章：アキレス腱断裂の保存療法とリハビリテーション．臨床スポーツ医学 2007；24(10)：1065-72.

第1章 運動器

9. 踵骨骨折骨接合術
calcaneal fracture osteosynthesis

> **key point** ▶▶▶ 踵骨骨折は高所転落による受傷が多く，骨折が関節内外のどちらに及んでいるか，整復が行われているかが治療を進めるうえで重要である．また，理学療法およびリハビリテーションを行う際は，さまざまな合併症のリスクを把握する必要がある．疼痛が遷延化しやすいケースが多く，その原因を追究し，疼痛の管理や軽減に努める．

概要と病態

■病態

踵骨は足部で最大の骨であり，ほとんどが海綿骨から成る．そのため，骨折の際には圧壊や粉砕となる場合が多く，変形や腫脹が著しく，整復が容易ではない．受傷機転の多くは，高所からの転落による高エネルギー外傷となる．中高年以降の骨粗鬆症患者では，段差を踏み外したり階段を下りる際に骨折に至る場合もある．捻挫などに伴う損傷などもある．

踵骨は，前方では立方骨と踵立方関節となり，Chopart関節の一部を形成する．上方では距骨と関節をなすが，前，中，後と3つの関節面をもつ（**図1**）．後関節面での荷重負荷は大きく，骨折による関節面の破綻が歩行時痛の原因になることがある．

距骨下関節の運動軸は，距骨頭の中心と踵骨の後関節面の中心を結ぶ線上にあり，矢状面では水平軸と42度，水平面では足の長軸と23度にある（**図2**）[1]．この軸を中心に，回内と回外が生じる．骨折線が踵骨の後関節面を含むか否かで関節内骨折と関節外骨折に分けられる．特に，関節内骨折の場合，骨癒合後に距骨下関節での動きに制限が生じると歩行時痛の原因にな

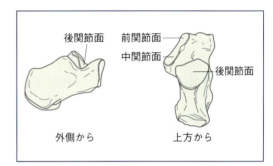

図1 踵骨の解剖図
後関節面は広く，大きな荷重負荷がかかる．

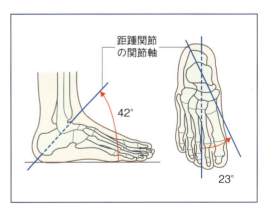

図2 距踵関節の軸位
距骨下関節の運動軸は，矢状面で水平軸に対し上方に42°，水平面で足の長軸に対し23°内側を向いている．
（Inman VT：The Joints of the Ankle. Williams & Wilkins；1976[1]を参考に作成）

りやすい．

■ 診断・重症度分類

診断

問診の段階で，高所からの転落や踏み外しなどの後に踵部の腫脹や疼痛を訴える場合は骨折を疑う．X線により比較的容易に診断は可能だが，関節内に骨折が及ぶ場合，重症度の確認と手術などの治療戦略を考慮するうえでCT撮影も行う．

X線撮影では，足部正面像，側面像，軸位像，Anthonsen撮影[2]を行う．主に側面像で骨折が判断できる．踵骨骨折では，後関節面の高さが下がることでBöhler角が減少する（図3）．軸位像では，Preiss角や横径指数などが用いられる．CT撮影により詳細な骨折の状態を把握し，治療法の選択や治療効果判定に用いる．

重症度分類

X線画像ではEssex-Lopresti分類[3]が有名であり，骨折線が関節面に及ばない関節外骨折と骨折線が関節面に到る関節内骨折の2つに分類している．関節外骨折は①踵骨隆起骨折，②踵立方関節に骨折線が入るもの，の2つに分類され，関節内骨折は5つに分類される．そのなかでも舌状型（tongue type）と陥没型（joint depression type）の2つが特に重要とされる（図4）．

CTを用いた分類ではSanders分類[4]がある．後関節面にある骨折線の数と部位により分類している（図5）[4]．

■ 症状

受傷後は荷重不能となり，歩行困難なことが多い．踵部の腫脹は著しく，足底には出血斑が出現する．足関節の底背屈は可能だが，内返しや外返しは不能となる．

■ 予後

予後は骨折の型や整復，合併症の有無により変わる．

関節外骨折は関節面が温存されるため，比較的に予後は良好である．関節内骨折の場合は，

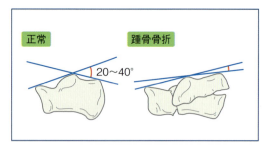

図3 踵骨骨折のBöhler角の変化
踵骨が陥没することによりBöhler角は減少する．+20°を下回ると骨折が示唆される．

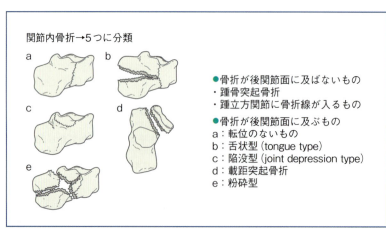

図4 Essex-Lopresti分類

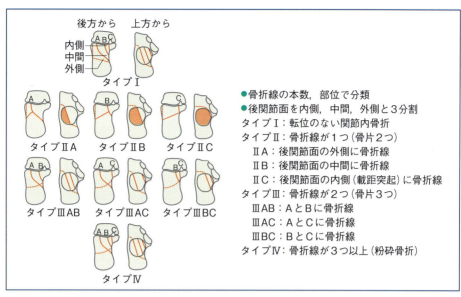

図5 Sanders分類
(Sanders R：Intra-articular fractures of the calcaneus：present state of the art. J Orthop Trauma 1992；6〈2〉：252-65[4]）より）

距踵関節面が不適合となる場合があるため，後遺障害が残る場合が多い．また，整復不良も同様に関節面の不適合による関節症を引き起こす場合がある．そのため，骨折後の治療では整復を得ることが重要とされる．

■合併症

局所的な腫脹を伴いやすいため，循環障害が生じやすい．また，受傷機転として高所からの転落が多いため，高齢患者では脊椎の圧迫骨折を合併することがある．

また，リハビリテーションを進めていくうえでは，荷重の不足による骨萎縮も伴いやすいため，荷重量の管理をすすめる必要がある．なお，下腿三頭筋の筋力低下，複合性局所疼痛症候群（complex regional pain syndrome：CRPS）の存在も予後に影響するため，随時確認しながらリハビリテーションをすすめる．

変性治癒例ではBöhler角の減少による扁平足を呈し，疼痛を生じやすい．外側隆起が残存したり骨癒合後に踵骨の横径が増大した場合は腓骨筋腱がインピンジメントを生じ狭窄性腱鞘炎や絞扼性腓腹神経障害を生じる．距骨と踵骨の関節面の不適合が残ったまま癒合してしまうと関節症を引き起こし，変形性足関節症となる．

■治療

保存療法（非観血的療法）と経皮的整復法，手術療法がある．

保存療法

保存療法は，転位のない骨折が適応となる．早期運動や荷重によって，関節拘縮や骨萎縮を防ぐことに主眼をおいたものである．荷重に関しては，踵部に荷重がかからない装具（図6）[5]）を使用し，踵部を免荷した状態での歩行から開始する．

整復に関しては，日本では徒手整復術（大本法）が普及しており，主に踵腓靱帯を利用して内反・外反を繰り返しながら牽引をすることで整復する．

経皮的整復法

非観血的に整復が行われなかった場合に適応

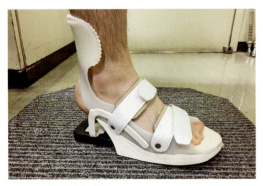

図6 踵骨骨折用装具
(柏倉 剛ほか:運動器疾患の治療とリハビリテーション―手術・保存療法とリハプログラム.メジカルビュー社; 2016. p.233-9[5]より)

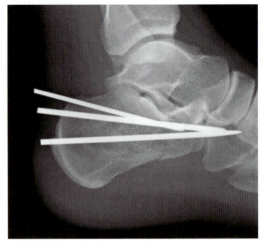

図8 Westhues法のX線像
鋼線を用いて整復し,そのまま固定する場合もある.

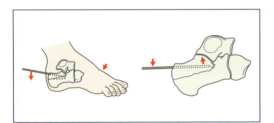

図7 Westhues法
鋼線を用いて踵骨後方から整復を行う.

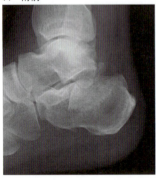 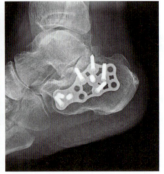

図9 踵骨骨折のX線像
A:X線像で踵骨骨折がわかる.
B:外側アプローチのプレート固定を行っている.

となる.鋼線を踵骨後方から刺入し,落ち込んだ関節面の整復を行うWesthues(ウェストヒューズ)法がある(図7, 8).

手術療法

非観血的に整復を行っても十分な整復が得られない場合は,観血的整復固定を選択する.さまざまなプレートや鋼線が使用される(図9).

小切開して関節面を直視して整復する方法や,L字切開の外側アプローチによって距骨下関節面,後関節面を直視する方法がある.

骨折の際に海綿骨が圧縮されて整復後に空洞が生じた場合は,人工骨の骨移植を行う場合がある.術後は骨萎縮を予防するため,早期に可動域運動,装具を使用した荷重を開始する.

踵骨骨折は疼痛が遷延しやすく，後遺障害が残ることがある．腫脹によるコンパートメント症候群やCRPSなどの症状を見逃さないことが重要である．循環動態を改善し，浮腫の軽減のため交代浴が有効であるが，術創部の治癒遷延がある場合は行わない．

理学療法・リハビリテーションの評価

問診

受傷機転を聴取する．高齢者では踵骨骨折に加え，高所転落による脊椎圧迫骨折のリスクを伴うため，それらについても確認する．受傷前の日常生活活動（activities of daily living：ADL）の状態から，術後のリハビリテーションの経過に問題がないか判断する．

視診，触診

患部周辺の皮膚の色や腫脹の程度を評価し，治療経過の確認と合併症の鑑別を行う．受傷後から，踵部から前足部にかけての強い腫脹や浮腫が確認できる．浮腫はまれに下腿にまで及ぶため，日々の変化に留意する．

合併症は主にコンパートメント症候群やCPRSとの鑑別が重要であり，発赤や腫脹の程度を確認する．神経障害があれば感覚障害が出現することもあるため，見逃さないように注意する．骨癒合後に扁平足などの足部変形が確認されたり，足の大きさの左右差が出現したりする．

疼痛

術直後から，疼痛の程度や種類，増悪因子などを把握しておく必要がある．これは術部の疼痛だけでなく，コンパートメント症候群やCRPSなど合併症にかかわる疼痛との鑑別のためである．

歩行時や荷重時に骨折部で疼痛が出現することが多く，関節面の不整などがあると長期に及ぶ場合もある．

関節可動域

一般的に踵骨骨折後では，距腿関節での底背屈制限は生じにくい．骨折によって距踵関節面の不整がある場合，回内・回外による疼痛や可動域制限が生じる．変形矯正された場合，理学療法での治療は困難とされる．

筋力

下腿三頭筋をはじめとする下腿の筋や足の内在筋の筋力低下をきたすことがある．骨折後早期は，踵骨に付着するアキレス腱の牽引力がかかる場合があるので，主治医に確認しながら慎重に評価する必要がある．

理学療法・リハビリテーションプログラム

リハビリテーションを進めるうえで注意しなければいけない点は骨萎縮の予防である．骨萎縮は非荷重のほか，外傷そのものや手術侵襲，ギプスなどの外固定，高齢などが要因で生じると考えられている．また，骨萎縮は骨折部だけではなく，患肢全体に生じるとされる．踵骨骨折の治療において，外固定や免荷だけではなく，外傷や手術侵襲による腫脹，循環障害によってさらに骨萎縮が生じやすい環境にある．そのため早期運動療法による循環の改善や下肢機能の向上，外固定が外れ荷重が許可された時点での段階的な荷重歩行練習が骨萎縮の予防として重要である．

また，治療経過において疼痛が遷延する場合，反射性交感神経性ジストロフィー（reflex sympathetic dystrophy：RSD）が生じている可能性も考慮し，浮腫や皮膚色の変化，発汗異常も同様に確認しておく必要がある．RSDによる骨萎縮はSudeck 骨萎縮といい，温熱療法や交代浴といった物理療法のほか運動療法，歩行練習が有効とされる．

手術療法の理学療法およびリハビリテーショ

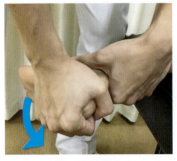 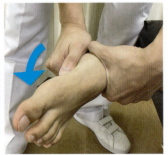

図10　関節可動域運動
患者を側臥位にし，距骨を固定した状態で運動軸に沿って下方へ動かすことで距骨下関節の回内・回外運動を行う．

ンプログラムについて，以下，時期に分けて記載する．

■ 術直後

患部の固定および免荷が必要となるため，松葉杖歩行を指導する．疼痛の出ない範囲で，足趾および患部外の関節可動域運動と筋力トレーニングを開始する．

■ トレーニング期（術後2週～）

固定を除去し，足部の状態を確認する．浮腫や腫脹，発赤の程度を確認し，経過を追いながら変化を観察する．触診した際に圧痛がなければ，モビライゼーションを加える．関節可動域運動は愛護的に行い，底背屈の動きから開始する．主治医に確認し，徐々に回内・回外方向の動きも取り入れる（図10）．運動は，疼痛の出ない範囲で行う．疼痛や腫脹が強い場合，交代浴などの物理療法を取り入れるが，創部の治癒が遷延している場合は，感染のリスクを伴うため行わない．プール内歩行練習が可能な設備が整っていれば，創部の状態に応じて水中での免荷歩行練習を行うことが勧められる．

筋力強化は，踵骨に付着する下腿三頭筋や足底腱膜に張力が加わりすぎないよう自動運動から開始する．痛みの出現しない範囲で時期をみながら徐々に抵抗運動を開始していく．場合によっては，ヒールの開いた装具（図6参照）やヒールサポートを使用して部分荷重歩行を開始する[5]．

■ 荷重開始期（6週～）

ヒールサポートや装具を用いて部分荷重歩行を行う．8週で全荷重歩行を目標とするが，骨折の程度や骨癒合によっては時期を延長する必要があるため，主治医に確認しておく．歩行時に疼痛を回避するような異常歩行がみられる場合がある．踵部への荷重回避のため前足部接地，底背屈可動域制限や筋力低下による toe out 歩行が多くみられる．踵接地から toe off までの重心移動をスムーズに行えるように指導すると改善がみられやすい．

骨癒合後，徐々に速歩やジョギングを開始する．ジャンプ動作は慎重に行う．踵部の疼痛は遷延することがあるため，物理療法や自宅でも行える交代浴を指導する．高齢者ではバランスが低下している場合が多いため，片脚立位やタンデム歩行などの練習も取り入れる必要がある．

■ 引用文献

1) Inman VT：The Joints of the Ankle. Williams & Wilkins；1976.
2) Anthonsen W：An oblique projection for roentgen examination of the talo-calcanean joint, particularly regarding intra-articular fracture of the calcaneus. Acta Radiol 1943；24（4）：306-10.
3) Essex-Lopresti P：The mechanism, reduction technique, and results in fractures of the os calcis. Br J Surg 1952；39（157）：395-419.
4) Sanders R：Intra-articular fractures of the calcaneus：present state of the art. J Orthop Trauma 1992；6（2）：252-65.
5) 柏倉　剛，柴田和幸：踵骨骨折．島田洋一，高橋仁美編：運動器疾患の治療とリハビリテーション—手術・保存療法とリハプログラム．メジカルビュー社；2016．p.233-9.
6) 杉本和也：踵骨骨折．高倉義典監，田中康仁，北田　力編：図説 足の臨床．改訂3版．メジカルビュー社；2010．p.246-57.

10. 足関節固定術

ankle arthrodesis

> ■ **key point ▶▶▶** 足関節固定術は，主に進行期の変形性足関節症，関節リウマチ，高度な変形を有する麻痺足などが適応となる．また，足関節全置換術とは異なり，比較的若年で活動性が高い患者も適応となるため，術後には社会復帰までの見通しを立てた治療計画が必要となる．理学療法およびリハビリテーションにおいても，術後から在宅および社会生活への復帰につながるゴール設定が必要である．術部の関節だけでなく，他の関節への影響を考慮し免荷期間を設けるなど，患部外への配慮も必要となる．

概要と病態

■ 病態

　足部の固定術には，足関節（距腿関節）固定術，距骨下関節固定術，三関節固定術などがある．手術の適応は，進行期および末期の変形性足関節症，グレードⅢ以上の関節リウマチ，高度な変形を有する麻痺足などがあげられる（**表1，2**）[1,2]．以下，主に適応となる変形性足関節症と足関節固定術について述べる．

　変形性足関節症は一次性と二次性に分けられる．一次性は内反型，外反型に分類されるが，内反型が多い．距骨下関節は，関節症の初期から中期までは足関節内側への荷重時の応力の集中を代償するために段階的に外反位をとるものの，末期になると代償機能が破綻して内反位になるものと考えられる[3]．二次性は，足関節周囲の骨折や靱帯損傷などの外傷後に発症し，痛風や関節リウマチなど，他の疾患による関節症

表1　前方骨柱埋め込み法の適応と禁忌

適応	●進行期・末期の変形性足関節症，グレードⅢ以上の関節リウマチ ●足関節の内反・外反変形が著明な症例でも可能 ●足関節に高度な変形を伴う麻痺足 ●年齢の適応限界は特になく，中高年の重労働者も適応となる ●距骨下関節，Chopart関節など隣接する関節の関節症性変化が少ない症例
禁忌	●距骨壊死による著明な骨破壊，骨欠損例 ●深部感染例 ●閉塞性動脈硬化症，Buerger病や糖尿病などによる局所の血行障害のある症例 ●足関節前方の皮膚の状態が悪い症例

（熊井　司ほか：足関節固定術—前方骨柱埋め込み法．関節外科 2007；26〈4〉：359-71[1]より）

表2　鏡視下足関節固定術の適応と禁忌

適応	●進行期および末期の変形性足関節症（血友病性を含む），およびグレードⅢ以上の関節リウマチ ●足関節に高度な変形を伴う麻痺足 ●年齢の適応限界は特になく，中高年の重労働者も適応となる ●距骨下関節，Chopart関節など隣接する関節の関節症性変化が少ない症例 ●従来法では不可能だった足関節前方の皮膚の状態が悪い症例でも可能 ●閉塞性動脈硬化症，Buerger病や糖尿病などによる局所の血行障害例も，症例によっては可能
禁忌	●距骨壊死による著明な骨破壊，骨欠損例 ●深部感染例 ●足関節の内反・外反変形が著明な症例や距骨の前方への亜脱臼がある症例では，アライメント矯正が困難なため不適当

（熊井　司ほか：鏡視下足関節固定術．関節外科 2008；27〈12〉：1579-93[2]より）

も原因となる．

　股関節や膝関節と比して，足関節における関節症の発生頻度は少ない．その理由として，足関節の周辺に近接して多くの関節が存在するため，1つの関節に異常なストレスがかかっても別の関節で代償されるためと考えられている[4]．

　関節リウマチは，距腿関節だけでなく，隣接する距骨下関節，距舟関節，足趾関節の変形が重度な場合が多い．足関節固定術の方法についても，変形性足関節症では通常は距腿関節のみの固定であるが，関節リウマチでは距骨下関節などを含めて固定術を行うこともある．

■ 診断・重症度分類

　変形性足関節症の診断は，主に理学所見とX線像によって行われる．

　理学所見としては，関節可動域の左右差，アライメント異常，胼胝の有無，歩行時の疼痛，圧痛所見などがある．

　X線像では，非荷重位だけでなく，荷重位でのX線像が有用と考えられている．変形の程度は，正面天蓋角（TAS角：tibial anterior surface angle）および側面天蓋角（TLS角：tibial lateral surface angle）で評価する（図1）[5]．

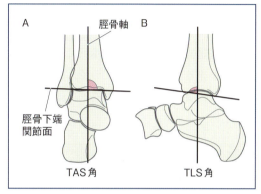

図1　X線学的計測法
単純X線正面像にて正面天蓋角（TAS角：正常値88〜89°）を（A），側面像にて側面天蓋角（TLS角：正常値80〜81°）を（B）それぞれ計測する．
（篠原靖司ほか：変形性足関節症．関節外科 2009；28〈7〉：809-17[5]より）

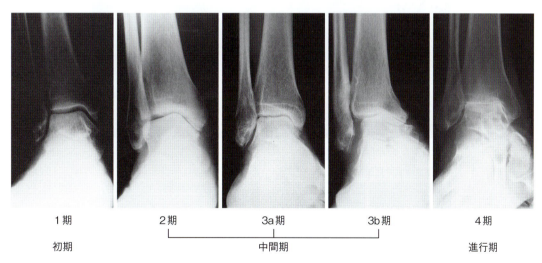

1期　　　2期　　　3a期　　　3b期　　　4期
初期　　　　　　中間期　　　　　　進行期

図2　変形性足関節症の病期分類
1期：骨硬化や骨棘は存在するが，関節裂隙の狭小化は認められない．
2期：関節裂隙の狭小が認められるが，軟骨下骨組織の接触は認められない．
3a期：軟骨下骨組織の接触が内果関節部のみに認められる．
3b期：軟骨下骨組織の接触が天蓋部にも一部及んでいる．
4期：全体に関節裂隙が狭小化して軟骨部が消失し，骨組織どうしの接触がある．
また，1期を初期，2期と3期を中間期，4期を進行期もしくは末期として分類することもある．
（高倉義典：最新整形外科学大系18巻 下腿・足関節・足部．中山書店；2007．p.248[4]より）

足関節固定術の適応となるのは，主に進行期ないし末期の変形性足関節症，関節リウマチ，高度な変形を有する麻痺足などである[1,2]（**表1，2**参照．手術の内容に関しては後述）．手術によって，適応や禁忌が異なることに留意する．

変形性足関節症の病期分類を**図2**[4]に示す．

■ 症状

変形性足関節症の症状は，歩行時の疼痛から始まり，徐々に腫脹も増していく．関節可動域は，背屈制限から始まり，最終的には底屈制限も生じる．

■ 予後

骨癒合により，疼痛の軽減および足関節の安定性が得られる．また，隣接する関節に関節症性変化がない例では，隣接する関節の代償による足部機能の維持も期待できる．その一方で，隣接する関節にかかる負担が増大し，新たな関節症の出現や悪化が生じる可能性も考慮しなければならない．

変形性関節症に対する足関節固定術と人工足関節全置換術（total ankle arthroplasty：TAA）の比較に関しては，一定数の論文が報告されており，①術後機能はTAAがよいか同等である，②手術関連の合併症はTAAが多いとの結果が得られている[6]．

固定術の場合，術後の偽関節発生率が8.6%と報告されている[7]ので留意する．

■ 治療

保存療法

変形性足関節症の初期の変形に対しては保存的治療（保存療法）が行われる．消炎鎮痛薬の

A 前方骨柱埋め込み法
術前　　　術後　　　　　術前　　　術後

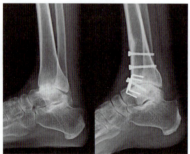
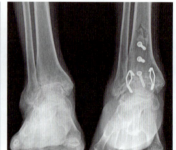

骨癒合すると，除痛が得られる．

B 関節鏡視下固定法　　　C 距骨下関節固定術

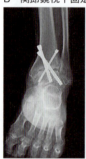
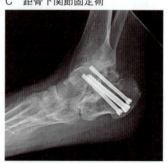

踵骨骨折後の後遺障害に対し，距骨下関節の固定術を施行した患者．

図3　足関節固定術

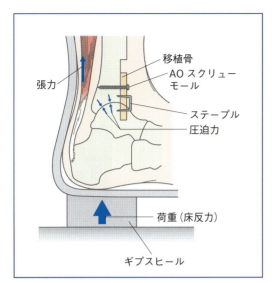

図4 固定後の荷重歩行（ギプス固定中）
（熊井　司：図説 足の臨床．改訂3版．メジカルビュー社；2010．p.474-81[9]）より）

使用や，疼痛が強い場合は関節内注射を行うこともある．理学療法や足底板の装着も行われる．

手術療法

進行期から下位脛骨骨切り術が適応となり，さらに軟骨下骨組織の消失，関節裂隙の狭小化，疼痛の増大や歩行をはじめとする日常生活活動（activities of daily living：ADL）障害が出現してくると，人工関節置換術もしくは足関節固定術が適応となる．

固定術には，前方移動骨移植法，関節鏡視下固定法，創外固定法，髄内釘固定法，腓骨移植法などがある[8]（**図3**）．

足関節固定術は，足関節前方から展開する場合と関節鏡視下で行う場合がある．前方展開は，主に前方骨柱埋め込み法で行われる．

足関節前方の正中やや内側から展開し，関節内デブリドマンとして滑膜，骨棘を切除し，軟骨を切除する．脛骨前面から移植骨柱を採取し，距骨滑車面に三角柱の形状に合わせてアンカーホールを作製する．移植柱を埋め込み，足関節を固定する．脛骨と距骨をさらに内側と外側の2本のステープルで固定する．

術後は，ギプス固定が4～6週，術後2週間の免荷の後，ヒールを付けた歩行ギプスとし，徐々に部分荷重にて歩行を開始する．約4週で全荷重を許可し，ギプス除去後は隣接する関節の可動域運動を開始する．

荷重することでギプス内のアキレス腱に張力が生じ，固定されている足関節前方が支点となり，固定部位に圧迫力が加わる（**図4**）[9]．

また，足関節固定術には，距腿関節のみを固定する場合と髄内釘を使用して距骨下関節も同時に固定する手術方法もある．髄内釘を使用する方法は従来，多関節の関節症を呈する関節リウマチ患者に用いられてきたが，近年では変形性足関節症の患者も適応となっている．

■ 障害像

足関節固定術は，主に変形性足関節症が適応となるが，そのなかには下腿骨折後，靱帯損傷後，踵骨骨折後などの二次性の変形性足関節症が含まれているため，足関節（距腿関節）だけでなく，その他隣接する関節への影響も考慮しなければならない．また，関節リウマチのように，他関節に及ぶ関節症を呈する場合もある．関節の固定法はさまざまあり，距腿関節，距骨下関節それぞれ単独で固定もしくはどちらも固定する場合があること，髄内釘で固定する場合や創外固定も併せて行う場合があるということを念頭におき，主治医に術式および固定法について確認し，理学療法およびリハビリテーションを進める必要がある．

理学療法・リハビリテーションの評価

術前から，足のアライメントの評価を十分に行う必要がある．X線評価では，荷重位と非荷重位での足関節のアライメントが異なるため，特に荷重位でのアライメント評価と関節軟骨の

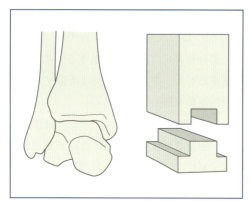
図5 距腿関節の構造
凹凸がほぞ穴構造となっている．

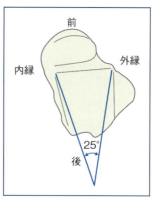
図6 距骨の関節面
距骨の関節面は前方が広く，後方が狭くなっている．

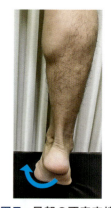
図7 足部の不安定性の評価
つま先立ちで踵骨が回外すると安定する．

状態を確認しておく．また，治療対象の関節だけでなく，その他の足部の隣接する関節に関節症の症状や変形がないか確認しておく必要がある．特に，リウマチ足では後足部だけでなく，前足部，中足部にも変形が生じている場合が多く，複数の関節に疼痛が存在している場合もある．

足関節とは距腿関節を指すが，後足部はこの距腿関節と距骨下関節で構成されている．評価や治療にあたっては，これらの関節の運動方向と解剖を理解しておく必要がある．

> **覚えておこう**
> 距腿関節は，凹凸のほぞ穴構造となっている（図5）．また，距骨の関節面は前方が広く，後方が狭くなっている（図6）．

問診

基本情報として，病歴を確認しておく必要がある．現病歴，既往歴，職業歴，スポーツ・余暇活動，履物などに関して細かく把握する．現病歴に関して，疼痛の部位や程度，症状の増悪や寛解に関する因子，症状の出る時間帯や程度に変化はあるか，症状発生時の状況について聞いておく．関節リウマチ，痛風，血友病などから関節症を発症することもあるため，既往歴を確認する．

視診

視診は，非荷重位と荷重位の両方で行う．荷重によって足部構造の変化が生じる場合，もしくは左右差がみられる場合，他の部位によって足部支持機構の代償を行っていると考えられる．前面，側面，後面から視診することが重要である．

異常な骨隆起や胼胝の有無を確認する．特に，胼胝は荷重が過度に加わることで発生するため，荷重歩行時に負担がかかっている箇所がわかる．

疼痛

痛みの評価では，どこが痛いか，何をすると痛いか，痛みの程度はどうか，詳細に評価する．

術前では，痛みのある関節，動作，時間帯および腫脹や熱感について，問診，視診，触診で評価する．

術後では，術前にあった疼痛の変化や術創部周辺の疼痛や腫脹，熱感を評価する．特に術後は，炎症反応や固定によって，足部や下腿の浮腫が増大したり，術部周辺に腫脹が生じる場合が多い．

足部の不安定性

足関節に捻挫の既往があると，足部の不安定感を訴える場合がある．術前では徒手的に確認

する．また，荷重位での足関節底屈（つま先立ち）によって通常は踵部の回外が生じるが，これが起こらない場合，後足部は不安定となる（図7）．

足関節固定術では，距骨下関節が温存されるため，逆に後足部の不安定性が出現もしくは残存すると考えられる．術前から自覚的な不安定感がある場合は，それらを把握しておく必要がある．

関節可動域

変形性足関節症患者の関節可動域制限は，背屈制限から始まり，最終的には底屈制限が生じる．足関節固定術後は，距腿関節での底背屈運動は禁忌となり，骨癒合が得られれば動かなくなる．歩行時のtoe offなどは，その他の関節の代償により生じる．特に前足部の足趾の可動域が重要であるため，ギプス固定中に拘縮を生じないよう注意する．

筋力

患側と健側の筋力を確認する．術前では，術後から免荷でのADL動作が可能な筋力を有しているか判断する．特に高齢者の場合，健側の下肢筋力や支持性，両上肢の筋力が低下している場合がある．ADLの移動手段も，患部外の機能や能力によって松葉杖歩行となるか，車椅子の自立や介助となるか，術前の段階でおおよそ把握しておく．

理学療法・リハビリテーションプログラム

理学療法およびリハビリテーションプログラムについて，術前，術後早期（術直後〜免荷期間中），荷重開始期，全荷重期に分けて記載する．

■ 術前

各種術前評価を行う．術後の理学療法およびリハビリテーションが円滑に進むよう流れを説明する．術後に松葉杖が必要なケースでは，術前から指導しておく．車椅子で免荷期間を過ごす場合は，免荷での移乗動作を指導する．深部静脈血栓症予防のための自動運動を説明する（場合によっては健側のみ）．

■ 術後早期（術直後〜免荷期間中）

術後にはギプス固定が必要となり，免荷となる．手術部位の骨や関節，軟部組織の状態について主治医に確認しておく．患部外に関しては，廃用性筋萎縮を予防するため，全身状態に応じて可及的早期から自動運動，抵抗運動および持久力トレーニングを開始する．患側下腿から足部を除いて，大腿部などの下肢近位筋群も，状態に応じて筋力強化を開始する．関節可動域運動に関しては，通常4〜8週間（固定法によって異なる）ギプス固定を行うため，主治医の指示に応じて開始する．

固定術は偽関節の発生率が高いため，注意する．免荷での松葉杖を指導する．膝での荷重は行えるため，場合によってはPTB（patellar tendon〈weight〉bearing）式免荷装具を使用する．

免荷期間であっても，床への接地や可動域運動が許可されている場合や，部分荷重が開始さ

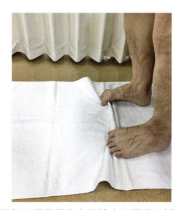

図8　足部の運動機能を維持する運動の例
タオルギャザーを行い，足関節以外の足部の機能を高める．

れる時期では，足底の感覚入力を増やし，足部の運動機能を維持する目的でタオルギャザー，ビー玉つかみ，ボール転がしなどの運動を行う（図8）．自宅復帰を目指す場合，免荷期間から階段昇降や床からの立ち座りなどのADL動作指導を行ってもよい．

■ 荷重開始期

疼痛の発生に留意しながら荷重練習を開始する．部分荷重歩行は，松葉杖を使用して行う．体重計などを用いて荷重量を確認し，平行棒内で練習してから行うのが望ましい．1/3部分荷重で両松葉杖揃え型，1/2部分荷重で両松葉杖歩行，2/3部分荷重で片松葉杖歩行というように，荷重量に応じて歩行様式や松葉杖の使用を変更していく．

> **注意！**
> ADL動作指導は，部分荷重中であっても患部に負担がかかりすぎないように注意して行う．

■ 全荷重期

固定方法によって時期が異なるため，主治医の指示に従って全荷重歩行を開始する．疼痛の生じない範囲で荷重を進めていく．

通常は骨癒合が得られると，疼痛は術前と比較して軽減しているが，まれに疼痛の訴えが残る場合もある．その場合は疼痛の評価を行い，患部（固定した関節）か，その他の関節，骨，筋，靱帯の痛みかを鑑別する必要がある．また，疼痛の出現が荷重時か安静時か，発生要因は何なのかを細かく評価することで理学療法のアプローチの対象となるかどうか判断し，介入の手段を選択する．これらに関しては，全荷重期の前から評価できる場合はできるだけ早期に介入し，全荷重期に機能障害を残しておかないことが重要である．

足関節固定術後は，固定した関節に隣接する関節や身体動作の代償によって，歩行をはじめとする日常動作を行う．また，免荷期間があるため，固有受容性感覚の低下が生じることが予想される．そのため，代償を利用した機能維持・向上や，固有受容性感覚向上のために立位でのバランストレーニング，dynamic joint control（DYJOC；動的関節制動）トレーニングなどを行う．

■ 引用文献

1) 熊井　司，田中康仁，磯本慎仁ほか：足関節固定術―前方骨柱埋め込み法．関節外科 2007；26（4）：359-71.
2) 熊井　司，成川功一，高倉義典：鏡視下足関節固定術．関節外科 2008；27（12）：1579-93.
3) 林　宏治，田中康仁：変形性足関節症に対する診断と治療．MB Orthopaedics 2009；22（5）：223-30.
4) 高倉義典：変形性足関節症．越智光夫，高倉義典編：最新整形外科学大系18巻 下腿・足関節・足部．中山書店；2007．p.248.
5) 篠原靖司，高倉義典：変形性足関節症．関節外科 2009；28（7）：809-17.
6) 日本リウマチ学会編：関節リウマチ診療ガイドライン2014．メディカルレビュー社；2014.
7) Abicht BP, Roukis TS：Incidence of nonunion after isolated arthroscopic ankle arthrodesis. Arthroscopy 2013；29（5）：949-54.
8) 可徳三博，峯　博子，青柳孝彦ほか：変形性足関節症に対する固定法の検討．整形外科と災害外科 2009；58（3）：511-5.
9) 熊井　司：足関節固定術．高倉義典監，田中康仁，北田　力編：図説 足の臨床．改訂3版．メジカルビュー社；2010．p.474-81.

11. 創外固定術
external fixation

> **key point** ▶▶ 創外固定器の種類や術式が増える昨今，創外固定術はさまざまな場面で用いられている．特に，骨・軟部欠損を伴う四肢外傷や，軟部損傷の強い関節周囲の骨折，著しい骨粗鬆症骨に生じた骨折においては，内固定よりも相対的に良い適応となる．なかでもリング型創外固定器は，強固な固定力があるという特徴から早期に荷重が可能であり，手術方法によっては術直後から全荷重が可能となる．理学療法およびリハビリテーションを行ううえで，ワイヤー・ピン刺入部の感染予防に努め，足底装具などにより荷重痛を軽減させることで終日歩行を獲得することができる．軟部損傷の状態や感染が落ち着けば自宅退院も可能となるため，包括的なプログラムを立案し，早期社会復帰を目指す．

概要と病態

　創外固定術は，経皮的に挿入したピンやワイヤーを，創の外または創から離れた部位で固定する方法の総称である．体外から骨にかかる外力をコントロールできることが特徴であり，固定のみならず駆動部をもたせることで骨延長や変形の矯正，骨癒合の促進が可能となる．
　創外固定器の種類は，大きく単支柱型とリング型の2種類に分類されるが，2つを組み合わせたハイブリッド型も存在する．単支柱型創外固定器は，HoffmannやOrthofix®など患肢の一方向に固定器の支柱を置く創外固定器であり，主に骨折の一時的固定や長管骨の骨延長に用いられる（図1-A）．一方，Ilizarovで知られるリング型創外固定器は，リング型の固定器とワイヤー，ピン，ストラットなどで構成され，根治的固定に用いられる（図1-B）．リング型創外固定器は，特に長軸方向の強固な固定力が特徴であり，内固定よりも強いことが報告されている[1]．リング型創外固定器は，変形の矯正や骨延長などに用いられることもあるが，6つの支柱を組み込んだhexapod systemにより回

A 単支柱型

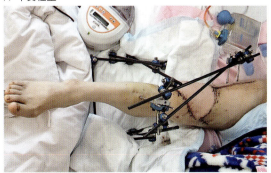

B リング型

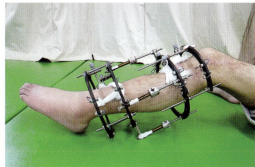

図1　創外固定器の種類

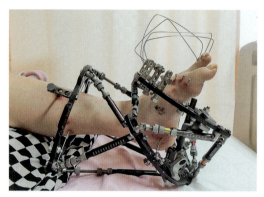

図2　hexapod systemによる変形の矯正

旋変形や角状変形，骨延長など，あらゆる変形に対して従来よりも正確かつ簡便に行うことができるようになった（図2）[2]．

創外固定器は内固定と比較すると，かさばるもので重いというイメージが強い．しかし，特にリング型創外固定器は内固定ではできない手術でも使用できるといわれている．

以下，創外固定器のなかでも根治的固定によく用いられる，リング型創外固定器について記載する．

創外固定術の適応

創外固定術の適応は多岐にわたり，単支柱型創外固定器は内固定に変更するまでの一時的固定として，リング型創外固定器は治療が終わるまでの根治的固定として用いられる機会が多い．一時的固定は，重度外傷におけるダメージコントロールに対する安静目的で用いる．根治的固定は高度な軟部組織損傷や粉砕骨折，骨髄炎，変形矯正などに用いる．リング型創外固定器は，外傷治療において内固定のほうがよいと考えられる種々の要因を除外すれば，何でもできる治療機器である[3,4]．

内固定と外固定のどちらにも利点と欠点があり，どちらのほうがすぐれているということはいえない．創外固定術の利点には，低侵襲であることや固定性が高いため早期荷重が可能であること，体内の金属が最小限になるため感染治療に有効であること，あらゆる変形の矯正に有効であることなどがあげられる[5]．そのため，通常の内固定材料ではスクリューによる把持が困難な脆弱性骨折，骨欠損を伴う四肢外傷，軟部損傷の強い関節周囲の骨折において，通常の内固定よりも相対的に良い適応となる[3]．

Column
創外固定術におけるチーム医療

リング型創外固定術の患者に対して，医師や看護師，理学療法士，作業療法士，医療ソーシャルワーカーなどによるチーム医療が非常に重要である．リング型創外固定術は強固な固定力があるため，移動方法さえ獲得できれば自宅退院が可能となる．リハビリテーション以外にも，術後は骨延長操作の指導やワイヤー・ピン刺入部の洗浄方法，退院先の支援など各職種がどのように退院に向けた指導を行っているか理解する必要がある．特に創外固定術後では，ワイヤー・ピン刺入部の感染が問題となるため，リハビリテーションを行う際に確認し，常に情報を共有する．

リング型創外固定術は，①変形性足関節症，②脛骨天蓋骨折（ピロン骨折），③四肢の感染性骨髄炎，④踵部骨折など多岐にわたって用いられている．以下，変形性足関節症とピロン骨折（pilon fracture）に限局して述べる．

■病態

変形性足関節症

足関節は，距骨滑車が距腿関節窩に入り込み，安定したらせん関節である．変形性足関節症は，脛骨天蓋と距骨滑車の軟骨変性を基礎とする非炎症性の変性疾患であり，発生頻度が4％程度と変形性股関節症や変形性膝関節症よりも少ない[6]．変形性足関節症の誘因にはピロン骨折などによる外傷後遺残変形が最も多く，脛骨遠位関節面の形態的な異常や，麻痺足など筋力バランスの異常などによっても構築学的な異常が生じて変形性足関節症となる．

変形性足関節症は，加齢による一次性足関節症と外傷を基盤とした二次性足関節症に分類さ

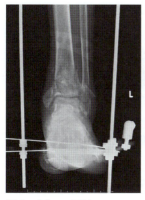 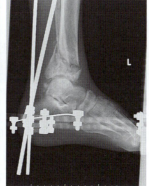 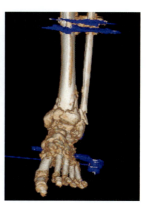

図3 ピロン骨折

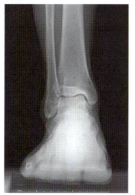 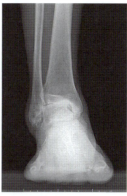 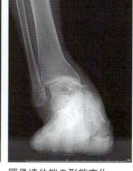

正常　　　変形性足関節症

天蓋部の狭小化，
軟骨下骨の硬化像

脛骨遠位端の形態変化

図4 変形性足関節症の所見

れる．一次性足関節症は，内反型と外反型があるが，日本では内反型が多い．内反型は，捻挫などの外傷歴と正座などの日本独自の生活様式が発症に関与していると考えられており，欧米での報告は少ない[7,8]．

脛骨天蓋骨折（ピロン骨折）

ピロン骨折は，脛骨天蓋部の荷重関節面の破壊に加えて，血管や神経，皮膚を含む重篤な軟部組織の損傷により治療が難渋する骨折である（図3）．交通外傷や高所転落などの高エネルギー損傷であるが，骨粗鬆症を有した高齢者では低エネルギーでの損傷もみられる．

距腿関節は荷重関節のため強固な固定力を必要とするが，関節内の小骨片の整復固定が困難であり，開放骨折ではないにもかかわらず骨欠損を合併していることもある[9]．

■ 診断・重症度分類

変形性足関節症
● 診断

変形性足関節症の診断は，主に荷重時の足関節正面像と側面像のX線撮影で行う．所見としては，関節裂隙の狭小化や軟骨下骨の硬化像，荷重に伴う距骨の不安定性，腓骨と踵骨のインピンジメント，脛骨遠位端の形態変化などが認められる（図4）．内反型の変形性足関節症

では，X線所見から病期分類を行い，治療方針を決定していく[10]．骨囊胞の形成が認められる場合は，距骨の離断性骨軟骨炎やリウマチとの鑑別が必要である．

変形の評価として，脛骨軸と脛骨下端関節面のなす角である正面天蓋角（TAS角）と側面天蓋角（TLS角）による2つの計測方法がある[11]（前項「10．足関節固定術」の図1参照）．日本人の正常例の平均は，TAS角が88〜89度，TLS角が80〜81度である．TAS角は主に病期決定に用い，TLS角は脛骨下端関節面の形状変化を把握するために用いる．

また，内反および外反ストレステストを行うことで，関節面の適合性についても確認する．外傷後の変形性足関節症では，距骨下関節の障害が存在していることも多いが，X線では評価しにくいこともあるためCT画像も有用である．CTの正面像から距腿関節の適合性や骨棘などを確認し，側面像から脛骨遠位関節面の低形成，距骨の前方移動量などを確認する．MRIでは，軟骨の状態や軟骨下骨囊腫，関節水腫，応力の異常集積部位などを確認する．

● 病期分類

変形性足関節症の病期分類については，前項「10．足関節固定術」の図2参照．

脛骨天蓋骨折（ピロン骨折）
● 診断

ピロン骨折でも，高エネルギー損傷である場合は，バイタルサインなどの全身状態と大腿骨や骨盤，腹部臓器損傷などの合併損傷の有無な

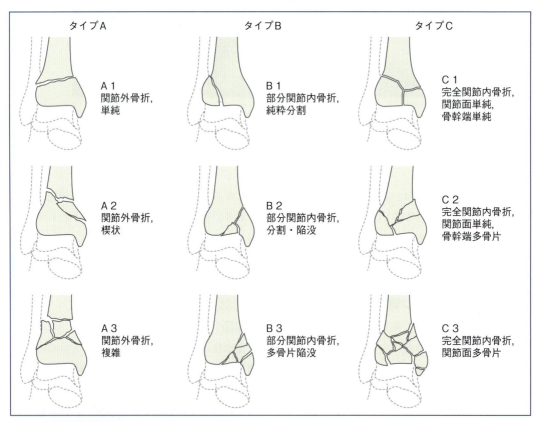

図5　脛骨遠位端骨折とピロン骨折のAO分類
タイプA：脛骨遠位端骨折，タイプB，C：ピロン骨折．
（最上敦彦：脛骨遠位部骨折．関節外科 2013；32〈supple-2〉：176-87[12]より）

ど，早期に対処を要する損傷を確認する．その後，骨折部の開放創や軟部組織の損傷，下腿および足部のコンパートメント症候群，皮下出血など，局所所見についても確認していく．

ピロン骨折の診断には，4つのX線所見（正面，側面，両斜位）と単純CT，3D-CTが必要になる．骨折型の分類には，AO分類やRüedi & Allgöwerの分類が用いられる[12,13]．また，足関節周囲は軟部組織が菲薄なため，軟部組織の損傷の程度を把握するためにGustilo分類を用い，治療方針を決定していく．

- **骨折型分類**

  AO分類を図5[12]に，Rüedi & Allgöwerの分類を図6[13]に示す．

- **軟部組織損傷分類**

  Gustilo分類を表1[14]に示す．

■ 症状

変形性足関節症

主訴として，歩行開始時や階段昇降時の痛み，しゃがみ動作での違和感，足関節の腫脹が出現する．圧痛部位は，内側関節裂や前方関節裂隙，距骨下関節など病態によって異なる．変形が進行すれば，関節の不安定性や動作時の軋轢音が聴取される．関節可動域は，骨棘による衝突が生じている場合は制限が出現するが，末期になるまで必ずしも制限が起こるとはいえない．

脛骨天蓋骨折（ピロン骨折）

荷重関節であるため，高エネルギー損傷の場合は受傷直後から強い痛みがあり，歩行困難となる．足関節周囲は軟部組織が菲薄であり，骨突出による表皮の循環障害や皮膚欠損，水疱形成などがみられる．脊髄癆や糖尿病に起因するCharcot関節（神経病性関節症）では，低エネルギー損傷が生じていても，関節内の知覚麻痺または知覚鈍麻のために活動を続けてしまい，関節破壊が進む例もある．

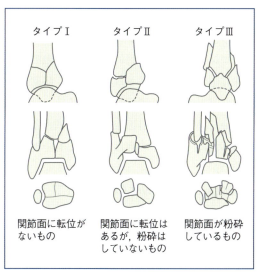

図6 Rüedi & Allgöwerの分類
(Rüedi TP, Allgöwer M：The operative treatment of intra-articular fractures of the lower end of the tibia. Clin Orthop Relat Res 1979；138：105-10[13]より)

表1 Gustilo分類

	タイプⅠ	タイプⅡ	タイプⅢ
創の大きさ	1 cm以下	1〜10 cm	10 cm以上
外傷	低速/低エネルギー外傷	高速/高エネルギー外傷	高速/高エネルギー外傷
軟部組織	軟部組織損傷は最小限	広範な軟部組織損傷はなく，弁状になったり剥離創になる	筋，皮膚そして（しばしば）神経・血管を巻き込んだ広範な軟部組織損傷
挫滅	挫滅所見なし	軽度から中等度の挫滅	広範な挫滅
骨折	通常は，粉砕のない単純な横骨折ないし短い斜骨折	中等度の粉砕骨折	高度の粉砕骨折と不安定性
創汚染	汚染ほとんどなし	汚染中等度	汚染高度

(善家雄吉：骨折の治療指針とリハビリテーション—具体的プロトコールから基本をマスター！ 南江堂；2017．p.54-61[14]より)

■治療

変形性足関節症

変形性足関節症の整形外科的治療は，観血的治療と保存的治療（保存療法）から選択される．治療は，病期分類（p.143を参照）や年齢，活動性を考慮して選択する．本項では内反型変形性足関節症の治療を取り上げるが，外科系を扱うため，保存療法の詳細は省略する．

●1〜2期

初期の変形に対して関節鏡視下デブリドマンの適応がある．滑膜切除により病期の進行を予防できると考えられ，リウマチ性関節症や前方の骨棘によるインピンジメントが主症状の患者においても有効であることが報告されている[15,16]．内反型で関節の不安定性が強い患者では，靱帯再建術が同時に行われることもある．

●2〜3a，3b期

内果関節裂隙の明らかな狭小化や消失が確認できる2〜3a期は，低位脛骨骨切り術（low tibial osteotomy：LTO）[17]の適応となる．LTOは脛骨遠位の開大式楔状骨切りと腓骨骨切りを行いプレート固定をする術式で，荷重軸を内側から外側に移動させる方法である．LTOは裂隙の狭小化が天蓋部まで及んでいる3b期には適応がないが，遠位脛骨斜め骨切り術（distal tibial oblique osteotomy：DTOO）[18]は適応となる．ただし，術後は足関節の可動域は維持または制限されるため，可動性のない患者は適応外となる．DTOOは脛骨遠位内側から脛腓関節に向かって骨切りおよび開大し，足関節のアライメントを改善させ，total contact fittingを目指すことで骨の安定化を得る方法である．

●3b〜4期

裂隙の狭小化が天蓋部まで及び，足関節の可動性が乏しい3b期や，関節裂隙の全体的な消失が認められる4期では，足関節固定術または人工足関節置換術（total ankle arthroplasty：TAA）の適応となる．足関節固定術は，末期の変形性足関節症に対してゴールドスタンダードと位置づけられている[19]．活動性が高い患者や足関節の不安定性が著しい患者などで特に適応となる．

足関節固定術後の隣接関節障害は，術後約7年で33％に起こるといわれている[10]．TAAは，痛みの寛解や関節可動域を温存する目的に行われる．第一世代とよばれるTAAの臨床成績は不良であったが，世界中でさまざまなTAAが考案され，現在は第三世代となっている．長期的には10年生存率は89％であるものの，関節固定術よりも合併症の発症率が高い[20,21]．

脛骨天蓋骨折（ピロン骨折）

ピロン骨折の整形外科的治療は，観血的治療と保存療法から選択される．治療は，病期分類や軟部組織の状態を考慮して選択する．骨接合において，内固定と外固定の両者に利点と欠点があるため，以下の内容はあくまでも一例にすぎない．

●Rüedi & Allgöwerの分類タイプⅠ

転移がない最小限の骨折であるタイプⅠでは，ギプス固定による保存療法が選択されることが多い．骨折の転移が起きないように，経過観察する必要があり，仮に転移が起こった場合は，手術適応となる．

●AO分類43タイプB，C

タイプB，Cで脛骨天蓋部の転移がある場合では，観血的治療の適応となるが，軟部組織の状態によって2通りの方法がある．大きな骨欠損および皮膚欠損がなく挫滅の程度が軽度であれば，プレートやスクリューを用いた内固定も選択枝となりうる．骨欠損や皮膚欠損が大きい例であっても，創外固定器を用いた方法は良い適応である．

内固定と創外固定術の治療成績について，内固定において皮膚障害が起こったことが報告されている[22]．ピロン骨折の最大の注意点は軟部

組織のダメージを抑えることであるため，プレート固定では閉創困難，術後創離開を惹起し感染につながる危険性を考慮しなければならない[23]．

●AO分類43タイプC3

リング型創外固定器は，あらゆるピロン骨折に対して有効なデバイスである．脛骨天蓋部の嵌入骨折と粉砕骨折のあるタイプC3では，高度な軟部組織損傷を合併している例が多いため，創外固定術が良い適応である[24,25]．皮膚切開せずに整復を行うIlizarovによるロングロッドを用いた閉鎖的整復法（Multidirectional Ankle Traction using Ilizarov external fixator with Long rod and Distraction Arthroplasty in Pilon fracture：MATILDA法）も報告されている[25]．

整形外科的治療（観血的治療）

リング型創外固定器を用いた手術はさまざまあるため，筆者が臨床で経験している代表的な手術法について記載する．

●遠位脛骨斜め骨切り術（DTOO：図7）

DTOOは，変形性足関節症に対して行われる関節温存術である[18]．骨切りを行う脛骨に対して，リング型創外固定器を固定しながら組み立てていく．骨切りは脛骨内側，足関節より5cmのところに3cm程度の皮切を加え，遠位脛腓関節の中央方向に斜めに骨切りする．骨切り部を開大する目安はTAS角ではなく，距骨外側関節面が腓骨遠位端に接するまでである．近年，内固定を用いた報告も散見されるが，軟部組織が薄い足関節周囲へのプレートがbulkyになり，術後の皮膚トラブルが生じることもあることから原法では創外固定器を用いている[26]．

術後は，8週から部分荷重を開始し，およそ術後3か月で創外固定器を抜去する[27]．DTOOに加え，距腿関節の軟骨改善を目的として関節延長術（joint distraction）を併用し，さらにフットリング（踵骨固定）を行うことで，術直後から全荷重も可能となる[26]．

●MATILDA法（図8）[28]

MATILDA法は，Ilizarov創外固定器を用いたピロン骨折の骨接合術である[29]．400mmのロングロッドでリングを組み立て，ゆっくりと愛護的に靱帯を背屈，底屈，内反，外反に牽引操作することで，多くの転位（短縮，回旋，角状，軸）が閉鎖的に整復可能である[28]．皮膚切開を行わないため骨折部周辺の血流阻害がなく，骨癒合に有利にはたらくという利点もある[30]．また，関節内骨折であるピロン骨折であっても，関節延長術を行った状態で固定する

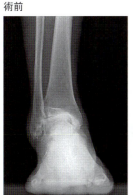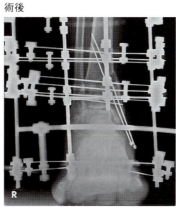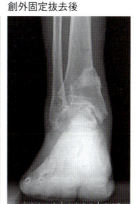

図7　遠位脛骨斜め骨切り術（DTOO）

MATILDA法の手技（A：背屈，B：底屈，C：内反，D：外反）　術後

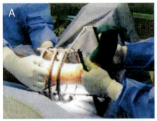
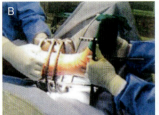
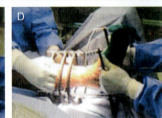
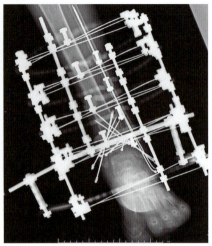

図8　MATILDA法
(野坂光司，島田洋一：整形外科手術 名人のknow-how イリザロフ創外固定を用いた難治骨折の治療．整形・災害外科 2016；59〈9〉：1152-7[28]）より）

ため，矯正損失することなく，術直後から全荷重が可能となる．

理学療法，リハビリテーション

　創外固定術に対するリハビリテーションは，見た目の悪さや重さなどにより「何をしたらよいかわからない」「何となく難しそう」などという声が聞かれる．しかし，創外固定器は治療デバイスであり，原疾患は骨折や変形，感染などであるため，それぞれの状態に沿ったリハビリテーションを行うことに変わりはない．他の手術と同様に，主治医と協働した理学療法が機能障害を改善させ，それぞれの回復過程に沿ったリハビリテーションが早期の社会復帰を可能にする．リング型創外固定術は全身のさまざまな部位で行われるが，以下，膝関節周囲と足関節周囲に対する術後のリハビリテーションについて記載する．

理学療法・リハビリテーションの評価

　創外固定術の術前評価は，他の骨折や変形性関節症と同様であるためそちらを参照してほしい．以下，術後評価について記載する．

> **注意！**
> 評価の際，創外固定術後はワイヤー・ピン刺入部の感染に注意し，手指衛生や感染予防策を忘れてはならない．

■術後

　評価を進めていくうえでは，カルテや本人，家族からの情報収集が非常に重要である．基礎情報（年齢，職業など）や医学的情報（合併症，既往歴，X線所見など），社会的情報（社会的背景，家族構成，居住内・外の環境など）をふまえて評価する．

形態測定

　化膿性骨髄炎などの場合は腐骨を掻爬し，骨延長を行うこともあるため，下肢長や大腿長，下腿長を計測する．この計測をもとに，足底装具の補高をどのくらい調整していけばよいかを決定する．また，大腿周径や下腿周径は，他の疾患と同様に，軟部組織損傷に伴う腫脹や筋萎縮などの評価のため必要である．

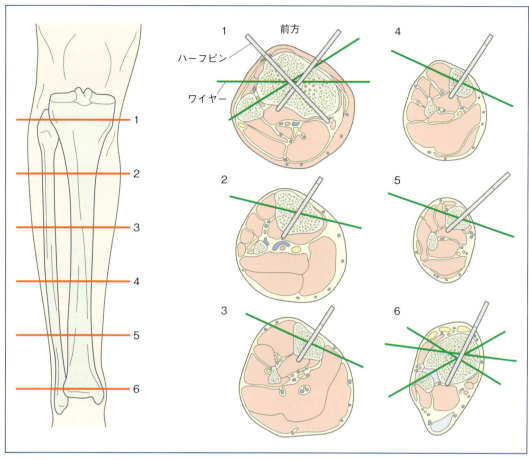

図9 下腿への刺入例
(渡邊孝治ほか：ここまで使える創外固定―低侵襲固定の最前線. メジカルビュー社；2011. p.2-14[31] より)

X線所見

　以下，下腿への創外固定術の方法について記載するが，基本的にどの部位でも考え方は同じである．

　創外固定術後のX線所見では，どの部位にどの角度でワイヤーやピンを刺入しているのか，軟部組織の動きにどの程度の制限となるかを確認する（**図9，10**）[31,32]．軟部組織の動きが大きいと予想できる場所は，感染のリスクが高いことを念頭におく．

神経麻痺

　Gustilo分類のタイプⅢのように高度な軟部組織損傷が起こる場合，その部位の神経損傷も考えられる．神経損傷が疑われる場合，受傷時

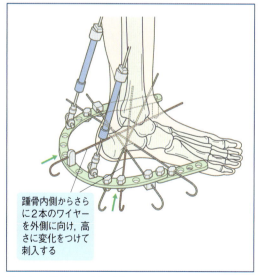

図10 踵骨への刺入例
(中瀬尚長：ここまで使える創外固定―低侵襲固定の最前線. メジカルビュー社；2011. p.145-57[32] より)

の状態や手術中の様子などの情報を収集する．

炎症徴候

術創部の周囲や骨折部，軟部組織損傷の部位などの腫脹や熱感，発赤，疼痛を確認する．痛みについては，どのタイミング（安静時，運動時，荷重時）で起こるかを明確にする．主観的評価であるVisual Analogue Scale（VAS）やNumerical Rating Scale（NRS）などを用い，痛みの強さを把握する．

> **注意！**
> 多くのワイヤーやピンが刺入されているが，見た目にまどわされることなく評価する．

関節可動域

初回評価時は，手術侵襲の程度や骨折の状態によって軟部組織の損傷が変わってくるため，痛みを誘発しないように愛護的に評価していく点では，骨折や変形性関節症などと同様である．関節可動域を測定する際は，四肢自体を把持するとワイヤー・ピン刺入部のメカニカルストレスとなり痛みを誘発するため，創外固定器のフレームを把持する．

筋力

筋力の評価は，創外固定器自体の重さがあるため，健側と患側の比較ができない．しかし，徒手筋力テストを行い，3（Fair）以上のものはハンドヘルドダイナモメータ（HHD）を用いて評価する．HHDでの客観的な数値があることで，筋力の向上を確認できるため可能な限り測定する．

HHDで測定する場合，痛みがなければ下肢に直接当ててもよいが，ワイヤー・ピン刺入部痛が誘発されることもあるため，骨延長術などで移動しない創外固定器のフレームで測定することもある．

バランス能力

高齢者のピロン骨折は，転倒などの低エネルギー外傷であるため，バランス能力を評価する．転倒予測ツールとして，最終的にBerg Balance Scale（BBS）で評価できればよいが，初期評価時には痛み以外にも創外固定器自体の重さがあるため，片脚立位テストやファンクショナルリーチテスト（FRT），standing test for imbalance and disequilibrium（SIDE）などを用いる[33]．

ADL動作

●起き上がり〜立ち上がり

日常生活活動（activities of daily living：ADL）動作で評価するべき点は，他の骨折や変形性関節症の術後と同様である．特異的な点として，自身で創外固定器のフレームを把持することで，創外固定器の重さやワイヤー・ピン刺入部の痛みに負荷をかけないように配慮できているかを観察する．

創外固定器は組み方によっては関節が十分に曲げられないこともある．生活環境によっては，ベッドではなく床からの立ち上がりが必要な場合や，ソファーのように少し低い位置から

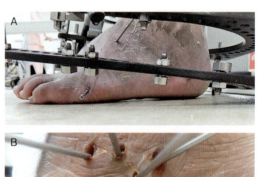
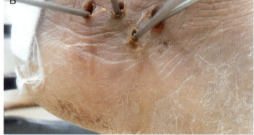

図11 荷重時の評価ポイント
A：創外固定器の後方支柱が床と接触し，足アーチの部分が浮いている．
B：ワイヤー刺入部へ上下の大きなメカニカルストレスがかかっている．

の立ち上がりが必要な場合があるため，適宜評価する．

●歩行

歩容を評価する前に立位で荷重を行ってもらい，①足底が接地できているか，②軟部組織への過度な刺激が加わっていないかを評価する．創外固定器が床と接触してしまい荷重が十分に行えない，ワイヤー刺入部の軟部組織に大きなメカニカルストレスがかかっているなどの場合があるので注意して観察する（図11）．

歩容については，創外固定器の形状がリング型であることから，健側下肢に創外固定器を接触させないように分回し歩行または股関節外転歩行になっていないか評価する．また，骨折や手術侵襲による痛み，創外固定器の重さ，恐怖や不安感によって股関節屈曲歩行が起きていないか評価する．

リハビリテーション開始後で歩行練習を初めて行う際には，ほぼ全例に痛みによる逃避歩行が観察される．創外固定術後の歩容は，フレームによる接触以外はリハビリテーション介入で跛行を改善させることが多いため，単に創外固定器をつけているからではなく，何が問題になっているかを評価していく．

ワイヤー・ピン刺入部の状態

創外固定器は，一部のワイヤー・ピン刺入部

表2　Checketts-Otterburn分類

グレード	特徴	治療
軽度の感染		
Ⅰ	わずかな発赤と滲出液	ピン刺入部の洗浄
Ⅱ	発赤と滲出液，痛み，軟部組織の圧痛	ピン刺入部の洗浄，経口抗菌薬
Ⅲ	グレードⅡだが経口抗菌薬の効果がない	感染の疑われるピン抜去と再挿入
重度の感染		
Ⅳ	複数のピンの重度な感染とピンのゆるみ	創外固定による治療を断念
Ⅴ	グレードⅣだが，X線上で変化がある	創外固定による治療を断念
Ⅵ	創外固定抜去後の感染　X線上では，新しい骨形成がみられるが，ときおり腐骨もみられる	ピン周囲の掻爬

(Ferreira N, Marais LC：Pin tract sepsis：Incidence with the use of circular fixators in a limb reconstruction unit. SA Orthop J 2012；11〈1〉：40-4[35]より)

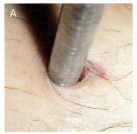 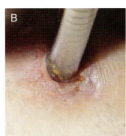 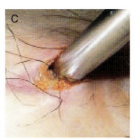 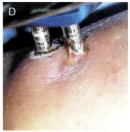

図12　簡易的な感染評価
A：グレードⅠ　正常の状態．
B：グレードⅡ　感染の前駆状態．軽度の滲出液や発赤，痂皮の形成がみられる．
C：グレードⅢ　感染が生じた状態．排膿，発赤，腫脹がみられる．
D：グレードⅣ　感染の重症化．発赤，腫脹が広がり，排膿量も増加する．
(松田貴子ほか：牽引・創外固定に伴う合併症—創外固定ピン刺入部の発赤・腫脹がみられる．整形外科看護 2008；13〈4〉：367-71[36]より)

11. 創外固定術

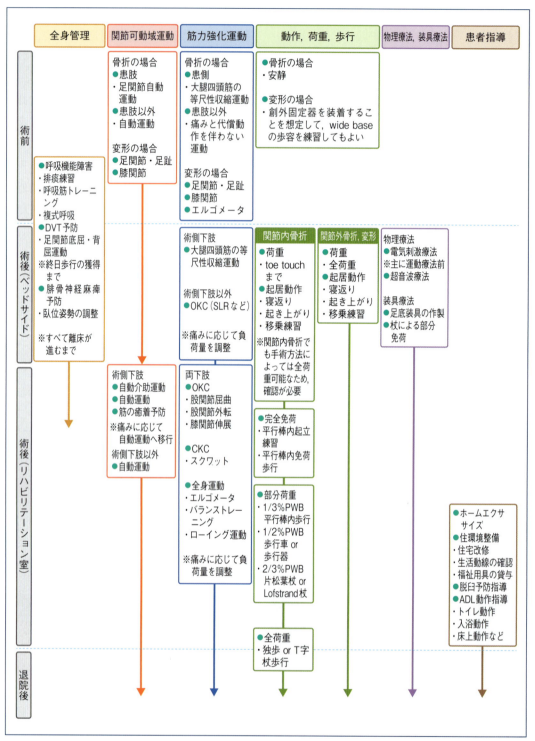

図13 リング型創外固定術のリハビリテーションプログラム
DVT：deep vein thrombosis（深部静脈血栓症），OKC：open kinetic chain（開放性運動連鎖），SLR：straight leg raising（下肢伸展挙上），CKC：closed kinetic chain（閉鎖性運動連鎖），PWB：partial weight bearing（部分荷重）．

にメカニカルストレスが集中することで滲出液や発赤がみられることがある．ワイヤー・ピン刺入部の状態は，Checketts-Otterburn分類を用いることで簡便に評価できる（**表2**，**図12**）[34-36]．グレードⅡ以上がスキントラブルありとされ，CRP（C-reactive protein；C反応性蛋白質）も有意に増加すると報告されているため，血液データも参考にする[37]．

洗浄回数の増加に伴い，また皮膚の乾燥も感染のリスクになる可能性があるため，適宜観察する[38]．リハビリテーションスタッフ間だけでなく，医師や看護師とも共通認識をもつことで重度な感染を未然に防ぐ．

理学療法・リハビリテーションプログラム（図13）

創外固定術の術前理学療法およびリハビリテーションは，他の骨折や変形性関節症と同様であるためそちらを参照してほしい．以下，術後理学療法およびリハビリテーションについて記載する．

■ 術後

物理療法

骨折治癒の促進因子として代表的な物には，物理的因子と栄養因子がある．

物理的因子のなかで有効な物理療法として，超音波療法が広く知られている．超音波は，生体組織のなかでも骨の吸収係数が高く，骨癒合に効果的であると報告されている．深達性の高い1MHzを用い，修復期の仮骨形成を促進する効果が期待できる．特に，低出力超音波パルス療法（low-intensity pulsed ultrasound：LIPUS）の有効性が報告され，四肢の難治性骨折や手術を行った開放・粉砕骨折への使用に関しては保険適用となっている[39,40]（**図14**）．LIPUSは，回復過程（炎症期，修復期，リモデリング期）のどの時期でも骨癒合の促進効果があると報告されている[41]．

関節可動域運動

他動で関節可動域運動を行う場合は，軟部組織への負荷を増やさないように創外固定器を把持して行う（**図15**）．関節可動域の維持や拡大のためには，関節を他動・自動的に動かす以外に，軟部組織の癒着予防が非常に重要である．癒着を予防するためにワイヤー刺入部周囲に触れることもあるため，感染予防の観点から必ず手指衛生を徹底し手袋を着用する．また，リング型創外固定器や支柱，ワイヤーなどの隙間から手を入れるため，自らの手を傷つけないように注意する．

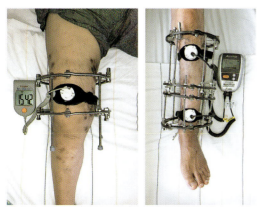

図14　低出力超音波パルス療法（LIPUS）

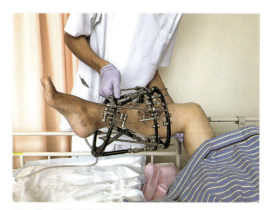

図15　関節可動域運動

●膝関節周囲

他の膝関節周囲の疾患の術後と同様に，術直後から軟部組織の癒着を予防することが非常に重要である．ただし，創外固定術後では感染予防も大切である．腫脹予防のため使用する弾性包帯や下巻材を毎日新しいものに取り替えられればよいが，コストパフォーマンスの観点から現実的ではない．そこで，膝蓋上包の癒着予防やprefemoral fat pad（前大腿脂肪体），膝蓋下脂肪体の柔軟性を確保するために，可能な限り早期から積極的なモビライゼーションを行う（図16，17）．

●足関節周囲

足関節周囲では，創外固定が脛骨のみの場合は，創外固定器装着時に尖足にならないように足関節の底屈・背屈運動を行う．

創外固定が踵骨や前足部にまで及んでいる場合は，創外固定器抜去後の足関節拘縮を最小限に抑えることが重要であるため，Kager's fat pad（ケーラー脂肪体）とpretalar fat pad（前距骨脂肪体）など関節周囲の脂肪体の柔軟性を確保するようなモビライゼーションを行う（図18，19）．

足関節が固定されている場合は，前脛骨筋や腓腹筋，ヒラメ筋などの等尺性収縮を行うことや，総母趾伸筋，総指伸筋の自動運動や自動介

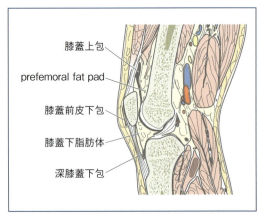

図16　膝関節周囲の軟部組織

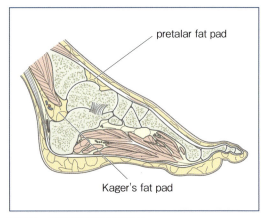

図18　足関節周囲の脂肪体

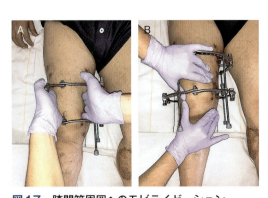

図17　膝関節周囲へのモビライゼーション
A：膝蓋上包とprefemoral fat padへのモビライゼーション．
B：膝蓋骨の操作．

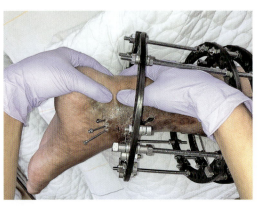

図19　Kager's fat padへのモビライゼーション

助運動，抵抗運動を利用して筋の滑走練習を行う．さらに，膝関節の屈曲・伸展運動も行うが，屈曲時に創外固定器が大腿後面に接触することも少なくないため，可能な限り実施する．

筋力トレーニング

骨癒合において，筋収縮や血流が必要であることは周知の事実である[42-44]．創外固定術患者においては，単に筋力増強という意味以外にも，血流促進のため筋力トレーニングを積極的に行うべきである．全身運動においても同様である．

創外固定術は固定力があるため，関節外骨折であれば早期からCKC（closed kinetic chain；閉鎖性運動連鎖）まで可能である．関節内骨折であっても，足関節に関節延長術を行った状態ならば全荷重可能なため，主治医に確認する．ピン・ワイヤー刺入部痛や術創部痛などのコントロールを装具や投薬にて行うことで，さまざまなトレーニングが可能となる．Ilizarov法の理論と技術を構築した病院では，運動療法は「体育」として行われており，全身運動の重要性を示している[45]．

最終的には終日歩行を目指すが，痛みのある患者と痛みのない患者では下肢の動かし方がまったく異なることに注意する．痛みのない患者は，患肢をゆっくり接地するように全身でコントロールできているため，筋力トレーニングと全身運動が重要であることは明白である（図20）．筆者の病院では，エルゴメータやローイングマシンによる全身運動の他に，総合的な動作能力を高めるために半球のバランスボールの上でのスクワットなど，さまざまなトレーニ

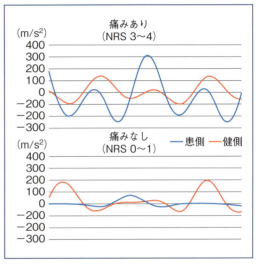

図20　下腿の加速度（鉛直方向）の一例
痛みのある患者は，患側のコントロールがうまくできず鉛直方向の加速度が大きい．
一方，痛みのない患者は，患側のコントロールがうまくできるため，鉛直方向の加速度が小さい．
NRS：Numerical Rating Scale.

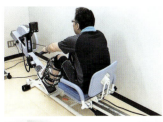
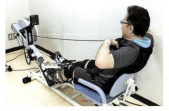
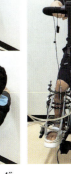
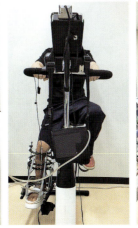
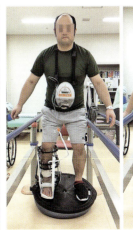
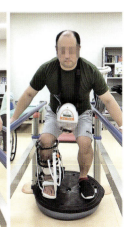

図21　全身運動トレーニング

■ 11. 創外固定術

ングを行っている（図21）．

装具療法
●足関節周囲
ワイヤー刺入部が脛骨のみか踵骨まで固定しているかによって，荷重痛は大きく変わる．リング型創外固定器が脛骨のみの場合は，尖足予防に努めなければいけないが，骨折の程度や軟部組織の損傷などによっては難しい場合もある．そのため，尖足予防のための足底装具を作

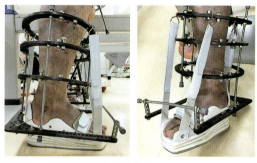

図22　創外固定用の足底装具

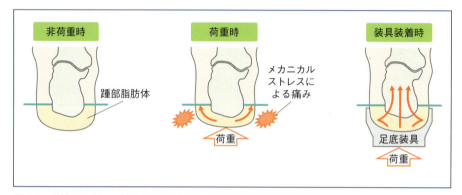

図23　踵部ワイヤー刺入部へのメカニカルストレスの概念図
荷重時には，踵部脂肪体の厚さが1 cm程度減少するため，メカニカルストレスによる痛みの原因となっている．装具装着によって脂肪体の変形を抑制することで，メカニカルストレスの発生を最小限にすることができる．

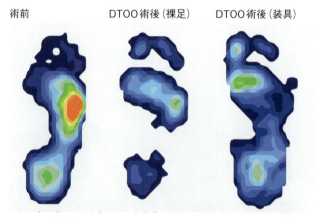

図24　歩行時の足圧分布（DTOO術前後）
術前は内反型変形性足関節症のため，小趾中足骨付近へ足圧が集中している．DTOO術後には圧の集中はなくなっているが，踵骨ワイヤー刺入部の痛みにより踵接地がほとんどできない．足底装具を装着することで，踵骨ワイヤー刺入部痛が軽減し，局所への圧の集中を起こすことなく，歩行が可能となる．
DTOO：distal tibial oblique osteotomy（遠位脛骨斜め骨切り術）．

製する必要がある[46]．

尖足予防の足底装具は，リング型創外固定器に装着できるようにベルトを取り付けたものである（図22）．リング型創外固定器が踵骨または前足部までの場合は，荷重を受ける踵部のワイヤー刺入部に荷重痛が起こりやすい．また，創外固定器が床と接触し，足底全面を床に付けないため，荷重が不十分な例もある．踵部へのワイヤー刺入部にかかるメカニカルストレスに着目し，荷重痛を軽減する足底装具を作製し，荷重率の増加や歩行能力が改善したという報告[47,48]もある（図23，24）．

荷重・歩行練習

骨折治癒を促進する物理的因子として力学的負荷（適切な荷重）がある．

関節内骨折のように部分荷重が必要な場合は，他の骨折と同様に，1/3部分荷重で平行棒内歩行練習，1/2部分荷重で歩行器歩行練習，2/3部分荷重で片松葉杖歩行練習またはLofstrand（ロフストランド）杖歩行練習といった目安で進めてい

く．関節外骨折や関節内骨折であっても，関節をまたいで関節延長術を行っている場合は，術後早期から全荷重が許可されるため，痛みに応じて荷重量を漸次増加していく．

歩行練習を行う際は，車椅子のフレームと創外固定器が接触するため，普通の椅子に交換し

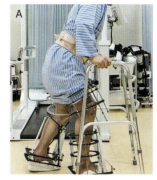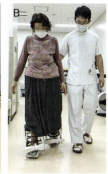

図25　創外固定患者の歩行練習
A：交通外傷によって，両大腿と両下腿・足部の4か所に創外固定術を施行した患者．
B：両足の変形性足関節症に対するDTOOによって，両下腿・足部の2か所に創外固定術を施行した患者．

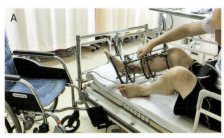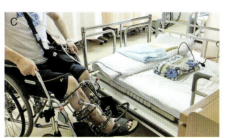
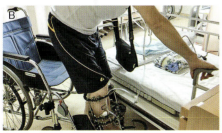

図26　移乗動作
A：起き上がりから下肢をベッド端に降ろす際は，上肢で創外固定器を把持して，ゆっくり行う．
B：移乗時にはフットレストと創外固定器がぶつかるため，下肢をそろえず，健側を車椅子側に引き込み，患側を少し前に出して移乗する．
C：創外固定器がフットレストと接触しないように確認してから着座する．

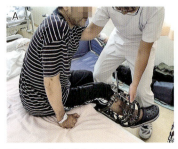
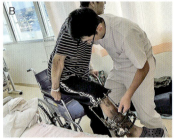
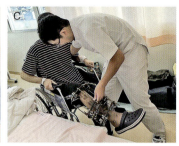

図27 移乗動作（介助）
関節内骨折で荷重制限がある場合や荷重痛が強い場合の例である．
A：創外固定器を把持して，荷重しないように注意する．
B：移乗時に患側の膝関節が屈曲して，フットレストにぶつからないように前方で把持する．
C：着座時にも，最後まで創外固定器を把持したまま姿勢を整える．

たほうが行いやすい．自験例では，踵骨のワイヤー刺入部痛は，足底装具の側壁の高さや面ファスナーの牽引量，足底面のロッカーボトムなどにより適合性を高めることで，ある程度の除痛は可能である．特に足関節までの固定が必要な患者において，荷重や歩行は装具の適合次第で痛みが大きく変わるため，義肢装具士と連携して計画的に作製し，医師と協働して薬物療法による痛みのコントロールを適切に行うことで，全例とはいかないまでも多くの患者が歩行可能となる（図25）．

ADL動作練習

さまざまな動作を行ううえで障害となりうるのは，創外固定器の大きさと重さである．通常，病院にある車椅子のレッグサポートパイプ間のサイズは，片側に創外固定器をつけた状態でフットレストに両下肢をのせたサイズとほぼ同等である．移乗時にフットレストなどに創外固定器のフレームや支柱が引っかかると転倒リスクになるため，移乗動作を指導する（図26，

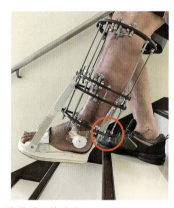

図28 降段時の注意点
降段時には，創外固定器の後方がぶつからないように，少し前に下肢を降ろす．

27）．

患者自身が行う場合，荷重ができていても患肢を前に出して移乗するほうがよいこともある．階段昇降においては，降段時に創外固定器のフレームが上段に引っかかり，予期せぬ痛みや転落の危険性があるため，実施前に指導しておく（図28）．

■ 引用文献
1) Ali AM, Saleh M, Eastell R, et al.：Influence of bone quality on the strength of internal and external fixation of tibial plateau fractures. J Orthop Res 2006；24(11)：2080-6.
2) 野坂光司，宮越尚久，齊藤英知ほか：足・足関節に対するリング型創外固定器の各種比較．関節外科 2018；37(1)：97-106.
3) 野坂光司，宮腰尚久，山田　晋ほか：リング型創外固定による外傷治療．臨整外 2017；

52（8）：713-7.

4) 松原秀憲，宇賀治修平，濱田　知ほか：外傷後遺症に対する創外固定を用いた治療．臨整外 2017；52（8）：761-8.

5) 速水宏樹，杉本一郎：創外固定法の基本（1）．整外Surg Tech 2017；7（2）：203-8.

6) Cushnaghan J, Dieppe P：Study of 500 patients with limb joint osteoarthritis. I. Analysis by age, sex, and distribution of symptomatic joint sites. Ann Rheum Dis 1991；50（1）：8-13.

7) 田中康仁：足・足関節の痛みと運動障害の画像診断．MB Med Reha 2012；149：173-8.

8) 永嶋良太：足部疾患の診断と治療．Orthopaedics 2015；28（1）：51-61.

9) 杉本一郎：足関節内骨折に対するIlizarov創外固定器を用いた治療．岩本幸英編：ここまで使える創外固定―低侵襲固定の最前線．メジカルビュー社；2011．p.90-8.

10) 高倉義典：変形性足関節症．高倉義典監：図説 足の臨床．改訂第3版．メジカルビュー社；2010．p.110-6.

11) 篠原靖司，高倉義典：変形性足関節症．関節外科 2009；28（7）：809-17.

12) 最上敦彦：脛骨遠位部骨折．関節外科 2013；32（supple-2）：176-87.

13) Rüedi TP, Allgöwer M：The operative treatment of intra-articular fractures of the lower end of the tibia. Clin Orthop Relat Res 1979；138：105-10.

14) 善家雄吉：開放骨折の分類と治療．酒井昭典，佐伯　覚編：骨折の治療指針とリハビリテーション―具体的プロトコールから基本をマスター！南江堂；2017．p.54-61.

15) 田中康仁：変形性足関節症・基本的治療．岩本幸英監：足の外科の要点と盲点．整形外科 Knack & Pitfalls．文光堂；2006．p.276-9.

16) 渡邉耕太：変形性足関節症の治療とトピックス．北海道整災外会誌 2016；57（2）：242-5.

17) Takakura Y, Tanaka Y, Kumai T, et al.：Low tibial osteotomy for osteoarthritis of the ankle. Results of a new operation in 18 patients. J Bone Joint Surg Br 1995；77（1）：50-4.

18) 寺本　司：変形性足関節症に対する遠位脛骨斜め骨切り術．Bone Joint Nerve 2012；2（4）：613-9.

19) Kennedy JG, Hodgkins CW, Brodsky A, et al.：Outcomes after standardized screw fixation technique of ankle arthrodesis. Clin Orthop Relat Res 2006；447：112-8.

20) Zaidi R, Cro S, Gurusamy K, et al.：The outcome of total ankle replacement：a systematic review and meta-analysis. Bone Joint J 2013；95-B（11）：1500-7.

21) Jordan RW, Chahal GS, Chapman A：Is end-stage ankle arthrosis best managed with total ankle replacement or arthrodesis？A systematic review. Adv Orthop 2014；2014：986285.

22) 野坂光司，島田洋一，山田　晋ほか：高齢者足関節周辺骨折における内固定とIlizarov創外固定の治療成績の比較．骨折 2015；37（suppl）：5247.

23) 最上敦彦：脛骨遠位部骨折（nailing）．Orthopaedics 2013；26（11）：151-63.

24) Abd-Almageed E, Marwan Y, Esmaeel A, et al.：Hybrid External Fixation for Arbeitsgemeinschaft für Osteosynthesefragen（AO）43-C Tibial Plafond Fractures. J Foot Ankle Surg 2015；54（6）：1031-6.

25) 野坂光司：Ilizarov創外固定によるロンググロッドを用いたPilon骨折の閉鎖的整復方法―MATILDA法（Multidirectional Ankle Traction using Ilizarov external fixator with Long rod and Distraction Arthroplasty in Pilon fracture）の実際．整外Surg Tech 2015；5（4）：440-6.

26) 野坂光司：創外固定術．島田洋一，高橋仁美編：整形外科術後理学療法プログラム．改訂第2版．メジカルビュー社；2014．p.242-7.

27) 寺本　司：遠位脛骨斜め骨切り術（Distal Tibial Oblique Osteotomy：DTOO）．整外 Surg Tech 2013；3（5）：555-67.

28) 野坂光司，島田洋一：整形外科手術 名人のknow-how イリザロフ創外固定を用いた難治骨折の治療．整形・災害外科 2016；59（9）：1152-7.

29) 野坂光司，山田　晋，齊藤英知ほか：ピロン骨折に対するリング型創外固定を用いたロンググロッド整復法．星野雄一編：整形外科の手術手技―私はこうしている．別冊整形外科 66．南江堂；2014．p.173-7.

30) 野坂光司，宮腰尚久，山田　晋ほか：脆弱性骨折に対するイリザロフ創外固定の有用性．

Orthopaedics 2016；29（12）：71-6.

31）渡邊孝治，土屋弘行：創外固定を用いた開放骨折の治療．岩本幸英編：ここまで使える創外固定─低侵襲固定の最前線．メジカルビュー社；2011．p.2-14.

32）中瀬尚長：創外固定を用いた足部・足関節変形の治療．岩本幸英編：ここまで使える創外固定─低侵襲固定の最前線．メジカルビュー社；2011．p.145-57.

33）Kondo I, Hosokawa K, Iwata M：Development and interrater reliability of standing test for imbalance and disequilibrium（SIDE）. Jpn J Rehabil Med 2004；41：483.

34）Checketts RG, MacEachern AG, Otterburn M：Pin track infection and the principles of pin site care. In：De Bastiani G, Apley AG, Goldberg A, eds. Orthofix External Fixation in Trauma and Orthopaedics. Springer；2000. p.97-103.

35）Ferreira N, Marais LC：Pin tract sepsis：Incidence with the use of circular fixators in a limb reconstruction unit. SA Orthop J 2012；11（1）：40-4.

36）松田貴子，中瀬尚長：牽引・創外固定に伴う合併症─創外固定ピン刺入部の発赤・腫脹がみられる．整形外科看護 2008；13（4）：367-71.

37）柴田麻美，金　悠佳，岩原香織ほか：イリザロフ創外固定部のピン周囲のスキントラブル過程と関連因子．日創外固定骨延長会誌2017；28：75-8.

38）佐々木学，長谷部亘，佐々木友和ほか：オリーブ油塗布によるIlizarov創外固定中の患肢における皮膚水分率の変化．東日整災外会誌2016；28（3）：309.

39）Schandelmaier S, Kaushal A, Lytvyn L, et al.：Low intensity pulsed ultrasound for bone healing：systematic review of randomized controlled trials. BMJ 2017；356：j656.

40）Nozaka K, Shimada Y, Miyakoshi N, et al.：Combined effect of teriparatide and low-intensity pulsed ultrasound for nonunion：a case report. BMC Res Notes 2014；7：317.

41）Azuma Y, Ito M, Harada Y, et al.：Low-intensity pulsed ultrasound accelerates rat femoral fracture healing by acting on the various cellular reactions in the fracture callus. J Bone Miner Res 2001；16（4）：671-80.

42）松本忠美，野村　進：阻血下における血流量と骨癒合の関係．金沢大十全医会誌 1983；92（1）：107-21.

43）内藤昌志，田中 栄：筋と骨のクロストーク．BONE 2015；29（3）：231-5.

44）McPherron AC, Lawler AM, Lee SJ：Regulation of skeletal muscle mass in mice by a new TGF-β superfamily member. Nature 1997；387（6628）：83-90.

45）門司順一：創外固定の将来の可能性 Ilizarov法の可能性．関節外科 2002；21（4）：184-92.

46）菅原亮太，小野寺智亮，梅田健太郎ほか：下肢創外固定中の装具療法の試み．北海道理学療法士学術大会抄録集 2014；65（suppl）：76.

47）渡邉基起，野坂光司，畠山和利ほか：リング型創外固定術に対する足底装具の有効性．東北理学療法学 2017；29：102-5.

48）渡邉基起，野坂光司，斉藤公男ほか：リング型創外固定器に対する足底装具の効果─足圧分布による検討．Jpn J Rehabil Med 2017；54巻特別号：Page3-P1K-5-5.

第1章　運動器

12. 腰椎椎間板ヘルニア摘出術

lumbar disc herniation discectomy

key point ▶▶▶ 腰椎椎間板ヘルニア摘出術後，早期の理学療法介入による有効性を示すエビデンスはない．しかし，術後合併症や術後安静期間における廃用を予防するうえで，術後早期からの理学療法介入は重要である．椎間板内圧は姿勢により大きく変化するため，姿勢および動作を評価し，椎間板内圧が高まるような危険な姿勢や動作を行わせないことが重要である．回復期においては，復職やスポーツ競技復帰に向けた理学療法介入を行う．

概要と病態

腰椎椎間板ヘルニアは，髄核が後方や後外方に逸脱し，脊髄神経や神経根，馬尾を圧迫することで発症する病態である．圧迫された神経領域において，しびれなどの感覚障害や麻痺などの運動障害を引き起こす．

■病態

椎間板（椎間円板）は人体最大の無血管組織であり，椎体間に存在する円盤状の組織である．脊柱全長の約25％を占め，上下の椎体を連結し衝撃を吸収するクッションの役割を果たしている．構造は，外周部の線維輪，中心部の髄核，終板から成る．線維輪は線維性軟骨から成り，適度な弾性をもっている．髄核は多量の水分を含み弾性に富んでいるため，椎体間に加わる衝撃を分散させる．終板はガラス軟骨から成り，隣接する椎体を強固に連結する．腰椎椎間板ヘルニアは線維輪の変性や断裂などにより，髄核が後方や後外方に突出し，脊髄神経や神経根，馬尾を圧迫し，神経症状を発症する病態と考えられている．

男女比は2～3：1で男性に多く，好発年齢は20～40代，好発部位はL4～L5，L5～S1とされ

ている[1]．年齢の上昇とともに高位腰椎椎間板ヘルニアを発生する可能性が高くなり，L2/3，L3/4間での発症平均年齢が高いとの報告もある[2]．事務職などの職業に比べて，職業運転手，金属・機械業労働者など重労働者の発生率が高いことが指摘されており，職業形態によって椎間板ヘルニアの発生に対する危険性に差があることが報告されている[3]．また，スポーツによる影響が示唆されているが，明らかな関係性は認められていない[4,5]．

■診断・重症度分類

診断

『腰椎椎間板ヘルニア診療ガイドライン（改訂第2版）』で**表1**[1]の診断基準が提唱されている．

表1　腰椎椎間板ヘルニア診療ガイドライン策定委員会提唱の診断基準

1	腰・下肢痛を有する（主に片側，ないしは片側優位）
2	安静時にも症状を有する
3	SLRテストは70°以下陽性（ただし高齢者では絶対条件ではない）
4	MRIなど画像所見で椎間板の突出がみられ，脊柱管狭窄所見を合併していない
5	症状と画像所見とが一致する

（日本整形外科学会ほか：腰椎椎間板ヘルニア診療ガイドライン．改訂第2版．南江堂：2011[1]より）
SRL：straight leg raising（下肢伸展挙上）．

169

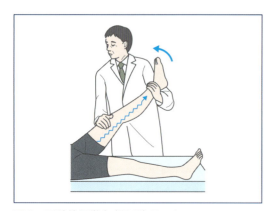

図1　下肢伸展挙上（SLR）テスト

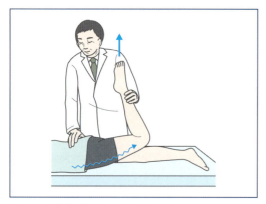

図2　大腿神経伸展（FNS）テスト

表2　腰椎椎間板ヘルニアにおける典型的な神経学的所見

障害神経	L4	L5	S1
病変部位	L3/4	L4/5	L5/S
反射低下	膝蓋腱		アキレス腱
筋力低下	大腿四頭筋 前脛骨筋	長母趾伸筋 長趾伸筋	下腿三頭筋 腓骨筋
知覚障害			

（岡田恭司：Visual NAVI! 整形外科学．メジカルビュー社：2012．p.155[8]より）

　理学所見として，疼痛性側彎や疼痛性跛行がみられることが多い．本疾患の診断に有用な所見として，下肢伸展挙上（straight leg raising：SLR）テスト（図1）がある．SLRテスト陽性は，腰椎椎間板ヘルニアが原因の坐骨神経領域の障害において信頼性のある徴候とされる[6]．また，大腿神経伸展（femoral nerve stretch：FNS）テスト（図2）は，上位腰椎椎間板ヘルニア（L1/2〜L3/4）が原因の大腿神経領域の障害において陽性になる徴候とされるが，FNSテストが陽性となる頻度は不明である[7]．深部腱反射，感覚異常，筋力低下などの神経学的所見から障害神経根をある程度同定できる．表2[8]は典型的な所見である．約50％の症例（特にL3/4）で大腿四頭筋の筋力低下が生じ，膝蓋腱反射が低下または消失する[7]．

　単純X線写真では腰椎椎間板ヘルニアの描出は不可能とされているが，他疾患を除外するために推奨される．腰椎椎間板ヘルニアの診断に最もすぐれた検査法はMRIである[9,10]．MRIでは，椎間板ヘルニアの高位，突出部位などの診断が可能である．

　神経学的所見，画像所見から障害神経根が同定できない症例において，神経根ブロックは有用な検査法である[1]．神経学的所見と画像所見が一致してはじめて診断が確定する．

ヘルニアの分類

　ヘルニアは，髄核の逸脱程度により分類される．Macnabの分類では，4種類に分類している（図3）[11]．突出（protrusion）は，線維輪の断裂を伴わずに髄核が膨隆するものである．脱出（extrusion）は線維輪の断裂を伴い，後縦靱帯を穿破していない靱帯下脱出（subligamentous extrusion）と後縦靱帯を穿破している経靱帯脱出（transligamentous extrusion）に分類される．遊離脱出（sequestration）は，髄核が硬膜外腔に遊離移動している．また，髄核の突出部位に

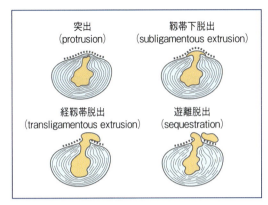

図3 Macnabの分類
(辻　陽雄：基本腰椎外科手術書．改訂第3版．南江堂；1996．p.25[11]より)

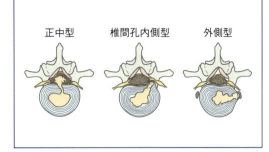

図4 髄核の突出部位による分類
(辻　陽雄：基本腰椎外科手術書．改訂第3版．南江堂；1996．p.25[11]より)

より，脊柱管内正中型，椎間孔内側型，椎間孔外側型(外側ヘルニア)に分類する(**図4**)[11]．

■ 症状

腰椎椎間板ヘルニアは腰痛から発症することが多く，その後，障害神経の支配領域に一致した下肢痛に移行することが多い．痛みは体動や咳，くしゃみで増悪し，下肢の筋力低下を生じることがある．

髄核の突出部位によって症状に特徴がある．脊柱管内で生じた正中型のヘルニアでは，脊髄神経が障害され両下肢の疼痛やしびれ，筋力低下を生じる．馬尾神経が障害された場合，膀胱直腸障害を生じることがある．椎間孔内側型および椎間孔外側型では，一側の神経根が障害されることから，片側下肢で疼痛，しびれ，筋力低下を生じる．

■ 予後

腰椎椎間板ヘルニアは自然縮小する症例が多いため，まずは保存療法(保存的治療)が行われる．ヘルニアのサイズが大きいものや遊離したものなどは，高頻度に自然退縮するとされている．しかし，一定期間の保存療法を行っても治療効果がみられない場合，重症度によって割合は異なるが，約20〜50％の症例で手術療法に至る[1]．保存療法と手術療法との予後を比較すると，手術療法のほうが長期的にも良好な症状改善が得られるが，10年後にはその差がなくなる[12,13]．また，同一高位でのヘルニア再発と他高位でのヘルニアを含めた再手術率は，術後5年で5％，10年で7％，15年および20年では8％であった[14]．

■ 治療

腰椎椎間板ヘルニアの治療は，大きく分けて保存療法と手術療法がある．

保存療法

腰椎椎間板ヘルニアでは，マクロファージやT細胞の食作用によりヘルニアが消失する症例も多い．また，疼痛などの症状は，ヘルニアが直接的に神経を圧迫していなくても周囲の組織の炎症により生じることがある．このような場合，炎症の改善により症状が軽減することがあるため，保存療法を第一選択とすることが基本である．

疼痛の強い急性期は，安静を要することが多い．コルセットを用いて腰椎への負担を軽減する．疼痛に対しては非ステロイド性抗炎症薬(nonsteroidal antiinflammatory drugs：NSAIDs)の投薬や，硬膜外神経ブロック，神経根ブロックが行われる．症状が軽減すれば，

運動療法や物理療法，後述する姿勢・動作指導などの理学療法およびリハビリテーションを行っていく．

手術療法

手術療法は，日常生活動作の障害，下垂足などの急激な筋力低下，膀胱直腸障害を生じた際に絶対的適応とされる．また，3か月程度の保存療法で症状の改善がみられない場合も手術療法の適応となる．

●Love法（ラブ）

従来最も一般的に行われてきた術式である．全身麻酔下に腹臥位で行われ，椎弓間の黄色靱帯を切除し硬膜外腔に進入する．場合によっては椎弓の一部を切除（開窓）することがある．硬膜を避け脱出した髄核のみを摘出する．近年ではルーペや顕微鏡を使うことで皮切を小さくし，低侵襲で行うことのできるマイクロLove法を行う施設が多くなっている．

●内視鏡下椎間板ヘルニア摘出術（micro endoscopic discectomy：MED）

後方から進入し髄核を摘出するのはLove法と同様である．しかし，MED法ではチューブレトラクターとよばれる16 mmの円筒のなかで操作が行われるため，視野は内視鏡で確保し，器具はすべて細長い専用のものを使用する．Love法と違い，傍脊柱筋を棘突起から剝離しないため筋萎縮を軽減できるとされている．

●経皮的内視鏡下椎間板摘出術（percutaneous endoscopic discectomy：PED）

椎間板に対し直接的に内視鏡を挿入し，腹側からヘルニアを摘出する．MED法よりさらに低侵襲であり，傍脊柱筋への侵襲がない．

> **覚えておこう**
> いずれの術式においても術後数日でドレーンチューブを抜去し，コルセット着用下での離床が許可されることが多い．

■障害像

腰椎椎間板ヘルニアでは，一次性の障害として痛みやしびれ，麻痺による筋力低下，膀胱直腸障害などを生じ，それらを起因として日常生活に支障をきたす．また，仕事をもつ青壮年では社会生活に不利益を被ることもあり，アスリートでは競技継続困難となり，それらが生活の質（quality of life：QOL）低下につながる．

理学療法・リハビリテーションの評価

術後早期は，疼痛などにより積極的な評価が行えないことが多い．術後早期からスムーズに理学療法介入を行うためにも，術前から評価を行い患者の状態を知ることが大切である．

疼痛

どのような動作で疼痛が生じるか評価する．同時に疼痛の部位や程度も評価する．

姿勢，動作

椎間板内圧は，姿勢によって大きく変化する（図5）[15]．腰椎の前彎が減少すると椎間板内圧は高くなる．座位姿勢，立位姿勢などにおいて椎間板内圧が高まるような腰椎後彎位になって

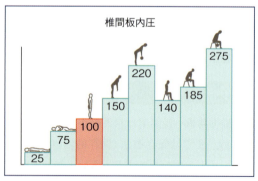

図5　姿勢による椎間板内圧の変化
　　　（立位を100とした場合の比較）
(Nachemson A：The lumbar spine an orthopaedic challenge. Spine 1976；1〈1〉：59-71[15] より)

いないか評価する．また，立ち上がりなどの動作において，過度に体幹を前傾させ上半身の重心が前方へ移動すると腰椎の椎間板内圧が高くなりやすい．

感覚検査

感覚障害がないか評価する．障害神経レベルにより，感覚障害を生じる部位が異なる（**表2**参照）．

関節可動域

長期間麻痺があると，関節可動域制限を生じることも多い．

筋力

徒手筋力テストなどを用いて，麻痺のある筋およびその程度を評価する．ハンドヘルドダイナモメータやマスキュレータなどを用いることで定量的に評価することができる．

理学療法・リハビリテーションプログラム

術後早期の理学療法介入において，特異的な有効性を示すエビデンスはない．疼痛や筋力においても，術後早期の理学療法介入による有意差はないとされている．しかし，呼吸器合併症，深部静脈血栓症（deep vein thrombosis：DVT）などの術後合併症や，術後安静による廃用の予防を行ううえでも，術後早期の介入が必要と考えられる．

回復期における運動療法は，数か月間にわたり機能状態を改善させ，再就労を早めるとされている．また，姿勢・動作指導を行い，再発予防に努めることも重要である．

術後合併症の予防

術後合併症の予防として，呼吸器合併症，DVTの予防に努める．術中に使用される麻酔や術後の安静の影響により無気肺や肺炎を生じることがあるため，口すぼめ呼吸や排痰法を指導する．DVT予防として，足関節底背屈自動

運動を指導する．これらの指導は，術前から行い習得させることが望ましい．

早期離床

術後合併症や安静による筋力低下を防ぐために，コルセット着用下で可及的早期に離床を行う．移乗時には体幹前傾姿勢を生じやすく，端座位では椎間板内圧が高くなることから，車椅子ではなく，歩行器歩行での離床を行うことが望ましい．

姿勢・動作指導

各姿勢で腰椎前彎の減少，骨盤後傾，体幹前傾位などの問題があれば，それらに対してアプローチする必要がある．腰椎前彎の減少は骨盤の後傾を伴っていることが多く，まずは臥位姿勢で骨盤を前傾させる練習を行う．臥位での骨盤前傾が獲得できれば，座位から立位へと順に進めていく．

動作指導では，各動作で腰椎の後彎や過度な体幹前傾を生じないように指導する．起き上がり動作においては，腹直筋を優位に使い正面に起き上がると，腰椎の後彎を生じ椎間板内圧が高くなるため，側臥位経由での起き上がり方を指導する．膝を立てて側臥位となり，下肢をベッドから下ろし重りにして起き上がることで，少ない力で起き上がることができ腰椎への負担を軽減できる．この際，骨盤と体幹の動きを同調させ，体幹の回旋や側屈を生じないように指導する．起き上がり動作の指導は，術前から行い習得させることが望ましい．

また，物を持ち上げる動作の指導は必須である．腰椎の後彎が生じないよう，膝関節と股関節を屈曲させ，下肢の伸展を利用して物を持ち上げる．この際，体と荷物の位置が遠い場合，モーメントアームが長くなり腰椎に強い力が加わるため，荷物は体の近くで持ち上げるように指導する．

関節可動域運動

安静により関節可動域制限が生じないように

ストレッチを行う．すでに関節可動域制限がある場合は，その改善を目的に重点的に行う．また，離床開始と同時に神経根の癒着を予防するためにSLRストレッチを開始する．術後早期の過度なストレッチは炎症を生じる可能性があるため，疼痛のない範囲で愛護的に行う．その後，上位体幹や股関節のストレッチを行っていく．

筋力増強運動

術後早期は，疼痛の有無に注意しながら脊柱の動きを伴わない腹部引き込み（ドローイン）などの等尺性の筋力増強運動を行う．

術後1週ないし2週から，肩甲骨が床から離れない範囲での腹筋運動を開始する．この際，腰椎の後彎を生じると椎間板に負担が加わるため，腰椎の後彎が生じないように上位体幹でのみ運動を行うように注意する．

術後3週から，腰椎の動きを伴った運動を開始する．肩甲骨が床から離れるような低負荷の運動から開始し，徐々に回旋を加えるなど運動範囲を広げ強度を上げていく．体幹トレーニングだけでなく，下肢の筋力増強運動も行い，廃用予防，筋力の回復に努める．運動時の姿勢に注意し，椎間板内圧を高めないようにする．

スポーツリハビリテーション

術後4週以降に，主治医と相談し，画像所見や筋力の回復状態，これまでのリハビリテーションの経過などを総合的に判断し，スポーツ競技の動作の練習を開始する．

速歩（fast walking）から開始し，ジョギング（全力の50％以下）に移行する．遅い速度，短時間のジョギングから，疼痛がなければ徐々にスピードアップし運動時間を延長していく．ジョギングが20〜30分ほど可能になったらランニング（全力の50〜80％）を開始する．ランニングが可能となったらダッシュ（80〜100％）に移行する．直線でのダッシュから始め，疼痛を生じなければコーナリングやステップ動作の練習を行う．その後，ジャンプや回旋を伴ったスポーツ競技の動作を練習し，徐々にチーム練習へと合流する．競技復帰にあたっては，再発予防が重要である．競技中の姿勢や動作において，腰椎後彎などの不良肢位を行わせないなどの指導が重要となる．

■引用文献

1) 日本整形外科学会，日本脊椎脊髄病学会監：腰椎椎間板ヘルニア診療ガイドライン．改訂第2版．南江堂；2011.

2) Dammers R, Koehler PJ：Lumbar disc herniation：level increases with age. Surg Neurol 2002；58(3-4)：209-13.

3) Heliövaara M：Occupation and risk of herniated lumbar intervertebral disc or sciatica leading to hospitalization. J Chron Dis 1987；40(3)：259-64.

4) Mundt DJ, Kelsey JL, Golden AL, et al.：An epidemiologic study of sports and weight lifting as possible risk factors for herniated lumbar and cervical discs. The Northeast Collaborative Group on Low Back Pain. Am J Sports Med 1993；21(6)：854-60.

5) Lundin O, Hellström M, Nilsson I, et al.：Back pain and radiological changes in the thoraco-lumbar spine of athletes. A long-term follow-up. Scand J Med Sci Sports 2001；11(2)：103-9.

6) Vroomen PC, de Krom MC, Knottnerus JA：Diagnostic value of history and physical examination in patients suspected of sciatica due to disc herniation：a systematic review. J Neurol 1999；246(10)：899-906.

7) Albert TJ, Balderston RA, Heller JG, et al.：Upper lumbar disc herniations. J Spinal Disord 1993；6(4)：351-9.

8) 岡田恭司：Visual NAVI! 整形外科学．メジカルビュー社；2012. p.155.

9) Janssen ME, Bertrand SL, Joe C, et al.：Lumbar herniated disk disease：comparison of

MRI, myelography, and post-myelographic CT scan with surgical findings. Orthopedics 1994；17（2）：121-7.

10）Jackson RP, Cain JE Jr, Jacobs RR, et al.：The neuroradiographic diagnosis of lumbar herniated nucleus pulposus：II. A comparison of computed tomography（CT）, myelography, CT-myelography, and magnetic resonance imaging. Spine（Phila Pa 1976）1989；14（12）：1362-7.

11）辻　陽雄：基本腰椎外科手術書. 改訂第3版. 南江堂；1996.　p.25.

12）Atlas SJ, Keller RB, Chang Y, et al.：Surgical and nonsurgical management of sciatica secondary to a lumbar disc herniation：five-year outcomes from the Maine Lumbar Spine Study. Spine（Phila Pa 1976）2001；26（10）：1179-87.

13）Atlas SJ, Keller RB, Wu YA, et al.：Long-term outcomes of surgical and nonsurgical management of sciatica secondary to a lumbar disc herniation：10 year results from the maine lumbar spine study. Spine（Phila Pa 1976）2005；30（8）：927-35.

14）Bruske-Hohlfeld I, Merritt JL, Onofrio BM, et al.：Incidence of lumbar disc surgery. A population-based study in Olmsted County, Minnesota, 1950-1979. Spine（Phila Pa 1976）1990；15（1）：31-5.

15）Nachemson A：The lumbar spine an orthopaedic challenge. Spine 1976；1（1）：59-71.

13. 腰椎開窓術
lumbar fenestration

> **key point** ▶▶▶ 腰椎開窓術後の理学療法では，単に歩行能力の再獲得を目指すだけでなく，術前からの異常姿勢の改善や脊柱の安定性の向上，腰椎に負担のかかりにくい日常生活活動（ADL）の方法の指導などをとおして，腰痛軽減や新たな腰椎変性の予防を目指すことが重要である．そのためには，患者ごとの年齢や姿勢，生活スタイルに応じた介入が重要になるため，患者および家族，他職種との密な情報交換が求められる．

概要と病態

■病態

手術適応となる病態

腰椎開窓術(かいそうじゅつ)は，脊柱管内の後方から神経を圧迫している椎弓や黄色靱帯を切除する術式であり，主に腰部脊柱管狭窄症に適応される[1]．図1[2]に正常な腰椎と神経の圧迫が生じている腰椎の解剖学的特徴を示す．脊柱管は，前方を椎体や椎間板，側方および後方を黄色靱帯や椎弓で囲まれた部分であり，腰椎レベルでは馬尾や神経根が走行している．腰部脊柱管狭窄症では，さまざまな理由でこの脊柱管が狭窄し，神経の圧迫が生じることで症状が出現する．狭窄の原因は，加齢による椎間板の膨隆や，骨棘，椎間関節や黄色靱帯の肥厚，椎間のすべり，側彎や後彎などの脊椎の変性などがある[1-3]．

『腰部脊柱管狭窄症診療ガイドライン2011』

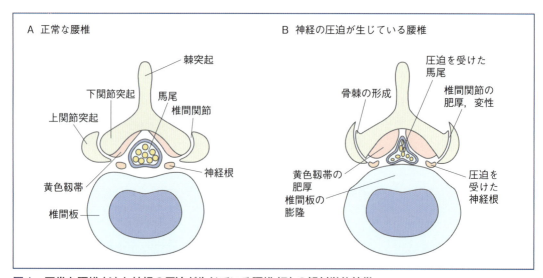

図1 正常な腰椎（A）と神経の圧迫が生じている腰椎（B）の解剖学的特徴
（本郷道生ほか：整形外科 術後理学療法プログラム．改訂第2版．メジカルビュー社；2014．p.30-4[2]を参考に作成）

では、軽度から中等度の腰部脊柱管狭窄症患者において保存療法が無効である場合、または重度の腰部脊柱管狭窄症に対して適応となるとしている[1]。

■ 予後

『腰部脊柱管狭窄症診療ガイドライン2011』では、腰部脊柱管狭窄症の患者に対する手術療法（除圧術単独、インストゥルメント併用固定術を含む）の長期成績は、術後4〜5年ではおおむね良好（70〜80％）であるが、術後8〜10年以上では良好な成績を維持している患者の割合は66％前後まで低下するとされている[1]。腰部脊柱管狭窄症患者に対する手術療法と非手術療法の有効性を比較したシステマティックレビューでは、手術療法と非手術療法の間で有効性に違いはなく、手術療法では術後合併症が生じやすいことから、手術の選択には慎重な考慮が必要であるとの結論が得られている[4]。また、開窓術のどの術式が最もすぐれているのかは、一定の結論が得られておらず、現状ではどの術式も予後は大きく変わらないとされている[5,6]。

術後の症状に関しては、歩行時に生じる症状は改善が見込まれやすいが、安静時の症状は改善しにくく、特に足部のしびれが残存しやすいとされている[1]。加えて、手術までの罹病期間が長い場合、症状の改善が得られにくいことも示唆されている[1]。ただし、これらのエビデンスの質は総じて低く、腰部脊柱管狭窄症に対する手術の予後が良好か不良かは、十分な結論が得られていないのが現状である。

術後合併症

アメリカの腰部脊柱管狭窄症患者で、固定術を併用していない椎弓切除術を受けた患者471,215例では、術後合併症の発生率は12.2％であった[1]。このなかで最も多かったのは術後血腫（5.8％）で、次いで泌尿器系合併症（2.8％）であった。その他の術後合併症としては、肺合併症、心臓合併症、神経合併症、肺塞栓、創感染があった。また、合併症発生率の増加因子としては、高齢や内科的併存症の存在があげられる。高齢は、合併症発生のリスク因子ではあるが、手術の禁忌とするほどの影響はないとされており、高齢は開窓術適応を断念する積極的な理由にはならないと考えられている。

■ 治療

術式

腰椎開窓術は、腰椎後方除圧術の術式の一つである。図2に腰椎後方除圧術の分類を示す。腰椎後方除圧術のなかで、椎弓や周辺組織を可及的に温存する椎弓部分切除術を一般的に開窓術とよぶ。開窓術は、椎弓および脊柱管への進入方法によっていくつかの術式に分類される（図3[1,3]、表1[7-9]）。

手術は一般的に、椎弓および脊柱管まで進入した後に、エアドリルやケリソンを用いて椎弓を切除する。上位椎弓は黄色靱帯の付着部まで、下位椎弓は上関節突起から椎弓根を経て椎間孔の入口部まで骨切除・除去を行い、馬尾と神経根の除圧を行う。

術式は、脊柱管の狭窄の程度や症状に応じて主治医が選択するため、どの術式が適応されたのかを医師から情報収集する。加えて、切除範囲が大きかったり、腰椎のすべりが生じたりしている場合など、手術によって腰椎の不安定性

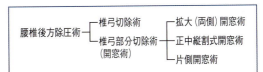

図2　腰椎後方除圧術の分類
腰椎後方除圧術は、椎弓部分をすべて切除する椎弓切除術と、神経を圧迫している部分のみを切除し、その他の部分を可及的に温存する椎弓部分切除術に分類される。椎弓部分切除術は一般的に開窓術とよばれ、これらはさらに脊柱管や神経に至るための進入方法によっていくつかに分類される。

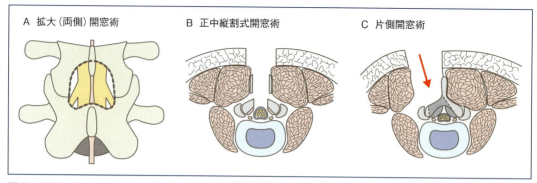

図3 腰椎開窓術（椎弓部分切除術）のさまざまな術式
(日本整形外科学会診療ガイドライン委員会ほか編：腰部脊柱管狭窄症診療ガイドライン2011．南江堂；2011[1]，丹羽政宏ほか：高齢者の腰椎変性疾患に対する手術法．脊髄外科 2005；19〈3〉：227-34[3]を参考に作成)

表1 各術式の進入方法と除圧方法の概要

術式	椎弓・脊柱管までの進入方法と除圧方法
拡大（両側）開窓術[7]	①両側の傍脊柱筋を棘突起から剥離し，当該高位の椎弓を露出する ②椎間関節の内側部を削る ③馬尾・神経根を圧迫している黄色靱帯を切除する ④馬尾・神経根を圧迫している骨を削る
正中縦割式開窓術[8]	①棘突起を露出する ②棘突起表面に孔を開け，棘突起を縦割する ③棘突起を基部から分離し，左右に開く ④馬尾・神経根を圧迫している椎弓を削り，黄色靱帯を切除する ⑤縦割した棘突起の中央に孔を作製し，糸で縫合する
片側開窓術[9]	①症状側の椎弓を露出する ②椎弓下部および椎間関節の内側を部分切除する ③棘突起の基部および対側の椎弓の腹側を切除する ④術側の黄色靱帯はすべて切除し，対側の黄色靱帯は可能な限り切除する ※本術式は複数の高位にわたって行われることもある

(中井 修：整形外科MOOK41腰部脊柱管狭窄症．金原出版；1985．p.231-42[7]，渡辺航太ほか：腰部脊柱管狭窄症に対し後方軟部支持組織を温存する術式—棘突起縦割式椎弓切除術．臨整外 2003；38〈11〉：1401-6[8]，山田博是ほか：腰部脊柱管狭窄症に対する片側開窓法．脊髄外科 1995；9：110-5[9]の内容をもとに作成)

が増大する可能性が高い場合には，椎体間固定術が同時に行われる場合もある．

固定術に関しては「14．インストゥルメント併用腰仙椎部固定術」の項を参照のこと．

術後の一般的な経過

術後の歩行開始時期や，スポーツ活動，重労働の開始時期は，患者の特性や術式，施設によって異なるため，医師と十分な情報交換を行い，それぞれの活動制限を解除する時期について検討していくことが重要である．表2に一般的な術後経過を示す．

理学療法・リハビリテーションの評価

腰椎開窓術の評価は，可能であれば術前から開始することが望ましい．これは，術前のうつ状態の存在や，栄養状態の低下，日常生活自立度の低下が術後の治療成績の低下や，再入院率の増加に関係するためである[1,10]．術後の評価では，医師が想定している術後プロトコルに沿って動作の制限を解除できるのかどうか，そうでない場合はその原因は何か，いつまでなら

表2　腰椎開窓術の術後の一般的な経過の例

	開始時期
コルセット装着	術後1〜2日程度
起居動作	術後1〜3日程度
歩行器歩行	術後1〜4日程度
独歩	歩行器歩行が安定すれば可及的に移行，または術後2週程度（組織の修復が進む時期）
ADL制限解除	術後3週程度
退院	歩行が安定したら，または術後3〜4週程度
自動車の運転	6週程度
コルセット除去	術後1〜3か月程度
軽スポーツ活動軽度の労働	術後3か月程度
スポーツ活動重労働	術後6か月程度

達成可能なのかという視点が求められる．

また，介入効果を先行研究の結果と比較するためや，エビデンスを構築するためにも，世界共通で使用されている評価方法を用いることも重要である．

疾患特異的評価

腰痛の特異的評価としては，Roland-Morris Disability Questionnaire（RMDQ）やその改訂版（modified-RMDQ），Oswestry Disability Index（ODI）があり，手術の効果や術後リハビリテーションの効果の判定に用いられている[4,11]．RMDQ（**表3**）[12]とODI（**表4**）[13]は日本語版が作成されており，信頼性，妥当性の検証もなされている．また，日本では，腰痛の特異的評価としてJapanese Orthopaedic Association Back Pain Evaluation Questionnaire（JOA-BPEQ）も用いられている．JOA-BPEQは，疼痛関連障害（4項目），腰椎機能障害（6項目），歩行機能（5項目），社会生活障害（3項目），心理的障害（7項目）の5種類25項目の質問から成る患者自記式の質問紙である．ただし，スコアの算出には専用計算ソフトが必要となる．

腰部脊柱管狭窄症の特異的な評価としては，Swiss Spinal Stenosis Questionnaire（SSS；別名Zurich Claudication Questionnaire：ZCQ）がある．SSSは，重症度に関する質問7つ，身体機能に関する質問5つ，満足度に関する質問6つの計18項目から成り，それぞれ1〜4または5点で点数をつけ合計する（**表5**）[14]．

感覚

感覚は主に，疼痛としびれを中心に評価する．前述のとおり，術後の疼痛改善は比較的早期から得られる可能性が高いが，末梢のしびれが残存しやすいことを考慮に入れて，長期的な経過を観察する必要がある．

疼痛の評価は，一般的にVisual Analogue Scale（VAS；**図4-A**）やNumerical Rating Scale（NRS；**図4-B**），McGill Pain Questionnaireを用いて行われることが多い．疼痛は，少なくとも腰部と下肢を分けて評価し，安静時，動作時，痛みの性状，持続性なども併せて評価する．歩行時の疼痛は，間欠性跛行の評価と同時に行う．

姿勢

開窓術の対象となるのは高齢者が多いため，術前から加齢に伴う胸椎後彎の増大と変形性股関節症，変形性膝関節症に由来する下肢屈曲位など特徴的な姿勢を呈している可能性が高い．また，腰部脊柱管狭窄症患者では，健常高齢者と比較して体幹前傾姿勢をとり，腰椎前彎が低下し，骨盤が後傾しているとの報告もある[15]（**図5**）．これらの異常姿勢は，加齢や疼痛，間欠性跛行に対する代償として学習され，術後にも残存している状態を臨床ではよく経験する．これらの異常姿勢の残存は，術後の腰痛や手術部への負担の増大を引き起こす原因[15]や転倒のリスク因子となるため，注意が必要である．

具体的には，どのような姿勢変化が生じているのかを評価し，それをもとに短縮して過剰にはたらいている筋と，弛緩してはたらきが弱くなっている筋を予測する．その後，実際に関節

表3　Roland-Morris Disability Questionnaire (RMDQ) 日本語版

腰が痛むと，いつも普通にやっていることが難しくなります
以下の文は，腰が痛むときの訴えについて書かれています．これらを読むと，今日のあなたの状態にあてはまるものがあるでしょう．よく読んで，今日のあなたの状態にあてはまるものに○をつけてください．違う場合には，○をつけずに次の文に進んでください．くれぐれも，今日のあなたの状態にあてはまるものだけに○をつけてください

1. 腰の痛みのため，ほとんど家にいる
2. 腰の痛みをやわらげるため，しばしば姿勢を変えなければならない
3. 腰の痛みのため，いつもよりゆっくり歩く
4. 腰の痛みのため，いつもやっている家事や家の回りのことをしていない
5. 腰の痛みのため，階段を上がるときに手すりを使う
6. 腰の痛みのため，しばしば横になって休む
7. 腰の痛みのため，ソファーから立ち上がるときは，何かにつかまらなければならない
8. 腰の痛みのため，ちょっとしたことでも他の人に頼んでやってもらっている
9. 腰の痛みのため，着替えにいつもより時間がかかる
10. 腰の痛みのため，短い時間しか立っていられない
11. 腰の痛みのため，腰を曲げたり，ひざまずいたりしないようにしている
12. 腰の痛みのため，椅子から立ち上がるのが難しい
13. 一日中痛みを感じる
14. 腰の痛みのため，寝返りをするのが難しい
15. 腰の痛みのため，食欲があまりない
16. 腰の痛みのため，くつしたやタイツをはくのが難しい
17. 腰の痛みのため，短い距離しか歩けない
18. 腰の痛みのため，あおむけではよく眠れない
19. 腰の痛みのため，着替えるとき他の人に手伝ってもらう
20. 腰の痛みのため，ほとんど一日中座っている
21. 腰の痛みのため，家事や家の回りの力仕事はやらないようにしている
22. 腰の痛みのため，いつもより他の人に対して，いらいらしておこりっぽくなる
23. 腰の痛みのため，いつもよりゆっくり階段を上がる
24. 腰の痛みのため，ほとんどベッドやふとんで横になってすごす

(Nakamura M, et al.：Validation of the Japanese version of the Roland-Morris Disability Questionnaire for Japanese patients with lumbar spinal diseases. Spine〈Phila Pa 1976〉2003：28〈20〉：2414-8[12] より)

可動域測定や筋力検査をとおして，異常姿勢を呈している原因を探る．

高齢者では，異常姿勢の原因は加齢による不可逆的な構造や機能の変化と可逆的な変化が組み合わさって生じている場合がほとんどである．そのため，年齢や脊柱，股関節，膝関節などの変形の有無なども十分に考慮する．

移動

主に歩行と階段昇降を評価する．歩行の評価は，姿勢の評価と同時に行うことが望ましい．これは，立位姿勢の特徴がそのまま歩容の特徴と結びつくことが多いためである．

腰部脊柱管狭窄症患者における開窓術後の場合には，間欠性跛行が術前と比較してどのように変化したのかを評価する．具体的には，連続歩行が可能な距離や，症状の程度，持続時間などを術前と比較する．SSSの歩行に関する質問部分を利用することも有用である．また，ただ単に歩行が可能かどうかのみを判断するのではなく，歩行周期中に手術部へ過度な負担がかかっていないかという視点からの評価も重要である．例えば，歩行中に生理的な骨盤の動きが生じているか，過度な骨盤の動きが生じていないかなどを評価することで，手術部への負担を予測することができる(**図6**)[16]．

階段昇降では，多くの場合，平地歩行の際に観察された異常な歩容が強調されて出現する．

表4 Oswestry Disability Index（ODI）日本語版

以下のアンケートに答えてください．これらは腰の痛み（あるいは足の痛み）が，あなたと日常生活にどのように影響しているのかを知るためのものです．すべてのアンケートに答えてください．それぞれの項目の中で，最もあなたの状態に近いものを選んで，番号を○でかこんでください

1. 痛みの強さ
   0. 今のところ，痛みはまったくない
   1. 今のところ，痛みはとても軽い
   2. 今のところ，中くらいの痛みがある
   3. 今のところ，痛みは強い
   4. 今のところ，痛みはとても強い
   5. 今のところ，想像を絶するほどの痛みがある
2. 身の回りのこと（洗顔や着替えなど）
   0. 痛みなく，普通に身の回りのことができる
   1. 身の回りのことは普通にできるが，痛みが出る
   2. 身の回りのことは一人でできるが，痛いので時間がかかる
   3. 少し助けが必要だが，身の回りのほとんどのことは，どうにか一人でできる
   4. 身の回りのほとんどのことを，他の人に助けてもらっている
   5. 着替えも洗顔もできず，寝たきりである
3. 物を持ち上げること
   0. 痛みなく，重い物を持ち上げることができる
   1. 重い物を持ち上げられるが，痛みが出る
   2. 床にある重い物は痛くて持ち上げられないが，（テーブルの上などにあり）持ちやすくなっていれば，重い物でも持ち上げられる
   3. 重い物は痛くて持ち上げられないが，（テーブルの上などにあり）持ちやすくなっていれば，それほど重くない物は持ち上げられる
   4. 軽い物しか持ち上げられない
   5. 何も持ち上げられないか，持ち運びもできない
4. 歩くこと
   0. いくら歩いても痛くない
   1. 痛みのため，1km以上歩けない
   2. 痛みのため，500m以上歩けない
   3. 痛みのため，100m以上歩けない
   4. つえや松葉づえなしでは歩けない
   5. ほとんど床の中で過ごし，歩けない
5. 座ること
   0. どんな椅子にでも，好きなだけ座っていられる
   1. 座りごこちの良い椅子であれば，いつまでも座っていられる
   2. 痛みのため，1時間以上は座っていられない
   3. 痛みのため，30分以上は座っていられない
   4. 痛みのため，10分以上は座っていられない
   5. 痛みのため，座ることができない
6. 立っていること
   0. 痛みなく，好きなだけ立っていられる
   1. 痛みはあるが，好きなだけ立っていられる
   2. 痛みのため，1時間以上は立っていられない
   3. 痛みのため，30分以上は立っていられない
   4. 痛みのため，10分以上は立っていられない
   5. 痛みのため，立っていられない
7. 睡眠
   0. 痛くて目をさますことはない
   1. ときどき，痛くて目をさますことがある
   2. 痛みのため，6時間以上は眠れない
   3. 痛みのため，4時間以上は眠れない
   4. 痛みのため，2時間以上は眠れない
   5. 痛みのため，眠ることができない
8. 性生活（関係あれば）
   0. 性生活はいつもどおりで，痛みはない
   1. 性生活はいつもどおりだが，痛みが出る
   2. 性生活はほぼいつもどおりだが，かなり痛む
   3. 性生活は，痛みのためにかなり制限される
   4. 性生活は，痛みのためにほとんどない
   5. 性生活は，痛みのためにまったくない
9. 社会生活（仕事以外の付き合い）
   0. 社会生活はふつうで，痛みはない
   1. 社会生活はふつうだが，痛みが増す
   2. スポーツなどのように，体を動かすようなものをのぞけば，社会生活に大きな影響はない
   3. 痛みのため社会生活は制限され，あまり外出しない
   4. 痛みのため，社会生活は家の中だけに限られる
   5. 痛みのため社会生活はない
10. 乗り物での移動
   0. 痛みなくどこへでも行ける
   1. どこへでも行けるが，痛みが出る
   2. 痛みはあるが，2時間程度なら乗り物に乗っていられる
   3. 痛みのため，1時間以上は乗っていられない
   4. 痛みのため，30分以上は乗っていられない
   5. 痛みのため，病院へ行くとき以外は乗り物には乗らない

（Fujiwara A, et al.：Association of the Japanese Orthopaedic Association score with the Oswestry Disability Index, Roland-Morris Disability Questionnaire, and short-form 36. Spine〈Phila Pa 1976〉2003：28〈14〉：1601-7[13] より）

そのため，筋力や歩容の改善が不十分な状態での階段昇降は手術部への負担をさらに増大させる危険性があるため，日常的な階段昇降の開始

時期については慎重に判断する．具体的には，手術部への過度な負担がないかに加えて，手すりの使用や昇降パターンによって動作の安定性

13. 腰椎開窓術

表5 Swiss Spinal Stenosis Questionnaire (SSS) 日本語版

最近1か月の状態について回答してください
痛みは平均してどの程度でしたか？（腰やおしりの痛み，またそこから脚にまで及ぶ痛みを含みます）
　　痛みは全くなかった□　弱い痛みであった□　中程度の痛みであった□
　　強い痛みであった□　　非常に強い痛みであった
どのくらいの頻度で腰，おしり，あるいは脚の痛みがありましたか？
　　1週間に1回未満　　　　□
　　1週間に少なくとも1回　□
　　少なくとも1日1回　　　□
　　1日の大半　　　　　　　□
　　四六時中痛みがある　　　□
腰あるいはおしりの痛みはどうでしたか？
　　痛みは全くなかった□　弱い痛みであった□　中程度の痛みであった□
　　強い痛みであった□　　非常に強い痛みであった□
脚や足部の痛みはどうでしたか？
　　痛みは全くなかった□　弱い痛みであった□　中程度の痛みであった□
　　強い痛みであった□　　非常に強い痛みであった
脚や足部のしびれやうずきはどうでしたか？
　　しびれやうずきは全くなかった□　弱いしびれやうずきであった□　中程度のしびれやうずきであった□
　　強いしびれやうずきであった□　　非常に強いしびれやうずきであった□
脚や足部の衰え具合はどうでしたか？
　　衰えは全くなかった□　軽い衰えであった□　中程度の衰えであった□
　　激しい衰えであった□　非常に激しい衰えであった□
バランス（安定感）に問題はありましたか？
　　いいえ，バランスをとることに全く問題はなかった□
　　はい，バランスを崩したり足元がしっかりしていなかったりすると，ときどき感じた□
　　はい，バランスを崩したり足元がしっかりしていなかったりすると，しばしば感じた□

最近1か月における平均的な1日について考えてください
どのくらいの距離を歩くことができましたか？
　　3km以上　　　　　　　　　　　□
　　数百m以上，3km未満　　　　　□
　　15m以上，数百m未満　　　　　□
　　15m未満　　　　　　　　　　　□
戸外やショッピングセンター内を散歩したりしましたか？
　　はい，痛みがなく楽に歩けた　　□
　　はい，しかし時々痛みがあった　□
　　はい，しかし痛みが常にあった　□
　　いいえ，歩けなかった　　　　　□
食料品・日用品やその他の物などの買い物に出かけましたか？
　　はい，痛みがなく楽に出かけられた　□
　　はい，しかし時々痛みがあった　□
　　はい，しかし痛みが常にあった　□
　　いいえ，出かけられなかった　　□
家の中を他の部屋に行ったりして歩きましたか？
　　はい，痛みがなく楽に歩けた　　□
　　はい，しかし時々痛みがあった　□
　　はい，しかし痛みが常にあった　□
　　いいえ，歩けなかった　　　　　□
寝室からトイレまで歩きましたか？
　　はい，痛みがなく楽に歩けた　　□
　　はい，しかし時々痛みがあった　□
　　はい，しかし痛みが常にあった　□
　　いいえ，歩けなかった　　　　　□

以下のことがらについて，どの程度満足していますか？
全体的に考えて，腰の手術結果に満足していますか？
　　非常に満足　　□
　　やや満足　　　□
　　やや不満足　　□
　　非常に不満足　□
手術後，痛みの軽減に満足していますか？
　　非常に満足　　□
　　やや満足　　　□
　　やや不満足　　□
　　非常に不満足　□
手術後，歩行能力に満足していますか？
　　非常に満足　　□
　　やや満足　　　□
　　やや不満足　　□
　　非常に不満足　□
手術後，家事や庭仕事，仕事の出来具合に満足していますか？
　　非常に満足　　□
　　やや満足　　　□
　　やや不満足　　□
　　非常に不満足　□
太ももや脚，足部の力強さに満足していますか？
　　非常に満足　　□
　　やや満足　　　□
　　やや不満足　　□
　　非常に不満足　□
バランス，または立ったときの安定感に満足していますか？
　　非常に満足　　□
　　やや満足　　　□
　　やや不満足　　□
　　非常に不満足　□

（原　慶宏ほか：日本語版Zurich claudication questionnaire〈ZCQ〉の開発－言語的妥当性を担保した翻訳版の作成．整形外科
2010；61〈2〉：159-65[14]より）

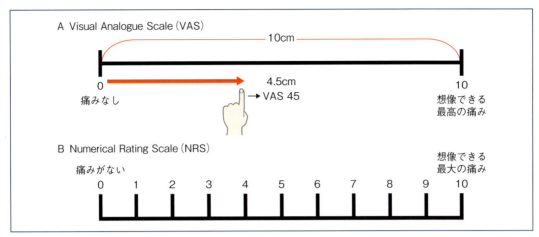

図4 痛みの定量的な評価方法

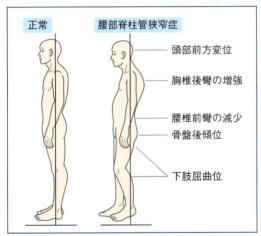

図5 正常な姿勢と腰部脊柱管狭窄症患者に
みられやすい姿勢の比較

や手術部への負担がどのように変わるかを細かく評価する．

筋力

　筋力の評価では，姿勢や歩行の評価から筋の過剰な活動または活動の低下が予測された筋を中心に評価を進め，どの筋の筋力低下が異常な姿勢や歩行の原因となっているかを検討していく．一般的に，腰部脊柱管狭窄症では，体幹筋や大殿筋の筋力低下が生じやすい．また，術後は短期間ではあるが安静期間があるため，下肢の筋萎縮や筋力低下が生じる可能性がある．加えて，コルセットの装着によって，体幹筋の萎縮と筋力低下が生じやすくなるため，術後の筋力低下の有無を注意深く観察する．

> **覚えておこう**
> 　開窓術では，除圧のために手術部高位の黄色靱帯を切除する．黄色靱帯は厚く，強靱な靱帯であり，椎間孔より後方の脊柱管を補強している[17]．黄色靱帯は，脊柱が起立している際に常に伸張された状態となり，脊柱の矢状面上での安定性（腰椎では生理的な前彎の保持や過屈曲防止）に寄与している[17]．そのため，術後には体幹筋の筋力低下と相まって脊柱の矢状面上での安定性が低下することが予測され，開窓術後の患者では，特に体幹筋の評価が重要になる．

関節可動域

　関節可動域の評価は，姿勢と歩行の評価から，可動域の低下や過可動性が生じていると予測される部分を中心に検査を進める．開窓術後では，術前から生じていた腰椎・胸椎伸展制限や，股関節伸展制限，ハムストリングスの短縮などが残存している場合があるため，注意深く評価する[2]．

> **覚えておこう**
> 　腰椎に近い胸椎や股関節の伸展制限がある場合，腰椎がこれらを代償していることがあるため，腰椎だけでなく周辺の関節の可動性を含めて評価する．

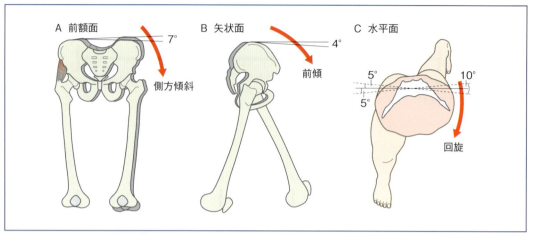

図6 歩行中の骨盤の動き
A：前額面では，反対側の立脚期に骨盤は遊脚側に7°程度傾斜する．
B：矢状面では，ターミナルスタンスにかけて骨盤は4°程度前傾する．
C：水平面では，片側のターミナルスタンスと反対側のターミナルスイングにおいて骨盤は合計で10°程度回旋する．
(Götz-Neumann K：Gehen verstehen：Ganganalyse in der Physiotherapie. Georg Thieme Verlag；2003. 月城慶一ほか訳：観察による歩行分析．医学書院；2005. p.5-80[16]）より)

ADL

腰痛疾患患者特有のADL評価法は現在のところ作成されていないが[18]，腰痛疾患特異的評価であるRMDQやODIのADLに関連する項目や日本整形外科学会腰痛治療成績判定基準（JOAスコア）の「日常生活動作」の項目を用いることで，ADLを点数化して評価することが可能である．図7，8に示したような，腰部に負担がかかりやすいADLについても評価する．退院後に介護が必要となる場合には，介護方法も評価する．

> **覚えておこう**
> ADLの評価は，なるべく退院後の生活に近い条件で行い，必要に応じて環境の整備を検討する．職種や介護が必要な家族の有無などによって必要なADLは大きく変化するため，個々の患者に合わせたADL評価を行うことが重要である．

心理社会的因子

心理社会的因子としては，主にうつ状態，職業，趣味，家庭内役割を評価する．腰部脊柱管狭窄症患者では，術前にうつ状態があると術後成績が低下することが知られている[1,19]ため，術前のうつ状態の評価も重要である．

また，退院後にADLレベルを予測・決定するために，職業や趣味，家庭内役割を評価する．例えば，職業が事務系の仕事なのか，重労働なのか，趣味としてスポーツを行っているのか，退院後に家族の介護をする必要があるのかなどによって，求められるADLレベルは大きく変化する．可能であれば，術前からこれらに関する情報を収集し，退院後の生活スタイルに沿った評価を行う．

環境

ADLや職業，趣味，家庭内役割などと同時に評価することが望ましい．腰部への負担軽減を目的に，手すりや踏み台，ベッド，椅子，掃除用具（掃除機など），介護用品（リフターやスライディングボード）の導入の必要性などを評価する．

理学療法・リハビリテーション プログラム

開窓術後の理学療法およびリハビリテーションは，**表2**に示した一般的な流れに従って進める．

覚えておこう
主治医と活動制限を解除する時期をよく相談すること，活動制限の必要性を患者に理解してもらうこと，制限解除の予定に遅れないように全身状態や筋力をコンディショニングしておくことが重要である．

開窓術後の理学療法およびリハビリテーションでは，運動療法，ADL練習，患者教育，環境整備を中心に行い，物理療法や徒手療法は適応を見極めて補助的に活用する．

具体的には，体幹・下肢を中心に，周術期の活動量低下に伴う廃用性筋萎縮の予防・改善，脊柱の安定性向上，起居動作や移動，ADLに必要な筋力の獲得を目的にプログラムを組み立てる．

運動療法
●術直後

術直後から，深呼吸とパテラセッティング（大腿四頭筋トレーニング），足関節の底屈・背屈練習などを開始し，術後の安静に伴う肺炎や深部静脈血栓症，腓骨神経麻痺を予防する．また，他動的に下肢の関節可動域運動を行う．他動運動は，骨盤の前傾，後傾，回旋が生じない

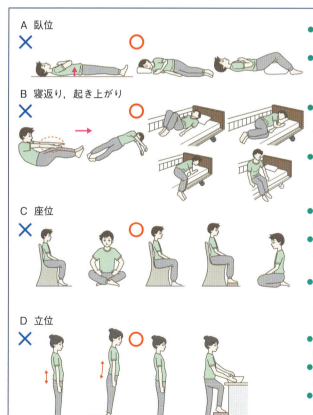

図7　腰部に負担がかかりやすい基本動作とその対応の例
×：悪い動作方法の例，○：良い動作方法の例．

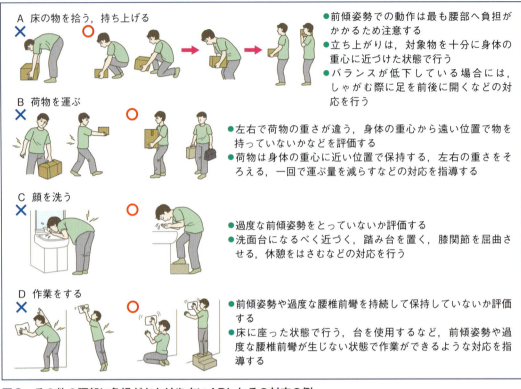

図8 その他の腰部に負担がかかりやすいADLとその対応の例
×：悪い動作方法の例，○：良い動作方法の例．

範囲で行う．

● **コルセット装着後**

コルセット装着後には，膝立て運動，ブリッジ，低強度での下肢伸展抵抗運動，腹筋の等尺性収縮練習を開始する．寝返り，起き上がりは**図7-B**に示したように，体幹と骨盤を一体化して動作を行うように指導する．

座位では，過度な骨盤後傾や腰椎前彎の減少が生じていないか，逆に過度な骨盤前傾や腰椎前彎が生じていないか評価する．必要に応じて，ハムストリングスや腸腰筋，大腿筋膜張筋の短縮の有無や腰椎の可動性を確認し，適宜ストレッチを行う．また，脊柱の安定性向上や腰椎の生理的前彎を獲得するために，体幹周囲筋群の協調した活動が必要である．よって，座位でこれらの筋の収縮練習や骨盤の前傾練習なども行う．

● **立位，歩行開始後**

立位，歩行開始後には，下肢筋力増強運動やバランス練習，動作練習を兼ねて起立・着座運動やつま先立ち運動，片脚立ち練習，歩行器などを使用しての横歩きやタンデム歩行練習などを開始する．

立位姿勢では，過度な骨盤の前傾や後傾が生じていないかなどを評価する．可動域制限がある場合にはそれらの改善が第一となるが，ない場合には筋力増強運動や立位姿勢での骨盤前傾・後傾の練習を行う．骨盤の前傾・後傾は，例えば壁に後ろ向きで寄りかかった状態で，コルセットをとおして腰椎を壁に密着させたり，壁から離したりするように行うと獲得しやすい（**図9**）．

歩行練習は，平行棒内歩行や歩行器歩行から開始する．単に歩行が安定しているかだけでな

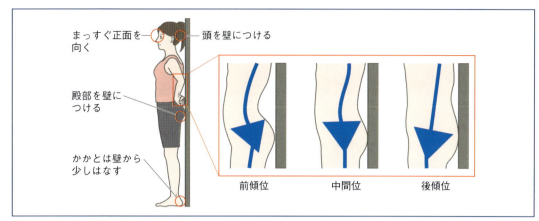

図9　壁を利用した骨盤前傾・後傾の練習
中間位では，壁と腰部の間に片手が入る程度の隙間ができる．ここから骨盤をさらに前傾させると，壁と腰部の距離が大きくなる．逆に後傾させると隙間が小さくなる．この運動は，急激に行うと痛みを誘発する可能性があるため，初期は必ず理学療法士の指導下で行う．

く，図6に示したように，歩行中の過度な骨盤の動きとそれに伴う腰椎への負担が生じていないかを注意しながら段階的に練習を進める．患者が高齢の場合には，直進だけでなく，方向転換や横歩き，後ろ歩きなども練習し，ベッドやトイレなどへの近接が安全に行えるようにする．

● **退院準備期から生活期**

退院準備期には，平地歩行に加えて，段差・階段昇降練習などを開始し，退院後にも継続して実施できるホームエクササイズも指導する．

段差・階段昇降練習では，段の高さや手すりの有無，昇降様式（2足1段，1足1段）などの条件を細かく設定し，安全に昇降可能な条件から開始する．ホームエクササイズには，体幹の筋萎縮を軽減し，脊柱の安定性を高めるトレーニング，脊椎と骨盤，周辺関節の可動性を良好に保つストレッチを含めることが重要である（図10）．これは，退院後も長期間コルセットを装着する必要があり，体幹の筋萎縮が生じる可能性がきわめて高いためである．

Column

腰部脊柱管狭窄症患者における術後（除圧または除圧＋固定術）のリハビリテーションの効果に関するコクランレビューでは，リハビリテーションによって短期的（術後6か月以内）には運動機能と腰痛が，長期的（術後1年時点）には運動機能と腰痛，下肢痛が有意に改善するが，短期的・長期的にみても健康状態には有意な変化が得られなかったとしている[11]．このシステマティックレビューに含まれたランダム化比較試験では，リハビリテーションプログラムとして，集団での運動療法やセラピストの監視下における運動・安定性トレーニング（筋力増強運動や柔軟運動を含む），活動を促す教育が行われていた．また，腰部脊柱管狭窄症患者に対する理学療法介入効果を検討したシステマティックレビューでは，運動療法単独と比較して，運動療法に物理療法や徒手療法を追加した効果はないか，あっても限定的であるとしている[20]．

重要

リハビリテーションプログラムは，患者ごとの生活スタイルに沿ったADL練習や環境整備を行う．患者および家族や主治医，看護師，ケアマネジャーなど，他職種との情報交換を十分に行いながら進めることが重要である．

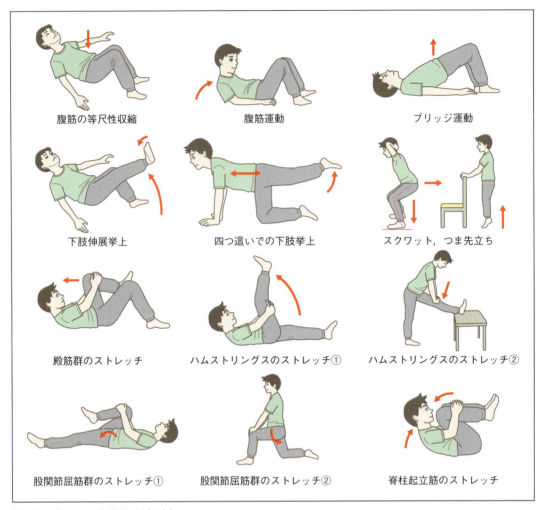

図10 ホームエクササイズの例

ADL練習

特に腰部に負担がかかりやすい以下のようなADL練習を，必要に応じて行う．

● **床の物を拾う，床に物を置く**

これらの動作は，術前から前傾姿勢で行っている場合が多いため，図8-Aに示したように，なるべく前傾姿勢を伴わない方法を指導する．

● **床に座る，床から立ち上がる**

特に下肢の筋力低下が生じている患者では，片膝立ち位や四つ這い位を経由した方法を指導する．

● **荷物を運ぶ**

重量物を一度に運ぶ，荷物を片側に持つ，身体の重心から遠い位置で荷物を保持するなどの問題点がみられやすいため，図8-Bに示したような方法を指導する．

● **顔を洗う**

洗顔などの動作は，持続的に前傾姿勢をとりやすいため，図8-Cに示したような方法を指導する．洗面台から離れた位置で，主に体幹や股関節の屈曲を用いると腰部への負担が増大するため，洗面台に近づきスクワットのような姿勢をとることで腰部への負担を軽減する．

●作業をする

壁や床の掃除，洗濯物を干す動作などは，前傾姿勢や過度な腰椎前彎を伴う場合が多い．**図8-D**に示したような方法を指導することで，なるべく作業中に前傾姿勢や過度な腰椎前彎が生じないようにする．

環境の整備

椅子の変更やベッド・踏み台・掃除用品の導入，洗面台や台所，作業台などの高さの調整，作業工程の見直しなどを行うことで，生活中の前傾姿勢や過度な腰椎前彎が必要となる場面を限りなく少なくしていくことが重要である．

■ 引用文献

1) 日本整形外科学会診療ガイドライン委員会，腰部脊柱管狭窄症診療ガイドライン策定委員会編：腰部脊柱管狭窄症診療ガイドライン2011．南江堂；2011．

2) 本郷道生，斎藤　功：脊椎 腰椎開窓術．島田洋一，高橋仁美編：整形外科 術後理学療法プログラム．改訂第2版．メジカルビュー社；2014．p.30-4．

3) 丹羽政宏，山田博是，岩越孝恭：高齢者の腰椎変性疾患に対する手術法．脊髄外科 2005；19（3）：227-34．

4) Zaina F, Tomkins-Lane C, Carragee E, et al.：Surgical versus non-surgical treatment for lumbar spinal stenosis. Cochrane Database Syst Rev 2016；29（1）：CD010264. doi：10.1002/14651858. CD010264. pub2.

5) Overdevest GM, Jacobs W, Vleggeert-Lankamp C, et al.：Effectiveness of posterior decompression techniques compared with conventional laminectomy for lumbar stenosis. Cochrane Database Syst Rev 2015；11（3）：CD010036. doi：0.1002/14651858.CD010036. pub2.

6) Phan K, Mobbs RJ：Minimally Invasive Versus Open Laminectomy for Lumbar Stenosis：A Systematic Review and Meta-Analysis. Spine（Phila Pa 1976）2016；41（2）：E91-E100.

7) 中井　修：腰部脊柱管狭窄症に対する拡大開窓術．整形外科MOOK41腰部脊柱管狭窄症．金原出版；1985．p.231-42．

8) 渡辺航太，細谷俊彦，白石　建：腰部脊柱管狭窄症に対し後方軟部支持組織を温存する術式─棘突起縦割式椎弓切除術．臨整外 2003；38（11）：1401-6．

9) 山田博是，山本英輝，中島正光：腰部脊柱管狭窄症に対する片側開窓法．脊髄外科 1995；9：110-5．

10) Saleh A, Thirukumaran C, Mesfin A, et al.：Complications and readmission after lumbar spine surgery in elderly patients：an analysis of 2,320 patients. Spine J 2017；17（8）：1106-12.

11) McGregor AH, Probyn K, Cro S, et al.：Rehabilitation following surgery for lumbar spinal stenosis. Cochrane Database Syst Rev 2013：（12）：CD009644. doi：10.1002/14651858. CD009644. pub2.

12) Nakamura M, Miyamoto K, Shimizu K：Validation of the Japanese version of the Roland-Morris Disability Questionnaire for Japanese patients with lumbar spinal diseases. Spine（Phila Pa 1976）2003；28（20）：2414-8.

13) Fujiwara A, Kobayashi N, Saiki K, et al.：Association of the Japanese Orthopaedic Association score with the Oswestry Disability Index, Roland-Morris Disability Questionnaire, and short-form 36. Spine（Phila Pa 1976）2003；28（14）：1601-7.

14) 原　慶宏，松平　浩，寺山　星ほか：日本語版Zurich claudication questionnaire（ZCQ）の開発─言語的妥当性を担保した翻訳版の作成．整形外科 2010；61（2）：159-65．

15) 鈴木秀和，遠藤健司，小林浩人ほか：腰部脊柱管狭窄症の病型と脊柱矢状面アライメントの関連．日本腰痛会誌 2008；14（1）：23-7．

16) Götz-Neumann K：Gehen verstehen：Ganganalyse in der Physiotherapie. Georg Thieme Verlag；2003．月城慶一，山本澄子，江原義弘ほか訳：観察による歩行分析．医学書院；2005．p.5-80．

17) Schünke M, Schulte E, Schumacher U：Prometheus Allgemeine Anatomie und Bewe-

gungssystem：LernAtlas der Anatomie. Georg Thieme Verlag；2005. 埴原恒彦：体幹 1. 骨，関節，靱帯. 人見次郎：体幹 2. 筋：機能による区分. 人見次郎：体幹 3. 筋：局所解剖. 坂井建雄，松村讓兒監訳：プロメテウス解剖学アトラス 解剖学総論/運動器系. 医学書院；2007. p.76-116, 118-36, 138-60.

18）鈴木重行，松原貴子，岩田全広ほか：背部痛　理学療法診療ガイドライン. ガイドライン特別委員会　理学療法診療ガイドライン部会：理学療法診療ガイドライン　第1版(2011). 日本理学療法士協会：2011. p.14-150.

19）金　景成，井須豊彦：脊髄外科研究に用いられるスコアリングシステムおよびその特徴②腰椎疾患の評価システム. 脊髄外科 2015；29（1）：18-25.

20）Macedo LG, Hum A, Kuleba L, et al.：Physical therapy interventions for degenerative lumbar spinal stenosis：a systematic review. Phys Ther 2013；93（12）：1646-60

14. インストゥルメント併用腰仙椎部固定術

lumbosacral fusion with instrument

> **key point** ▶▶ インストゥルメント併用腰仙椎部固定術後に理学療法士に求められる役割は、①術後の活動範囲の拡大を円滑に進める、②術後合併症を予防する、③固定部位の骨癒合を阻害する因子を極力排除する、④固定部の金属折損やゆるみを予防する、⑤隣接する椎間関節の新たな変性を予防するなどがあげられる。これらを達成するために、理学療法士は単純な運動療法と基本的な日常生活活動（ADL）練習にとどまらず、個々の患者の生活スタイルや職業に合わせたより具体的な ADL 動作を指導し、環境整備の提案をすることが求められる。

概要と病態

■病態

手術適応となる病態

インストゥルメント併用腰仙椎部固定術（以下、固定術）は、脊椎間の不安定性が神経症状や疼痛を生じさせている場合や、除圧術などの手術により脊椎の不安定性が生じることが予測される場合、脊柱後彎や側彎などの脊柱変形が著明で日常生活活動（activities of daily living：ADL）や生活の質（quality of life：QOL）に影響が生じている場合などに適応となる。したがって、開窓術（「13. 腰椎開窓術」の項参照）と同時に固定術が実施される場合もある。

図 1 に固定術の適応となる可能性がある脊柱変形の例を示す。固定術の必要性の判断には、上述したものに加えて、腰痛の有無や画像上の不安定性の有無などが有用な情報となる。**表 1** に、固定術が適応となりやすい因子と、適応となりにくい因子を示す。

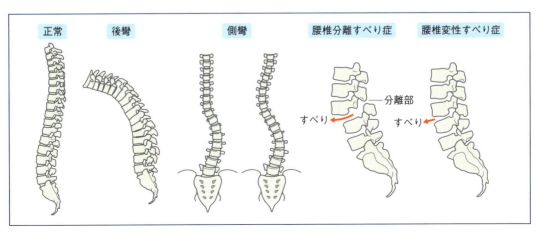

図 1 固定術が必要となる脊柱変形の例

14. インストゥルメント併用腰仙椎部固定術

表1 固定術が適応となりやすい患者と適応となりにくい患者の特徴

	因子	特徴
適応となりやすい患者	●活動性が高い ●若年 ●重労働者　など	●術後に局所的または長期的に腰椎に負荷が かかることが予測される患者
適応となりにくい患者	●活動性が低い ●高齢 ●内科合併症がある ●骨粗鬆症　など	●術後に固定が必要なほどの負荷がかかるこ とが予測されない患者 ●手術に伴う合併症のリスクが高い患者 ●骨の脆弱性などにより，術後の固定部の骨 損傷などが予測される患者

注意❶

腰椎不安定性は，「側面像にて前屈・後屈時に5mm以上のすべりを生じ，10度以上の角度変化をきたすもの」と定義されているが，一致した見解は得られていないのが現状である．

■ 予後

現在，腰痛患者に対する固定術（手術療法）が，非手術療法と比べて疼痛や障害レベルの改善に効果的であるという結論は得られていない[1-3]．加えて，術後合併症のリスクなどを考慮すると，認知行動療法や運動療法を含む包括的なプログラムが実施できない場合に手術を検討するべきであるとされている[2]．しかし，これらの論文では，対象の選択において，対象を脊椎の不安定性を有している患者のみに限定しておらず，脊椎の不安定性を有している患者と不安定性を有していない患者が混在していることに注意する．

また，日本の『腰部脊柱管狭窄症診療ガイドライン2011』では，「明らかな脊椎不安定性が証明された腰部脊柱管狭窄症患者では，除圧固定術により除圧術単独よりも良好な転帰がもたらされる」としている[4]．加えて，すべり症を伴う腰部脊柱管狭窄症患者では，インストゥルメンテーションを併用した固定術では骨癒合率が高まること，骨癒合が得られる確率は全体の80％程度であること，5年以上の期間でみた場合，骨癒合不全は術後の予後不良因子となりう

ることが示されている[4]．

覚えておこう

理学療法士としては，術後の骨癒合の状態に関して医師から情報を得るとともに，骨癒合を遅延・阻害する可能性があると考えられる姿勢や動作方法，機能低下に対してアプローチすることが重要である．

術後合併症

固定術の合併症としては，感染や神経根麻痺，髄液漏，血腫，肺塞栓などがある．中・長期的には，偽関節や隣接椎間の変性の助長などが生じうる．インストゥルメンテーションの併用によって感染や金属折損，インストゥルメンテーションのゆるみなどの合併症も生じる．また，除圧術単独と比較して術後合併症の発生頻度が高くなるとされている[5,6]．

■ 治療

術式

現在，腰椎の固定術は，内固定器具の発達により，ほとんどの症例に対して金属材料（ロッド，フック，スクリューなど）を用いるインストゥルメンテーション手術が行われている．これにより骨癒合率が向上し，さらに術後早期から高い固定が得られるため，早期から活動制限の解除が可能となった．

腰椎椎体間の固定を目的とした場合，椎体へと至るアプローチとしては，**図2**[7]に示した5つの方法が主に用いられる[5,7,8]．**表2**には，後方進入椎体間固定術（posterior lumbar inter-

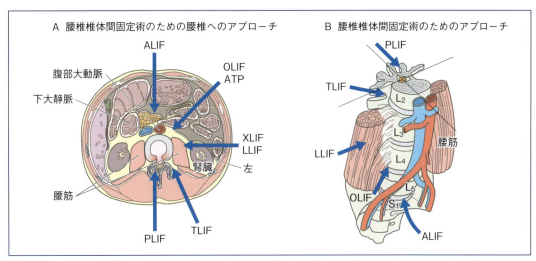

図2 腰椎椎体間固定術に用いられる主な椎体へのアプローチ法
A：主に用いられている5つのアプローチ方法を模式的に示した．
ALIF：anterior lumbar interbody fusion（前方進入椎体間固定術），LLIF or XLIF：lateral or extreme lateral lumbar interbody fusion（側方/超側方腰椎椎体間固定術），OLIF/ATP：oblique lumbar interbody fusion/anterior to psoas（斜角腰椎椎間固定術/腸腰筋前方），TLIF：transforaminal lumbar interbody fusion（椎間孔進入椎体間固定術），PLIF：posterior lumbar interbody fusion（後方進入椎体間固定術）．
B：大腰筋と前方の血管の解剖とアプローチする高位によって進入方法が決定される．
(Mobbs RJ, et al.：Lumbar interbody fusion：techniques, indications and comparison of interbody fusion options including PLIF, TLIF, MI-TLIF, OLIF/ATP, LLIF and ALIF. J Spine Surg 2015：1〈1〉：2-18[7] より)

表2 PLIF，TLIF，ALIFの進入経路，固定方法と各術式の特徴

術式	進入経路	固定方法	特徴
PLIF（後方進入椎体間固定術）	後方から進入．両側の椎間関節，黄色靱帯を切除して硬膜管を除圧．硬膜の外側で椎間板へ到達	椎間板を切除し，自家骨または人工スペンサーを挿入．椎弓根スクリューを刺入してロッドを締結して椎体間を固定	●L1～S1まで適応が可能 ●脊柱管だけでなく，神経根の除圧が可能 ●すべりの矯正が良い ●前方の荷重支持性があり，全周性に強固な初期固定が可能
TLIF（椎間孔進入椎体間固定術）	後方から進入．片側の関節突起を切除して1側から進入し，硬膜管を除圧．直接硬膜を牽引することなく対側の椎間までを切除	椎間板を対側の椎間まで切除．自家骨とともに，ブーメラン型など左右に広いスペンサーを挿入．椎弓根スクリューによる固定法，cortical bone trajectory（CBT）による固定法を用いて椎体間を固定	●L1～S1まで適応が可能 ●最小侵襲法（MIS-TLIF）が可能 ●片側からの進入のため，PLIFよりも侵襲が少ない
ALIF（前方進入椎体間固定術）	経腹膜前方進入経路と経腹膜外進入法がある．直視下内視鏡下にも行われることが多い	自家腸骨移植と脊椎ケージを用いて固定．インストゥルメンテーションによる内固定は通常用いない	●L4/L5，L5/S1での適応が可能 ●脊柱管内から後方に主病変がある場合には適応となりにくい

MIS-TLIF：minimally invasive transforaminal lumbar interbody fusion（低侵襲椎間孔進入椎体間固定術）．

body fusion：PLIF），椎間孔進入椎体間固定術（transforaminal lumbar interbody fusion：TLIF），前方進入椎体間固定術（anterior lumbar interbody fusion：ALIF）の進入経路と特徴を示す[5,7,8]．椎弓および椎間関節を固定する目的では，後方固定術が行われる．

表3 PLIF，TLIF，PLFの術後の一般的な経過の例

	開始時期
半硬性コルセット装着	術後できるだけ早期
起居動作	術後1〜2日程度
歩行器歩行	術後1〜2日程度
独歩	歩行器歩行が安定すれば可及的に移行
退院	術後3〜4週程度
ADL制限解除	術後2か月程度
軟性コルセットに変更	術後3か月程度
自動車の運転	術後4か月程度
コルセット除去	術後4〜6か月程度
軽スポーツ活動 軽度の労働	術後6か月程度
スポーツ活動 重労働	術後10か月程度

術後の一般的な経過

術後の一般的な経過は，術式や固定部の安定性，年齢，合併症の有無などによって異なるため，必ず主治医から活動制限を解除する時期について情報を得る．以下，PLIF，TLIF，PLF（後側方固定術）の術後経過について記載する．PLIF，TLIF，PLFでは，一般的に術後1〜2日で歩行を開始し，3〜4週間程度で退院となる（**表3**）．退院後も，骨の安定性が増加してくる1〜2か月までは，活動を基本的なADLまでにとどめることが勧められる．コルセットは十分な骨の安定性が得られる術後5〜6か月まで装着する．

> **覚えておこう**
>
> 固定術では，骨癒合を得るために移植骨が必要となる．移植骨は腸骨や削除した椎弓など局所骨や人工骨が用いられる．移植後2〜5か月で新生骨が形成される．実際の臨床では，骨癒合には半年〜1年かかることが多く，場合によっては2年以上かかる場合もあるとされている[6]．

理学療法・リハビリテーションの評価

固定術の評価は，可能であれば術前から開始する．これは特に，高齢者や併存疾患をもっている患者において重要である．なぜなら，これらの因子は術後合併症のリスクや予後に関連しうるからである．また，固定術では，骨癒合の状態や骨癒合を遅延・阻害させる可能性のある因子の有無，固定を行った隣接関節（椎間関節，股関節）に対する影響も十分に評価する．

加えて，開窓術と同様に，固定術においても世界共通で使用されている評価方法を用いて評価し，介入効果を先行研究と比較することやエビデンスの構築に寄与することも重要である．

疾患特異的評価

腰痛の特異的評価としては，Roland-Morris Disability Questionnaire（RMDQ）やその改訂版（modified-RMDQ），Oswestry Disability Index（ODI）があり，手術の効果や術後リハビリテーションの効果の判定に用いられている[1,2,9]（「13. 腰椎開窓術」の項参照）．また，日本では腰痛の特異的評価としてJapanese Orthopaedic Association Back Pain Evaluation Questionnaire（JOA-BPEQ）も用いることができる．腰部脊柱管狭窄症の特異的な評価としては，Swiss Spinal Stenosis Questionnaire（SSS；別名Zurich Claudication Questionnaire：ZCQ）がある[10]．

感覚

感覚は主に，疼痛としびれを中心に評価する．疼痛の評価には，Visual Analogue Scale（VAS）やNumerical Rating Scale（NRS），McGill Pain Questionnaireを用いることが多い．疼痛は，腰部と下肢を分けて評価し，安静時，動作時，痛みの性状，持続性なども評価する．

姿勢

姿勢は，術前の異常姿勢が残存していない

表4 歩行周期中の体幹・骨盤の動きとその逸脱が生じる原因の例

正常な動き	逸脱が生じる原因
体幹　回旋5°	●胸椎伸展可動域制限が生じていると、腰椎による代償的な回旋運動が生じる可能性がある
骨盤　前傾4°	●過度な傾斜：ハムストリングスの短縮、腰椎・胸椎の伸展可動域制限 ●過度な前傾：腹筋群・股関節伸筋群の筋力低下、股関節伸展の可動域制限、体幹の前傾に伴う見かけの現象
傾斜7°	●脚長差 ●股関節外転筋力の低下 ●股関節内転筋の短縮
回旋10°	●過度な回旋：股関節屈曲の不足に対する代償運動、下腿三頭筋の筋力低下、下肢と骨盤の動きを分離させる能力の低下 ●回旋の不足：脊柱可動性の低下、大腿四頭筋・股関節伸筋群の筋力低下、体幹と骨盤の動きに関係する筋の協調的な運動障害

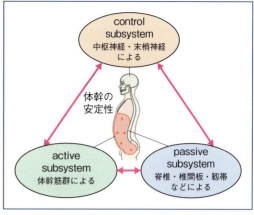

図3 脊柱安定化にかかわる3つのサブシステムの概念図
(Panjabi MM：The stabilizing system of the spine. Part I. Function, dysfunction, adaptation, and enhancement. J Spinal Disord 1992；5〈4〉：383-9[11]より)

か、生じている場合にはその異常姿勢の原因や、その原因が改善可能かどうかという視点から評価する。

移動

歩行と階段昇降を評価する。歩行の評価は、歩行が安定して可能か、歩行補助具の必要性などを評価する。加えて、歩行中に腰椎へ過度な負荷がかかっていないか、固定部位周辺の過度な代償運動が生じていないかを評価する。腰椎への負担を増大させる要因としては、歩行速度の上昇や体幹前傾角度の増加、歩幅の増大などがあげられる。**表4**に、歩行周期中の体幹および骨盤の動きとその動きの逸脱が生じる原因の一例を示す。

階段昇降では、平地歩行と比較して強い筋力が必要となる。また、段差が高くなると体幹前傾と骨盤回旋角度の増加が生じるため、注意して評価する。

筋力

姿勢や歩行、階段昇降の評価によって筋の過活動または活動の低下が予測された筋を中心に進める。固定術を実施する患者の場合、術前から体幹周囲や股関節周囲筋の筋力低下が生じている場合も多いため、可能であれば術前から評価を行う。

脊柱の安定化には3つのサブシステムが関与し、これらが相互に関連し合うことで脊柱の安定性を保っている（**図3**）[11]。この概念をふまえると、単に筋力があるかどうかだけでなく、実際の姿勢や動作を行った際に必要な筋収縮が得られているのかという視点からの評価も重要であることがわかる。

関節可動域

姿勢や歩行の評価で関節可動域の制限または過可動性が予想された部分を中心に評価を進める。各関節の動きは、周辺関節の状態によって影響を受けるため、単関節ではなく周辺関節との関連を十分に考慮する。特に固定術後では、固定された関節の可動性が失われるため、上下の腰椎や胸椎、骨盤、股関節のどこで代償運動が生じているのかを把握し、その代償運動が新たな関節変性や疼痛を生じうるものかどうかを考察する必要がある。

> **注意！**
>
> 固定術後に生じる代償運動は，固定によって失われた一部の関節可動域を補うためのものであり，その存在自体が悪いわけではないことに注意する．重要なことは，その代償運動が新たな変性や疼痛を生じうる可能性があるかどうかである．腰椎はその構造上，屈伸の可動性が高いため[12]，矢状面上での代償運動を中心に評価していく．

ADL

腰痛疾患特異的評価であるRMDQやODIのADLに関連する項目や，日本整形外科学会腰痛治療成績判定基準（JOAスコア）の「日常生活動作」の項目を用いることで，ADLを点数化して評価することが可能である[13]（基本的な評価内容は，「13. 腰椎開窓術」の項参照）．固定術後の患者では，固定部の癒合が得られる時期までは，長時間持続して腰部に負担をかけないことや，なるべく脊柱と骨盤が一体となったパターンでADLを行う．加えて，1日のなかでの座位，立位など荷重位をとる時間を把握し，腰椎に対する負担の強さ，頻度，時間を予測することが望ましい．

環境

固定術後の患者では，腰椎に負担のかかりやすい床上動作が多い和式の生活スタイルよりも，洋式に近づけることが望ましい．したがって，術前から患者の生活スタイルを聞き取り，必要に応じてベッドや洋式のテーブル，高さの合った椅子の導入，手すりの設置や便座の取り替えなどを行う．

理学療法・リハビリテーションプログラム

固定術後の理学療法およびリハビリテーションは，**表3**に示した一般的な流れに従って進める．主治医と活動制限を解除する時期を相談することや，活動制限の必要性を患者に理解し

てもらうこと，制限解除の予定に遅れないように全身状態や筋力をコンディショニングしておくことが重要である．特に，年齢が若く活動性が高い患者や，認知機能が低下している患者では，手術部保護の必要性の理解が得られにくく，無理な動作を行った結果，骨癒合不全やインストゥルメントの折損，ゆるみなどが生じる可能性があるため十分に注意する．

> **覚えておこう**
>
> 腰椎固定術後のリハビリテーションの効果を検討した最新のシステマティックレビューでは，運動療法と認知行動療法を組み合わせたリハビリテーションは，通常のケアのみと比較して，短期的（術後6～12か月），長期的（術後12～24か月）にODIと恐怖回避思考が有意に改善するが，腰痛は短期的にも長期的にも有意な改善が得られなかったとしている[9]．また，**図3**で示したように，脊柱の安定性には神経系の機構がかかわることをふまえると，術後理学療法では運動療法単独ではなく，患者教育やリラクセーション，動作パターンの学習，行動変容を促す介入を含める必要性があることは明らかである．

術後の安静度拡大に沿った理学療法プログラムの基本的な内容は，開窓術後と大きく変わらない．ただし，固定術のほうが開窓術と比べて入院期間が少し長く，ADL制限の解除の時期が若干遅れることが特徴である．

固定術の最大の目的は，手術を行った椎間関節の癒合を得ることであるため，骨癒合が得られやすい術後5～6か月までは高強度の筋力増強運動や動作練習を控え，低強度の筋力増強運動や基本的なADL練習を中心に行う．ただし，骨癒合を得るために過度な活動制限をすると廃用性の筋力低下が生じ，かえって体幹の安定性が低下する可能性もあるため，安静と活動のバランスをとりながら理学療法を進めることが重要である．

運動療法

●術直後

術直後から，術後の安静に伴う肺炎や深部静脈血栓症，腓骨神経麻痺の予防を目的として，

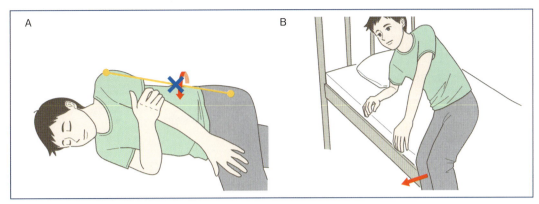

図4 寝返り（A），起き上がり（B）動作方法の指導
A：肩甲帯と骨盤を一体化させ体幹の回旋運動が起きないようにする．
B：両下腿を一緒にベッド端から下ろす．

深呼吸とパテラセッティング（大腿四頭筋トレーニング），足関節底屈・背屈練習などを開始する．また，他動的に下肢の関節可動域運動を行う．他動運動は，骨盤の前傾，後傾，回旋が生じない範囲で行う．

● コルセット装着後

コルセット装着後には，膝立て運動，ブリッジ，低強度での下肢伸展抵抗運動，腹筋の等尺性収縮練習を開始する．寝返り，起き上がりは，図4に示したように，体幹と骨盤を一体化して動作を行うように指導する．座位では，生理的な骨盤および腰椎の位置が保てているかを評価する．座面の高さ，軟らかさ，背もたれの形状なども併せて評価する．

● 立位，歩行開始後

立位，歩行開始後には，下肢の筋力増強運動やバランス練習，動作練習を兼ねて，起立・着座運動やつま先立ち運動，片脚立ち練習，歩行器などを使用しながらの横歩きやタンデム歩行練習などを開始する．運動はゆっくりした速度で行い，筋性の支持を活用して行う．また，歩行中の方向転換では，急激に動作を行うと体幹の回旋を伴うため，弧を描くように方向を変えたり，一度止まってから方向を変えたりする方法を指導する．

● 退院準備期から生活期

退院準備期には，平地歩行に加えて，段差・階段昇降練習などを開始し，退院後にも継続して実施できるホームエクササイズを指導する．

段差・階段昇降練習では，段の高さや手すりの有無，昇降様式などを細かく設定し，固定部に過度な負荷がかからない条件から開始する．筋力低下が著しい場合には，一時的に段差昇降や階段昇降を行わない生活スタイルへの変更も考慮する．ホームエクササイズには，体幹の筋萎縮を軽減し，脊柱の安定性を高めるトレーニング，固定部位以外の脊椎と骨盤，周辺関節の可動性を良好に保つストレッチを含めるようにする．

注意
ホームエクササイズは非監視下で行うため，運動方法を十分に練習し，固定部位に負担がかからないようにし，また望ましくない代償運動が生じないようにすることを指導する．

重要
固定術は，仕事をもつ活動的な患者に対して適応されることが多いため，職業特性や職場環境を十分に考慮した介入が必要である．患者および家族や主治医，看護師など，他職種との情報交換を十分に行いながら進めることが重要である．

14. インストゥルメント併用腰仙椎部固定術

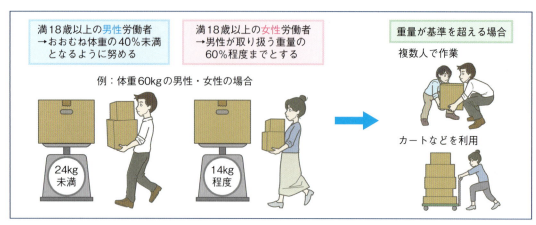

図5　重量物の取り扱いに関する指針の例

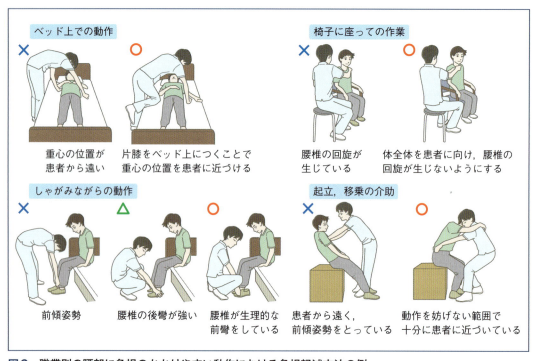

図6　職業別の腰部に負担のかかりやすい動作における負担軽減方法の例
×：悪い動作方法の例，○：良い動作方法の例．

患者教育

　患者教育は，術後合併症や新たな脊椎の不安定性，腰痛の発生などを予防することを目的として行う．具体的には，腰痛のメカニズムや手術の目的，術後の活動制限の必要性，癒合が得られた後の活動的な生活の重要性，疼痛が発生したときの対処法，運動・リラクセーションの方法，ADLの実施方法，環境整備，職業・スポーツ復帰の際の留意点などを教育する[14,15]．例えば，腰痛教室などをとおして患者間での情報交換を行う場を提供することも有用と考えられる．海外ではバックカフェ，バックスクール

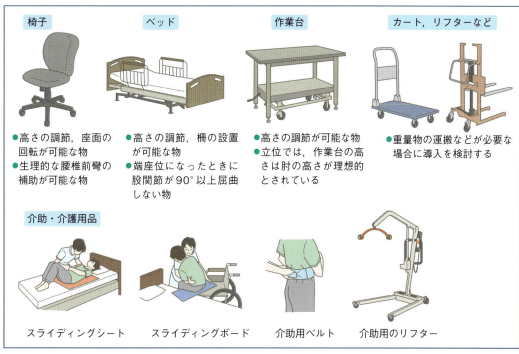

図7 固定術後の環境整備の例

という名前で，複数の腰痛患者と理学療法士が情報交換をする場を設けるなどの活動を患者教育として行っている施設もある．

加えて，職業の特性に合わせた腰痛予防対策などの情報を提供する．日本では，厚生労働省が「職場における腰痛予防対策指針」（平成25年度6月18日）を作成しており，その指針では職業別の腰痛予防のための環境整備や作業の方法などについて詳しい説明がなされている．例えば，重量物を取り扱う作業の場合，一人で運ぶ荷物の上限が設定されており，それを超える場合には2人で作業をする，適切な運搬機器を導入するなどの対策をとることが推奨されている（**図5**）．このような情報を患者に提供することで，改めて自らの労働環境，作業環境を考え直すきっかけを与えることが重要である．

ADL練習

「13. 腰椎開窓術」の項（**図8**，**9**参照）で示した良い動作方法の例を参考に，ADLの行い方を細かく指導・練習していく．また，職業に応じて腰部に負担のかかりやすい動作については，腰部への負担の軽減方法などを指導する（**図6**）．

環境の整備

椅子の変更やベッド・踏み台・掃除用品・運搬道具・介助用品の導入，台の高さの調整，作業工程の見直しなどを行い，生活のなかで前傾姿勢や過度な腰椎前彎をとる場面を少なくしていくことが重要である（**図7**）．

■ 引用文献

1) Mannion AF, Brox JI, Fairbank JC：Comparison of spinal fusion and nonoperative treatment in patients with chronic low back pain：long-term follow-up of three ran-

domized controlled trials. Spine J 2013；13（11）：1438-48.

2）Hedlund R, Johansson C, Hägg O, et al.：The long-term outcome of lumbar fusion in the Swedish lumbar spine study. Spine J 2016；16（5）：579-87.

3）Mannion AF, Brox JI, Fairbank JC：Consensus at last！ Long-term results of all randomized controlled trials show that fusion is no better than non-operative care in improving pain and disability in chronic low back pain. Spine J 2016；16（5）：588-90.

4）日本整形外科学会診療ガイドライン委員会, 腰部脊柱管狭窄症診療ガイドライン策定委員会編：腰部脊柱管狭窄症診療ガイドライン2011. 南江堂；2011.

5）本郷道生, 斎藤 功：脊椎 インストゥルメント併用腰仙椎部固定術. 島田洋一, 高橋仁美編：整形外科 術後理学療法プログラム. 改訂第2版. メジカルビュー社；2014. p.35-9.

6）水野正喜, 倉石慶太, 鈴木秀謙：腰椎固定術の基礎と低侵襲手技の発展. 脳外誌 2017；26（5）：353-61.

7）Mobbs RJ, Phan K, Malham G, et al.：Lumbar interbody fusion：techniques, indications and comparison of interbody fusion options including PLIF, TLIF, MI-TLIF, OLIF/ATP, LLIF and ALIF. J Spine Surg 2015；1（1）：2-18.

8）Talia AJ, Wong ML, Lau HC, et al.：Comparison of the different surgical approaches for lumbar interbody fusion. J Clin Neurosci 2015；22（2）：243-51.

9）Greenwood J, McGregor A, Jones F, et al.：Rehabilitation Following Lumbar Fusion Surgery：A Systematic Review and Meta-Analysis. Spine（Phila Pa 1976）2016；41（1）：E28-36.

10）原 慶宏, 松平 浩, 寺山 星ほか：創意と工夫 日本語版Zurich claudication questionnaire（ZCQ）の開発—言語的妥当性を担保した翻訳版の作成. 整形外科 2010；61（2）：159-65.

11）Panjabi MM：The stabilizing system of the spine. Part I. Function, dysfunction, adaptation, and enhancement. J Spinal Disord 1992；5（4）：383-9.

12）Schünke M, Schulte E, Schumacher U：Prometheus Allgemeine Anatomie und Bewegungssystem：LernAtlas der Anatomie. Georg Thieme Verlag；2005. 埴原恒彦：体幹1. 骨, 関節, 靱帯. 人見次郎：体幹2. 筋：機能による区分. 人見次郎：体幹3. 筋：局所解剖. 坂井建雄, 松村讓兒監訳：プロメテウス解剖学アトラス 解剖学総論/運動器系. 医学書院；2007. p.76-116, 118-36, 138-60.

13）鈴木重行, 松原貴子, 岩田全広ほか：背部痛 理学療法診療ガイドライン. ガイドライン特別委員会 理学療法診療ガイドライン部会：理学療法診療ガイドライン 第1版（2011）. 日本理学療法士協会；2011. p.14-150.

14）Brox JI, Storheim K, Grotle M, et al.：Evidence-informed management of chronic low back pain with back schools, brief education, and fear-avoidance training. Spine J 2008；8（1）：28-39.

15）本田哲三：慢性腰痛に対する認知行動療法. 日本腰痛会誌 2005；11（1）：20-6.

第1章　運動器

15. 肩関節（人工骨頭・人工関節）置換術
humeral head replacement/total shoulder arthroplasty

key point ▶▶▶ 肩関節における人工骨頭および人工関節置換術は，骨性に破壊が起きた変性疾患に対して行われるため，術前評価による可動域などの把握，術中可動域角度を把握することが非常に重要である．基本的には，術後早期からの可動域獲得と，日常生活での手術側上肢の積極的な使用のほうが予後が良い．

概要と病態

■ 病態

　肩関節における人工骨頭および人工関節置換術では，外傷による疾患なのか非外傷による疾患なのかが術後の理学療法を進めていくうえで重要である．外傷による骨折，非外傷性の変形性関節症ともに単純X線写真では骨性に異常所見が認められて診断され，機能障害や疼痛が著しい場合は手術療法が行われる．単純X線検査，診断，手術，経過は同じように記述することができるが，実際にはまったく違う病態であり，単に破壊された骨が人工物に置換されて正常状態になったと解釈するのは大きな誤りである．

　上腕骨近位端骨折などの外傷では，筋挫傷，関節腔内や滑液包内の血腫，時に神経麻痺を合併するが，関節周囲組織の短縮は起こっていない．一方，変形性関節症や関節リウマチは，通常，長期間にわたる変性が上腕骨頭と関節窩の骨破壊を引き起こす．骨破壊だけでなく，疼痛や変形に伴い関節拘縮が進行し，筋萎縮，筋の伸張性低下が同時に存在する．すなわち，腱板機能を含めて機能障害を起こしていることが多い．

■ 予後

　基本的には，術後早期から可動域を獲得した患者と，日常生活で手術側上肢を積極的に使用した患者のほうが予後が良い．

■ 治療

　自然治癒が期待できず，機能障害や疼痛により日常生活に支障をきたす場合が，人工骨頭および人工関節置換術の適応となる．上腕骨近位端骨折や上腕骨頭壊死には，人工骨頭置換術が行われる（**図1**）．一方，人工関節置換術は，変形性関節症や関節リウマチなど関節窩側の損傷

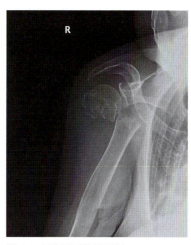

図1　上腕骨近位端骨折

15. 肩関節（人工骨頭・人工関節）置換術

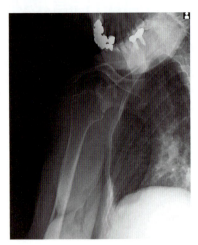

図2　変形性肩関節症

も著しいものが対象となる（図2）．

人工肩関節置換術は，腱板が正常に機能していることが必要である．腱板断裂のような腱板機能不全があり，上腕骨頭の求心位が保てず，上腕挙上動作時に骨頭が上方へ偏位するような状態で人工肩関節を入れると，関節窩コンポーネントに揺り木馬のように動く力が作用するため，早晩ゆるみが生じることがわかっている[1]．そのような症例に対しては，リバース型（反転型）人工肩関節置換術が行われるようになってきた．リバース型人工肩関節の最大の特徴は，骨頭が関節窩側にあるため，外転運動の回転中心が正常な肩や人工肩関節よりもはるかに内側，下方へ移動することである．したがって，外転時のモーメントアームが伸びるため，腱板の広範囲の断裂症例などの腱板機能不全に対しては，リバース型人工肩関節置換術を行うことで術後の挙上が容易にできるようになる．

手術方法

●人工骨頭置換術

三角筋と大胸筋の間を展開し，肩甲下筋を切離，前方関節包を切開するdeltopectoral approach（三角筋胸筋アプローチ）が多く行われる．骨頭を摘出後に人工骨頭を挿入し，大・小結節を整復・固定する術式である．解剖学的に正常な位置へ人工骨頭を挿入・固定することが重要である．前方組織に侵襲が加わっており，縫合部は伸張刺激で脆弱であるため，術中可動域，特に外旋可動域について医師からの情報を確認しておく必要がある．骨粗鬆症を伴う高齢者が多いため，一般に人工骨頭の固定には骨セメントを使用する．

●人工関節置換術

人工骨頭置換術と同様にdeltopectoral approachを用いる．肩甲下筋を切離し，関節包を縦切開して関節内へ進入し，上腕骨を外旋して骨頭を脱臼させる．棘上筋を温存したまま骨頭を骨鋸で切除する．関節窩をリーミング後，人工関節窩をセメント固定し，その次に人工骨頭を挿入・固定する．最後に肩甲下筋腱を修復する．コンポーネントと軟部組織とのバランスが重要で，そのためには軟部組織の解離，骨頭サイズの選択がポイントとなる．

理学療法・リハビリテーションの評価

疼痛除去と関節機能の向上が，術後リハビリテーションの目的である．変形，変性が著しい状態で手術を行うと，長期間かけて短縮した関節窩と上腕骨解剖頸（軟骨で覆われた部位と他の骨端を分けている溝）の距離が，人工骨頭を挿入することで延長されるため，軟部組織が伸張される状態となり，疼痛を伴う過緊張や可動域制限が起こることがある．術中操作から許可される外旋角度および術中の状態について，術者へ確認しておく必要がある．

感覚

術中操作による合併としてしびれや感覚低下などが起こる場合もあり，術後のリハビリテーション開始時は観察を行うべきである．しびれや感覚鈍麻の程度は性質とともに，左右差を用

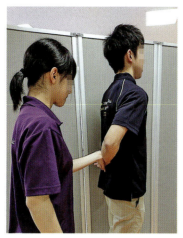

図3 lift off test

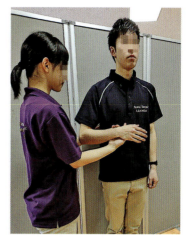

図4 berry press test

いて程度を把握する．また，感覚異常がある部位や範囲を把握することも重要である．また，疼痛に関しては，一般的にVisual Analogue Scale（VAS）やNumerical Rating Scale（NRS）を用いることが多い．疼痛を感じる時期については，主として動作時，安静時，夜間時の3つに分けて評価するのがよい．安静時痛が主体の場合は炎症が強いことが疑われるため，積極的な理学療法は避けられることが多い．また，背臥位が痛いのか，立位が痛いのかなど，姿勢によって疼痛が変化するかを把握することは重要な情報になる．

関節可動域

他動的な可動域の把握とともに自動可動域の把握は重要である．また，可動域の計測だけではなく，動作時の肩甲骨と上腕骨の位置関係を把握することは，筋活動を把握するうえでも重要である．一般的には肩甲上腕リズムを指標とし，実際の動きと比較していくと異常な運動が把握しやすい．

筋力

腱板筋力が十分に発揮できているかが重要である．特に肩甲下筋は術中に侵襲を受けているため，その筋力の回復の推移を把握することが重要である．肩甲下筋の筋力は，lift off test（図3）やberry press test（図4）が用いられる．棘上筋の筋力を反映する外転筋力や，棘下筋の筋力を反映する外旋筋力に関しても評価する．その際，筋力を発揮するときに肩甲骨が内転方向へ動くことが観察され見かけ上，筋低下が起こる場合がある．その際には肩甲骨の代償運動が出ないように肩甲骨を徒手的に固定し測定を行うことで，正しい筋力の測定が可能である．

理学療法・リハビリテーションプログラム

変形性関節症に対して行われた人工関節置換術後は，拘縮に対するリハビリテーションに準じて，早期から積極的なリハビリテーションが必要である．一方で，上腕骨近位端骨折に対して行われた人工骨頭置換術では，早期の可動域獲得が期待できる．しかし，外傷による軟部組織の損傷の程度によっては，術中の操作とは別に可動域制限の因子となりうるため，時間を要することがある．

術直後は三角巾を用いるが，固定する意味合

いよりは上肢の重さを支持することが主な目的となる．したがって，疼痛のない範囲で三角巾を除去することを許可する．

基本的に，人工肩関節置換術は，術前よりも機能向上が見込まれるため，ある程度日常生活動作がスムーズに行える可動域の獲得が目標となる．一般的には，結髪動作は屈曲外転可動域が30度，歯を磨く動作では外転60度，頭上の棚の物に手が届くには120度の屈曲可動域が必要である[2]．基本的には，可動域運動は翌日から行い，回復に努める．

deltopectoral approachでは肩甲下筋腱を切離しているため，肩甲下筋腱の縫合部へのストレスを避けるため伸展・外旋方向への可動域運動の際に注意が必要で，術後3週からを目安とする．術後翌日から振り子運動や反対側上肢を用いての自動介助運動，肩甲胸郭関節の可動域運動を行う（図5，6）．日常生活でも食事や洗面動作，歯磨きなど疼痛のない範囲で患肢を使っていく．術後3日で他動挙上角度120度を目標とする．自動運動では，腱板機能不全を起こしている場合が多いため，肩峰下へ骨頭がすべり込むことができず，体幹の伸展や側屈で代償している患者が見受けられる．したがって，早期の可動域拡大には，他動的もしくは自動介助運動を用いるのが効果的である（図7～9）．

長期にわたる経過の後に手術に至った患者に対しては，拘縮肩ととらえて理学療法アプロー

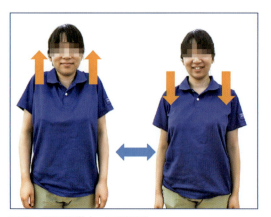

図5　肩甲骨挙上・下制運動

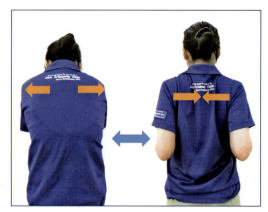

図6　肩甲骨内転・外転運動

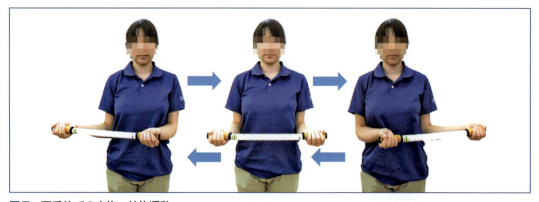

図7　下垂位での内旋・外旋運動
棒を両手で把持し，反対側上肢で介助しながら行う．壁に寄りかかって行うと，体幹回旋の代償が抑制される．

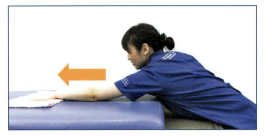

図8 テーブルワイプ
テーブル面のすべりを利用し，リラクセーションをとりながら行う．タオルで拭くようにするとテーブルを押さえつける力が入るため，軍手を用いるほうが効果的であることが多い．

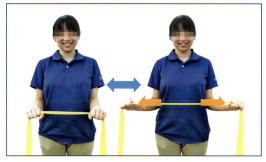

図10 腱板トレーニング
トレーニング用ゴムなどを用いて行う．外旋運動では，前腕回内位で行うことで上腕二頭筋の代償を抑制することができる．

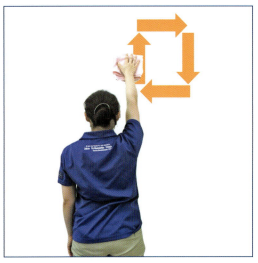

図9 窓拭きエクササイズ
抗重力位での運動であるが，CKC（閉鎖性運動連鎖）での運動となり，挙上に伴って肩すくめや肩甲骨の内転，体幹伸展・回旋などの代償が入る患者に効果的である．軟らかいボールなどを押さえるように行うと肩甲骨の固定性強化にもなる．

　筋力強化は，腱板筋に主眼をおく．術後の日常生活動作をいかにストレスなく行うことができるかは，腱板機能の向上に左右される．腱板筋が機能するためには，腱板が効率よく収縮できること，すなわち腱板自体の筋力，肩甲上腕関節の土台となる肩甲骨の固定筋力の両方が必要であり，さらにはその2つが協調してはたらくことが必要である．

　腱板筋の強化は，疼痛のない範囲で等尺性運動から開始し，輪ゴム，トレーニング用ゴムと強度を上げる（**図10**）．肩甲骨の固定筋強化は，CKC（closed kinetic chain；閉鎖性運動連鎖）を用いると効果がある場合が多い（**図9**参照）．

　術後，肩甲下筋腱の縫合部へのストレスは前方不安定性を助長し，脱臼の危険性を高める．したがって術後早期に手をついて荷重をかけたり外旋方向へ強要されたりすることは避けなければならない．

> **覚えておこう**
> 肩甲骨の可動性が制限されている場合も多いため，筋力強化の前に十分な可動性を獲得しておくことが，スムーズに筋力を発揮するために重要である．

チを行っていく必要がある．腱板の筋線維長は，肩甲下筋が57.8 mm，棘下筋が73.4 mmといわれており[3]，筋線維長が短い筋は特に伸張しにくい．筋のstiffnessも強い状態であり，術後早期にある程度の可動域を獲得できない場合は，筋以外の制限因子も強くなってくるため難渋することが多い．

15. 肩関節（人工骨頭・人工関節）置換術

■ 引用文献

1) 井樋栄二：人工肩関節置換術とそのリハビリテーション．Jpn J Rehabil Med 2017；54 (3)：182-5.

2) 森原　徹，立入久和，久保俊一：肩関節人工骨頭・人工関節のリハビリテーション—早期運動療法，肩関節周囲筋の運動療法の工夫点やポイントを中心に．MB Med Reha 2011；139：1-11.

3) 冨岡　立，皆川洋至，木島泰明ほか：腱板断裂肩における腱板構成筋のサルコメア長について．東北整災誌 2008；52 (1)：145.

第1章　運動器

16. 反復性肩関節脱臼に対する手術
surgery for recurrent dislocation of the shoulder

> **key point** ▶▶ 反復性肩関節脱臼術後における理学療法およびリハビリテーションは，関節可動域回復，筋力強化など機能的な側面と，日常生活やスポーツでの予防動作獲得の2つの側面がある．したがって，周術期に応じて肩甲上腕関節の機能改善を図るとともに，肩甲上腕関節以外の機能障害，特に肩甲胸郭関節の機能的な改善を図り，肩関節の安定化機構を整える土台づくりが必要である．また，スポーツの種目によって特有の危険動作の回避について，復帰時期に合わせたプログラム設定が重要である．

概要と病態

■ 病態

「脱臼」と聞くと「肩関節」を連想するように，肩関節は人体で最も脱臼しやすい関節である．それは，解剖学的な要素によるところが大きい．すなわち，①球関節であり，大きな可動性を有していること，②上腕骨頭が肩甲骨関節窩に対して3倍の大きさを有しており，骨性に不安定であること，③関節上腕靱帯が最終可動域でしか支持しないということである．したがって，靱帯が作用する最終可動域以外では，①骨頭の関節窩・関節唇への吸着，②陰圧の関節内圧，③関節窩・関節唇で形成される陥凹，④肩関節周囲筋（腱板）による骨頭の関節化への引きつけ，⑤肩甲胸郭関節の連動が肩関節の安定性に寄与すると考えられる[1]．

脱臼は単に関節が外れた状態ではなく，関節を支持する静的構造物の破綻を意味する．したがって，最終可動域で支持する関節上腕靱帯の強度を上回る外力が加わると靱帯は断裂し脱臼に至る（図1）[1]．ここでいう外力には，肩から地面に転倒したときなどに生じる直達外力と，

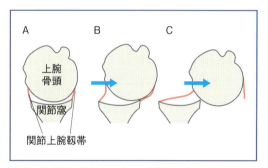

図1　肩関節脱臼のメカニズム
関節窩と上腕骨頭を連結している関節上腕靱帯（A）は，外力に抗して脱臼を防いでいる（B）．関節上腕靱帯の強度を上回る外力がはたらくと，靱帯は断裂し脱臼に至る（C）．
（島田洋一ほか編：整形外科術後理学療法プログラム．改訂第2版．メジカルビュー社；2014．p.48-50[1]を参考に作成）

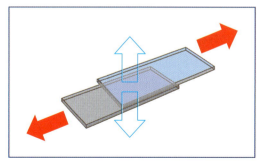

図2　陰圧の関節内圧
関節腔内は通常は陰圧である．2枚のガラスを重ね合わせた場合，ガラス同士をずらすことはできるが，離すことは吸着しているため容易にはできない，つまり，2枚のガラスは陰圧となっている．脱臼することにより，この陰圧の関係が壊れるため，再脱臼が起こる危険性が高まる．

207

■ 16. 反復性肩関節脱臼に対する手術

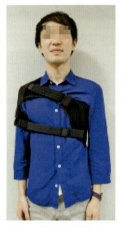
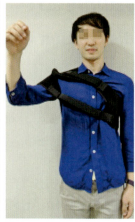
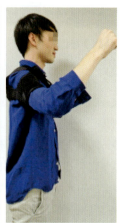

図3 脱臼予防装具
ショルダーブレースLA．肩関節の外転・外旋・水平伸展の可動性を制限する．

ラグビーのタックルやスノーボードで手をついて転倒したときなどの介達外力の2種類がある．脱臼後は，関節腔内に血腫が貯留する．正常な関節では関節腔内は陰圧であるが，脱臼後の血腫により関節腔内が陽圧となり容易に再脱臼しやすい状況になるため（**図2**），脱臼予防装具の着用などにより外転・外旋位を制限する[2]（**図3**）．

肩関節脱臼は，前方脱臼がほとんどである．つまり外転・外旋・水平伸展が強制された場合に受傷することが多い．この場合に損傷するのは肩関節前下方組織，具体的には前下関節上腕靱帯（anterior inferior glenohumeral ligament：AIGHL）である（**図4**）[3]．反復性肩関節脱臼患者に外科的治療を行った86.5％がBankart病変（Bankart lesion）と報告されている[4]．反復性肩関節脱臼ではBankart病変の有無が予後を大きく左右し，仮に脱臼を整復してもBankart病変が修復されなければ，支持性は失われたままになる．また，関節窩付着部から骨ごと剝離する場合（骨性Bankart病変〈bony Bankart lesion〉）や，上腕骨頭後外方の陥没骨折（Hill-Sachs病変〈Hill-Sachs lesion〉），上腕骨側で関節包靱帯が破れる（HAGL〈humeral avulsion of glenohumeral ligament〉lesion）場

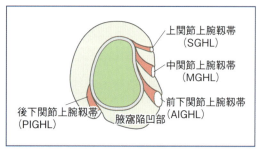

図4 関節包靱帯
関節包靱帯は4つあり，上関節上腕靱帯（superior glenohumeral ligament：SGHL），中関節上腕靱帯（middle glenohumeral ligament：MGHL），前下関節上腕靱帯（anterior inferior glenohumeral ligament：AIGHL），後下関節上腕靱帯（posterior inferior glenohumeral ligament：PIGHL）である．AIGHLとPIGHLの間には腋窩陥凹部（axillary pouch）があり，肩関節挙上時にハンモック様に骨頭がはまり込み安定する．肩関節前方脱臼の肢位（外転，外旋，水平外転）で最も問題となるのはAIGHLである．
（皆川洋至：超音波でわかる運動器疾患─診断のテクニック．メジカルビュー社；2010．p.184[3]を参考に作成）

合などを合併することもある．

■ 症状

反復性肩関節脱臼の主症状は，脱臼方向への不安感と，不安定性である．受傷時に疼痛を訴えることがあるが，整復され時間の経過とともに疼痛は消失することが多い．脱臼方向への不安感や不安定性は，装具などで固定することで

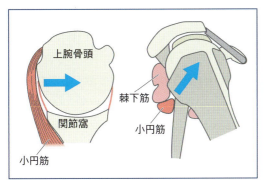

図5 oblique translation
後方組織(関節包，棘下筋，小円筋)の緊張が強くなると，骨頭の支点が前方へ移動する．このtightnessに伴う骨頭偏位をoblique translationという．小円筋の硬さは骨頭の前上方への偏位，すなわち前方不安定性を助長する危険がある．

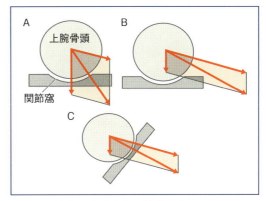

図6 関節窩と上腕骨頭の外力ベクトル
球(上腕骨頭)が丸い溝(関節窩)の外方へ向けて弱い力を受けているときは，合力のベクトルは溝の中に向かう(A)．一方で，溝の外方へ向けて強い力を受けているときは，合力のベクトルは溝の外方へ向かうため，球は溝から逸脱しやすい(B)．溝の中に合力のベクトルが向かうようにするには，溝を受ける力に対して向きを変えること，すなわち肩甲胸郭関節の可動性を良くして，関節窩の向きを上腕骨頭に合わせることが必要である(C)．

軽減される．

これらの症状を有する場合，上腕骨頭と関節窩の関係が求心位をとれていないことが多い．肩関節の後方組織である後方関節包，棘下筋，小円筋の短縮は，骨頭を前方へ偏位させる．これをoblique translationという(**図5**)．

■ 予後

外傷性肩関節脱臼患者の53.2%に腱板機能の低下が，76.9%に肩甲骨の運動機能の低下が，52.2%に胸郭の可動性低下が認められたと報告されており[5]，腱板機能を含めた肩甲上腕関節の機能低下はもちろん，受け皿側の肩甲胸郭関節機能の低下も大きな影響を及ぼしている(**図6**)．

肩関節脱臼患者は，総じて肩甲骨の後傾が不足していることが多い．肩甲骨が後傾できない，つまり前傾傾向がある場合，外転，水平伸展に動かすと見かけよりも過外転，過水平外転になりやすい(**図7**)．

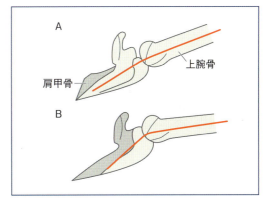

図7 肩甲骨と上腕骨の関係
正常では上腕骨は外転位にあるが(A)，肩甲骨が前傾していると水平外転が加わり過外転，過水平外転となる(B)．

■ 治療

手術適応と手術方法

複数回の脱臼や亜脱臼を繰り返す患者や，脱臼回数が少なくても活動レベルの高い患者には手術療法を行う．初回か複数回か，コンタクトスポーツかノンコンタクトスポーツか，投球側か非投球側かなどにより，手術方法や修復の緊張度合いが異なってくる．

初回脱臼では，手術を選択することは少ない．不安定性の原因であるBankart損傷の修復や弛緩した関節包の緊張をもとに戻す手術と，

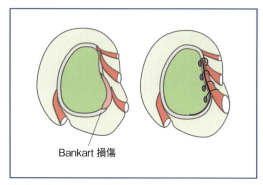

図8 Bankart修復術

脱臼方向に関節外から補強を加える手術とに大別できる．前者にはBankart修復術，関節包縫縮術，後者にはLatarjet法（ラタジェット），Bristow法（ブリストー），Boytchev法（ボイチェフ）などがあり，いずれも再脱臼率5％前後の良好な成績が報告されている[1]．現在では，低侵襲で解剖学的に修復する関節鏡視下Bankart修復術が第一選択として行われる（**図8**）．

理学療法・リハビリテーションの評価

肩関節の不安定性

不安定性テストは，関節が多方向性に弛緩している患者でも陽性になりうる．したがって，全身の関節弛緩性（general joint laxity）や，不安定性が出る方向などを総合的に判断する必要がある．

●前方不安感テスト (anterior apprehension test)

最も多い前方脱臼では，前方の不安定性が生じる．肩関節を外転・外旋位にし，骨頭を後方から前方へ押し出す操作を加えると，脱臼感を訴えたり恐怖感を示す．

●サルカスサイン (sulcus sign)

患者の上肢を下方へ牽引し，骨頭が関節窩から逸脱するかを確認する．

関節可動域

術中角度が一つの目安となる．特に外旋可動域については，縫合部へのストレスが高まるため，執刀医からの情報を得ておく必要がある．関節可動域測定においては，角度そのものだけではなくend feelが重要である．それぞれの運動方向についての角度とend feelを把握していく．また，肩甲骨の位置，可動性は，術後の疼痛や機能回復に大きく影響を与える．一般的には肩甲上腕リズムを基本として動作の評価を行うが，臼蓋（関節窩）と上腕骨頭との接触面が動きのなかでどのような軌跡をたどるか，いわゆる臼蓋上腕リズムを評価することも重要である．肩甲上腕リズムは，視診により観察できるが，臼蓋上腕リズムはセラピストの手の中の感覚による評価にならざるをえず，経験と技術が必要である．

筋力

術後3か月以降は，Biodex（バイオデックス）などの等速性筋機能測定装置を用いて内外旋の筋力評価を行う．その際に，最大筋力や内外旋筋力比だけではなく，内外旋の切り返しの反応速度や，それぞれの角度に対する筋力の推移なども評価していく．

理学療法・リハビリテーションプログラム

■関節鏡視下Bankart修復術後

修復した関節唇や関節上腕靱帯，また患者によって追加した腱板粗部の縫縮などの処置に対して，ストレスをかけないように注意しながら，修復過程を考慮した段階的なプログラムを立案し，肩甲上腕関節の機能改善を図っていくことがポイントである．したがって，修復部位の緊張状態や術後の可動域など，術者から情報を得ておくことは，リスク管理も含めて非常に重要である．

装具固定期（術直後～術後3週）

修復部位の安静・固定期間であるこの時期には，患部の可動域運動は行わず，良肢位保持，肩甲帯のリラクセーション，肘・手・手指の自動運動を行う．患部を防御するあまり，体幹を含めて代償的に緊張が強くなることも少なくないので，体幹の回旋や側屈などのストレッチも行う．

スポーツ選手であれば，患部以外のトレーニングや全身運動を取り入れるが，負荷を上げるあまり患部の緊張が強くならないように留意する．全身運動としては，ジョギングなどは患部への振動などのストレスをかけるため禁止し，エアロバイクや軽いウォーキング程度にとどめる．

装具除去移行期（術後3～6週）

術後3週から装具を除去し愛護的に可動域の改善を図る．愛護的な可動域改善とは，筋へのリラクセーションを行うことで可動域を得ることで，筋のストレッチを積極的に行って可動域を拡大していくことではない．したがって，体幹の前傾を用いた除重力位での運動（stooping exercise）や，肩甲骨面上での他動的可動域運動を中心に行う．目標可動域は，水平伸展は肩甲骨面まで，下垂位外旋は術中角度までとする．

腱板を収縮させることも開始する．最初は，内旋・外旋等尺性収縮を疼痛のない範囲で，かつ代償運動のない範囲で行っていく．内旋・外旋運動は，中間位よりも内旋域で行うと疼痛が少なく行えることが多い．

機能回復期（術後6週～術後3か月）

ストレッチを取り入れて積極的な可動域改善を図る．この頃から，水平伸展や外旋角度も制限をかけずに拡大を図る．修復部位が伸張することに目が行きがちだが，後方組織の拘縮によ

A　棘上筋　　B　棘上筋　　C　棘下筋　　D　棘下筋

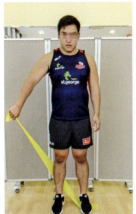 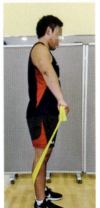 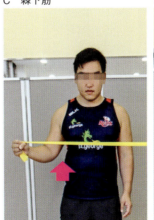 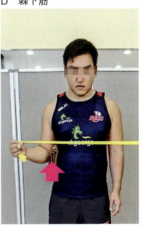

E　肩甲下筋　　F　肩甲下筋

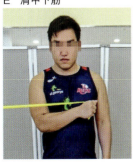 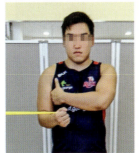

図9　腱板トレーニング

A，B：トレーニング用ゴムを下肢後面から引くことで肩甲骨面上での外転運動を行うことができる．
C：外旋運動を行う際に外転の代償が起こりやすい．
D：上腕と体幹の間にタオルなどを挟んで行うことで代償を抑制することができる．
E：内旋運動を行う際に内転の代償が入りやすい．また，大胸筋の収縮も代償として起こりやすい．
F：大胸筋腱を反対側の母指で圧迫し，Ⅰb抑制（骨格筋の腱への伸張刺激が加わることでその筋の緊張が低下する現象）をかけることで，代償を抑制することができる．

る骨頭の前方偏位は，修復部位への過度なストレスとなり無駄な疼痛を引き起こす．後方組織の伸張をしっかりと得てから前方組織へアプローチしたほうが，疼痛が少なく可動域改善に結びつきやすい．

腱板機能の強化は，等尺性運動から輪ゴム，トレーニング用ゴムを用いての等張性運動へ移行する（図9）．一般的には下垂位内旋・外旋と外転運動を選択するが，挙上角度や外転角度を変えて行うことで，角度によらず筋力が発揮できるように努める．

ジョギングは，術後2か月から少しずつ行う．上肢を振る際には，過度に伸展方向へいかないように注意する．

機能向上期（術後3か月～）

全可動域の獲得を目指す．この頃からアウターマッスルも強化する（図10）．ただし，ベンチプレスや腕立てなど水平伸展位での強化は，術後4か月以降とする．

筋力強化や複合的な機能改善については，積極的にCKC（closed kinetic chain；閉鎖性運動連鎖）を用いる．CKCを用いることは，肩甲骨周囲筋の強化，同時収縮による支持性，肩甲胸郭関節機能の向上に効果的である（図11～13）．また，競技特性を考慮したトレーニングも行う．バスケットボールではドリブルやパス，ラグビーでは脱臼しにくいタックルスキルの学習など，本格的な競技技術の練習に向けて準備を整える（図14）．

術後6か月をめどにスポーツ動作全般を許可する．

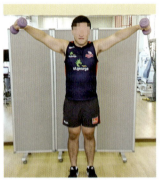
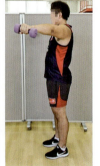

図10　アウターマッスルトレーニング

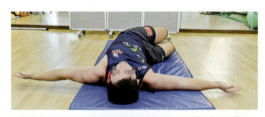
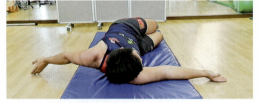

図11　体幹回旋ストレッチ
体幹回旋可動域が不足すると，肩関節の水平伸展をすることで代償するためストレスが増大する．

肩水平外転位

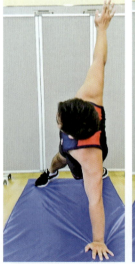
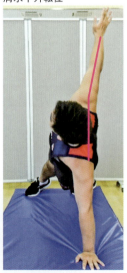

図12　体幹・肩甲帯のスタビリティトレーニング

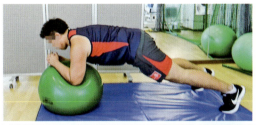
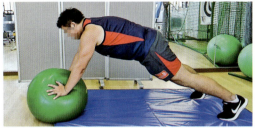
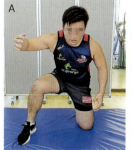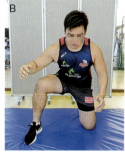

図14　ラグビーのタックル
A：前腕回外位でタックルをすると，肩関節は外転・外旋方向へ誘導されやすく危険である．
B：前腕中間位でやや脇を締め僧帽筋上部線維を緊張させることで，頭部から体幹までを一塊とすることができ，肩関節の脱臼予防につながる．

図13　自重を用いた肩甲骨・肩甲上腕関節の安定化トレーニング
腕立て位から，体幹回旋と肩の水平外転動作を行う．過度な水平外転位にならないよう肩甲骨の動きを習得させる．

■ 引用文献

1) 島田洋一，高橋仁美編：整形外科術後理学療法プログラム．改訂第2版．メジカルビュー社；2014. p.48-50.
2) 皆川洋至，木島泰明，冨岡　立ほか：スポーツにおける肩関節脱臼予防装具の使用について．臨床スポーツ医学 2009；26(10)：1301-4.
3) 皆川洋至：超音波でわかる運動器疾患—診断のテクニック．メジカルビュー社；2010. p.184.
4) Mizuno N, Yoneda M, Hayashida K, et al.：Recurrent anterior shoulder dislocation caused by a midsubstance complete capsular tear. J Bone Joint Surg Am 2005；87(12)：2717-23.
5) 千葉慎一，筒井廣明，尾崎尚代：外傷性肩関節脱臼に対するアスレティックリハビリテーション．東日本整災会誌 2012；24(3)：405.

第1章 運動器

17. 腱板修復術
rotator cuff repair

> **key point** ▶▶ 腱板断裂の多くに無症候性のものがあり，これらには保存療法が主体となるが，保存療法で反応しない場合に手術が適用される．腱板縫合術後には，動作中の求心位保持，可動性，支持性が求められ，その目的の達成のために，断裂のサイズ，術中の縫合時の緊張を考慮しながら，周術期に応じて理学療法およびリハビリテーションを進めていく必用がある．

概要と病態

■ 病態

腱板（rotator cuff）は，棘上筋，棘下筋，小円筋，肩甲下筋の4つの筋から構成される．棘上筋，棘下筋，小円筋の3筋は上腕骨大結節に停止する．それぞれの付着面は，superior facet（SF；上面），middle facet（MF；中面），inferior facet（IF；下面）とよばれている（図1）[1]．近年の解剖学的研究により，それぞれの筋の一部が各腱付着部（facet）を越えて付着することもわかってきている[1]．外旋筋に属する棘上筋，棘下筋，小円筋の生理的横断面積の総和と，内旋筋に属する肩甲下筋の生理的横断面積はほぼ等しく[2]，上腕骨頭に安定した支点を与える支持筋としての役割がある．

また，腱板は動作筋としても作用する．挙上動作では棘上筋と三角筋が外転筋として，外旋

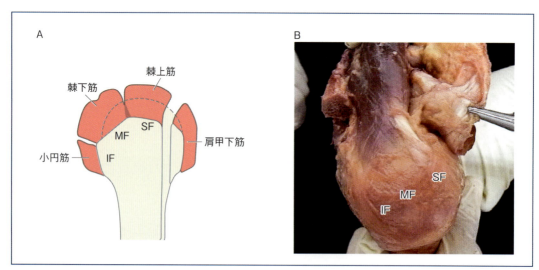

図1　上腕骨大結節の腱付着部（facet）
SF：superior facet（上面），MF：middle facet（中面），IF：inferior facet（下面）．
A：上腕骨大結節には3つの腱付着部（facet）がある．棘上筋腱の固有腱線維束はSFへ，棘下筋腱の固有腱線維束は棘上筋腱に一部覆いかぶさるようにMF全体へ，小円筋腱の固有腱線維束はIF全体へ付着する．
（A：皆川洋至ほか：腱板の臨床的意義．関節外科 2006；25〈9〉：923-9[1]より，B：皆川洋至先生〈城東整形外科〉よりご提供）

214

動作では棘下筋と小円筋，内旋動作では肩甲下筋が動作筋としてはたらく．内転・外転に関しては，棘上筋が常に外転筋，小円筋が常に内転筋としてはたらく．肩甲下筋は外転初期に内転筋として，その後は主に外転筋としてはたらく．棘下筋は主に外転筋としてはたらくが，外転後期には内転筋としてはたらく．

腱板断裂が生じると，支持筋，動作筋それぞれの役割において機能不全が生じる．支持筋として，骨頭の求心位が保てなくなり，挙上時に三角筋によって骨頭の上方化が生じ，肩峰下インピンジメントを生じる（図2, 3）．また，動作筋として，断裂腱に応じた筋力低下が生じる．棘上筋腱の単独断裂では，20〜30%の外転筋力の低下が生じることが明らかにされている[3]．棘下筋，小円筋に及ぶ断裂では外旋筋力，肩甲下筋腱断裂では内旋筋力の低下が生じ

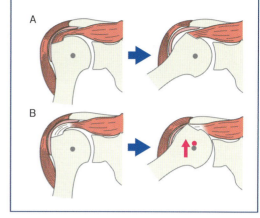

図2　腱板断裂による肩峰下インピンジメント現象
A：動作時，腱板は骨頭に安定した支点を与える支持筋のはたらきがある．
B：腱板断裂が生じると，骨頭の求心性が保てなくなり，三角筋によって骨頭の上方化が生じ，肩峰下インピンジメントが生じる．

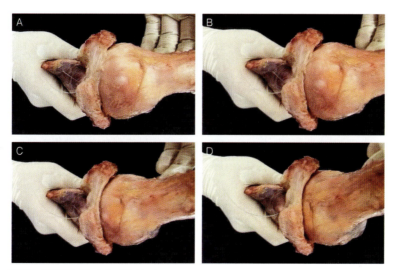

図3　肩峰下インピンジメント
肩峰下インピンジメントは，烏口肩峰アーチの下を大結節が通過する際に生じる．烏口肩峰アーチは烏口突起，烏口肩峰靱帯，肩峰から構成される．烏口肩峰アーチと大結節との衝突現象は，正常でも起こりうるが，烏口肩峰靱帯の硬化や骨頭の上方化などにより接触圧が高まると疼痛が生じる．
A：大結節は烏口肩峰アーチ通過前．
B：大結節が烏口肩峰アーチに近づき，烏口肩峰靱帯のたわみがみられる．
C：烏口肩峰アーチの下に大結節がある．このとき接触圧は最大となる．
D：大結節の烏口肩峰アーチ通過後．
（皆川洋至先生〈城東整形外科〉よりご提供）

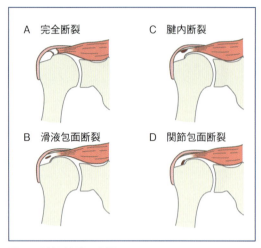

図4 腱板断裂の分類

る．これらの所見を利用することで，ある程度の断裂部位の診断が可能である．

■ 診断・重症度分類

腱板断裂の形態と分類

腱板断裂は，断裂の有無ではなく，断裂のサイズや離開距離（近位と遠位の断端の距離）で分類される．

まず，全層が断裂している完全断裂と一部の層が断裂している不全断裂に分けられる．完全断裂は，断裂のサイズにより小断裂（1cm以下），中断裂（1～3cm），大断裂（3～5cm），広範囲断裂（5cm以上）の4つに分類される（**図4-A**）．不全断裂は，滑液包面断裂，腱内断裂，関節包面断裂の3つに分類される[4]（**図4-B～D**）．

■ 症状

腱板断裂による疼痛は，機能障害とともに非常に重要な症状である．疼痛には安静時痛と動作時痛がある．

安静時痛は，夜間の痛みを訴える場合が多く，睡眠障害を引き起こし，抑うつ状態に陥るケースも散見される．また，この場合には，腱板断裂による一時的な症状のみならず，肩峰下滑液包炎などの二次的な病変を合併していることが多い．

動作時痛は，外転運動を行う際に60～120度の範囲でのみ疼痛を生じるpainful arc sign（有痛弧徴候）が代表的である．何気なく手を伸ばしたとき，上の棚に物を押し上げるときなど，日常的によく使う動作で疼痛を生じることも多い．

> **覚えておこう**
> 腱板機能の破綻による疼痛なのか，二次的な病変によるものなのかを整理することが必要である．

■ 治療

手術適応

腱板断裂の診断が，そのまま手術適応とはならない．腱板断裂があっても症状を生じない，いわゆる無症候性腱板断裂も数多く存在する．腱板完全断裂の発生頻度は，50歳未満が0％，50代が10.7％，60代が15.2％，70代が26.5％，80歳以上が36.6％であり，腱板完全断裂を認めたもののうち，疼痛がまったくない無症候性腱板完全断裂の頻度は，50代が50％，60代が68％，70代が64.6％，80歳以上が67.6％であったと報告されている（**図5，6**）[5]．また，一般住民に存在する腱板断裂のおよそ2/3は，肩に関する症状がないことが予想されると報告されている[6]．従来は，腱板断裂が機能障害や疼痛を引き起こす根幹であると考えられてきたが，前述した無症候性腱板断裂や両肩の腱板断裂がありながら片側のみに症状が現れている患者，術後再断裂をしながらも治療成績が良い患者など，今までの考え方を覆す患者も多く存在する．したがって，これらは，腱板断裂が必ずしも機能障害や疼痛を引き起こすものではないことを意味する．

治療が必要な場合，第一の選択肢は保存療法である．保存療法の成績は良好であることが報

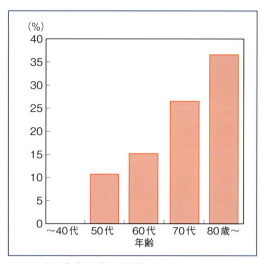

図5 腱板完全断裂の発生頻度
(皆川洋至：腱板断裂肩の疫学．日整会誌 2006；80：S217[5])より)

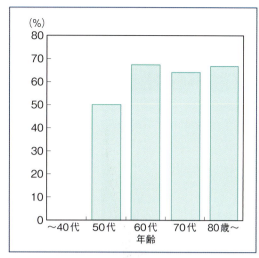

図6 無症候性腱板完全断裂の頻度
(皆川洋至：腱板断裂肩の疫学．日整会誌 2006；80：S217[5])より)

告されており，保存療法で約半数は疼痛が消失し，7割が日常生活レベルで支障をきたさないレベルまで改善する．

> **覚えておこう**
> 保存療法に抵抗し，疼痛や機能障害が残存する場合，新鮮外傷で日常的に高い筋力を必要とする活動性がある場合などが手術適応となる．

手術方法

手術は，鏡視下肩峰下除圧(arthroscopic subacromial decompression：ASD)の後，腱板修復術が行われる．

手術方法は，鏡視下手術と直視下手術に大別される．鏡視下手術の最大の利点は，正常関節外組織に対する侵襲が最小限に抑えられることで，そのため後療法が比較的進めやすいといえる．直視下手術では，mini-open法が主流である．これは，ASD後，小皮切で三角筋を線維方向に分けて行うものである．固定方法は，腱板フットプリント部に二列にアンカーを挿入し固定するdual-low法を用いている．近年，医療材料の進歩により縫合糸の強度が向上しており，後療法における再断裂は減少してきているが，術中の状態や修復過程を考慮した理学療法が再断裂を防止するためには必要である．

理学療法・リハビリテーションの評価

術前に腱板を含めた肩関節の機能を評価することは，術後理学療法を行ううえで重要である．

腱板機能

棘上筋，棘下筋，小円筋，肩甲下筋それぞれの筋力を評価する．一般的に等尺性筋力を用いて，各筋固有の筋力を選択的に評価する．その際，肩甲骨が固定されているかを見逃さないことが重要である．一見，筋力低下にみえる患者では，肩甲骨が固定されず代償運動がみられることがある(**図7-A，B**)．その際には，肩甲骨を徒手的に固定することで腱板固有の筋力が発揮できる(**図7-C**)．徒手的に肩甲骨を固定しても腱板固有の筋力が弱い場合は，真の筋力低下といえる．

A　外旋筋力測定時の肩甲骨下方回旋例　B　外転筋力測定時の肩甲骨下方回旋例　C　徒手的な肩甲骨固定下での外旋筋力測定

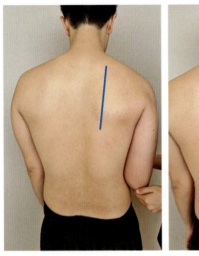
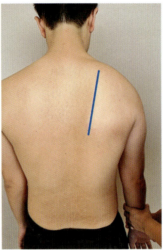
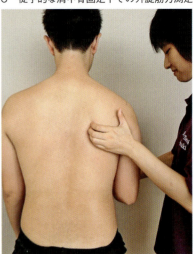

図7　腱板筋力測定時の肩甲骨固定不良例
外旋筋力，外転筋力測定時に，肩甲骨が下方へ回旋するため，見かけ上の筋力低下がみられる．その場合は，徒手的に肩甲骨を固定することで筋力が発揮できることがある．

肩甲胸郭関節機能

肩甲胸郭関節は，肩甲上腕関節の土台として重要な役割を担っている．肩甲胸郭関節には，支持性と可動性が要求される．支持性が機能不全であれば，上肢の筋力を十分に発揮することはできない．また，可動性が機能不全であれば，上肢の位置に対して肩甲骨が追従できず，肩甲上腕リズムが破綻する．

最初に静的なアライメントを確認する．正常な肩甲骨のアライメントは，肩甲骨の内側縁が脊柱に平行であり，胸郭中心線より7.5 cm外側でTh2からTh7の間に存在する．また，前額面に対し30度前方へ回旋している．

動的なアライメントでは，肩関節挙上時に，肩甲上腕関節と肩甲骨の回旋の比率が2：1と一定の割合になる，いわゆる肩甲上腕リズムを確認する．また，十分に肩甲骨が後傾できるかどうかも重要である．肩甲骨の後傾は，体幹機能も含めて評価する．

疼痛

術後早期は，手術の影響により炎症が強く疼痛が生じている場合が多い．生じている疼痛が，手術侵襲によるものなのか，術後の装具が正しい位置になく疼痛を引き起こしているのか，もしくは疼痛からの逃避のため，周囲の筋緊張が高くなっているためなのかなど，原因を把握していく必要がある．疼痛評価は一般的にVisual Analogue Scale (VAS) やNumerical Rating Scale (NRS)を用いる．動作時痛，安静時痛，夜間痛の3つで大まかに評価するが，それぞれについて，患者からよく状態を聞くことが重要である．動作時痛に関しては，肩甲骨と上腕骨の位置関係を考慮し，炎症によるものなのか，筋力不足によるものなのか，拘縮によるものなのかなど周術期，筋力評価，可動域評価などを組み合わせて評価していく．

> **覚えておこう**
> 術後理学療法を行ううえで最も重要であるのが，術者からの情報である．腱板のどこがどの程度断裂していたのか，縫合時の緊張状態，安定性，腱のクオリティなどを確認しておくことは，術後理学療法中の再断裂を防ぐために重要な情報となる．

理学療法・リハビリテーションプログラム

疼痛管理

術後の疼痛は，後療法の遅れ，特に関節可動域の回復の妨げとなる．当院では，術直後，超音波ガイド下にC5，C6神経根周囲へ局所麻酔薬をワンショットで注入し，チューブをC5，C6神経根周囲へ留置して局所麻酔薬を持続注入する．これにより，術後早期の疼痛がかなり抑制され，また，術後座薬（ジクロフェナクナトリウム50 mg）などの追加で疼痛は80％軽減する[7]．

理学療法

術後理学療法では，腱板機能の改善および再獲得が目的となる．再断裂を起こさないためには，術者からの情報は非常に重要である．断裂のサイズ，縫合部の緊張，安定性，腱のクオリティ，可動域制限などの情報を得ておく．

腱の修復に関して，一般的に断裂した腱は，3週で線維化細胞が著しく増殖し，縫合腱板の癒合が始まる．術後6〜8週で，正常な強度には及ばないものの，縫合腱板の癒合はほぼ完了する．術後3か月で，縫合腱板は，ほぼ十分な強度を得る．

> **覚えておこう**
> 術後理学療法では，縫合腱板の治癒過程に応じたプログラムが必要である．

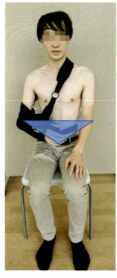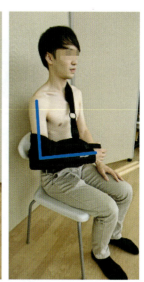

図8　腱板修復術後の装具装着例
患側上肢を安心して預けられるポジショニングが必要である．肘より手が下がった状態や前腕が体幹前面に平行に近くなると，肩関節は内旋位をとりやすいため注意する．前腕が床面に平行で，かつ体幹正中を頂点として体幹と両前腕で二等辺三角形ができていることが良いポジションの目安となる．

●装具固定期（術直後〜3週）

術直後から外転装具を装着し固定する（図8）．姿勢の変化に伴い，装具がずれてくることがあるため，装具の装着方法と良肢位を家族も含めて理解してもらうことが重要である．また，着替えと入浴のときには装具を外すため，脱着方法には注意が必要である．

理学療法は，患肢の循環不全の予防を目的に，肘，手関節，手指の運動を開始する．また，術後は疼痛や不安感により筋スパズムが強いことが多く，粗暴な可動域運動にならないように注意が必要である．

疼痛が強い場合は，特に手指の色や腫脹などを観察する．まれにしびれや痛み，手指の腫脹など，複合性局所疼痛症候群（complex regional pain syndrome：CRPS）様の症状を訴えることがある．頸部や肩甲帯を含めて，筋スパズム除去を目的としたリラクセーションを行い，疼痛のない範囲で肩甲骨面上の挙上方向への他動的可動域運動を行う（図9）．他動的に挙上させていく際には，患肢を面で支持するようにすると比較的リラクセーションしやすく，防御収縮が起こりにくい．並行して，頸部や肩甲帯の自動運動を行う．

●装具除去期（術後3〜6週）

術後3〜4週で装具を除去していく．日中，時間を限定して除去を促し，徐々にその時間を長くしていく．装具除去により疼痛を起こさな

■ 17. 腱板修復術

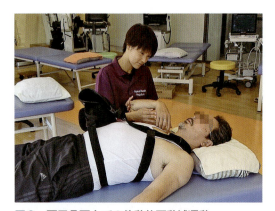

図9 肩甲骨面上での他動的可動域運動

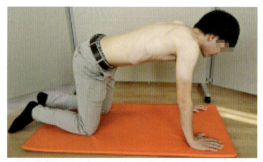

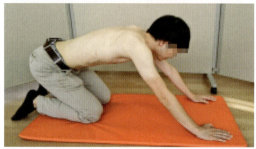

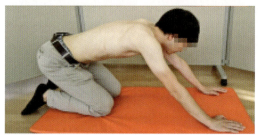

図12 四つ這い位(all four)での挙上練習
四つ這い位から体幹を後方へ移動させることで，CKC（閉鎖性運動連鎖）での挙上を行う．挙上時に求心位がとれていない症例に有効である．

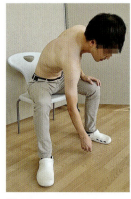 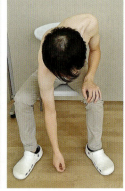

図10 stooping exercise
肩関節周囲筋群の緊張を軽減させた状態で，体幹を前屈し，前かがみの姿勢(stooping position)をとり，上肢を自然に下垂させる．反対側の上肢を大腿上で支持し，体幹の回旋をつくることで肩甲骨面上での下垂位が可能となり，肩へのストレスが軽減できる．

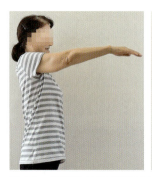 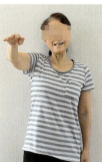

図11 自動挙上時の肩すくめ挙上

いことが重要である．また，就寝時は寝返りなどで無意識に患肢を大きく動かすことがありうるため，無理に除去することは勧めない．

この頃から，除重力位での自動運動，自動介助運動を進める（図10）．内旋・外旋の軽い等尺性収縮も開始する．ポイントは，術後3週までの「動かされる」状態から「動かす」状態へ移行しているため，代償運動がなく疼痛のない範囲で行っていくことである．

● 機能回復期（術後6週～）

可動域改善，筋力強化に積極的にアプローチしていく．リラクセーション中心の筋へのアプローチから，ストレッチを加え，積極的に可動

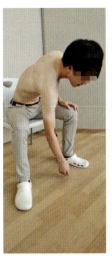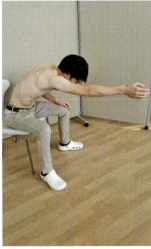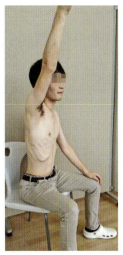

図13 前かがみ (stooping) からの挙上練習
前かがみの姿勢 (stooping position) で下垂から挙上を行うことで，painful arc (有痛弧) での疼痛を回避して挙上練習ができる．挙上時に肩すくめ挙上となりやすい患者に有効である．

域改善を図る．内旋・外旋や外転方向へも伸張する．

また，腱板筋力強化のため，等張性の運動を開始する．輪ゴム程度の負荷から開始し，トレーニング用ゴムチューブへと負荷を上げていく．自動挙上を行った際に，肩すくめ挙上することは典型的な代償運動である (**図11**) ．代償運動や痛みが強い症例については，CKC (closed kinetic chain；閉鎖性運動連鎖) での運動や，体幹の運動を取り入れると改善されることがある (**図12，13**) ．腱板機能の改善には，肩甲胸郭関節や体幹の機能向上が不可欠である．要求される復帰レベルに応じた機能向上を図る必要がある．

疼痛が強いなどの要因で，思うように理学療法が進まない場合も少なからずある．術後3か月で腱の修復が確認された場合は，医師と相談し，非観血的関節授動術 (サイレントマニピュレーション) を行うことが可動域改善の近道である[8]．

引用文献

1) 皆川洋至，井樋栄二：腱板の臨床的意義．関節外科 2006；25 (9) ：923-9.
2) Keating JF, Waterworth P, Shaw-Dunn J, et al.：The relative strengths of the rotator cuff muscles. J Bone Joint Surg Br 1993；75 (1) ：137-40.
3) Itoi E, Minagawa H, Sato T, et al.：Isokinetic strength after tears of the supraspinatus tendon. J Bone Joint Surg Br 1997；79 (1) ：77-82.
4) 小林 勉：理学所見からみる腱板損傷の分類と診断．関節外科 2006；25 (9) ：930-5.
5) 皆川洋至：腱板断裂肩の疫学．日整会誌 2006；80：S217.
6) 山本敦史：疫学—症候性断裂と無症候性断裂．関節外科 2015；34 (10) ：937-40.
7) 児玉千明，皆川洋至，菅野亜矢子：C5，C6神経根ブロック，持続チューブ留置による腱板断裂術後の疼痛管理について (看護部門) ．東日本整災会誌 2012；24 (3) ：351.
8) 皆川洋至：凍結肩の診断と治療 (肩関節拘縮に対するサイレント・マニピュレーション) ．MB Orthopaedics 2012；25 (11) ：93-8.

18. 橈骨遠位端骨折骨接合術

osteosynthesis of the distal radius fracture

key point ▶▶▶ 橈骨遠位端骨折は，上肢の骨折のなかで最も多い骨折である．高齢者で多いが，若年者でも高いところから転落したり，スポーツなどで激しい転倒をした際に手をつくなどすると起こりやすい骨折である．この骨折は，日常診療で治療する機会が多いが，リハビリテーションがうまく進まないと変形治癒しやすく，関節の動きが制限され，痛みにより日常生活に影響する可能性がある．そのため，主治医と状況を確認しながら早期から治療を開始し，二次的合併症を予防し，骨癒合の状態を考慮し運動負荷を調整しながらリハビリテーションを進める．

概要と病態

■ 病態

橈骨遠位は3つの陥凹した関節面がある．手根骨との関節面では舟状骨窩，月状骨窩があり，橈骨手根関節を，尺骨との関節では尺骨切痕（シグモイドノッチ）で遠位橈尺関節を構成している．橈骨関節面の傾斜は尺側に向かって20〜30度，掌側に向かって10〜20度である．また尺骨遠位端との段差は2mm前後である．

橈骨遠位端骨折は上肢の骨折のなかで最も多く，大部分を高齢者が占めている．橈骨遠位端は骨皮質が骨幹部に比較して薄く，特に骨粗鬆症のある高齢者では脆弱になっている．また，手根部に加わる力の80%は橈骨遠位に伝達されるため，転倒時に防護的に手をつくことで橈骨遠位に負荷が加わり骨折が発生する．若年者でも，スポーツによる激しい転倒や交通事故が原因で骨折が起こる．

骨癒合は良好だが，変形治癒することもある．また，疼痛や可動域制限のような後遺症が残ることも少なくない．骨折後に生じる合併症もあり，治療には細心の注意が求められる．

合併症は，一次的なものと二次的なものがある（**表1**）．一次的な合併症には手根管症候群，変形治癒，遠位橈尺関節障害，長母指伸筋腱断裂などがある．二次的な合併症には関節拘縮，長期間の浮腫による内在筋の拘縮，反射性交感神経性ジストロフィーなどがある．

肩関節の拘縮も生じやすいので，肩関節の自動運動も併せて積極的に促す．

■ 診断・重症度分類

診断にはX線が用いられる．X線評価法にはさまざまな種類があるが，一般的には橈骨遠位端の手根関節面に対するアライメントを評価する（**図1**）．正面像にて短縮，橈骨角，側面像にて掌側傾斜角を確認する（**表2**）．これらの指標を用いて，骨折後の転位の程度を評価する．

骨折型は大別すると関節外骨折と関節内骨折があり，後者のほうが予後不良とされている．国内ではAO分類（**図2**）[1]や斎藤分類が用いられることが多い．国内外ではAO分類が約70%で，近年，最も多く用いられている．次いでFrykman分類が約17%，斎藤分類が約9%であるが，ともに近年，減少している．その他に，Melone分類，Cooney分類，Mayo分類，Fernandes分類などがある．

表1　橈骨遠位端骨折の合併症

合併症	内容・症状
複合性局所疼痛症候群（CRPS）	重度の疼痛，腫脹，発汗異常，皮膚の色調変化が生じ，手指や手関節を動かせなくなる
コンパートメント症候群	内出血あるいは浮腫が発生すると，筋肉内の圧力が上昇し循環不全が起こる 細動脈が閉塞すると筋肉内の組織の阻血が生じ，最悪の場合，壊死に至る
手指・手関節の拘縮	中手指節（MP）関節の伸展拘縮，近位指節間（PIP）関節の屈曲拘縮が生じやすい
手根管症候群	骨折部が掌側に突出したり，不良肢位の固定で手根管内圧が上昇することで生じる
手根不安定症	舟状月状骨解離が最も多く発生する
長母指伸筋腱断裂	骨折線がLister結節に及ぶ場合，骨折後数週間～数か月後に断裂することがある
遠位橈尺関節障害	変形治癒により遠位橈尺関節の不適合が生じ，回旋制限を引き起こす
尺骨突き上げ症候群	橈骨が骨折により短縮し，尺骨が相対的に長くなり手関節尺側の疼痛が生じる
三角線維軟骨複合体（TFCC）損傷	転倒して手関節をついた際に靱帯を損傷することがある 前腕回外時に尺側部に痛みがある場合は，回内外を矯正しない
反射性交感神経性ジストロフィー（RSD）	外傷後に異常な交感神経亢進状態となり，局所血流が低下していることが原因 肩手症候群と呼称される場合もある

CRPS：complex regional pain syndrome, MP：metacarpophalangeal, PIP：proximal interphalangeal, TFCC：triangular fibrocartilage complex, RSD：reflex sympathetic dystrophy.

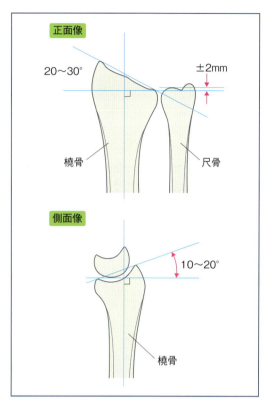

図1　X線像による指標

表2　X線像による指標

短縮（shortening, radial length）	●尺骨頭の遠位面と橈骨茎状突起までの長さが9〜10mmとされる ●健側に比べ，4mm以上の短縮で機能予後は不良，1mm以内が整復目標となる
橈骨角（radial angle, radial tilt など）	●橈骨関節面の傾斜角度20〜30°（正常範囲：26.2〜31.4°） ●10°以下で予後不良
バリアント（ulnar variant）	●安定した状態をゼロバリアントとし，骨折で橈骨が短縮し相対的に尺骨が長くなった状態をプラスバリアント（逆はマイナスバリアント）という
掌側傾斜角（volar angle, volar tilt など）	●掌側に傾斜している角度10〜20°（正常範囲：7〜12.6°） ●−20°以下で機能予後は不良とされる ●5°以上が整復目標となる ●障害が大きいと掌側制限となる

■ 予後

関節外骨折

　関節外骨折は，橈骨の骨片が背側へ転位するColles骨折と，橈骨の骨片が掌側へ転位するSmith骨折に大別できる（図3-A, B）．受傷時に手をついた向きで転位する方向が分かれる．

18. 橈骨遠位端骨折骨接合術

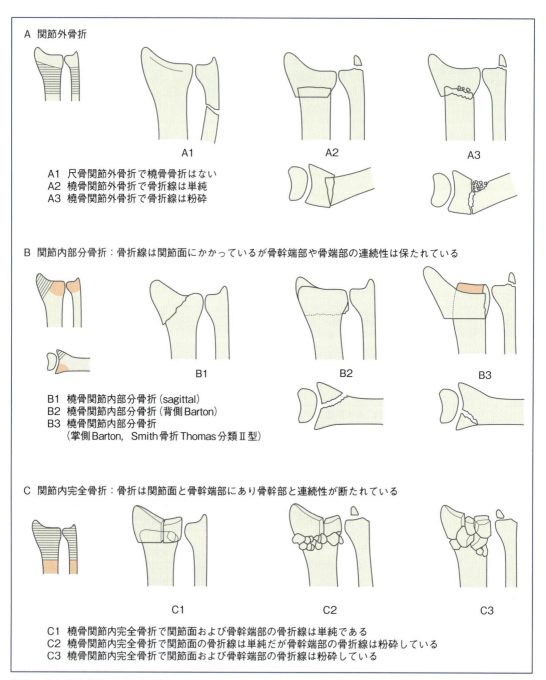

図2 橈骨遠位端骨折AO分類
(堀内行雄：橈骨遠位端骨折の分類と治療方針．MB Orthop 2000；13〈6〉：1-12[1]より)

関節外骨折は，予後は良好とされている．

関節内骨折

骨折は関節面にかかっているが，骨幹端部や骨端部位の連続性が保たれていることが条件である．代表的なものにBarton骨折があり，背側Barton骨折と掌側Barton骨折がある（**図3-C**）．背側Barton骨折では，Colles骨折と同様に背側に骨折遠位部が転位し，掌屈動作で離開が生じやすい．掌側Barton骨折では，Smith骨折と同様に掌側に骨折遠位部が転位し，背屈

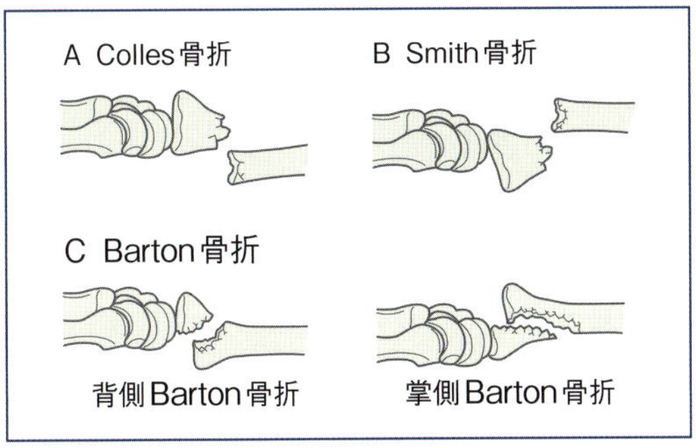

図3 橈骨遠位端骨折の種類
A：Colles骨折は，手関節伸展位で受傷．
B：Smith骨折は，手関節屈曲位で受傷．
C：背側Barton骨折はまれである．掌側Barton骨折は，橈骨関節面掌側の脱臼骨折．

動作で離開が生じやすい．
　関節内骨折は，関節外骨折と比較し再転位や変形治癒を起こしやすいため，十分な管理をし，慎重に治療を進める必要がある．

■治療

保存療法

　転位のない安定型骨折，または転位があっても徒手整復が可能で安定している骨折は保存療法の適応となる．手関節は背屈位固定が機能的に予後良好とされ，中間位から軽度背屈位固定が多く用いられている．保存療法においても，1週間後にX線検査を行い，再転位の有無を確

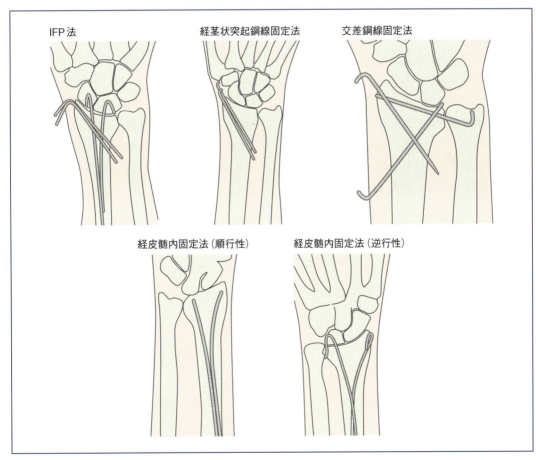

図4 各種鋼線固定法
（日本整形外科学会ほか監：橈骨遠位端骨折診療ガイドライン2012．南江堂；2012[2]）を参考に作成）
IFP：intra-focal pinning.

認する必要があり，再転位が認められた場合は手術療法も考慮する．

手術療法

整復は可能であるが，不安定で骨折部が再転位した場合や，整復ができない患者には手術療法が適応となる．関節内骨折は予後不良となりやすいため，できる限りもとの形に戻すという解剖学的な整復を目的として行われる．関節外骨折についても，手術でしっかりと内固定したうえで，術後早期に手関節や手指の可動域運動を進める．手術療法は，骨折の状態や骨の強さ，転位の程度などによりいくつかの方法がある．

●経皮的鋼線固定法（図4）[2]

イントラフォーカルピンニング（intra-focal pinning：IFP）法，経茎状突起鋼線固定法，交差鋼線固定法，経皮髄内固定法などがある．エビデンスのある論文として日本および海外で報告が多いのはIFP法である．

整復可能であるが，不安定で容易に転位する場合や，徒手整復はできないが鋼線を用いての整復が可能な患者が適応となる．経皮的に，あるいは小皮切をおいて骨折部から鋼線を刺入して整復操作を加える．刺入した鋼線を進めて対側の骨皮質を貫き，再転位をブロックする支えとする．簡便で侵襲が小さく，特別な器具を必要としない方法である．

●プレート固定（図5）

現在は掌側ロッキングプレート固定が広く用いられている．ロッキングプレート固定は，遠位骨片にかかる軸圧を軟骨下骨に刺入したロッキングピンかロッキングスクリューを介して，直接プレートで支えて近位骨片に伝達する．骨粗鬆症患者でも遠位骨片の固定性が良好である．遠位骨片の関節内転位が大きい場合は，X線あるいは関節鏡視下に整復操作をして，関節面の転位を2mm以下にする．必要に応じて，鋼線の刺入や骨移植を追加することもある．

●創外固定法（図6）

創外固定を使って整復するのではなく，整復位を創外固定で保持する目的で行われる．骨折部を展開しないので手術による骨折部周囲への損傷を最小限にできるため，骨癒合には有利といえる．多種類の創外固定があり，それぞれの特性，利点，欠点を理解して使用する．プレート固定ができない粉砕が強い不安定型骨折が適応となる．装着期間は6週間程度とされている．

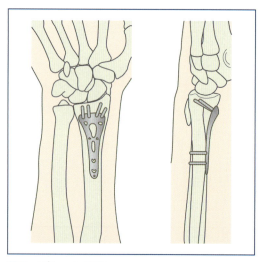

図5　プレート固定

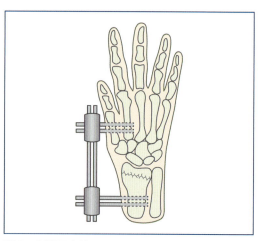

図6　創外固定法

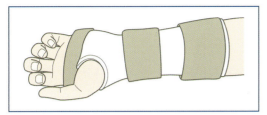

図7　手関節を軽度背屈位で固定する装具

過牽引すると，特に高齢者では複合性局所疼痛症候群（complex regional pain syndrome：CRPS）を発症することもあり注意する．他に，ピンの刺激による手指拘縮，ピン挿入部の感染，ピンのゆるみ，橈骨神経浅枝や伸筋腱の損傷などの合併症がある．

> **覚えておこう**
>
> 　保存療法の場合，平均4～6週の固定が必要とされている．骨折の癒合状態によって固定期間が延長する場合があるため，主治医の指示が必要である．
> 　プレート固定で手術した患者では外固定は不要ともいわれているが，手術の侵襲や軟部組織の合併損傷もあるため，術後はギプスで外固定する．プレートによる固定は骨折部が安定していることが多く，主治医の許可があれば早期にギプスを除去し，取り外し可能な装具（図7）を作製し，浮腫や疼痛に積極的にアプローチする．

理学療法・リハビリテーションの評価

　橈骨遠位端骨折では，手関節での腱癒着，関節拘縮，手根管症候群などの発生に常に配慮しながら治療を進める必要がある．また外固定されている場合は，感染を招かないようにピンの部分を清潔に保つことが大切である．

感覚

　しびれの訴えがあるような場合では，手根管症候群の可能性が考えられる．骨折による腫脹や血腫の影響で手根管内圧が上昇する．またギプス固定肢位が掌屈位固定である場合，正中神経が圧迫を受ける場合がある．そのため一過性の手根管症候群を発症している場合があるため注意が必要である．

疼痛

　痛みが骨折部に限られ，それが重度であれば整復のずれが生じている可能性もあるため，主治医へ確認や相談をする必要がある．腫脹や拘縮から派生した痛みは薬物，温熱の利用，関節モビライゼーションなどによって治療する．

浮腫

　骨折が生じると炎症反応により，浮腫が生じる．浮腫により皮膚のゆとりがなくなることで可動域を制限する要因になる．固定中に手指を動かし，血管外に漏出した血漿成分を血管内に戻すことが大切となる．

関節可動域

　肘関節や肩関節など損傷していない関節は積極的に動かし，廃用を予防することが必要である．さらにギプス固定中の手指の運動も含め，関節の癒着，拘縮予防，骨萎縮の予防に努める必要がある．

理学療法・リハビリテーションプログラム

■ 保存療法の場合

0～4週
　ギプス（キャスト）固定し，手指の自動・他動関節可動域運動を行う．

4～6週
　ギプス（キャスト）解除後，手の愛護的関節可動域運動を行う．

6～10週
　低負荷の筋力強化と，手の関節可動域運動を行う．

10週以降
　筋力強化と，手の関節可動域運動を行う．

> **注意**
> 受傷の程度や固定方法によって時期は異なる．また，ギプス内での再転位や異常を早期に発見・把握するためにも，患部の疼痛や手指の腫脹などの変化に注意する．

■手術療法の場合

手術直後〜2週

　肩関節，肘関節，手指の関節可動域運動を行い，浮腫をコントロールする．運動後に熱感があればアイシングする．遠位橈尺関節，橈骨手根関節，手根中央関節，手根骨個別のモビライゼーションを行う．

　外固定されていない場合は，前腕，手関節の愛護的他動・自動運動を行う．早期は固定されていない肩関節，肘関節，手指の関節に対して自動・他動運動を行う．特に，示指から小指の中手指節（metacarpophalangeal：MP）関節は，浮腫や腫脹，固定が原因で伸展拘縮をきたしやすい．また，母指手根中手骨（carpometacarpal：CM）関節は，内転拘縮をきたしやすい．早期から浮腫のコントロールを行うことで関節拘縮，内在筋の拘縮，反射性交感神経性ジストロフィーなどの二次的合併症を予防する（図8）．

　プレートによる固定で骨折部の安定が保持される場合は，取り外しが可能な手関節の装具を装着し，手術翌日から手関節の可動域運動を開始する．

2〜6週

　外固定を除去し，抜糸後に，手関節の背屈・掌屈，前腕の回内・回外，リストラウンダー（図9）や筒転がし（図10），Oベルト（図11）などを用いた運動を行う．

　関節可動域制限の原因には，浮腫，疼痛，腱の癒着，筋力低下などが考えられる．腱の癒着や筋の短縮がみられる患者では，筋群に対してゆっくりと他動的ストレッチを加え，筋の柔軟性を再獲得する．

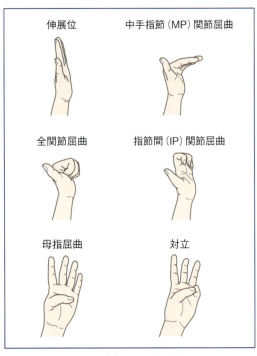

図8　0週からの自主的な運動の例
指自動運動：中手指節（MP）関節屈曲・伸展，近位指節間（PIP）関節・遠位指節間（DIP）関節屈曲・伸展，母指屈曲・伸展，対立．

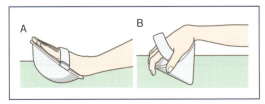

図9　リストラウンダー
A：最初は高さが低くゆるやかな彎曲の底面の物を用いる．
B：徐々に高く急峻な角度をもつ底面の物へと変える．

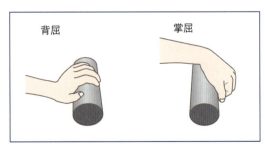

図10　筒転がし

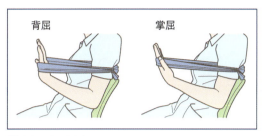

図11 Oベルト

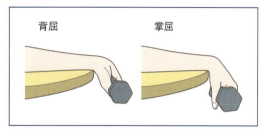

図13 重錘を使用した伸張の例
負荷がかかりすぎないよう重量や高さを調整する．

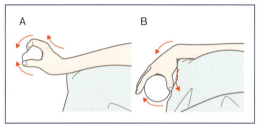

図12 tenodesis action
　　　（synergistic wrist motion）
A：手関節伸展位で軽めの物を把持する．
B：手関節を屈曲させながらゆっくりとリリースする．

　外在筋の短縮が生じている場合，屈筋群のストレッチは，手指の全関節を伸展位に維持しながら手関節を伸展する．伸筋群のストレッチは，手指を全屈曲位に保持した状態で手関節を屈曲させる．必要に応じて物理療法も併用する．
　さまざまな物品を使用してグリップやピンチ動作を練習し，早期から日常生活動作において補助的な使用を促す．
　また，手関節伸展位で軽めの物を把持した状態から，少しずつ手関節を屈曲させながら把持した物体をリリースするという運動を行わせる．この練習は，手指と手関節に不自然な「力みすぎ」の動きが生じることなく，スムーズな自動的tenodesis action（synergistic wrist motion；図12）が得られるようにすることが狙いである．
　また，低負荷での筋力トレーニングも開始する．

6週〜

　積極的な手関節の自動・他動運動を行う．手関節の背屈・掌屈・橈屈・尺屈，前腕の回内・回外を組み合わせた複合的な運動を練習する．主治医の許可が得られたら，重量物を用いて筋力強化を図る（図13）．
　関節可動域制限に対する矯正と筋力強化のための抵抗の強度を徐々に増していく．また，受傷前の役割の再獲得のため，仕事に必要な動作や家事動作の練習も積極的に取り入れる．
　この時期に手関節の他動運動が良好なのに自動運動に制限がある場合は，筋の弱化が原因と考えられるため，筋力増強を積極的に行うことも必要となる．

■創外固定の場合

　創外固定の場合は，上述のようなリハビリテーションに加え，疼痛の原因がピンの刺激や示指伸筋腱，橈骨神経浅枝も考えられるため，運動の妨げとなっていないか注意する．持続する疼痛によりCRPSに進行する場合もあるため，徴候がみられたら早期に対応する．固定中は肩関節，肘関節，手指の自動・他動運動を実施し，創外固定除去後に手関節，前腕の自動・他動運動を開始する．骨癒合状態を主治医に確認しながら，日常生活や仕事での手の使用を促していく．

■術後プログラム

　橈骨遠位端骨折骨接合術の術後リハビリテーションにはさまざまな内容がある（図14）[3]．

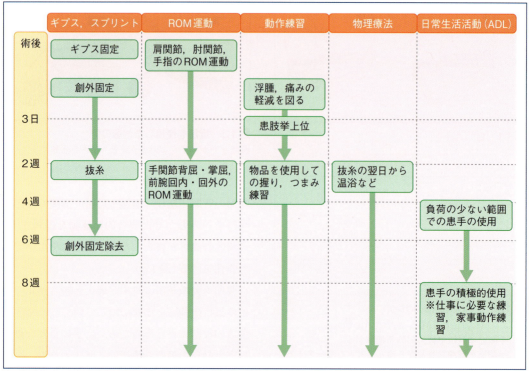

図14　橈骨遠位端骨折骨接合術の術後プログラム
骨接合法によりリハビリテーション開始時期は異なる．
ROM：range of motion（関節可動域）．
（島田洋一ほか編：整形外科 術後理学療法プログラム．改訂第2版．メジカルビュー社：2014．p.104-8[3]）を参考に作成）

　以下，一般的に行われている内容を示したが，年齢や性別，術式によって期間が異なることがある．骨折部の固定性，骨癒合，治療方針によって訓練開始時期が異なるので，主治医とのコミュニケーションが不可欠である．
　また，すべての期間に共通であるが，骨折の痛みよりはるかに強い痛みや関節可動域制限が発生したときは，CRPSが疑われる．CRPSは交感神経の反射が関係していることが多く，疼痛，腫脹，色調不良，関節拘縮の症状が発現する．熱感があるときや腫脹が続く場合は，アイシングや交代浴などの物理療法を取り入れる．また，ホームエクササイズを指導しながら，悪循環を断ち切るために早期から適切に関与していく．

> **覚えておこう**
> 　関節可動域改善の目安は，健側と同程度の可動域を獲得することである．しかし，獲得できる可動域には個人差があるため，日常生活活動（activities of daily living：ADL）を評価し，困難が生じている動作を把握し，最低限の実用性ある可動域獲得を目標とする．
> 　治療後，機能の良好なレベルは，①手関節背屈45度以上，掌屈30度以上，②橈屈・尺屈15度以上，③回内・回外50度以上，④能力低下がなく，最小限の不快感と見かけ上の変化にとどまることなどがあげられる．すべての患者が到達可能ではないため，各患者の骨折型や背景を常に考慮する．

　橈骨遠位端骨折は高齢者に多く，保存療法や手術療法のどちらを選択した場合でも痛みにより動かすことをためらう患者も少なくない．安静にすることで二次的障害が発症し，リハビリテーションに難渋する場合もある．患部以外は

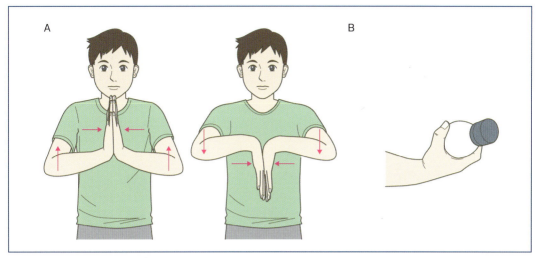

図15 セルフトレーニング
A：手関節の可動域拡大を目的に実施する．手掌面，手背面をそれぞれ合わせ，離れないように注意しながら行う．
B：筋力増強を目的に，ペットボトルを用いて行う．身近にある物を利用しながら自宅でも行うことができるよう説明する．

廃用症候群の予防が必要である．患部に対してはできる限り痛みを取り除き，早期からリハビリテーションを開始する．

セルフケアやセルフトレーニング（図15）は，障害を残さないために必要であることを患者に十分に理解してもらうことが大切である．

■ 引用・参考文献

1) 堀内行雄：橈骨遠位端骨折の分類と治療方針．MB Orthop 2000；13(6)：1-12
2) 日本整形外科学会, 日本手外科学会監：橈骨遠位端骨折診療ガイドライン2012．南江堂；2012.
   https://minds.jcqhc.or.jp/n/med/4/med0125/G0000420/0038
3) 島田洋一, 高橋仁美編：整形外科 術後理学療法プログラム．改訂第2版．メジカルビュー社；2014．p.104-8.
4) 島田洋一, 高橋仁美編：リハ実践テクニック 骨・関節疾患の理学療法．改訂第2版．メジカルビュー社；2010．p.89-96.
5) 整形外科リハビリテーション学会編：関節機能解剖学に基づく 整形外科運動療法ナビゲーション 上肢．メジカルビュー社；2008．p.194-7.
6) Hoppenfeld S, Murthy VL：Treatment & Rehabilitation of Fractures. Lippincott Williams & Wilkins；2000. 江藤文夫, 中村利孝, 赤居正美ほか監訳：骨折の治療とリハビリテーション—ゴールへの至適アプローチ．南江堂；2002．p.145-57.
7) 国分正一, 鳥巣岳彦監, 中村利孝, 松野丈夫, 内田淳正編：標準整形外科学．第10版．医学書院；2008．p.675.
8) 日本運動器科学会, 日本臨床整形外科学会監, 岩谷 力, 伊藤博元, 藤野圭司ほか編：運動器リハビリテーションシラバス．改訂第3版．南江堂；2014．p.164-6.
9) 中田眞由美, 鎌倉矩子：作業療法士のためのハンドセラピー入門．三輪書店；2001．p.107-10.
10) 島田洋一, 高橋仁美編：運動器疾患の治療とリハビリテーション—手術・保存療法とリハプログラム．メジカルビュー社；2016．p.145-57.
11) 工藤慎太郎編著：運動器疾患の「なぜ？」がわかる臨床解剖学．医学書院；2012．p.73-83.

脳血管

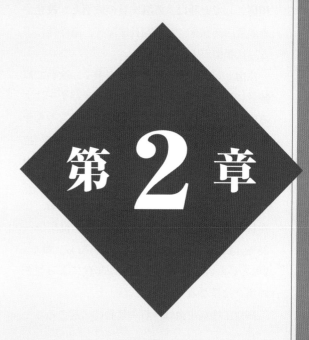

第2章　脳血管

1. 脳出血に対する手術

surgery for cerebral hemorrhage

■ key point ▶▶ 脳出血は，出血部位や血腫の大きさなどによりさまざまな症状を呈する．また，それぞれの病型により手術適応も異なるため，病期や病態，治療法を考慮した個別のプログラムが必要となる．特に，急性期では合併症のリスクも高く，発症の予防や発症時の対応に留意しなければならない．血腫の除去や血腫の縮小，脳浮腫の改善により徐々に症状が改善する例もあるため，急性期では第一に運動機能の改善を念頭におき，回復期につながるプログラムを立案する．

概要と病態

■ 病態

脳出血は，脳内の血管が破れて脳実質内に血腫を形成した状態であり，ほとんどが脳深部の穿通枝領域に生じる．病理学的には，脳内小動脈の血管壊死やフィブリノイド変性による小動脈の破裂による．急性期の病態としては，一次損傷として血腫による脳実質の破壊と，続発する頭蓋内圧亢進，脳循環代謝障害，脳浮腫による二次損傷がある．

原因としては高血圧性が最も多く，次いで高齢者にみられるアミロイドアンギオパチーによるもの，その他，脳動静脈血管奇形，もやもや病，脳腫瘍がある．また，近年は抗血栓薬（抗血小板薬，抗凝固薬）服用患者における脳出血が増加傾向にある．好発年齢は50～60歳といわれるが，発症年齢は高くなる傾向にある．出血部位別の頻度は，被殻35～45％，視床25～35％，皮質下10～20％，小脳5～10％，橋4～9％といわれているが，地域や年代によってその割合は異なる．

高血圧性脳出血は，日中活動時に起こること

が多く，突然の頭痛や嘔吐，意識障害や片麻痺，言語障害などの神経症状を伴う．出血後に血腫の拡大や脳浮腫，急性水頭症によって頭蓋内圧が亢進し，頭痛や嘔吐，意識障害や神経症状の悪化を認めることがある．

■ 診断・重症度分類

急激に発症した意識障害や片麻痺，感覚障害などの神経症状を呈した場合，脳卒中を疑い，まず頭部CTが行われる．脳出血は，脳梗塞と異なり発症時に血腫が高信号として撮像されるため，診断は比較的容易である．血腫量が多いものは重症であるため，大まかに血腫量を把握しておく必要がある．推定式として以下の式で算出される．

血腫量（mL）＝血腫最大長径（cm）×最大短径（cm）×スライス厚（cm）×血腫を認めるスライス数÷2

被殻出血や視床出血においては，内包へ伸展するものでは麻痺が重度のことが多く，また視床下部や中脳に進展するものでは意識障害が強くなるため，CTによる重症度分類（**表1**）[1]を用いることもある．さらに，脳室穿破や水頭症を伴っているものは重症になりやすい．

■症状

　脳出血で起こる症状としては，意識障害や片麻痺，感覚障害，共同偏視や異常眼球運動などがある．また，急性期にけいれんをきたす場合もある．出血部位による症状や症候について以下に述べる．

被殻出血（図1-A）

　血腫が隣接する内包を圧迫すると，血腫と反対側に片麻痺を生じる．発症直後は上肢に強い痙縮を認めるWernicke-Mann肢位をとることが多いが，内包が破壊されると弛緩性麻痺になる．感覚障害の程度は視床出血より軽い．眼症状として，病巣側をにらむ水平共同偏視が生じる．前頭葉または優位側では線条体失語を，劣位側では半側空間無視や構成失行，着衣失行，病態失認などの高次脳機能障害を呈する．

視床出血（図1-B）

　血腫と反対側の感覚障害を呈し，内包が傷害されると反対側の片麻痺を生じる．視床内に限局した小出血では，感覚障害のみを呈する．中脳上部への圧迫により鼻先を見つめる眼位（鼻尖凝視），垂直方向への注視麻痺（Parinaud徴候）など，特徴的な眼球運動障害がみられる．視床下部や中脳への血腫の伸展や脳室穿破が生じると，急速に意識障害を呈する．高次脳機能障害として，優位側では視床性失語などの失語症状，劣位側では失認を認める．

表1　脳出血のCT分類

	被殻	視床
I	内包外側に限局	視床に限局
II	内包前脚へ進展	内包へ進展
III	内包後脚へ進展	視床下部・中脳へ進展
IV	内包前後脚へ進展	
V	視床・視床下部へ進展	

脳室内出血　なし：a，あり：b．
（佐々木真理：脳内出血のCT画像．インターベンション時代の脳卒中学．改訂第2版．下巻．日本臨牀 2006；64〈増刊号〉：325-8[1]より）

A　被殻出血
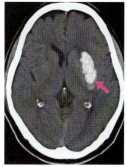

B　視床出血
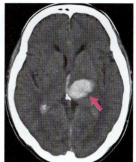

C　皮質下出血（前頭葉）
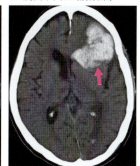

D　小脳出血
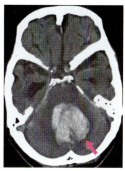

E　橋出血
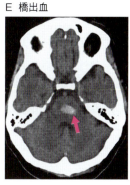

図1　各脳出血部位の頭部CT画像

表2　皮質下出血の部位による主な症状の違い

損傷部位	症状
前頭前野	● 一側損傷では遂行機能障害，注意障害，社会的行動障害，自発性低下，脱抑制 ● 優位半球損傷では運動性失語
前頭葉-頭頂葉	● 一側損傷では対側片麻痺，対側感覚障害，pusher現象 ● 優位半球損傷では観念運動失行 ● 劣位半球損傷では半側空間無視
頭頂葉後部	● 一側損傷では対側感覚障害，身体失認，構成失行 ● 優位半球損傷では観念運動失行，観念失行，伝導失語 ● 劣位半球損傷では半側空間無視，着衣失行
側頭葉	● 優位半球損傷では感覚性失語，物体失認 ● 劣位半球損傷では街並（ランドマーク）失認
後頭葉	● 一側損傷では同名半盲，物体失認

皮質下出血（図1-C）

非高血圧性のものが多く，若年者では血管奇形，高齢者ではアミロイドアンギオパチーが原因になることが多い．頭痛で発症する例が多く，嘔吐を伴うこともある．大脳皮質に近い出血では，けいれんの頻度が比較的高い．発生部位に一致した巣症状を呈する（**表2**）．

小脳出血（図1-D）

典型例では激しい回転性めまいと頻回の嘔吐，頭痛で発症し，体動で症状が増悪する．小脳半球，特に歯状核の障害により病巣側上下肢の運動失調を生じ，小脳中部を含む深部の障害では体幹失調（座位でも体幹が動揺して安定しない）を生じる．眼症候としては，注視方向性の水平性眼振や病巣と反対側を向く共同偏視などを生じる．時に断綴性言語（発語がとぎれがちであったり，発音が不明瞭で音の強さが動揺する話し方）などの構音障害もみられる．血腫の拡大や脳浮腫による第4脳室の圧排，血腫の脳室穿破による急性水頭症，あるいは脳ヘルニアを生じると意識障害をきたす．

橋出血（図1-E）

大出血例では急激に深昏睡に陥り，四肢麻痺，除脳硬直を呈し，さらには呼吸異常をきたして死に至ることも少なくない．血腫が少量の場合は，軽症で予後良好である．運動麻痺は，中心性出血では四肢麻痺を，片側性のものでは血腫と反対側の片麻痺を呈する．瞳孔は著明に縮小した針先瞳孔を呈し，水平性眼球運動障害やocular bobbing（眼球上下運動）がみられる．時に，意識は清明だが，わずかな開眼と眼球の上下運動のみが残存した閉じ込め症候群（locked-in syndrome）の病態を呈する．

■ 予後

脳出血は，血腫量が多いほど予後不良になるという報告が多い[2]．被殻出血では，血腫量31 mL以上，視床出血では11 mL以上で日常生活活動（activities of daily living：ADL）で介護を要する割合が増加する．また，脳室穿破を伴うものでは予後不良となる傾向がある．皮質下出血では40 mL以上のものは予後不良になることが多く，また前頭葉出血では運動野に障害が及ぶものでは運動機能が予後不良となる．小脳出血や橋出血でも，血腫が大きくなると予後不良および死亡率が増加する．

■ 治療

高血圧性脳出血の治療には，保存療法と手術療法がある．さらに合併症を生じた場合にはそれらに対する治療も必要となる．

保存療法

高血圧性脳出血では，発症早期の血腫拡大を防ぐため血圧管理を要する．急性期での血圧コントロールは『脳卒中治療ガイドライン2015』[3]によると，目標値を収縮期血圧140 mmHg以下とし7日間維持することを勧めている．

使用薬剤としては，静注降圧薬（カルシウム拮抗薬や硝酸薬）の微量点滴静注による投与量

の調整が推奨されている.

> **注意❗**
> 薬剤によっては,房室ブロックなどの不整脈や,点滴部位の血管炎による四肢の腫脹をきたすことがあるので注意する.

脳浮腫に対する治療薬として,高張グリセロールが頻用される.グリセロールは高濃度の塩化ナトリウム(NaCl)と果糖を含有しており,浸透圧により血管外の水分を血管内に引き込み頭蓋内圧を低下させるため,循環血液量が増加した低心機能患者ではうっ血性心不全に注意する.また,果糖を多く含むので,糖尿病患者では高血糖になる危険がある.同じ高張の浸透圧利尿薬であるマンニトールは,より強力な抗脳浮腫作用があり,進行性に頭蓋内圧が上昇する患者や外科治療前後に用いられるが,減量および中止時のリバウンドの懸念がある.

手術療法

高血圧性脳出血に対する手術の目的は,血腫除去により頭蓋内圧亢進による脳幹圧迫を解除し救命することと,神経局所症状の改善を期待することである.

●手術方法

開頭血腫除去術,定位血腫吸引術,内視鏡的血腫除去術がある.

開頭血腫除去術は,全身麻酔下で行われ,開頭し脳を露出させて血腫を除去するもので,侵襲度は高いが,大血腫で脳ヘルニアが切迫しているような緊急度の高い症例では開頭手術が勧められる.

定位血腫吸引術は,中等度の脳出血患者に施行されることが多く,出血源の止血が完了し血腫が融解してくる発症数日後に行われる.

内視鏡的血腫除去術は,透明シースに内視鏡と吸引管を挿入し,内視鏡で確認しながら血腫の吸引や出血部位を確認して止血を行うもので,定位血腫吸引術と異なり,出血源の確認や止血操作を行うことができる.

●手術適応

出血部位によって異なるが,『脳卒中治療ガイドライン2015』[3] では,10 mL以下の軽症例や深昏睡の症例には手術は勧められないとしている.被殻出血(**図2-A**)では血腫量31 mL以上で血腫の圧迫が高度なもの,皮質下出血(**図2-B**)では脳表からの深さが1 cm以下のもの,小脳出血(**図2-C**)では最大径3 cm以上で神経症状が増悪しているものと脳幹を圧迫し閉塞性水頭症をきたしたものが適応になる.視床出血や橋出血では,血腫除去の適応はないが,内視鏡手術の進歩によりその適応は変わりつつある.視床出血(**図2-D**)では,血腫の脳室穿破を伴う場合,脳室拡大の強いものには脳室ドレナージ術を考慮してもよい.

合併症対策

脳出血急性期では,感染症(主に肺炎)や上部消化管出血などの合併症をきたすことがある.合併症のなかでも静脈血栓塞栓症(venous thromboembolism:VTE)は,肺塞栓を生じた場合に致死的な経過をたどることがあるため,その予防が非常に重要である.急性期から抗血栓薬を用いる脳梗塞と異なり,脳出血ではより高頻度にVTEが発症するとの報告も多いため,特に注意が必要である.VTEの予防についてCLOTS(Clots in Legs Or sTockings after Stroke)試験によると,弾性ストッキングは予防効果に乏しく,間欠的空気圧迫法による予防を勧めている[4].VTEを発症した際の治療としては,抗凝固療法と下大静脈(inferior vena cava:IVC)フィルター留置があるが,患者の状態やVTEの重症度,出血発症からの時間や出血の安定性などをもとに選択される.

リハビリテーション

脳出血は重症例が多いが,血腫の縮小や脳浮腫の改善などにより,後々機能が回復していく患者も多くみられるため,急性期においては,重症例であっても廃用を起こさず機能回復を図

■ 1. 脳出血に対する手術

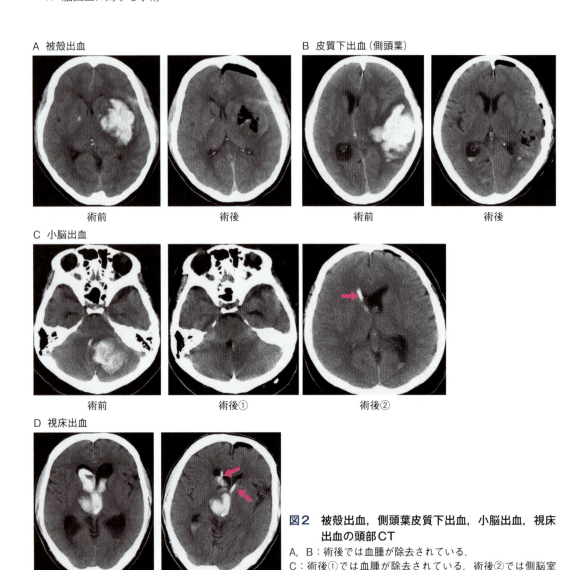

図2 被殻出血，側頭葉皮質下出血，小脳出血，視床出血の頭部CT
A，B：術後では血腫が除去されている．
C：術後①では血腫が除去されている．術後②では側脳室に脳室ドレナージ（➡）が留置されている．
D：術後では側脳室に脳室ドレナージ（➡）が留置されている．

り，合併症を予防していくことが重要である．事前の病歴の把握や毎日のバイタルサイン，水分出納，使用薬剤，栄養状態の観察など，看護師はもちろんのこと，薬剤師や栄養士など多職種間の連絡を密に行い，チームで取り組んでいく．状態が安定したら，運動機能の改善と基本動作や歩行能力の向上を重点におき，回復期や生活期に身体機能が最大限に引き出せるようにする．

■ 障害像

意識障害や機能障害，能力低下は脳出血患者の半数以上に認められ，重症度は損傷部位や血腫量によって異なる．

主な機能障害は，運動麻痺，筋力低下，感覚障害，運動失調，痙縮，拘縮，高次脳機能障害，半側空間無視，pusher現象（後述）などであり，能力低下として基本動作障害，ADL障害，歩行障害などがみられる．機能障害は能力

低下に影響を与え，自宅復帰や社会復帰などを左右する．

理学療法・リハビリテーションの評価

損傷部位によってさまざまな症状を呈するため，出現する症状を推測し評価する．身体機能の障害はADL能力を低下させ，個人の生活環境や社会参加に影響を与えるため，障害部位だけでなく，非麻痺側などの残存している機能も評価する必要がある．個人の背景因子などを含めて評価するため，問診などで情報を収集する．

意識障害，運動麻痺，筋力，運動失調，感覚障害，痙縮，関節可動域，pusher現象，半側空間無視など意識障害や機能障害を把握するため，症状に応じた評価を選択する．

意識障害

Glasgow Coma Scale（GCS），Japan Coma Scale（JCS）を用いて評価する．意識障害の程度や経時的変化を客観的に評価することができる（詳細は「2．くも膜下出血に対する手術」の項参照）．

運動麻痺

Brunnstrom回復段階指標（Brunnstrom recovery stage：BRS），総合評価としてStroke Impairment Assessment Set（SIAS），Fugl-Meyer Assessment（FMA）を用いる．SIASの項目から上下肢の近位筋と遠位筋の機能を評価するために抽出した麻痺側運動機能項目（SIAS-Motor〈SIAS-M〉）がある（**表3**）[5]．SIAS-Mは簡易的に評価できBRSとの相関が認められ，また麻痺の機能回復を的確にとらえられる[6]．BRSをさらに細分化し12段階で判定する評価法を標準化した上田による12段階式片麻痺機能テストもある[7]．

筋力

徒手筋力テスト（manual muscle testing：MMT）を用いる．急性期では短時間で簡易的に行うことができる検査法が望ましく，上肢3部位と下肢3部位の両側合計12部位の合計点を算出するMRC（Medical Research Council）scaleが有用である．MMTと同様，各0～5点で評価し，合計点を算出する（満点は60点）．評価者間のばらつきがきわめて少ないとされている[8]（「2．くも膜下出血に対する手術」の項参照）．

運動失調

運動失調の評価にはInternational Cooperative Ataxia Rating Scale（ICARS）[9]，Scale for the Assessment and Rating of Ataxia（SARA）がある．SARAは定量的な評価法として2006年に報告され[10]，2007年にSARAの日本語版が作成された[11]．SARAはICARSに比べて測定項目が8項目と少なく，約4分で評価でき，評価者間や同一評価者内での誤差が少ないといわれている[11]．40点満点で，得点が高いほうが重症である．

感覚障害

顔面，体幹，上下肢の温痛覚，触覚，深部感覚を評価する．急性期では短時間で行える10段階評価（非麻痺側を10とした場合，麻痺側の障害程度を数字で段階づけしたもの），もしくは軽度，中等度，重度，脱失の4段階で障害の程度を評価する．

痙縮

代表的な痙縮の評価スケールとしてmodified Ashworth scale（MAS）を用いる（**表4**）[12]．

関節可動域

重度の拘縮，変形はリハビリテーションの阻害因子となることが多い．特に，脳出血患者では肩関節内転・内旋，肘関節屈曲，手指屈曲，股関節屈曲・外旋，膝関節屈曲，足関節底屈などの拘縮，変形をきたしやすいことから，経時的に評価することが望ましい．

表3 SIAS-Motor（SIAS-M）

1）上肢近位テスト＝膝・口テスト（Knee-Mouth Test） 　　　座位において患肢の手部を対側膝（大腿）上より挙上し，手部を口まで運ぶ．この際，肩は90°まで外転させる．そして膝上まで戻す．これを3回繰り返す．肩，肘関節に拘縮が存在する場合は可動域内での運動をもって課題可能と判断する 　　0：まったく動かない 　　1：肩のわずかな動きがあるが手部が乳頭に届かない 　　2：肩肘の共同運動があるが手部が口に届かない 　　3：課題可能．中等度のあるいは著明なぎこちなさあり 　　4：課題可能．軽度のぎこちなさあり 　　5：健側と変わらず，正常
2）上肢遠位テスト＝手指テスト（Finger-Function Test） 　　　手指の分離運動を，母指～小指の順に屈曲，小指～母指の順に伸展することにより行う 　　0：まったく動かない 　1A：わずかな動きがある．または集団屈曲可能 　1B：集団伸展が可能 　1C：分離運動が一部可能 　　2：全指の分離運動可能なるも屈曲伸展が不十分である 　　3：課題可能（全指の分離運動が十分な屈曲伸展を伴って可能）．中等度のあるいは著明なぎこちなさあり 　　4：課題可能．軽度のぎこちなさあり 　　5：健側と変わらず，正常
3）下肢近位テスト＝股屈曲テスト（Hip-Flexion Test） 　　　座位にて股関節を90°より最大屈曲させる．3回行う．必要ならば座位保持のための介助をして構わない 　　0：まったく動かない 　　1：大腿にわずかな動きがあるが足部は床から離れない 　　2：股関節の屈曲運動あり，足部は床より離れるが十分ではない 　3～5：Knee-Mouth Testの定義と同一
4）下肢近位テスト＝膝伸展テスト（Knee-Extension Test） 　　　座位にて膝関節を90°屈曲位から十分伸展（−10°程度まで）させる．3回行う．必要ならば座位保持のための介助をして構わない 　　0：まったく動かない． 　　1：下腿にわずかな動きがあるが足部は床から離れない 　　2：膝関節の伸展運動あり，足部はかろうじて床より離れるが，十分ではない 　3～5：Knee-Mouth Testの定義と同一
5）下肢遠位テスト＝足パット・テスト（Foot-Pat Test） 　　　座位または臥位，座位は介助しても可．踵部を床につけたまま，足部の背屈運動を協調しながら背屈・底屈を3回繰り返し，その後なるべく早く背屈を繰り返す 　　0：まったく動かない． 　　1：わずかな背屈運動があるが前足部は床から離れない 　　2：背屈運動あり，足部は床より離れるが十分ではない 　3～5：Knee-Mouth Testの定義と同一

（千野直一ほか編著：脳卒中の機能評価—SIASとFIM．基礎編．金原出版；2012．p.140-1[5]より抜粋）

pusher現象

　客観的な評価法としてclinical assessment Scale for Contraversive Pushing（SCP），pusher重症度分類などがあるが，SCPは信頼性が高いといわれている[13-15]（**表5**）[13]．SCPは，麻痺側への姿勢傾斜，非麻痺側上下肢でpusher現象の出現，修正介助への抵抗の3つを下位項目に設定し，座位と立位で評価する．判定基準にはさまざまな考え方があるが，「SCP各項目＞0点（合計点1.75点以上）」のときに観察時の臨

表4 筋緊張評価スケールmodified Ashworth scale（MAS）

段階	
0	筋緊張の亢進はない
1	軽度の筋緊張亢進がある．患側筋の他動的屈伸で軽い引っかかりとその消失，または屈曲・伸展の最終域でわずかな抵抗がある
+1	軽度の筋緊張亢進がある．他動的屈伸で引っかかりとそれ以降終わりまで軽い抵抗がある
2	明確な筋緊張亢進．他動的屈伸で全可動域にはっきりとした抵抗がある．しかし，他動的に動かすことは可能である
3	著明な筋緊張亢進．他動的運動困難
4	他動的には動かず

（Bohannon RW, et al.：Interrater reliability of a modified Ashworth scale of muscle spasticity. Phys Ther 1987；67〈2〉：206-7[12] より）

表5 Scale for Contraversive Pushing（SCP）

A. 姿勢 自然に姿勢を保持した際にみられる姿勢の左右対称性について 1：麻痺側にひどく傾斜して麻痺側に倒れる 0.75：ひどく麻痺側へ傾いているが倒れない 0.25：軽く麻痺側へ傾いているが転倒しない 0：傾いていない
B. 伸展と外転（pusher現象） 非麻痺側上下肢のpusher現象について 1：座位や立位で制しているときから，すでにpusher現象がみられる 0.5：姿勢を変えたときだけpusher現象がみられる 0：上肢または下肢によるpusher現象はみられない
C. 抵抗 身体を他動的に正中位に修正したときの抵抗について 1：正中位まで修正しようとすると抵抗が起きる 2：抵抗は出現しない

（Karnath HO, et al.：The origin of contraversive pushing：evidence for a second graviceptive system in humans. Neurology 2000；55〈9〉：1298-304[13] より）

床症状と最も一致している[16]．pusher重症度分類は，座位，立位，歩行の3つで評価し，最重症は6点である．

半側空間無視

座位が可能であれば机上の検査を行う．行動性無視検査日本語版（Behavioural inattention test：BIT）は，通常検査と行動検査で構成されており，通常検査は線分二等分試験，模写試験，線分抹消試験，文字抹消試験，星印抹消試験，描画試験の6項目，行動検査は日常生活を反映させた検査で写真課題，電話課題，メニュー課題，音読課題，時計課題，硬貨課題，書写課題，地図課題，トランプ課題の9項目から成る（図3）．日常生活における問題点を評価する尺度としては，Catherine Bergego Scale（CBS）日本語版（表6）[17]がある．合計点が大きいほど重度であることを示す．CBSは自己評価も行うため，観察得点との差が半側空間無視に対する病態失認の指標となる．

高次脳機能障害

皮質や皮質への連絡線維の損傷で障害を呈する場合がある．損傷部位で生じる代表的な障害を図4[18]に示す．障害は絶対的なものではなく他の損傷部位でもみられることがある．評価については臨床症状や画像所見から呈している高次脳機能障害を推測し図5[19]の評価法から選択する．

胸部所見

脳卒中患者の22％に呼吸器合併症が認められると報告されている[20]．呼吸器合併症は合併しやすい感染症であるため，発症と重症化予防のため呼吸理学療法評価（視診，触診，聴診，打診）に加え，胸部X線，血液検査，動脈血ガスなどの理学所見を確認する．

基本動作

基本動作の評価には，Ability for Basic Movement Scale Ⅱ（ABMSⅡ；「2. くも膜下出血に対する手術」の項参照）[21]を用いる．背臥位からの寝返り，起き上がり，座位保持，立ち上がり，立位保持の5項目を，自立度に合わせて1～6点で評価し，合計点を算出する．ABMSⅡは，簡便で急性期からベッドサイドで行うことが可能であり，経時的な改善を観察することができる．

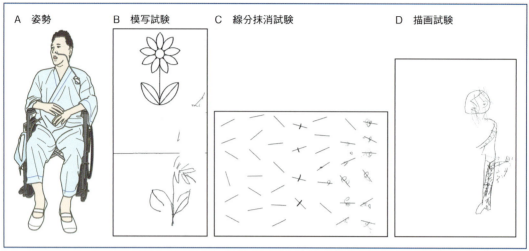

図3　半側空間無視
A：姿勢は常に非麻痺側を向いている．臥位，立位でも同様である．
B，C，D：左側半分の見落としを認める．

表6　Catherine Bergego Scale（CBS）

A　CBS観察評価表

1. 整髪または髭剃りのとき，左側を忘れる	
2. 左側の袖を通したり，上履きの左を履くときに困難さを感じる	
3. 皿の左側の食べ物を食べ忘れる	
4. 食事の後，口の左側を拭くのを忘れる	
5. 左を向くのに困難さを感じる	
6. 左半身を忘れる（例：左腕を肘かけに掛けるのを忘れる．左足をフットレストに置き忘れる．左上肢を使うことを忘れる）	
7. 左側からの音や左側にいる人に注意することが困難である	
8. 左側にいる人や物（ドアや家具）にぶつかる（歩行，車椅子駆動時）	
9. よく行く場所やリハビリテーション室で左に曲がるのが困難である	
10. 部屋や風呂場で左側にある所有物をみつけるのが困難である	

評価点
0：無視なし
1：軽度の無視（常に右側から探索し始め，左側へ移るのはゆっくり，躊躇しながらである．左側の見落としや衝突が時々ある．疲労感や感情により症状の動揺がある）
2：中等度の無視（はっきりとした，恒常的な左側の見落としや左側の衝突がみられる）
3：重度の無視（左空間をまったく探索できない）

B　CBS自己評価表

1. 髪をとかすときや髭剃りのときに左側の髪をとかしたり，左側の髭を剃ったりすることを忘れることはありますか？	
2. 左側の袖を通したり，左側の履物をはいたりするのが難しいと思うことはありますか？	
3. 食事のとき，左側にあるおかずを食べるのを忘れることがありますか？	
4. 食事の後，口の周りを拭くとき，左側を拭き忘れることはありますか？	
5. 左のほうを見るのが難しいと思うことはありますか？	
6. 左半身を忘れてしまうことはありますか？（例：左腕を肘かけに置いたり，左足を車椅子の足置きに乗せたりするのを忘れたり，左手を使うのを忘れたりしますか？）	
7. 左側のほうから音が聞こえたり，左側から声をかけられたりしたときに気づかないことがありますか？	
8. 歩いたり，車椅子で移動したりしている途中に左側の家具やドアにぶつかることはありますか？	
9. よく行く場所やリハビリテーション室で左に曲がるのが難しいと感じることがありますか？	
10. 部屋や風呂場などで左側に物が置いてあると見つけられないことがありますか？	

評価点　0：難しくない，1：少し難しい，2：中くらいに難しい，3：かなり難しい

（長山洋史ほか：日常生活上での半側無視評価法Catherine Bergego Scaleの信頼性，妥当性の検討．総合リハ 2011；39〈4〉：373-80[17]）より）

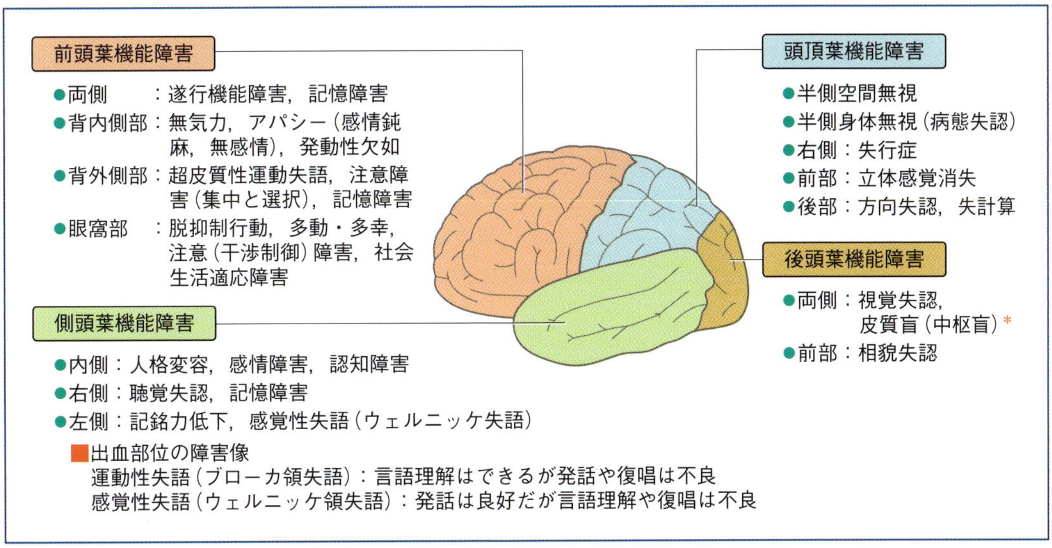

前頭葉機能障害
- 両側　　：遂行機能障害，記憶障害
- 背内側部：無気力，アパシー（感情鈍麻，無感情），発動性欠如
- 背外側部：超皮質性運動失語，注意障害（集中と選択），記憶障害
- 眼窩部　：脱抑制行動，多動・多幸，注意（干渉制御）障害，社会生活適応障害

頭頂葉機能障害
- 半側空間無視
- 半側身体無視（病態失認）
- 右側：失行症
- 前部：立体感覚消失
- 後部：方向失認，失計算

側頭葉機能障害
- 内側：人格変容，感情障害，認知障害
- 右側：聴覚失認，記憶障害
- 左側：記銘力低下，感覚性失語（ウェルニッケ失語）
- ■ 出血部位の障害像
  運動性失語（ブローカ領失語）：言語理解はできるが発話や復唱は不良
  感覚性失語（ウェルニッケ領失語）：発話は良好だが言語理解や復唱は不良

後頭葉機能障害
- 両側：視覚失認，皮質盲（中枢盲）*
- 前部：相貌失認

図4　障害部位と高次脳機能障害の特徴
（稲川利光：リハビリテーションビジュアルブック．学研メディカル秀潤社；2011．p.33[18]より）
＊中枢盲：視覚器は正常だが，視覚が喪失して目が見えない状態．対光反射はある．後頭葉皮質視中枢の両側性障害に起因する．患者はその障害を自覚せず（病態失認），否定することがあり，この盲目否認をアントン症候群という．

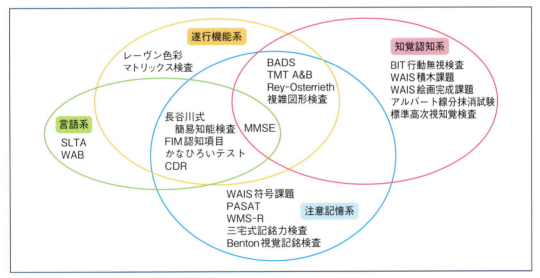

図5　使用頻度の高い神経心理学的検査
SLTA：Standard Language Test of Aphasia（標準失語症検査），WAB：Western Aphasia Battery，WAIS：Wechsler Adult Intelligence Scale（ウェクスラー成人知能検査），PASAT：Paced Auditory Serial Addition Test，WMS-R：Wechsler Memory Scale-revised（ウェクスラー記憶検査改訂版），BADS：Behavioural Assessment of the Dysexecutive Syndrome（遂行機能障害症候群行動評価），TMT：Trail Making Test，BIT：Behavioural inattention test，FIM：functional independence measure（機能的自立度評価法），CDR：Clinical Dementia Rating（臨床的認知症尺度），MMSE：Mini-Mental State Examination．
（渡邉　修：高次脳機能評価．臨床リハ 2017；26〈1〉：33-40[19]より）

1. 脳出血に対する手術

表7 歩行速度と生活環境における移動能力

歩行速度	生活環境での移動レベル
0.8 m/秒<	地域での移動可能
0.4〜0.8 m/秒	地域での移動に制限あり
0.4 m/秒>	屋内移動

（Perry J, et al.：Classification of walking handicap in the stroke population. Stroke 1995：26〈6〉：982-9[23] より）

歩行，バランス能力

歩行評価にはFunctional Ambulation Categories（FAC），10 m歩行テスト，バランス能力評価にはBerg Balance Scale（BBS）などが用いられている.

●歩行

FACは，介助量で歩行能力を評価し，6段階に分類した評価法である（「2．くも膜下出血に対する手術」の項参照）[22]. 短時間で簡便に評価でき，妥当性，信頼性，応答性が高いことが報告されている.

10 m歩行テストは，歩行速度，歩幅，歩数を簡便に計測でき，片麻痺患者における最も基本的な歩行指標とされている. 片麻痺患者の歩行速度と生活環境における移動能力を表7[23]に示す. 10 m区間の確保が困難な場合は，5 m歩行テストを使用する[24].

●バランス能力

BBS[25]は14の評価項目で構成されており，各項目0〜4点で採点し総得点で評価する. 56点満点で41点以上がバランス良好，21〜40点以下でバランス能力あり，20点以下でバランス不良と判断する[26,27].

ADL

ADL評価には，Barthel index（BI）と機能的自立度評価法（functional independence measure：FIM）がある.

BIは，練習場面で「できるADL」を評価することから短時間で評価できる. すべての項目が自立すると合計点が100点になるためわかりやすい. 欠点としては，2〜3段階評価が多く細

かな変化がとらえにくいため，介助量が判断しにくい点があげられる.

FIMは，実際の生活場面で「しているADL」を評価する方法である. 介助の量と必要度を1〜7点で採点する. 13個の運動項目と5個の認知項目の全18項目で構成されている. 運動項目の合計点は91点，認知項目の合計点は35点で合計126点となっている. 評価が細分化され，わずかな変化もとらえやすい.

> **覚えておこう**
>
> ADLは，麻痺や感覚障害などの身体機能障害，筋力低下や関節拘縮などの廃用症候群，認知機能低下や言語障害などの高次脳機能障害などの影響を受けやすい. 個々の生活環境や社会環境への適応を考慮していくうえでADL評価は重要である.

理学療法・リハビリテーションプログラム

重症度や治療法などによって，個別にプログラムを立案する. 急性期では，術後の患者や重症例，頭痛や嘔吐などの症状を伴うもの，てんかん併発例など，安静度が制限されている症例も多く，まずは廃用を予防しながら病状に合わせて離床を進める.

開頭血腫除去術は，全身麻酔下にて行われ人工呼吸管理を必要とすることもあるため，術後呼吸器合併症に留意し，状態に応じて呼吸理学療法を行う. 定位血腫吸引術，内視鏡的血腫除去術は，比較的低侵襲であることから，早期に離床範囲の拡大を図る. 脳室ドレーンが留置されている場合は，クランプ下で離床範囲の拡大を進めていく.

脳卒中患者は，長年の高血圧罹患により心機能が低下していることもあり，頭蓋内圧降下薬の使用による心不全に注意が必要である. その他，降圧薬による不整脈やVTE，誤嚥性肺炎など重篤な合併症への予防対策が重要である.

理学療法プログラムでは機能障害の改善，pusher現象の改善，半側空間無視の改善，廃用症候群の予防を目的とし，リハビリテーションプログラムでは基本動作，移乗・歩行動作，ADLの獲得につながるように立案する．

運動療法（関節可動域運動，筋力トレーニング，運動機能の改善練習）

意識障害や頭痛，嘔吐などの随伴症状により離床が困難になりやすく，非麻痺側の筋力低下をきたしやすい．錐体路が破壊された場合，重度の麻痺症状により随意性の低下や痙縮による関節拘縮をきたすことがあるため，予防的介入として関節可動域運動や非麻痺側上下肢の筋力トレーニング，麻痺側上下肢の随意性向上運動を行う．特に，麻痺側上下肢の廃用性筋萎縮は急速に進むため，超早期から表面刺激型機能的電気刺激（functional electrical stimulation：FES）が有用である．発症後は超早期から効果的な運動機能の改善練習ができるように予防的な介入を行う．

運動機能を効果的に改善するには，早期介入と練習時間の量や頻度，運動学習が重要である．脳損傷後の運動機能の回復に伴う脳活動と，健常者が新しい運動を学習するときの脳活動はきわめて類似している[28]ことから，運動学習がリハビリテーションを行ううえで重要な役割を担っていることが示唆される．運動学習では小脳，大脳基底核，大脳皮質の協調的な関与が重要であり，運動学習に必要な課題の難易度，転移性，量，興味を取り入れた課題指向型トレーニング（task-oriented training）を考慮する．

協調性障害

協調性障害に対しては，運動コントロール，バランス，運動学習の要素を取り入れた練習を行う．小脳出血ではめまいを伴うことが多いため，臥位から開始し，症状に合わせて段階的に座位，立位，歩行へと進めていく．また，静的姿勢制御から外乱刺激を用いた動的姿勢制御へと進めていくが，環境整備や課題の調整が必要である[29]．具体的には，広い支持面を確保し支持物を用いた自然な姿勢から，徐々に支持面を狭くし両上肢の支持も減らしていく．歩行では，開脚歩行となりやすいため，段階的に歩隔（左右の内果の間隔）を狭めていき，両上肢の支持を平行棒から歩行器，両上肢フリーへと減らしていく．

pusher現象

pusher現象は，座位や立位で身体軸が麻痺側へ傾き，自らの非麻痺側上下肢で床や座面を押して，姿勢を正中にしようとする他者の介助に抵抗する現象[30,31]である．

pusher現象を改善する方法はいまだ確立していないが，視覚的な情報を利用して傾いている身体の垂直軸を修正する方法が推奨されている．具体的には，鏡を使用し視覚的に直立姿勢を学習する方法や，輪投げを使用した非麻痺側へのリーチ課題，下肢麻痺が重度であれば長下肢装具を用いて行う（図6）．

半側空間無視

非麻痺側からの刺激に過剰に反応するため，非麻痺側をついたてやカーテンで仕切り，できるだけ麻痺側へ注意が向くように環境を整える．眼球，頸部，体幹が非麻痺側へ向いている場合は，互いの視点を合わせたり，対象物を注視させ，正中位まで追視できるように誘導する．すぐに視点をそらすことが多いため，根気よく反復し，徐々に麻痺側へ注意が向くように進めていく．また，非麻痺側肢で麻痺側肢を触ったり，非麻痺側肢を無視空間領域に動かすなど，左右の交互運動を用いて麻痺側へ注意を促す．

高次脳機能障害

理学療法士が高次脳機能障害を評価する場面は少ないため，言語聴覚士や作業療法士などから高次脳機能障害に関する情報を収集し，症例

A 理学療法士介入初期の歩行　B リーチ動作　C 最終時の歩行

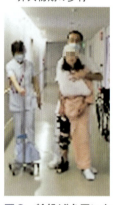
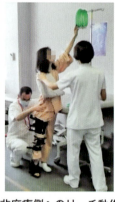
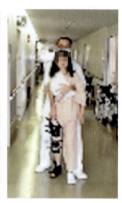

図6 輪投げを用いた非麻痺側へのリーチ動作と歩行の比較
A：左下肢の外転接地を認める．
B：非麻痺側下肢への荷重と非麻痺側体幹の伸張を促し，左下肢の立脚中に出現するpusher現象の改善を図る．
C：左下肢の外転接地が消失している．

図7 ベッドを利用した立位練習

に適した理学療法プログラムを行う．

呼吸理学療法

脳出血による仮性球麻痺や小脳出血では，嘔吐物の吸引などで誤嚥性肺炎や，さらには無気肺を生じることがある．無気肺は背側下肺野に生じやすいため，重度の意識障害を伴う場合は前傾側臥位や腹臥位での体位ドレナージとスクイージングで排痰を促す．

意識障害が中等度から軽度であれば，離床拡大を視野に入れた方法を選択する．背側下肺野に無気肺があれば，座位や立位姿勢をとることで病変部位が腹部臓器の圧迫から解放され拡張しやすくなる．また，深呼吸でさらに拡張しやすくなるため，無気肺の改善に有用である．

基本動作練習

十分なリスク管理のもとで早期離床を行うことは，廃用症候群を予防し，早期のADL向上，動作能力向上などに寄与する．早期から離床を行う場合は，端座位，車椅子座位，立位，歩行へと段階的に進めていくが，あくびの増加や，冷汗，チアノーゼ，反応性低下を認めた場合は一時中断し，ベッドに戻って担当看護師に報告

し経過を観察する．下肢や体幹の支持性が低く介助量が多い場合は，長下肢装具を用いて両殿部がベッドに接地した高座位からの立位練習を行う（**図7**）．また，理学療法士と患者をバンド固定して立位練習を行うこともある．転倒のリスクが高くなるため，複数で介助する．

歩行練習

中等度ないし重度の麻痺があり，随意的な歩行が困難な患者では，長下肢装具を用いて歩行練習を行う．長下肢装具の使用は，麻痺側下肢の支持性を保障し，姿勢の安定に寄与する．早期からの歩行練習は，学習された不使用（麻痺肢を使用しない状態が長く続くことで麻痺肢を使用しないことを学習しその部位を司る脳の領域が減少する）を防ぐという意味でも重要である．近年では，免荷式トレッドミル歩行トレーニング（body weight supported treadmill training：BWSTT）が，平地歩行への転移性が高い課題指向型トレーニング（運動学習を目的にその患者にとって最も必要性の高い運動課題を繰り返す）として用いられている[32,33]（**図8**）．BWSTTは，患者の麻痺側下肢の支持力やバランス能力

A　BWSTT装置の全貌　　B　歩行練習　　C　長下肢装具を併用した歩行練習

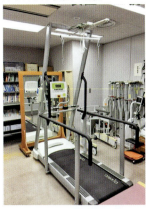
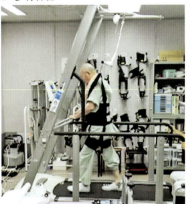
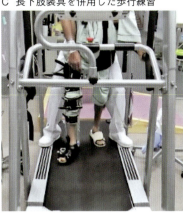

D　BWSTTとFESを併用した歩行練習

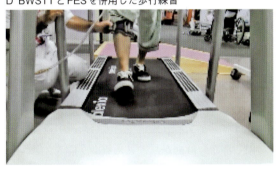

図8　免荷式トレッドミル歩行トレーニング（BWSTT）による歩行練習
A：免荷装置とトレッドミルで構成され，免荷量と速度が設定できる．
B：ハーネス免荷により，安定した歩行練習が可能である．
C：長下肢装具とハーネス免荷を行うことで，患者や理学療法士の負担が軽減され，歩行量を確保しやすい．
D：機能的電気刺激（FES）がheel off（踵離地）に同期し，heel contact（踵接地）を誘導する．

に応じて，ハーネスによる免荷量の調整が可能であり，転倒リスクを軽減した状態で行うことができ歩行再建に寄与している．

　軽症例で非麻痺側の支持力が保たれており，立位や歩行練習が可能であれば，積極的に歩行練習および下肢筋力トレーニングを行う．歩行中に下垂足を認めた場合は，heel off（踵離地）に合わせて総腓骨神経を電気刺激し，heel contact（踵接地）が誘導されるFESを用いた歩行練習が有用である．（**図8-D**）．下肢筋力トレーニングとして，ベッドサイドで容易に行えるスクワット，カーフレイズ，足踏み，股関節外転運動，股関節伸展運動などを実施する．歩行および階段昇降動作は，自覚的疲労度に合わせ，運動量を徐々に増量していく．

ADL練習

　損傷部位によって，運動麻痺，運動失調，半側空間無視，pusher現象，高次脳機能障害，優位半球損傷では失語などを認めることが多い．急性期では，それぞれの症状の回復レベルに合わせた機能を十分に発揮できる環境整備が重要となる．以下，代表的な症状に対するADL練習について述べる．

●重度の麻痺

　移乗および移動の介助量が多くなる．ベッドから車椅子へ移乗する場合，車椅子が麻痺側となるため介助量が多くなるが，非麻痺側から移乗できるようにベッドを配置することで協力動作が得られやすく介助量も軽減する．麻痺側下肢に装具を装着することで，移乗動作中の安定性が向上する場合もある．麻痺側の機能や非麻痺側の代償を活かした装具の使用や環境整備は，ADLの拡大につながる．

●失調

　動作および姿勢保持が不安定であると，恐怖心や不安感が生じる．ADL拡大を図るには，

転倒を予防し不安感を取り除く必要があるため，個々のレベルに応じたADL練習を進める．具体的には，支持物を使用した座位や移乗動作，歩行動作を練習する．性急な動作がみられるため，ゆっくりと正確に行うよう誘導する．

● 半側空間無視

大脳半球の病巣と反対側の刺激に対して探索したり反応したりすることが困難となる．覚醒レベルが低い時期は，覚醒レベルの向上を図る必要があるため，声かけなどの刺激入力をできるだけ非麻痺側から行う．覚醒状態に合わせて非麻痺側からの刺激を少なくし，麻痺側への注意を促す環境整備が重要となる．具体的には，麻痺側からの声かけや，テレビの位置や人の出入り口が麻痺側になるようにすることや，自室からトイレまでの道順がわかるように廊下や壁に案内経路を示すなどの工夫をする．

● pusher現象

座位や立位保持，歩行，移乗動作中に，患者が非麻痺側上下肢で麻痺側へ押すため，傾きが強くなり介助量が多くなる．移乗動作の際は，非麻痺側の腕を介助者の頸部に回し，アームレストを押せないようにする．重度のpushingがあり，非麻痺側への移乗が困難な患者（図9）では，麻痺側へ移乗させる方法も検討する．トイレへの移乗の際に，縦方向の手すりを使用することでpushingが軽減し，立ち上がりが容易になることがある[34]など，ADLに応用できる情報を提供することも重要である．

● 高次脳機能障害

記憶や遂行，自己認識などが困難となる．例えば，朝食の内容を覚えていない，自らの行動を自分で管理するのが難しい，自分の障害を理解していないなどを認める．

遂行機能が低下している患者であれば，自分

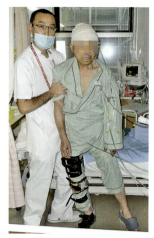

図9　重度のpusher現象を認める患者
非麻痺側の左下肢で麻痺側へ押している．正中位への修正に強い抵抗を示した．

で行おうとする行動について言葉にするように促したり，計画が目に見えるようにスケジュール表を作成し，順序が確認できるようにする．具体的には，食事や入浴，リハビリテーションの時間をスケジュール表に記載し，見える場所に貼る．予定を突然変更したり，新しい指示を与えることは，混乱を招くため避ける[35]．ADL場面では，全面的に介助や監視を要することが多くなるため，声かけや注意を粘り強く行う．

> **覚えておこう**
>
> 脳出血では，病変の縮小に伴い症状の改善を認める例が少なからず存在する．急性期病院では，回復期や生活期に身体機能が最大限に引き出せるように，廃用症候群を最大限に予防しつつ運動機能の改善と基本動作や歩行能力の向上を重点的に行う．そのためには，医師，看護師，作業療法士，言語聴覚士，薬剤師，管理栄養士など，他職種とのシームレスなチーム医療が重要である．

■引用文献

1) 佐々木真理：脳内出血のCT画像．インターベンション時代の脳卒中学．改訂第2版．下巻．日本臨牀 2006；64（増刊号）：325-8.

2) 大村優慈：出血性脳血管障害の画像の見方．酒向正春監，大村優慈編著：リハに役立つ脳画像―コツさえわかればあなたも読める．メジカルレビュー社；2016．p.138-43.

3) 日本脳卒中学会 脳卒中ガイドライン委員会編：脳卒中治療ガイドライン2015．共和企画；2015．p.137-59.

4) 日本脳卒中学会 脳卒中ガイドライン委員会編：脳卒中治療ガイドライン2015．共和企画；2015．p.149.

5) 千野直一，椿原彰夫，園田　茂ほか編著：脳卒中の機能評価―SIASとFIM．基礎編．金原出版；2012．p.140-1.

6) 道免和久：脳卒中片麻痺患者の機能評価法Stroke Impairment Assessment Set（SIAS）の信頼性および妥当性の検討（1）―麻痺側運動機能，筋緊張，腱反射，健側機能．リハ医学 1995；32（2）：113-22.

7) 上田　敏：目でみるリハビリテーション医学．第2版．東京大学出版会；1994．p.44-6.

8) Kleyweg RP, van der Meché FG, Schmitz PI：Interobserver agreement in the assessment of muscle strength and functional abilities in Guillain-Barré syndrome. Muscle Nerve 1991；14（11）：1103-9.

9) Trouillas P, Takayanagi T, Hallett M, et al.：International Cooperative Ataxia Rating Scale for pharmacological assessment of the cerebellar syndrome. The Ataxia Neuropharmacology Committee of the World Federation of Neurology. J Neurol Sci 1997；145（2）：205-11.

10) Schmitz-Hübsch T, du Montcel ST, Baliko L, et al.：Scale for the assessment and rating of ataxia：development of a new clinical scale. Neurology 2006；66（11）：1717-20.

11) 佐藤和則，矢部一郎，相馬広幸ほか：新しい小脳性運動失調の重症度評価スケールScale for the Assessment and Rating of Ataxia（SARA）日本語版の信頼性に関する検討．Brain and Nerve 2009；61（5）：591-5.

12) Bohannon RW, Smith MB：Interrater reliability of a modified Ashworth scale of muscle spasticity. Phys Ther 1987；67（2）：206-7.

13) Karnath HO, Ferber S, Dichgans J：The origin of contraversive pushing：evidence for a second graviceptive system in humans. Neurology 2000；55（9）：1298-304.

14) 大畑光司：Pusher現象と半側空間無視．石川　朗総編集，大畑光司，玉木　彰責任編集：15レクチャーシリーズ 理学療法テキスト．神経障害理学療法学Ⅰ．中山書店；2011．p.135-42.

15) 阿部浩明：Contraversive pushingと脳画像情報．理学療法ジャーナル 2010；44（9）：749-56.

16) 網本　和：Pusher現象の評価とアプローチ．理学療法学 1996；23（3）：118-21.

17) 長山洋史，水野勝広，中村祐子ほか：日常生活上での半側無視評価法Catherine Bergego Scaleの信頼性，妥当性の検討．総合リハ 2011；39（4）：373-80.

18) 稲川利光：脳卒中（くも膜下出血）．落合慈之監，稲川利光編：リハビリテーションビジュアルブック．学研メディカル秀潤社；2011．p.33.

19) 渡邉　修：高次脳機能評価．臨床リハ 2017；26（1）：33-40.

20) Langhorne P, Stott DJ, Robertson L, et al.：Medical complications after stroke：a multicenter study. Stroke 2000；31（6）：1223-9.

21) Tanaka T, Hashimoto K, Kobayasi K, et al.：Revised version of the ability for basic movement scale（ABMS Ⅱ）as an early predictor of functioning related to activities of daily living in patients after stroke. J Rehabil Med 2010；42（2）：179-81.

22) Holden MK, Gill KM, Magliozzi MR, et al.：Clinical gait assessment in the neurologically impaired. Reliability and meaningfulness. Phys Ther 1984；64（1）：35-40.

23) Perry J, Garrett M, Gronley JK, et al.：Classification of walking handicap in the stroke population. Stroke 1995；26（6）：982-9.

24) Tyson SF：Measurement error in functional balance and mobility tests for people with stroke：what are the sources of error and what is the best way to minimize error. Neu-

rorehabil Neural Repair 2007 ; 21 (1) ; 46-50.

25) Berg K, Wood-Dauphine S, Williams DG : Measuring balance in the elderly : preliminary development of an instrument. Physiotherapy Canada 1989 ; 41 (6) ; 304-11.

26) Knorr S, Brouwer B, Garland SJ : Validity of the Community Balance and Mobility Scale in community-dwelling persons after stroke. Arch Phys Med Rehabil 2010 ; 91 (6) ; 890-6.

27) Blum L, Korner-Bitensky N : Usefulness of the Berg Balance Scale in stroke rehabilitation : a systematic review. Phys Ther 2008 ; 88 (5) ; 559-66.

28) 森岡　周：脳の可塑性と運動療法. 原　寛美, 吉尾雅春編：脳卒中理学療法の理論と技術. 改訂第2版. メジカルビュー社；2016. p.373-94.

29) 諸橋　勇：小脳系の理学療法. 原　寛美, 吉尾雅春編：脳卒中理学療法の理論と技術. 改訂第2版. メジカルビュー社；2016. p.441-57.

30) Karnath HO, Ferber S, Dichgans J : The origin of contraversive pushing : evidence for a second graviceptive system in humans. Neurology 2000 ; 55 (9) ; 1298-304.

31) 阿部浩明：Contraversive pushingと脳画像情報. 理学療法ジャーナル 2010；44 (9)； 749-56.

32) Sullivan KJ, Brown DA, Klassen T, et al. : Effects of task-specific locomotor and strength training in adults who were ambulatory after stroke : results of the STEPS randomized clinical trial. Phys Ther 2007 ; 87 (12) ; 1580-602.

33) 大塚　圭, 才藤栄一, 冨田昌夫ほか：脳卒中患者に対する部分免荷トレッドミル歩行訓練の実際. 理学療法 2007；24 (12)；1555-63.

34) 阿部浩明：姿勢定位と空間認知の障害と理学療法. 原　寛美, 吉尾雅春編：脳卒中理学療法の理論と技術. 改訂第2版. メジカルビュー社；2016. p.412-40.

35) 手塚純一：前頭葉障害とその運動療法の指導時の注意点. 吉尾雅春総監修：極める！脳卒中リハビリテーション必須スキル. gene；2016. p.22.

第2章　脳血管

2. くも膜下出血に対する手術
surgery for subarachnoid hemorrhage

> **key point** ▶▶▶ くも膜下出血では，発症後2週間の急性期を合併症を生じることなく乗り越えることが初期の目標となるため，可及的早期からの介入が望ましい．急性期は，発症時のプライマリダメージに加え，その後に生じる水頭症，頭蓋内圧亢進，脳血管攣縮，全身合併症などによって，意識状態や全身状態が時々刻々大きく変動する．理学療法士が適切に介入するためには，起こりうる症状の理解や毎日の評価とともに他部門との連携が重要となる．急性期は髄液ドレーンや点滴などのルートが多く，これらを適切に管理し離床を進めていくことで合併症を予防し，良好な結果を得ることができる．

概要と病態

脳は軟膜，くも膜，硬膜の3つの膜に覆われており，軟膜とくも膜の間にはくも膜下腔がある．くも膜下腔には無色透明な髄液が充満しており，毎日500 mL程度の髄液が産生・吸収されている．この腔内を動脈が走行しており（**図1**），走行している動脈が破綻し，くも膜下腔に出血した状態をくも膜下出血（subarachnoid hemorrhage：SAH）とよぶ（**図2**）．非外傷性SAHの原因としては，嚢状脳動脈瘤の破裂，脳動静脈奇形からの出血，解離性脳動脈瘤の破裂など，さまざまなものがあげられるが，以下，最も頻度の高い嚢状脳動脈瘤破裂によるSAHに絞って概説する．

■ 病態

嚢状脳動脈瘤（**図3-A**）の破裂によるものは，SAH全体の8割以上とされている[1]．好発年齢は40〜60代とされてきたが，最近では高齢化が著しく，当院でも80歳以上の超高齢者が2割以上を占めている．嚢状脳動脈瘤は，先天的に頭蓋内動脈分岐部の中膜が欠損しており，長年にわたる血圧の負荷が欠損部分に加わり風船状に膨らんだものをいう．前交通動脈部，内頸動脈-後交通動脈分岐部，中大脳動脈分岐部など，Willis動脈輪およびその近傍が好発部位である（**図3-B**）．

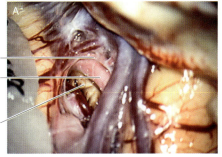
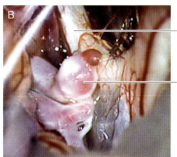

くも膜
くも膜下腔を走行する動脈
くも膜下腔

視神経
嚢状脳動脈瘤

図1　くも膜とくも膜下腔（A），嚢状脳動脈瘤（B）

■ 2. くも膜下出血に対する手術

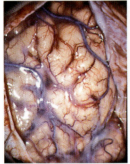 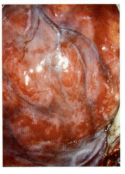

A 正常の脳　　B くも膜下出血の脳

図2　脳表の状態
A：脳の表面がはっきり見える．
B：出血によりくも膜下腔に血腫が貯留している．

図3　血管分岐部の囊状脳動脈瘤（A）と脳動脈瘤の好発部位（B）

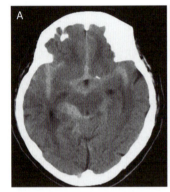 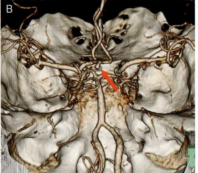 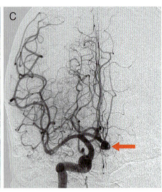

図4　くも膜下出血の頭部CT（A），3D-CTアンギオグラフィ（B），DSAの所見（C）
A：鞍上槽，迂回槽，シルビウス裂に血液が滲出し高吸収域を認める．
B：動脈瘤（➡）を認める．
C：動脈瘤（➡）を認める．

囊状脳動脈瘤は，未破裂であれば多くの場合は無症状であるが，破裂するとSAHを呈する．発症後は再出血，急性水頭症，遅発性脳血管攣縮，全身性合併症，正常圧水頭症などに留意する必要がある．

■ 診断・重症度分類

経験したことのない突然の激しい頭痛を訴える例では，まず本症を疑い頭部CTを行う．頭部CTでは，鞍上槽，迂回槽，シルビウス裂などのくも膜下腔に高吸収域を認めることで診断される（図4-A）．出血が軽微な場合や発症から数日経過している場合は，頭部CTでの診断が困難となり，腰椎穿刺や頭部MRIなどが追加施行される．SAHを認めた場合は，脳動脈瘤に関する情報を3D-CTアンギオグラフィ（3D-CTA；図4-B）やdigital subtraction angiography（DSA）を用いて検討する（図4-C）．

SAHの治療方針の決定や予後予測のため，現在多く使用されている重症度分類は，Hunt and Hess分類（表1）[2]，Hunt and Kosnik分類（表2）[3]，世界脳神経外科連合（World Federation of Neurological Surgeons：WFNS；表3）[4]などがある．また，脳血管攣縮の発症を予測する分類として，CTによるFisher分類（表4）[5]がある．

表1 Hunt and Hess分類（1968）

グレードⅠ	無症状か，最小限の頭痛および軽度の項部硬直をみる
グレードⅡ	中等度から強度の頭痛，項部硬直をみるが，脳神経麻痺以外の神経学的失調はみられない
グレードⅢ	傾眠状態，錯乱状態，または軽度の巣症状を示す
グレードⅣ	昏迷状態で，中等度から重篤な片麻痺があり，早期除脳硬直および自律神経障害を伴うこともある
グレードⅤ	深昏睡状態で除脳硬直を示し，瀕死の様相を示すもの

付帯事項：重篤な全身性疾患，例えば高血圧，糖尿病，著明な動脈硬化，または慢性肺疾患，または脳血管造影でみられる頭蓋内血管攣縮が著明な場合には，重症度を1段階悪いほうに移す．

（Hunt WE, et al.：Surgical risk as related to time of intervention in the repair of intracranial aneurysms. J Neurosurg 1968；28〈1〉：14-20[2]より）

表2 Hunt and Kosnik分類（1974）

グレード 0	未破裂動脈瘤
グレード Ⅰ	無症状か，最小限の頭痛および軽度の項部硬直をみる
グレード Ⅰa	急性の髄膜あるいは脳症状をみないが，固定した神経学的失調のあるもの
グレード Ⅱ	中等度から強度の頭痛，項部硬直をみるが，脳神経麻痺以外の神経学的失調はみられない
グレード Ⅲ	傾眠状態，錯乱状態，または軽度の巣症状を示す
グレード Ⅳ	昏迷状態で，中等度から重篤な片麻痺があり，早期除脳硬直および自律神経障害を伴うこともある
グレード Ⅴ	深昏睡状態で除脳硬直を示し，瀕死の様相を示すもの

付帯事項：重篤な全身性疾患，例えば高血圧，糖尿病，著明な動脈硬化，または慢性肺疾患，または脳血管造影でみられる頭蓋内血管攣縮が著明な場合には，重症度を1段階悪いほうに移す．

（Hunt WE, et al.：Timing and perioperative care in intracranial aneurysm surgery. Clin Neurosurg 1974；21：79-89[3]より）

■ 症状

囊状脳動脈瘤破裂によるSAHでは，発症時の症状が特徴的である．また，再出血，急性水頭症，遅発性脳血管攣縮，全身性合併症，正常

表3 WFNS分類（1988）

グレード	GCSスコア	主要な局所神経症状（失語あるいは片麻痺）
グレードⅠ	15	なし
グレードⅡ	14〜13	なし
グレードⅢ	14〜13	あり
グレードⅣ	12〜7	有無は不問
グレードⅤ	6〜3	有無は不問

（Report of World Federation of Neurological Surgeons Committee on a Universal Subarachnoid Hemorrhage Grading Scale. J Neurosurg 1988；68〈6〉：985-6[4]より）

表4 Fisher分類（1980）

分類	定義
グループ1	CTでは出血なし
グループ2	びまん性の出血，あるいは血腫の厚さが大脳半球間裂，島槽，迂回槽いずれでも1mmに満たないもの
グループ3	局在する血腫，あるいは厚さが1mmを超えるもの
グループ4	びまん性の出血，あるいはくも膜下出血はないが脳内あるいは脳室内の血腫を伴うもの

（Fisher CM, et al.：Relation of cerebral vasospasm to subarachnoid hemorrhage visualized by computerized tomographic scanning. Neurosurgery 1980；6〈1〉：1-9[5]より）

圧水頭症など，さまざまな病態に留意する必要がある．

発症時の症状

SAHの症状としては「頭をハンマーで殴られたような痛み」と表現される経験したことのない，突然の激しい頭痛が特徴である．その他に，悪心や嘔吐，髄膜刺激症状（項部硬直）が認められる．意識障害は出血の程度に左右され，意識清明から昏睡状態までさまざまである．

再出血

囊状脳動脈瘤では，破裂の際に動脈瘤先端部分の孔が開き出血するが，病院到着時にはその孔はかさぶたによってふさがり止血している．しかし，このかさぶたは破綻しやすいため，容易に再出血をきたす．再出血の多くは致命的である．

急性水頭症

動脈瘤の破裂によってくも膜下腔に血腫が充満して髄液の通過障害が生じるため，しばしば急性水頭症を呈する．急性水頭症が進行すると，頭蓋内圧亢進による意識障害を呈し，高度の場合には生命に危険を及ぼす可能性が高い．そのため，急性水頭症を呈した場合には速やかな処置が必要である．

遅発性脳血管攣縮

SAH発症後4〜14日を中心に脳血管の攣縮（スパズム）が生じる現象を遅発性脳血管攣縮という．遅発性脳血管攣縮は，SAHの多い部位を中心に血管の収縮による血流障害をきたす．攣縮が軽度ならば元気がないなどの程度で経過する場合もあるが，高度の場合には失語や片麻痺などの局所神経症状や意識障害を呈し，後遺症を残す.

覚えておこう
発症後4〜14日に意識状態の悪化や新たな局所神経症状が出現した場合は，常に脳血管攣縮を考慮する.

脳血管攣縮は，血液の代謝産物が動脈壁を収縮させることから，攣縮の重症度と発生率は，出血量にある程度相関する.

全身合併症

SAHは生命を脅かす疾患であるため，患者には肉体的，精神的に大きなストレスがかかっている．肺炎，心不全，上部消化管出血，深部静脈血栓症などに留意し，特に，経口摂取の進まない意識障害合併例では常に注意を払う．合併症なく2週間を経過することが，遅発性脳血管攣縮を乗り越え，良好な転帰を得ることにつながる.

正常圧水頭症

正常圧水頭症は，脳脊髄液の吸収障害によって脳室が拡大し，水頭症を呈したものである．急性水頭症と異なり，髄液圧は正常である．歩行障害，記銘力障害，失禁（三徴）が出現する．

これらの症状は，SAH発症後，数週から数か月経過して明瞭になってくる．通常，急性期の2週間を乗り越える頃には，日常生活活動（activities of daily living：ADL）や高次脳機能の改善が認められるが，この時期に歩行の悪化や高次脳機能の改善が思わしくない場合は，頭部CTで脳室のサイズを確認する必要がある．SAH後，10〜37％の頻度で発生する[6-15].

■予後

重度の意識障害（Hunt and Hess分類グレードⅣ，Ⅴ；**表1**参照）や，再出血，症候性脳血管攣縮は予後不良因子である．再出血をきたした症例の90％が死亡しているとの報告があり，再出血の防止は重要である．一方，意識障害が軽度なHunt and Hess分類グレードⅠ〜Ⅲ（**表1**参照）の症例では，急性期手術で3か月後の予後が良好であった割合が91.5％と良好な結果が報告されている[16].

■治療

脳動脈瘤破裂によるSAHの治療は，手術療法（脳動脈瘤に対する根治治療）とその他の治療（急性水頭症，遅発性脳血管攣縮，全身合併症，正常圧水頭症の管理）に分けられる.

手術療法（脳動脈瘤に対する根治治療）

脳動脈瘤再出血予防のための根治治療の代表的な方法として，開頭による脳動脈瘤頸部クリッピング術（**図5**）と，コイルを用いて脳動脈瘤を詰める脳動脈瘤コイル塞栓術（**図6**）が行われることが多い.

●開頭による脳動脈瘤頸部クリッピング術

開頭して脳動脈瘤の頸部を脳動脈瘤クリップで挟み，瘤内への血流を遮断することで再出血を予防する治療法である．開頭による治療のため，脳内血腫の摘出や外減圧術など頭蓋内圧コントロールのための追加処置を行うことができ，さらにくも膜下腔の血腫洗浄・除去を追加

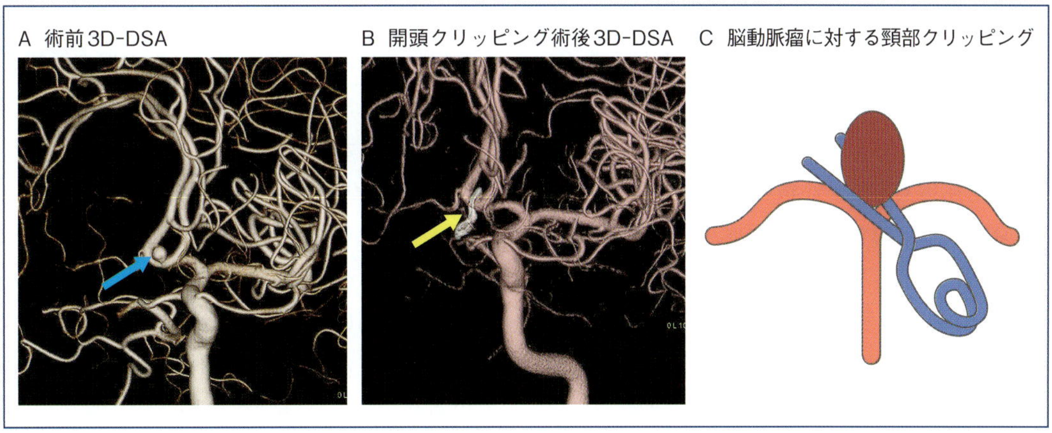

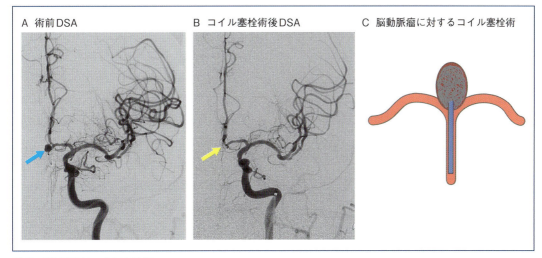

図5 開頭による脳動脈瘤頸部クリッピング術
A, B：動脈瘤(➡)に対しクリッピング術が施行された(➡). クリッピング術後は脳動脈瘤が消失している.

図6 脳動脈瘤コイル塞栓術
A, B：動脈瘤(➡)に対しコイル塞栓術が施行された(➡). コイル塞栓術後は脳動脈瘤内の血流は消失している.
C：大腿動脈からカテーテルを挿入しコイルを瘤内に充填する.

することで脳血管攣縮の軽減を図ることも可能となる．一方で，血管内治療と比較すると侵襲性が高い．

●脳動脈瘤コイル塞栓術

血管内治療（脳動脈瘤コイル塞栓術）は，鼠径部（大腿動脈）から血管内に挿入したカテーテルを脳動脈瘤まで誘導し，瘤内にコイルを充填し閉塞する治療法である．開頭せず，脳組織の直接操作を行わない治療であるため低侵襲である．一方で，血腫除去などを要する例や，動脈瘤の部位や形状によっては適応が困難な場合もある．

●手術の適応

根治治療は，それぞれの術式の一長一短を勘案して総合的に決定することが望ましい．手術の適応に関しては『脳卒中治療ガイドライン2015』[17]では，以下のように記載されている．

① 重症でない例（重症度分類のグレードⅠ～Ⅲ）では，年齢，全身合併症，治療の難度などの制約がない限り，早期（発症72時間以内）に再出血予防処置を行うように勧められる（グレードB）．

② 比較的重症例（重症度分類のグレードⅣ）では，患者の年齢，動脈瘤の部位などを考え，再出血予防の適否を考慮してもよい（グレードC1）.

③ 最重症例（重症度分類のグレードⅤ）では，原則として急性期の再出血予防処置の適応は乏しいが，状態の改善がみられれば再出血予防処置を考慮してもよい（グレードC1）.

外科治療が行われるまでは，再出血防止のため，十分な降圧および安静が必要である.

急性水頭症の治療

急性水頭症を合併した場合は，髄液および頭蓋内圧コントロールを目的として，髄液ドレナージ（持続脳室ドレナージ，持続脳槽ドレナージ，持続腰椎ドレナージ）が行われる.

> **注意❗**
> 頭蓋内圧が高度な場合には，腰椎ドレナージは脳ヘルニアのリスクがあるため注意して行う.
> 持続髄液ドレナージの開放忘れやオーバードレナージは命にかかわる危険があるため，手順を守り適切に管理する.

遅発性脳血管攣縮の予防と治療

脳血管攣縮の予防[17]および治療として，ファスジル塩酸塩やオザグレルナトリウムの点滴，ニカルジピン塩酸塩の持続点滴，シロスタゾールやスタチン製剤の内服など，さまざまな方法が行われている. また，電解質異常，脱水，貧血，低アルブミン血症を補正し，循環血液量を維持するため，早期から経口的栄養摂取を試みる. さらに，手術の際に血腫を可及的に除去したり，くも膜下血腫を洗い流すために脳槽灌流療法を行うなどが報告されているが，完全な予防は困難である.

予防および治療にもかかわらず，脳血管攣縮による症状を呈した場合には，早期発見，早期治療が重要である. トリプルH療法（Hypertension〈人為的高血圧〉，Hemodilution〈血液希釈〉，Hypervolemia〈循環血液量の増加〉），攣

縮部位近くへの血管拡張薬の局所動注，バルーンを用いた血管形成術などを行い，脳血管攣縮の寛解を図る. 症候性脳血管攣縮の発生頻度は25～30％とされている[18].

全身合併症の予防と治療

意識障害患者や高齢者では，肺炎や深部静脈血栓症を生じやすいので早期の離床を図る. 高齢者は，点滴により容易に脱水や溢水による心不全をきたすため，水分出納に特に留意する必要がある.

> **覚えておこう**
> 適切な循環動態を維持することが，遅発性脳血管攣縮を乗り越えるうえで重要である.

SAHは大きな精神的，肉体的ストレスであり，ストレス潰瘍，上部消化管出血を高率に合併する. プロトンポンプ阻害薬（proton pump inhibitor：PPI）やH_2ブロッカーの投与は必須である.

正常圧水頭症の治療

頭部CTで水頭症を確認し，正常圧水頭症の臨床症状（歩行障害，認知機能低下，失禁）を認めた場合には，脳室-腹腔シャント術や腰椎-腹腔シャント術が行われる. 高齢者では，症状が進行すると回復が困難な場合もあるため，早期に治療を考慮すべきである.

リハビリテーション

SAHに対するリハビリテーションは，術後～2週までと2週以降に分けて考えると理解しやすい.

●術後～2週

脳動脈瘤頸部クリッピング術やコイル塞栓術などの再出血防止処置が行われる前（術前）は再出血のリスクが高く，積極的なリハビリテーションは原則困難である. 術後2週にわたる時期の最大の目標は，合併症なく脳血管攣縮を乗り越えることである. 軽微な徴候（前日より元気がない，歩行が遅い，発語が少ない，食事が

とれなくなったなど）が脳血管攣縮の初期症状であることが多い．脳血管攣縮を乗り越えるうえでは初期の適切な対応が重要なため，これらの徴候を認めた場合には必ず医師，看護師とコンタクトをとり情報を共有する．

肺炎や心不全は，全身状態のみならず脳血管攣縮にも悪影響を及ぼすため，早期から離床を図る．特に高齢者においては，1日も早い離床を考慮すべきである．離床の際には脳室ドレナージ，点滴ルート，Foley カテーテルなど，さまざまなラインを適切に管理する必要がある．特に脳室ドレナージの扱いは，一つ間違えると過剰排液など命にかかわる危険があり，特別な注意が必要である．意識障害が高度な例でも廃用症候群の進行を予防するため関節可動域運動を行い，状態に合わせて可能な限り座位および立位練習を行う．

● 2週以降

2週以降に症候性脳血管攣縮が新たに生じることはほとんどないため，状態をみながら積極的に起居・移動動作練習や筋力強化を図る．意識障害が遷延している患者では，覚醒を促しながら根気強く練習を行う．

一般に，SAH ではさまざまな高次脳機能障害をきたしやすい．しかし，数か月にわたり改善が得られる例も多いため，作業療法士や言語聴覚士，看護スタッフと協力しながら効果的な介入を試みる．正常圧水頭症に関しては，歩行障害，認知機能低下，失禁などの典型的な症候に加え，練習意欲の低下や表情などに留意し，変化のある場合には主治医とコンタクトをとる．また，筋力や高次脳機能障害，住環境などに合わせた ADL への介入も他職種と連携しながら検討する．

■ 障害像

SAH の障害像に影響を与える病態としては，発症時のプライマリダメージ，その後の2週間にさまざまな程度で生じる水頭症，頭蓋内圧亢進，脳血管攣縮，肺炎や心不全など全身合併症などがあげられる．これらの結果，遷延性意識障害やさまざまな程度の意識障害や運動麻痺，失語などの局所神経脱落症状が残ることになる．さらに，肺炎や心不全などの全身状態の悪化や，安静および治療による筋力低下の症状が加わる．

また，SAH では高次脳機能障害が多くの症例で認められる．前交通動脈瘤破裂の SAH では，前脳基底部健忘（健忘，作話，パーソナリティ障害，病識欠如）をきたす例があることが知られている．重症例では，意識障害や運動麻痺はなくても無関心，人格変化のために最終的に社会復帰が困難な例も存在する．一方，発症1か月程度の段階で軽度高次脳機能障害を認める患者の多くは徐々に改善する．

高齢者では，体力的にも高次脳機能にも予備能力が乏しいため，疾患による脳組織への侵襲に加え，入院に伴う環境変化や身体抑制によるストレスで，せん妄や認知症の進行などを容易に生じる．

理学療法・リハビリテーションの評価

理学療法の評価は，急性期に変化していく意識や全身状態を正確に把握するために行う．急性期では患者の状態も不安定であり，患者への負担が少なく簡便に行うことができる評価法が望ましい．リハビリテーションの評価は，SAH の特有な病態が，基本動作や ADL にどのような影響を及ぼしているかを評価する．

意識障害

SAH では意識状態が変動しやすいため，意識の評価は特に重要である．代表的な評価法として Glasgow Coma Scale（GCS；**表5**）と，Japan Coma Scale（JCS；**表6**）がある．

■ 2. くも膜下出血に対する手術

表5 Glasgow Coma Scale (GCS)

1. 開眼 (eye opening：E)	E
自発的に開眼	4
呼びかけにより開眼	3
痛み刺激により開眼	2
なし	1
2. 最良言語反応 (best verbal response：V)	V
見当識あり	5
混乱した会話	4
不適当な発語	3
理解不明の音声	2
なし	1
3. 最良運動反応 (best motor response：M)	M
命令に従うことができる	6
疼痛部位の認識が可能	5
痛み刺激から逃避する	4
痛み刺激に対し屈曲反応を示す（異常）	3
痛み刺激に対して伸展反応を示す（除脳姿勢）	2
痛み刺激にまったく動かない	1

正常ではE，V，Mの合計が15点，深昏睡では3点となる．

表6 Japan Coma Scale (JCS)

Ⅲ. 刺激しても覚醒しない状態（3桁の点数で表現）(deep coma, coma, semicoma)
300 痛み刺激にまったく反応しない
200 痛み刺激で少し手足を動かしたり顔をしかめる
100 痛み刺激に対し，払いのけるような動作をする
Ⅱ. 刺激すると覚醒する状態（2けたの点数で表現）(stupor, lethargy, hypersomnia, somnolence, drowsiness)
30 痛み刺激を加えつつ呼びかけを繰り返すとかろうじて開眼する
20 大きな声または体を揺さぶることにより開眼する
10 普通の呼びかけで容易に開眼する
Ⅰ. 刺激しなくても覚醒している状態（1桁の点数で表現）(delirium, confusion, senselessness)
3 自分の名前，生年月日が言えない
2 見当識障害がある
1 意識清明とは言えない

R：restlessness（不穏），I：incontinence（失禁），A：apallic state（失外套状態）またはakinetic mutism（無動無言）．例えば「30Rまた30不穏」「20Iまたは20失禁」と表す．

GCSは，SAHの重症度分類であるWFNS分類に用いられ，開眼，最良言語反応，最良運動反応の3要素で評価する．最良運動反応の項目では，肢位に異常屈曲と伸展が区別され，JCSと異なり除脳硬直と除皮質硬直を判別できる．一方，純粋に意識だけを評価するものではなく，合計点が同じでも障害の内容が異なるため，例えば「E2V3M5＝10点」などと表現する必要がある．

JCSは，覚醒の有無を中心に意識状態に特化した分類で，刺激しなくても覚醒している，刺激すると覚醒する，刺激しても覚醒しないの3段階に分類し，それぞれの項目をさらに3段階に分類し，計9段階で評価することから3-3-9度方式とよばれる．意識の状態をすばやく把握でき，急を要する場面ではⅠ桁・Ⅱ桁・Ⅲ桁と表現することで大まかに意識状態を把握することができるため，救急現場で特に有用である．内容も簡便であるため，チーム間での意思疎通がしやすいという利点がある．

覚えておこう

どのスケールを用いるにしても，チーム内で評価法を統一して共通言語とすることが重要である．

運動機能

徒手筋力テスト（manual muscle testing：MMT）を用いる．SAHでは，2週間の急性期管理中に廃用の進行が懸念されるため，筋力評価と経時的変化をとらえることが重要である．ただし，周術期は髄液ドレナージで管理されていることが多いため，短時間で簡易的に行うことができる検査法が望ましい．

MRC（Medical Research Council）sum scoreは，上肢3部位と下肢3部位の両側合計12部位の合計点を算出するもので（**表7**）[19]，簡便に評価できる．それぞれの筋肉でMMTと同様に各0〜5点で評価し，合計点を算出する（満点は60点）．評価者間のばらつきがきわめて少ないと

表7 MRC（Medical Research Council）sum score

MRCスコア		
測定項目	右	左
肩関節外転（三角筋）		
肘関節屈曲（上腕二頭筋）		
手関節伸展（手関節伸筋群）		
股関節屈曲（腸腰筋）		
膝関節伸展（大腿四頭筋）		
足関節背屈（前脛骨筋）		
	MRC総スコア	/60

MRCグレード	MRCスコア
動きなし	0
動きはみられないが筋収縮がみられる	1
除重力で動かせる	2
重力に逆らって動かせる	3
中等度の抵抗に逆らって動かせる	4
正常	5

（Kleyweg RP, et al.：Interobserver agreement in the assessment of muscle strength and functional abilities in Guillain-Barré syndrome. Muscle Nerve 1991；14〈11〉：1103-9[19] より）

されている[19]．筋力の程度に加え，左右差の有無にも着目して評価する．

高次脳機能障害

SAHの高次脳機能障害としては，注意障害や記憶障害，遂行機能障害などが多くみられる．記憶障害は，主に長期記憶障害がみられ，前向性健忘や逆向性健忘をきたし，失見当識や，時に自発性作話を伴うなどKorsakoff症候群を呈することもある．

評価は主に言語聴覚士や作業療法士によって行われるが，検査の意味や結果について理解しておくと理学療法場面でも参考になる．臨床場面でよく使用される評価法としては，Mini-Mental State Examination（MMSE），Raven色彩マトリックス検査（Raven's Colored Progressive Matrices：RCPM），Trail Making Test（TMT），前頭葉機能検査としてFrontal Assessment Battery（FAB）がある．

基本動作

急性期では短期間で改善を認めることがあるため，基本動作の標準化された評価法が望ましい．基本動作の評価として，Ability for Basic Movement Scale Ⅱ（ABMS Ⅱ；**表8**）[20] がある．寝返り，起き上がり，座位保持，立ち上がり，立位保持の5項目を，自立度に合わせて1〜6点で評価し，合計点を算出する．ABMS Ⅱは簡便なため，急性期からベッドサイドで行え，経時的な変化を追える利点がある．

歩行，バランス能力

SAH後は，意識障害や高次脳機能障害を生じることが多く，またドレーン留置，点滴ルートの周術期管理により離床が困難になることがある．その結果，筋力低下，座位，立位，歩行のバランス能力が低下し転倒のリスクが高まるため，歩行・バランス能力を評価する必要がある．歩行評価には，Functional Ambulation Category（FAC），10 m歩行テスト，歩行・バランス能力評価にShort Physical Performance Battery（SPPB），Berg Balance Scale（BBS）などが用いられている．

FACは，歩行能力を介助量で評価し6段階に分類した評価法である（**表9**）[21]．短時間で簡便に評価でき，妥当性，信頼性，応答性が高いことが報告されている．

10 m歩行テストは，歩行速度，歩幅，歩数を簡便に計測でき，基本的な歩行指標とされている．10 m区間の確保が困難な場合は，5 m歩行テストを使用してもよい[22]．

代表的なバランス評価にBBS[23]がある．14の評価項目で構成されており，各項目を0〜4点で採点し，総得点で評価する．56点満点で，41点以上がバランス良好，21〜40点以下でバランス能力あり，20点以下でバランス不良と判断する[24,25]．

SPPBは，立位バランステスト，4 m快適歩行テスト，椅子からの立ち上がりテストの3項

■ 2. くも膜下出血に対する手術

表8 Ability for Basic Movement Scale Ⅱ（ABMS Ⅱ）

指示[*1]	能力グレード[*2]	スコア
背臥位からの寝返り	1：動作禁止	
起き上がり	2：全介助	
座位保持	3：一部介助	
立ち上がり	4：監視	
立位保持	5：特殊環境下での自立	
	6：完全自立	
合計		/30点

指示[*1]	
背臥位からの寝返り	最も自らが好む側に背臥位から寝返る
起き上がり	背臥位からベッドの端に座った姿勢になる
座位保持	ベッドの端に座った姿勢を30秒以上保持
立ち上がり	ベッドの端に座った姿勢から床に足をつき立ち上がる
立位保持	立った姿勢を30秒以上保持

能力グレード[*2]	
1：動作禁止	バイタルサインが不安定，もしくは合併症のような医学的な問題のために動作が禁じられている
2：全介助	動作に75%以上の介助が必要
3：一部介助	動作に75%以下の介助が必要
4：監視	接触することなく，口頭指示やジェスチャーを行うことで可能
5：特殊環境下での自立	手すりやベッドの端をつかむことで可能
6：完全自立	ベッドの手すりや端を保持なしで可能

（Tanaka T, et al.：Revised version of the ability for basic movement scale〈ABMS Ⅱ〉as an early predictor of functioning related to activities of daily living in patients after stroke. J Rehabil Med 2010；42〈2〉：179-81[20]より）

表9 Functional Ambulation Categories（FAC）

分類		定義
0	歩行不可	●歩行不可 ●平行棒内でのみ歩行が可能 ●歩行するためには2人以上の監視または介助が必要
1	介助歩行レベルⅡ	●転倒予防のため平地歩行中に1人介助が必要 ●介助は常時必要．介助にはバランス保持，協調性の補助，体重の支持が含まれる
2	介助歩行レベルⅠ	●転倒予防のため平地歩行中に1人の介助が必要 ●介助は常時あるいは間欠的に軽く触れて，バランスや協調性に補助を要する程度
3	監視歩行	●介助なしで平地歩行できる ●判断力の低下，心機能の問題，口頭指示を要すなどの理由により，安全歩行のため，1人の監視や介助が必要
4	平地のみ歩行自立	●平地歩行は自立しているが，階段や坂道，不整地では監視や介助が必要
5	歩行自立	●平地，不整地，階段，坂道のいずれの環境でも自立

（Holden MK, et al.：Clinical gait assessment in the neurologically impaired. Reliability and meaningfulness. Phys Ther 1984；64〈1〉：35-40[21]より）

目で構成され，各項目4点満点で合計12点となっている[26]．術後早期の患者にも適応でき，短時間に安全かつ簡便に評価できる．

Timed Up and Go（TUG）テスト[27]は，起立・着座動作，歩行動作，方向転換などの動作が複合しているため，歩行能力，バランス能力，転倒リスクの評価として有用である．正常圧水頭症の歩行評価に用いられる．

ADL

ADL評価には，Barthel index（BI；**表10**）[28]と機能的自立度評価法（functional independence measure：FIM）がある．

BIは「できるADL」の評価であり，主に練習場面で評価されるため短時間で行うことができる．また，合計点が100点になるため，ADL障害の程度がわかりやすい．一方，2〜3段階評価が多いため細かな変化がとらえにくい．

表10 Barthel index

	自立	介助あり	全介助
1. 食事	10	5	0
2. 車椅子からベッドへの移乗	15	10〜5	0
3. 整容	5	0	0
4. トイレ	10	5	0
5. 入浴	5	0	0
6. 歩行	15	10	0
（車椅子）	5	0	
7. 階段昇降	10	5	0
8. 着替え	10	5	0
9. 排便	10	5	0
10. 排尿	10	5	0
合計点			

Barthel index の点数の付け方

食事
10：自立. 自助具などの装着可. 標準時間内に食べ終わる
5：部分介助（例えば，おかずを切って細かくしてもらう）
0：全介助

車椅子からベッドへの移乗
15：自立. 車椅子のブレーキやフットレストの操作も含む（歩行自立も含む）
10：軽度の部分介助または監視を要す
5：座ることは可能であるがほぼ全介助
0：全介助または不可能

整容
5：自立（洗面，整髪，歯磨き，髭剃り）
0：部分介助または全介助

トイレ
10：自立. 衣服の操作，後始末を含む. ポータブル便器などを使用している場合はその洗浄も含める
5：部分介助. 体を支える，衣服・後始末に介助を要する
0：全介助または不可能

入浴
5：自立
0：部分介助または不可能

歩行（車椅子）
15：45 m以上歩行可能. 補装具（車椅子，歩行器は除く）の使用の有無は問わない
10：45 m以上の介助歩行が可能. 歩行器使用を含む
5：歩行不能の場合，車椅子にて45 m以上の操作可能
0：上記以外

階段昇降
10：自立（手すりや杖を使用してもよい）
5：介助または監視を要する
0：不能

着替え
10：自立. 靴，ファスナー，装具の着脱を含む
5：部分介助. 標準的な時間内，半分以上は自分で行える
0：上記以外

排便
10：失禁なし. 浣腸，座薬の取り扱いも可能
5：時に失禁あり. 浣腸，座薬の取り扱いに介助を要する者も含む
0：上記以外

排尿
10：失禁なし. 尿器の取り扱いも可能
5：時に失禁あり. 尿器の取り扱いに介助を要する者も含む
0：上記以外

（Mahoney FI, et al.：Rehabilitaion of chronically ill patients：the influence of complications on the final goal. South Med J 1958；51〈5〉：605-9[28]より）

FIMは，実際の生活場面で「しているADL」を評価する方法である．介助の量と必要度を1〜7点で採点する．13個の運動項目と5個の認知項目の全18項目で構成されている．運動項目の合計点は91点，認知項目の合計点は35点で，合計126点となっている．評価が細分化され，わずかな変化もとらえやすいが，評価には細かいルールがあり習得するにはかなりの労力を要する．

理学療法・リハビリテーションプログラム

プログラムを開始するにあたり、SAHの重症度や術式、ドレーンの有無、さらには神経症候や合併症（特に呼吸、循環器）を把握しておく。

術後早期は、血圧に留意して廃用予防の関節可動域運動を中心に行う。その後、バイタルサインが安定していれば座位、立位へと進めていく。

血管攣縮期では、軽微な症候も見逃さないよう注意深い観察が必要である。また、日々変化する状態を把握して、血管攣縮期を脱した時点でどのような障害像を呈するのかを予想しながら、障害をできるだけ軽減するようにアプローチする。高次脳機能障害の合併例では、作業療法士、言語聴覚士から情報を収集し、さらには看護師からも病棟での様子を聞くなどして効果的なアプローチをチームで検討する。

血管攣縮期を脱したら、筋力や神経症候、ADLなどを再評価してプログラムを修正する。この時期は、退院も見据えて積極的に筋力やADLの向上を目指す。

運動機能の改善練習，筋力トレーニング

SAHでは筋力低下をきたしやすく、さらには関節拘縮、筋萎縮につながるおそれがあるため、予防的な介入が重要となる。方法としては、関節可動域運動や自動介助運動などの低負荷の運動から開始し、血圧の状況をみて徐々に運動機能の回復や筋力向上を目的とした抵抗運動を行う。下肢筋力トレーニングは、ベッドサイドで容易にできるスクワット、カーフレイズ、足踏み、股関節外転運動、股関節伸展運動などを行う。

高次脳機能障害

高次脳機能障害に対しては、作業療法および言語療法による練習が中心となるが、理学療法場面でも高次脳機能障害に配慮した対応が必要である。記憶障害や注意障害、遂行機能障害などの症状がみられた際には、自分で行おうとする行動について言葉にしたり、スケジュールノートを作成して管理することが有用である。突然の予定の変更や新しい指示は、混乱を招くため避ける。

介入時の注意点として、抽象的な指示や多段階の指示は避け、1つ1つ具体的に指示する[29]。短期記憶や意味記憶、手続き記憶は保たれることが多いので、手がかりを与えながら地道な反復練習を行うことが重要である。自発性低下がある場合は、自ら他人に声をかけたり、行動したりすることが少なくなり、援助してほしいことがあっても訴えないため、こちらから声をかけて確認する。注意障害は、落ち着きがなく、見落としや聞き落としが多くなり、物への接触や転倒の危険性が高くなるため注意する。

基本動作練習

バイタルサインが安定していれば、十分なリスク管理のもとで早期離床を行う。実際にはバイタルサイン、特に血圧の変動や意識状態に留意して、端座位、車椅子座位、立位、歩行へと段階的に進めていく。

脳室ドレナージが施行されている場合、通常の開放式回路では頭位によって水柱圧を設定する必要があり、頭位によって圧が変化するため、頭部の位置が固定され、安静が強いられる。そのため、早期離床や歩行を行う目的で脳脊髄液リザーバ（アクティーバルブⅡ）による閉鎖式回路を用いることがある[30]（図7）。これ

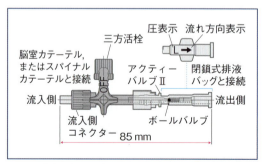

図7　脳脊髄液リザーバ（アクティーバルブⅡ）

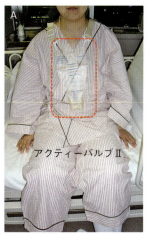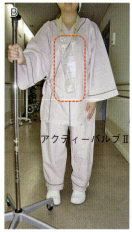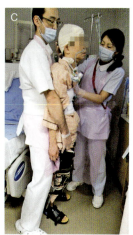

図8　端座位，立位，歩行の練習
A：端座位．
B：歩行練習．
C：立位練習（両下肢に長下肢装具を装着）．理学療法士と患者をバンドで固定している．

は，一方向バルブにより圧を低圧・中圧・高圧の3段階に調節し，閉鎖式廃液バッグに接続して使用するもので，患者の拘束感や苦痛が少ない．4時間ごとに40mLずつ廃液し，その他の時間はクランプすることで，ドレナージキットをひとまとめにして持ち歩くことができ，ADLを向上させることができる（**図8-A，B**）．

軽症例ではバイタルサインをみながら積極的に離床練習ができるが，重症例では下肢や体幹の支持性が低く介助量も多いため，長下肢装具を用いて両殿部がベッドに接地した高座位からの立位練習や，理学療法士と患者をバンドで固定して立位練習を行う（**図8-C**）．転倒のリスクが高くなるため，複数で介助する．

SAHは，重症例も多いが的確な観察をもとに早期離床の工夫を試みるべきである．

ADL練習

SAHでは，高次脳機能障害や筋力低下，脳血管攣縮による脳梗塞や水頭症など，さまざまな原因によりADL障害を呈する．特に，高齢者では，廃用の予防・改善や高次脳機能障害や認知機能低下に留意して，病棟でも積極的にADL向上を目指す．中年や壮年期の患者で高次脳機能障害が残存している場合は，それが軽微なものでも離職や退職につながることがあり，職場復帰を見据えたトレーニングが必要になる．主婦の場合は，家事動作練習について必要性を検討する．病前の環境について情報を収集して，患者や家族の要望を把握し，その実現のために何が必要なのかをチームで検討することが重要である．

まとめ

脳動脈瘤破裂によるSAH後の約2週間は，比較的特殊な病態を呈するため，常に微細な変化を見逃さないための目を養う必要がある．そのために，理学療法士として的確な評価に基づくプログラムの立案と予後予測が重要である．加えて，医師，看護師，作業療法士，言語聴覚士，薬剤師からの情報や，検査結果や画像などカルテからの情報も参考にする．個々の状態を把握し，急性期は脳血管攣縮の予防に努め，以降は二次的な障害やその他の合併症予防に努める．最終的には，最大限の機能回復やADL獲得を図り，早期の自宅退院と社会復帰を実現さ

せる．病状によっては回復期以降も残存する障害があるため，回復期リハビリテーションスタッフや地域スタッフと協力し，個々に合わせて環境を整備し，患者や家族へ病態を含めた情報を提供し，リスクへの対処法や機能維持・向上を目的としたプログラムを指導する．

■ 引用文献

1) 師井淳太，波出石弘，鈴木明文：脳動脈瘤．田川皓一編著：脳卒中症侯学．西村書店；2010．p.311.

2) Hunt WE, Hess RM：Surgical risk as related to time of intervention in the repair of intracranial aneurysms. J Neurosurg 1968；28（1）：14-20.

3) Hunt WE, Kosnik EJ：Timing and perioperative care in intracranial aneurysm surgery. Clin Neurosurg 1974；21：79-89.

4) Report of World Federation of Neurological Surgeons Committee on a Universal Subarachnoid Hemorrhage Grading Scale. J Neurosurg 1988；68（6）：985-6.

5) Fisher CM, Kistler JP, Davis JM：Relation of cerebral vasospasm to subarachnoid hemorrhage visualized by computerized tomographic scanning. Neurosurgery 1980；6（1）：1-9.

6) Gruber A, Reinprecht A, Bavinzski G, et al.：Chronic shunt-dependent hydrocephalus after early surgical and early endovascular treatment of ruptured intracranial aneurysms. Neurosurgery 1999；44（3）：503-9；discussion 509-12.

7) Pietilä TA, Heimberger KC, Palleske H, et al.：Influence of aneurysm location on the development of chronic hydrocephalus following SAH. Acta Neurochir（Wien）1995；137（1-2）：70-3.

8) Sethi H, Moore A, Dervin J, et al.：Hydrocephalus：comparison of clipping and embolization in aneurysm treatment. J Neurosurg 2000；92（6）：991-4.

9) Sheehan JP, Polin RS, Sheehan JM, et al.：Factors associated with hydrocephalus after aneurysmal subarachnoid hemorrhage. Neurosurgery 1999；45（5）：1120-7；discussion 1127-8.

10) Tapaninaho A, Hernesniemi J, Vapalahti M, et al.：Shunt-dependent hydrocephalus after subarachnoid haemorrhage and aneurysm surgery：timing of surgery is not a risk factor. Acta Neurochir（Wien）1993；123（3-4）：118-24.

11) Vale FL, Bradley EL, Fisher WS 3rd：The relationship of subarachnoid hemorrhage and the need for postoperative shunting. J Neurosurg 1997；86（3）：462-6.

12) Vermeij FH, Hasan D, Vermeulen M, et al.：Predictive factors for deterioration from hydrocephalus after subarachnoid hemorrhage. Neurology 1994；44（10）：1851-5.

13) Yoshioka H, Inagawa T, Tokuda Y, et al.：Chronic hydrocephalus in elderly patients following subarachnoid hemorrhage. Surg Neurol 2000；53（2）：119-24；discussion 124-5.

14) Kang S：Efficacy of lumbo-peritoneal versus ventriculo-peritoneal shunting for management of chronic hydrocephalus following aneurysmal subarachnoid haemorrhage. Acta Neurochir（Wien）2000；142（1）：45-9.

15) Levy EI, Scarrow AM, Firlik AD, et al.：Development of obstructive hydrocephalus with lumboperitoneal shunting following subarachnoid hemorrhage. Clin Neurol Neurosurg 1999；101（2）：79-85.

16) Ohman J, Heiskanen O：Timing of operation for ruptured supratentorial aneurysms：a prospective randomized study. J Neurosurg 1989；70（1）：55-60.

17) 日本脳卒中学会 脳卒中ガイドライン委員会編：脳卒中治療ガイドライン2015．共和企画；2015．p.182-208.

18) 松谷雅生：改訂版 脳神経外科学必修講義．メジカルビュー社；2010．p.57-68.

19) Kleyweg RP, van der Meché FG, Schmitz PI：Interobserver agreement in the assessment of muscle strength and functional abilities in Guillain-Barré syndrome. Muscle Nerve 1991；14（11）：1103-9.

20) Tanaka T, Hashimoto K, Kobayasi K, et al.：Revised version of the ability for basic

movement scale（ABMS Ⅱ）as an early predictor of functioning related to activities of daily living in patients after stroke. J Rehabil Med 2010；42（2）：179-81.

21) Holden MK, Gill KM, Magliozzi MR, et al.：Clinical gait assessment in the neurologically impaired. Reliability and meaningfulness. Phys Ther 1984；64（1）：35-40.

22) Tyson SF：Measurement error in functional balance and mobility tests for people with stroke：what are the sources of error and what is the best way to minimize error. Neurorehabil Neural Repair 2007；21（1）：46-50.

23) Berg K, Wood-Dauphine S, Williams DG：Measuring balance in the elderly：preliminary development of an instrument. Physiotherapy Canada 1989；41（6）：304-11.

24) Knorr S, Brouwer B, Garland SJ：Validity of the Community Balance and Mobility Scale in community-dwelling persons after stroke. Arch Phys Med Rehabil 2010；91（6）：890-6.

25) Blum L, Korner-Bitensky N：Usefulness of the Berg Balance Scale in stroke rehabilitation：a systematic review. Phys Ther 2008；88（5）：559-66.

26) Guralnik JM, Simonsick EM, Ferrucci L, et al.：A short physical performance battery assessing lower extremity function：association with self-reported disability and prediction of mortality and nursing home admission. J Gerontol 1994；49（2）：M85-94.

27) Podsiadlo D, Richardson S：The timed "Up & Go"：a test of basic functional mobility for frail elderly persons. J Am Geriatr Soc 1991；39（2）：142-8.

28) Mahoney FI, Wood OH, Barthel DW：Rehabilitaion of chronically ill patients：the influence of complications on the final goal. South Med J 1958；51（5）：605-9.

29) 手塚純一：前頭葉障害とその運動療法の指導時の注意点．吉尾雅春総監修：極める！脳卒中リハビリテーション必須スキル．gene；2016．p.22.

30) 森　憲司，児玉直樹，藤井健司ほか：超高齢者破裂脳動脈瘤の1例—One-way ball valve を用いた脳室ドレナージによる早期離床の試み．リハ医学 2007；44（3）：171-6.

3. 頭部外傷に対する手術
surgery for head injury

key point ▶▶ 頭部外傷では，身体的な障害に加えて，高次脳機能障害が問題となることが多い．若年者での発生も多く，社会復帰に向けた長期間に及ぶ介入ならびにサポートが必要となる患者もいる．急性期では，廃用を予防し，早期離床を目的に合併症に留意して早期に介入する．回復期以降は，社会復帰に向けた機能向上を図り，社会生活で必要な代償手段やサービスの調整を検討していく．

概要と病態

　頭部外傷とは，直接的または間接的な外力により頭蓋内外の組織に生じた器質的ないし機能的な損傷をいう．損傷される組織は，頭部の軟部組織や頭蓋骨，髄膜，脳実質，脳神経，血管などをすべて含む．

　日本では，交通事故以外の労働災害やスポーツ外傷も含めて，年間約30万人の頭部外傷例が発生する．年齢別発生頻度は，10代後半～20代前半と60～70代の二峰性のピークが認められ(**図1**)[1]，日本国内の高齢化とともに高齢者での発症が増加している．若年者では男性に多いが，年齢が上がると女性の割合が増加する特徴がある(**図2**)[1]．受傷機転としては，交通事故が34.3％と最も多く，次いで転倒，墜落・転落となる(**図3**)[1]．重症頭部外傷患者を対象とした報告[2]では，近年は転倒と墜落・転落の割合が逆転している．受傷機転別の患者数の年齢分布(**図4**)[1]では，若年では交通外傷が多く，60代以降では転倒が急増する特徴がある．

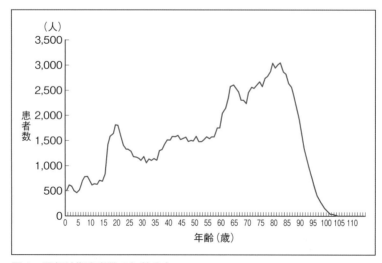

図1　頭部外傷患者数の年齢分布
(日本外傷データバンク：日本外傷データバンクレポート2016〈2011-2015〉[1]より)

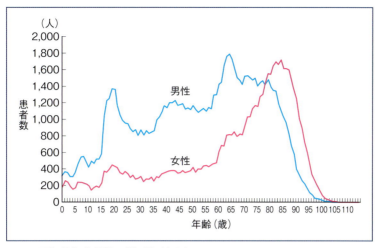

図2　頭部外傷患者数の性別年齢分布
(日本外傷データバンク：日本外傷データバンクレポート2016〈2011-2015〉[1]より)

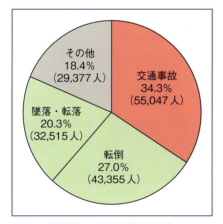

図3　受傷機転別の患者数の割合
(日本外傷データバンク：日本外傷データバンクレポート2016〈2011-2015〉[1]より)

た箇所には頭皮の損傷，頭蓋骨骨折，急性硬膜下血腫や脳挫傷などの直撃損傷(coup-injury)が生じる．その後，直撃箇所の反対側に陰圧が生じる関係で，頭蓋骨内面での損傷により急性硬膜下血腫や脳挫傷などの対側損傷(contra coup-injury)が生じる．交通事故などの高エネルギー外傷では，脳組織に歪みやねじれが生じて組織間のずり応力によりびまん性脳損傷(diffuse brain injury：DBI)が発生する(**図5**)[4]．

以下に，外傷性脳損傷の分類[3]を示す．頭部内外の交通の有無，CT所見および意識障害の持続時間などで分類される．

- **開放性脳損傷，閉塞性脳損傷**
- 開放性脳損傷：頭皮の開放創や頭蓋骨骨折により頭蓋内と外界が直接交通する場合．
- 閉塞性脳損傷：頭皮に開放創がない場合．
- **局所性脳損傷(FBI)，びまん性脳損傷(DBI)**
- 局所性脳損傷(focal brain injury：FBI)：硬膜外血腫，硬膜下血腫および脳挫傷，脳内出血を認めるもの．
- びまん性脳損傷(DBI)：大脳皮質を中心とした広範な一次性脳損傷で，頭蓋内に占拠性病

■病態

分類

頭部外傷は，解剖学的に①頭皮を含む頭部の軟部組織の損傷，②頭蓋骨骨折，③脳損傷に大別される[3]．

外傷性脳損傷(traumatic brain injury：TBI)の発生メカニズムは，頭部に加わる並進運動と回転運動による．頭部への外力により，直撃し

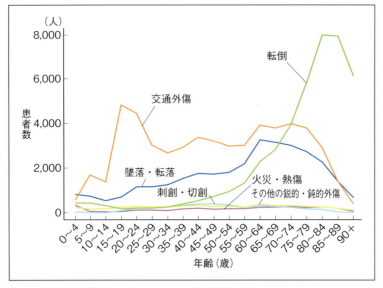

図4 受傷機転別患者数の年齢分布
(日本外傷データバンク:日本外傷データバンクレポート2016〈2011-2015〉[1]より)

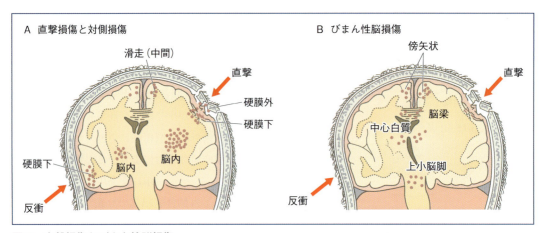

図5 直撃損傷とびまん性脳損傷
(佰森良二:頭部外傷と脳卒中の比較障害学.リハビリテーション医学1995;32〈8〉:502-6[4]より)
A:直撃による挫傷部位に隣接した脳内血腫などが出現することがある.
B:直撃部位と反衝部位とを結ぶ線上にずり応力が作用して生じる.脳梁,中心白質,上小脳脚,傍矢状部などの脳の正中構造体で発生する.

変がないもの.DBIは,意識消失時間により脳震盪とびまん性軸索損傷(diffuse axonal injury:DAI)に分類される.

病態

脳外傷の急性期の病態は,一次性脳損傷と続発する二次性脳損傷により完成する.以下に一次性,二次性の違いを示す.

● **一次性脳損傷**

受傷直後に生じる外力による直接脳損傷をいう.

- 脳実質外:硬膜下出血,硬膜外出血,くも膜下出血,脳室内出血.
- 脳実質内:脳内出血,脳挫傷,DBI.

● **二次性脳損傷**

一次性に続発する全身的ならびに頭蓋内の要

因による損傷をいう.

- 全身的要因：低血圧，低酸素，高体温，低体温など.
- 頭蓋内要因：頭蓋内血腫による脳浮腫や脳腫脹，炎症性サイトカインの放出および活性酸素の発生など.

■ 診断・重症度分類

診断

頭部外傷の診断は，頭部CT検査により行われる.しかし初期診療では，呼吸・循環状態の安定が優先され，安定した後にCT検査を行うことが勧められている.

CT所見の特徴は，FBIでは前述した硬膜外血腫や硬膜下血腫，脳内出血がみられることである.一方，DAIは，深部白質，脳梁，脳幹部に微小な出血を伴っていることが多い.DAIは，画像所見で異常を示さないものも多く，CT所見に異常がないことでDAIを否定することはできない.そのため，DAIの診断にはMRI検査の実施を考慮してもよいとされている.DAIの脳損傷の描出には，FLAIR(fluid attenuated inversion recovery)画像がすぐれるとされる.

また，意識障害を伴うような頭部外傷では，他の部位の損傷を伴っている可能性がある.他の部位の損傷の程度が頭部外傷の予後に影響することがあり，頭部以外の損傷の有無をみるために全身の診察が必要となる.

> **覚えておこう**
> 特にFACT(focused assessment with CT for trauma)とよばれる段階では，意識・呼吸・循環に影響する損傷の有無の把握が重要となる(**表1**)[5].

重症度

頭部外傷の重症度は，意識障害により分類されるのが一般的である.意識障害の評価には，Glasgow Coma Scale(GCS)が用いられ，GCS 13以上を軽症，9〜12が中等症，8以下を重症

表1　FACTの読影すべき所見

部位	見るべき所見
頭部	緊急開頭が必要な血腫
大動脈弓部遠位	大動脈損傷，縦隔血腫
肺底部	広範な肺挫傷，血気胸，心嚢血腫
骨盤腔	腹腔内出血
骨盤から椎体周囲	骨盤骨折，後腹膜血腫
実質臓器損傷	肝臓・脾臓・腎臓・膵臓，腸間膜血腫

(加藤正哉：神経外傷診療ガイドブック.メジカルビュー社；2017.p.16-23[5]より)

表2　European Federation of Neurological Societiesによる頭部外傷の分類

分類	GCS	付帯条件
軽症	13〜15	
カテゴリー1	15	意識消失なし，外傷後健忘なし，危険因子(小)≦1
カテゴリー2	15	危険因子(小)≦2 or(大)≦1
カテゴリー3	13〜14	
中等度	9〜12	
重度	≦8	
致命的	3〜4	対光反射消失かつ運動反応なし(or 除脳姿勢)

(荻野雅宏：神経外傷診療ガイドブック.メジカルビュー社；2017.p.24-30[6]より)
危険因子については**表3**を参照.

と分類する(**表2**[6]).また，**表2**[6]に記載される危険因子を**表3**[7]にまとめる.

この他，GennarelliによるDBIの重症度分類(**表4**)[8]や，Traumatic Coma Date Bank(TCDB)におけるCT分類(**表5**)[3]がある.なお，TCDBの分類は，成人の重症頭部外傷患者(GCS≦8)の予後を予測するためにつくられた分類であり，重症度分類とは性質がやや異なる.

■ 症状

FBIでは，損傷部位に応じて運動麻痺や高次脳機能障害，行動障害などが出現する.また，CT画像上占拠性病変がみられないDAIにおい

ても，高次脳機能障害，小脳失調，運動麻痺を呈する．

頭部外傷による高次脳機能障害の特徴は，前頭葉・側頭葉前方病変による高次脳機能障害が多いことである．その理由は，どこに直接的損傷を被っても，前頭葉下内側面，側頭葉前方部下面に損傷が生じやすいためである（**図6**）[9]．前頭葉と側頭葉前部の損傷により出現しやすい高次脳機能障害を**表6**[9] に示す．

■ 予後

GCSを基準とした重症度別では，軽症例（GCS 14〜15）はほぼ全例で社会復帰可能，中等症例（GCS 9〜13）の社会復帰率は80％，重症例（GCS≦8）では社会復帰率10〜20％，死亡率は50％に達する[3]．機能予後不良因子には，年齢75歳以上，Injury Severity Score（ISS）22以上，GCS 8点以下，外傷性くも膜下出血の存在，脳室内出血の存在が報告されている[10]．

歩行能力の改善については，受傷後約5か月

表3 軽症頭部外傷後にCT撮影を要する危険因子：頭部外傷患者のCT（CHIP予測ツール）

危険因子（大）	●歩行者または自転車 vs 自動車の事故 ●車外に放り出された受傷 ●嘔吐 ●外傷後健忘≧4時間 ●頭蓋骨骨折を疑う徴候 ●来院時GCS<15 ●来院後1時間でGCSが2ポイント以上悪化 ●抗凝固療法中 ●外傷後けいれん ●60歳以上
危険因子（小）	●転倒事故（高さを問わない） ●持続する順行性健忘（短期記憶障害） ●2〜4時間の外傷後健忘 ●頭部の打撲創（挫傷） ●神経学的異常 ●意識消失 ●来院後1時間でGCSが1ポイント悪化 ●年齢40〜60歳

(Smits M, et al.：Predicting intracranial traumatic findings on computed tomography in patients with minor head injury：the CHIP prediction rule. Ann Intern Med 2007；146〈6〉：397-405[7] より)
CHIP：CT in Head Injury Patients.

表4 Gennarelliによるびまん性脳損傷の重症度分類

分類		意識消失
脳震盪	軽症	なし
	古典的	<1時間
	重症	1〜6時間
びまん性軸索損傷	軽症	6〜24時間
	古典的	24時間<　脳幹異常なし
	重症	24時間<　除脳/除皮質姿勢

(Gennarelli TA, et al.：Biomechanical tolerances for diffuse brain injury and a hypothesis for genotypic variability in response to trauma. Annu Proc Assoc Adv Automot Med 2003；47：624-8[8] より)

表5 Traumatic Coma Date Bank（TCDB）におけるCT分類

カテゴリー	CT所見	転帰良好率	死亡率
びまん性脳損傷Ⅰ （明らかな病的変化なし）	CT上頭蓋内に明らかな病変を認めない	61.4%	9.6%
びまん性脳損傷Ⅱ	脳槽は認められ，正中構造の偏位が0〜5 mm，25 mL以上の高または混合吸収域を認めない，骨片や異物を認めてもよい	34.5%	13.5%
びまん性脳損傷Ⅲ （脳腫脹）	脳槽が圧排または消失し，正中構造の偏位が0〜5 mm，25 mL以上の高または混合吸収域を認めない	16.4%	34%
びまん性脳損傷Ⅳ （脳偏位）	正中構造の偏位が5 mm以上，25 mL以上の高または混合吸収域を認めない	6.2%	56.2%
占拠性病変術後	外科的に除去された病巣	22.8%	38.8%
占拠性病変	25 mL以上の高または混合吸収域，外科的に除去されない	11.1%	52.8%

(宮城知也ほか：頭部外傷の急性期治療．リハビリテーション医学 2013；50〈7〉：557-69[3] より)

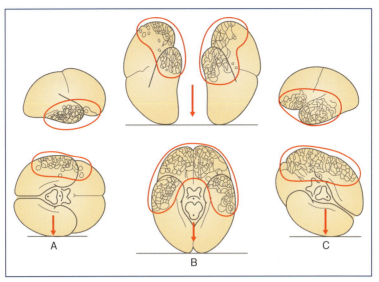

図6 外傷性脳損傷(TBI)により損傷を受けやすい領域
(大東祥孝:頭部外傷と高次脳機能障害. 脳神経外科ジャーナル 2009;18〈4〉:271-6[9]より)
矢印は直撃損傷の場所を表す.密集した線(赤色で囲まれた部分)で示される場所は対側損傷の部位であり,A,B,Cのいずれの場合においても前頭葉や側頭葉に損傷が生じやすいことがわかる.

表6 頭部外傷で出現しやすい高次脳機能障害

自発性低下,アパシー(apathy)
脱抑制,社会行動障害(disinhibition)
遂行機能障害(executive functional dysfunction)
記憶障害(memory disorder)
注意障害(disturbance of attention)
反復・常同症(repetitive stereotypy)
被影響の亢進(stimulus bound behavior)
意味記憶障害(semantic memory disorder)
社会的相互作用障害(social interaction disorder)
妄想性障害(delusion, delusional disorder)
気づきの欠如(loss of awareness)

(大東祥孝:頭部外傷と高次脳機能障害. 脳神経外科ジャーナル 2009;18〈4〉:271-6[9]の内容をもとに作成)

で頭部外傷者の73.3%が歩行自立に至ったとする報告がある[11].歩行自立に関連する因子としては,入院時の歩行能力,重症度が軽症,若年であることがあげられている[11].ただし,重症若年例においては,年単位に及ぶ長期間の介入により歩行能力の改善を示す可能性があり,理学療法士としてはこのことを念頭におき,アプローチを検討する.

高次脳機能の予測因子としては,昏睡や健忘症であった時間の長さが関係している[12].

■ **治療**

重症頭部外傷の治療のポイントは,適切な脳循環,酸素化を維持して二次性脳損傷を回避することである.脳保護のための呼吸・循環管理の目標値を**表7**[3,13]に示す.

頭部外傷後の治療のポイントは,頭蓋内圧(intracranial pressure:ICP)と全身血圧の管理であり,これにより適切な脳灌流圧(cerebral perfusion pressure:CPP)と脳の酸素化を維持することである.頭蓋内圧亢進は,症状の増悪や脳ヘルニアを引き起こす.また,脳灌流圧は,「平均動脈圧-頭蓋内圧」の値であり,脳灌流圧と予後との関係も報告されている.以下に,頭蓋内圧と脳灌流圧の管理についてまとめる.

表7 脳保護のための呼吸・循環管理の目標値

1. 初期治療における呼吸の管理目標値
   初期診療における呼吸の管理目標は以下であることが望ましい
   (a) 動脈血酸素飽和度（SpO_2）＞95%
   (b) 動脈血酸素分圧（PaO_2）＞80 mmHg
   (c) 動脈血炭酸ガス分圧（$PaCO_2$）または呼気終末時炭酸ガス分圧（$PetCO_2$）
       ・頭蓋内圧亢進時 30～35 mmHg
       ・頭蓋内圧正常時 35～45 mmHg
       ・手術による減圧を準備する間など一時的に$PaCO_2$を30 mmHg以下にすることもある
2. 初期治療における循環の管理目標値
   初期診療における循環の管理目標は以下であることが望ましい
   ①頭部外傷非合併例
       (a) 収縮期血圧（SBP）＞90～100 mmHg
       (b) ヘモグロビン（Hb）7～10 g/dL
   ②頭部外傷合併例
       (a) 収縮期血圧（SBP）＞120 mmHg
       (b) 平均動脈血圧（MAP）＞90 mmHg
       (c) 脳灌流圧（CPP）＞60～70 mmHg（ICPを測定している場合）
       (d) ヘモグロビン（Hb）＞10 g/dL

（重症頭部外傷治療・管理のガイドライン作成委員会：重症頭部外傷治療・管理のガイドライン．第2版．神経外傷 2006；29：18-9[13]より）

表8 頭蓋内圧亢進に対する段階的治療

① 鎮静・鎮痛呼吸管理	●呼吸管理の目標数値は**表7**に準ずる
② 頭部挙上	●推奨：頭部挙上30° ●静脈還流を阻害しないように注意する
③ 浸透圧療法	●グリセロール，マンニトールを使用する ●収縮期血圧≦90 mmHgに注意する
④ 髄液ドレナージ	●脳室ドレナージが第一選択となる
⑤ バルビツレート療法 低体温療法	●合併症の頻度が高く全身管理に留意する ※バルビツレート療法 ●低血圧，呼吸器合併症，腎機能障害，肝機能障害 ※低体温療法 ●感染症，不整脈，低カリウム血症，血小板減少症，凝固異常，高血糖
⑥ 減圧開頭術	●内科治療で頭蓋内圧亢進の改善が得られない場合に，内・外減圧術を選択する ●体位変換時などに外減圧部を圧迫しないよう注意する

（末廣栄一ほか：神経外傷診療ガイドブック．メディカルビュー社：2017．p.31-7[12]の内容をもとに作成）
頭蓋内圧亢進に対する段階的治療については，頭蓋内圧が15～25 mmHg以下で推移している場合は①～③が推奨され，20～25 mmHg以上で①～③による頭蓋内圧管理が難しい場合に④～⑥の実施を考慮する．

頭蓋内圧の管理

頭部外傷での頭蓋内圧亢進の原因は，占拠性病変，脳浮腫，水頭症などがある．頭蓋内圧の正常値は5～15 mmHgである．治療を開始する閾値は，成人で15～25 mmHg程度，小児では＜10 mmHgとされる[14]．

頭蓋内圧亢進に対する治療方針は，占拠性病変が原因である場合には外科的処置によって占拠性病変を除去し，それ以外が原因である場合は侵襲性が低いものから段階的に行う（**表8**）[12]ことが一般的である．

脳灌流圧の管理

脳灌流圧については，50～70 mmHgを目安に管理することが勧められている[14]．

適切な脳灌流圧の管理は，脳血流自動調節能の障害の程度により異なる．二次性脳損傷の原因となる脳虚血は，脳酸素消費量に見合う十分な脳血流が保たれていないことが問題とされ

る[3]．脳血流自動調節能は，頭部外傷の急性期や頭蓋内圧亢進時に障害されることが多く，障害が生じると脳血流は脳灌流圧に直接影響を受ける．頭部外傷患者の管理において，自動調節能に障害があれば頭蓋内圧を，障害がなければ脳灌流圧を指標とする．ただし，脳灌流圧の適正値は患者によって異なるため，頸静脈酸素飽和度や脳組織酸素分圧などの他の脳循環あるいは脳代謝のモニタリングを行いながら調整する．

■障害像

頭部外傷は，脳の損傷による障害という点では脳血管障害と共通する．しかし，脳血管障害では病巣が限局しているのに対して，頭部外傷

では損傷部位が広範にわたることが多い．また，運動障害よりも記憶障害や注意障害などの高次脳機能障害を呈しやすいこと，脳血管障害に比べて長期的に改善を認めることも特徴である．若年者の受傷も多く，社会復帰に向けては長期間の支援が必要となることが少なくない．

理学療法・リハビリテーションの評価

基本的な評価項目は脳梗塞や脳出血と共通であり，意識障害，高次脳機能障害，運動麻痺，基本動作など損傷部位，症状に応じて評価する（内科編第2章「1．脳梗塞」の項，本書「1．脳出血に対する手術」の項参照）．

以下，頭部外傷において問題になりやすい意識障害，高次脳機能障害について説明する．高次脳機能障害については，頭部外傷で呈しやすい前頭葉，側頭葉の損傷による注意・記憶・遂行機能障害を説明する．

意識障害

意識障害は，清明度（覚醒度）低下と内容の変化（変容）に分けられる．清明度低下とは意識混濁の状態であり，昏睡や傾眠がある．意識変容には，せん妄，急性錯乱状態，もうろう状態などが含まれる．頭部外傷後の重度の意識障害の回復に伴い，せん妄を生じやすい．せん妄とは，軽度ないし中等度の意識混濁のうえに，精神運動興奮，幻覚，妄想などが加わった状態である[15]．

せん妄の評価には，日本語版NEECHAM混乱・錯乱状態スケールがある．認知・情報処理，行動，生理学的コントロールの3つの観察カテゴリーについて，各3項目ずつの観察や測定にて点数をつける．点数は30点満点として，点数別に4段階の評価に区分する．24点以下からが混乱・錯乱状態となる．

注意障害

頭部外傷では注意障害を高頻度に生じ，また全般性注意障害による行動障害が観察されることが多い．評価には，標準注意検査法（Clinical Assessment for Attention：CAT）やTrail Making Test（TMT）などの机上検査が用いられるが，急性期では実施が困難な場合が多い．そのため，日常生活場面の行動観察による評価が重要となる．行動観察評価表には，Ponsford and Kinsella's Attention Rating Scaleと，Moss Attention Rating Scaleがある．

記憶障害

脳梁病変や側頭葉病変などにより，記憶障害を高頻度に生じる．評価には，Rivermead行動記憶検査（Rivermead Behavioural Memory Test：RBMT）や改訂版Wechsler記憶検査（Wechsler Memory Scale-revised：WMS-R）があげられる．

遂行機能障害

遂行機能とは，目的をもった一連の活動を有効に成し遂げるため，自ら目標を設定し，計画を立て，実際の行動を効果的に行う能力である[16]．遂行機能障害は，前頭前野，また前頭前野と神経線維連絡を有する尾状核，淡蒼球，視床の病変により生じやすい．

評価には，Kohs立方体組み合わせテスト，遂行機能障害症候群の行動評価（Behavioural Assessment of the Dysexecutive Syndrome：BADS），ウィスコンシンカード分類テスト（Wisconsin Card Sorting Test：WCST）などを用いる．

理学療法・リハビリテーションプログラム

頭部外傷後の理学療法の目的を，時期に分けて記載する．急性期での目的は，廃用予防，早期離床，日常生活活動（activities of daily living：

表9　ICUで早期離床や早期からの積極的な運動を原則行うべきでないと思われる場合

1) 担当医の許可がない場合
2) 過度に興奮して必要な安静や従命行為が得られない場合（RASS≧2）
3) 運動に協力の得られない重篤な覚醒障害（RASS≦-3）
4) 不安定な循環動態で，IABPなどの補助循環を必要とする場合
5) 強心昇圧薬を大量に投与しても，血圧が低すぎる場合
6) 体位を変えただけで血圧が大きく変動する場合
7) 切迫破裂の危険性がある未治療の動脈瘤がある場合
8) コントロール不良の疼痛がある場合
9) コントロール不良の頭蓋内圧亢進（≧20 mmHg）がある場合
10) 頭部損傷や頸部損傷の不安定期
11) 固定の悪い骨折がある場合
12) 活動性出血がある場合
13) カテーテルや点滴ラインの固定が不十分な場合や十分な長さが確保できない場合で，早期離床や早期からの積極的な運動により事故抜去が生じる可能性が高い場合
14) 離床に際し，安全性を確保するためのスタッフが揃わないとき
15) 本人または家族の同意が得られない場合

（日本集中治療医学会早期リハビリテーション検討委員会：集中治療における早期リハビリテーション—根拠に基づくエキスパートコンセンサス．日集中医誌 2017；24〈2〉：278[17]より）
RASS：Richmond Agitation-Sedation Scale，IABP：intra-aortic balloon pumping（大動脈内バルーンパンピング）．

表10　ICUでの早期離床と早期からの積極的な運動の開始基準

	指標	基準値
意識	Richmond Agitation Sedation Scale (RASS)	−2≦RASS≦1 30分以内に鎮静が必要であった不穏はない
疼痛	自己申告可能な場合numeric rating scale (NRS) もしくはvisual analogue scale (VAS)	NRS≦3 もしくは VAS≦3
	自己申告不能な場合behavioral pain scale (BPS) もしくはCritical-Care Pain Observation Tool (CPOT)	BPS≦5 もしくは CPOT≦2
呼吸	呼吸回数	<35/min が一定時間持続
	酸素飽和度（SaO₂）	≧90％が一定時間持続
	吸入酸素濃度（F_IO₂）	<0.6
人工呼吸器	呼気終末陽圧（PEEP）	<10 cmH₂O
循環	心拍数（HR）	HR：≧50/min もしくは ≦120/minが一定時間持続
	不整脈	新たな重症不整脈の出現がない
	虚血	新たな心筋虚血を示唆する心電図変化がない
	平均血圧（MAP）	≧65 mmHgが一定時間持続
	ドパミンやノルアドレナリン投与量	24時間以内に増量がない
その他	●ショックに対する治療が施され，病態が安定している ●SATならびにSBTが行われている ●出血傾向がない ●動く時に危険となるラインがない ●頭蓋内圧（intracranial pressure，ICP）<20 cmH₂O ●患者または患者家族の同意がある	

元の血圧を加味すること．各数字については経験論的なところもあるのでさらに議論が必要である．
（日本集中治療医学会早期リハビリテーション検討委員会：集中治療における早期リハビリテーション—根拠に基づくエキスパートコンセンサス．日集中医誌 2017；24〈2〉：279[17]より）
SAT：spontaneous awakening trial（自発覚醒トライアル），SBT：spontaneous breathing trial（自発呼吸トライアル）．

表11　ICUでの早期離床と早期からの積極的な運動の中止基準

カテゴリー	項目・指標	判定基準値あるいは状態	備考
全体像神経系	反応	明らかな反応不良状態の出現	呼びかけに対して傾眠,昏迷の状態
	表情	苦悶表情,顔面蒼白・チアノーゼの出現	
	意識	軽度以上の意識障害の出現	
	不穏	危険行動の出現	
	四肢の随意性	四肢脱力の出現	
		急速な介助量の増大	
	姿勢調節	姿勢保持不能状態の出現	
		転倒	
自覚症状	呼吸困難	突然の呼吸困難の訴え	気胸,PTE
		努力呼吸の出現	修正 Borg Scale 5〜8
	疲労感	耐えがたい疲労感	
		患者が中止を希望	
		苦痛の訴え	
呼吸器系	呼吸数	<5/min または >40/min	一過性の場合は除く
	SpO$_2$	<88%	
	呼吸パターン	突然の吸気あるいは呼気努力の出現	聴診など気道閉塞の所見もあわせて評価
	人工呼吸器	不同調	
		バッキング	
循環器系	HR	運動開始後の心拍数減少や徐脈の出現	一過性の場合を除く
		<40/min または >130/min	
	心電図所見	新たに生じた調律異常	
		心筋虚血の疑い	
	血圧	収縮期血圧>180 mmHg	
		収縮期または拡張期血圧の20%低下	
		平均動脈圧<65 mmHg	
		または>110 mmHg	
デバイス	人工気道の状態	抜去の危険性(あるいは抜去)	
	経鼻胃チューブ		
	中心静脈カテーテル		
	胸腔ドレーン		
	創部ドレーン		
	膀胱カテーテル		
その他	患者の拒否		
	中止の訴え		
	活動性出血の示唆	ドレーン排液の性状	
	術創の状態	創部離開のリスク	

介入の完全中止あるいは,いったん中止して経過を観察,再開するかは患者状態から検討,判断する.
(日本集中治療医学会早期リハビリテーション検討委員会:集中治療における早期リハビリテーション—根拠に基づくエキスパートコンセンサス.日集中医誌 2017;24〈2〉:281[17]より)
PTE:pulmonary thromboembolism(肺動脈血栓塞栓症),HR:heart rate(心拍数).

表12 エビデンスの高い認知リハビリテーション

注意障害	●注意機能を刺激する直接練習を行う（グレードB） ●Time pressure management（グレードA）：こなすべき作業に対して，時間を十分に確保する 　例）日常動作や料理，掃除などの応用動作を再学習する 　　　趣味や仕事など，熱中できるものに取り組む
遂行機能障害	●Metacognitive strategy training（グレードA）：自分の能力を自覚したうえで，動作を選択していく練習 　例）自分ができること，できないこと，助けてもらうことをきちんと言える習慣を身につける 　　　目標とする行動が正しく，効率よく行われたか反省する習慣をつける
記憶障害	●メモなどの外的補助手段を使いこなせるよう練習する（グレードA） ●新規学習の場合，失敗経験をなるべくしないように配慮して学習（errorless learning：EL）する（グレードB）
社会的行動障害	●認知行動療法は勧められる（グレードB） ●社会技能訓練は勧められる（グレードB）

（渡邉　修：認知リハビリテーション効果のエビデンス．認知神経科学 2011；13〈3〉：219-25[18]，渡邉　修：病院で行う高次脳機能障害リハビリテーション．臨床リハ 2012；21〈11〉：1060-8[19]の内容をもとに作成）
グレードは，Aは「行うように強く勧められる」，Bは「行うよう勧められる」である．

ADL）の拡大である．回復期では社会復帰に向け，脳損傷により生じた機能障害や廃用による機能低下に対するアプローチや代償手段の指導を行う．維持期では，患者ごとの必要に応じて支援していく．特に若年者では，脳血管障害に比べて長期的に改善を認めるという特徴を念頭においてアプローチする．各時期の目的を理解し，アプローチを立案する．

アプローチ全体の基本的な考え方は，脳卒中患者と同様である（内科編「1. 脳梗塞」の項，本書「1. 脳出血に対する手術」の項参照）．以下に頭部外傷で留意するべき項目について記載する．

早期リハビリテーション

頭部外傷後のリハビリテーションは，できる限り早期から介入することが望ましい．開始の条件としては，全身状態の安定が求められる．主治医と協議して，その時期を見極めていく．頭部外傷患者の早期離床の基準などについては，日本集中治療医学会の基準（**表9～11**）[17]を参考にする．

呼吸リハビリテーション

頭部外傷では，二次性損傷を予防するために安定した呼吸状態の維持が求められる．また，人工呼吸管理中では人工呼吸器関連肺炎などの合併症の予防が重要となるため，呼吸リハビリ

テーションを実施する．手技としては，早期離床，体位管理，呼吸介助などが行われる．

注意点としては，胸腔または腹腔内圧の上昇は，頭蓋内圧を亢進させる危険性があることである．また，外減圧中は，減圧部に圧迫が加わらないように体位が制限されることがあるため，管理方法を検討する．治療上，減圧部側を下にした体位をとる場合は，保護帽やタオルなどで減圧部に圧迫が加わらないような工夫を，主治医，看護師などと検討する．

痙縮の管理

頭部外傷では著明な痙縮を認めることが多い．特に，足関節に背屈制限が発生すると，以降の立位や歩行動作の獲得に支障が出る．これに対しては，頻回な関節可動域運動に加えて，筋弛緩薬や神経ブロック，ボトックス療法の併用，夜間装具の利用も検討する．

高次脳機能障害に対するアプローチ

高次脳機能障害に対するアプローチ方法を**表12**[18,19]に示す．社会復帰にあたり，高次脳機能障害が問題となることは少なくない．特に，就労支援にあたっては，医師，看護師，作業療法士，言語聴覚士のみならず，臨床心理士，ソーシャルワーカー，職業訓練職とも連携し，包括的なリハビリテーションを行う．

■ 引用文献

1) 日本外傷データバンク：日本外傷データバンクレポート2016（2011-2015）.
   http://www.jtcr-jatec.org/traumabank/dataroom/data/JTDB2016.pdf
2) 小野純一，藤川　厚，宮田昭宏：頭部外傷データバンクProject研究から見た重症頭部外傷の最近の動向．日本医事新報 2013；4656：23-8.
3) 宮城知也，前田充秀，井上泰豪ほか：頭部外傷の急性期治療．リハビリテーション医学 2013；50（7）：557-69.
4) 佰森良二：頭部外傷と脳卒中の比較障害学．リハビリテーション医学 1995；32（8）：502-6.
5) 加藤正哉：頭部外傷初期診療．三宅康史編：神経外傷診療ガイドブック．メジカルビュー社；2017．p.16-23.
6) 荻野雅宏：軽症頭部外傷の診断と管理．三宅康史編：神経外傷診療ガイドブック．メジカルビュー社；2017．p.24-30.
7) Smits M, Dippel DW, Steyerberg EW, et al.：Predicting intracranial traumatic findings on computed tomography in patients with minor head injury：the CHIP prediction rule．Ann Interm Med 2007；146（6）：397-405.
8) Gennarelli TA, Pintar FA, Yoganandan N：Biomechanical tolerances for diffuse brain injury and a hypothesis for genotypic variability in response to trauma. Annu Proc Assoc Adv Automot Med 2003；47：624-8.
9) 大東祥孝：頭部外傷と高次脳機能障害．脳神経外科ジャーナル 2009；18（4）：271-6.
10) 横堀將司，荒木　尚，恩田秀賢ほか：高齢者重症頭部外傷に対する積極的治療と患者転帰の変遷─頭部外傷データバンク【プロジェクト1998, 2004, 2009】における検討．神経外傷 2013；36：76-85.
11) Katz DI, White DK, Alexander MP, et al.：Recovery of ambulation after traumatic brain injury．Arch Phys Med Rehabil 2004；85（6）：865-9.
12) 末廣栄一，鈴木倫保：重症頭部外傷の最新の集中治療と予後予測．三宅康史編：神経外傷診療ガイドブック．メジカルビュー社；2017．p.31-7.
13) 重症頭部外傷治療・管理のガイドライン作成委員会：重症頭部外傷治療・管理のガイドライン．第2版．神経外傷 2006；29：18-9.
14) 日本脳神経外科学会，日本脳神経外傷学会監，重症頭部外傷治療・管理のガイドライン作成委員会編：重症頭部外傷治療・管理のガイドライン．第3版．医学書院；2013.
15) 田崎義昭，斎藤佳雄著，坂井文彦改訂：精神状態の診かた．ベッドサイドの神経の診かた．改訂16版．南山堂；2004．p.129-42.
16) Lezak MD, Howieson DB, Bigler ED, et al.：Neuropsychological Assessment．5rd ed. Oxford University Press；2012.
17) 日本集中治療医学会早期リハビリテーション検討委員会：集中治療における早期リハビリテーション─根拠に基づくエキスパートコンセンサス．日集中医誌 2017；24（2）：255-303.
18) 渡邉　修：認知リハビリテーション効果のエビデンス．認知神経科学 2011；13（3）：219-25.
19) 渡邉　修：病院で行う高次脳機能障害リハビリテーション．臨床リハ 2012；21（11）：1060-8.

呼吸器

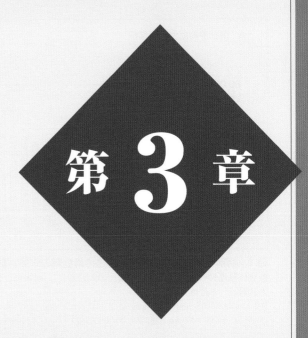

第3章

第3章 呼吸器

1. 肺腫瘍に対する手術
surgery for lung tumor

■ **key point** ▶▶▶ 肺腫瘍に対する周術期の理学療法の目的は，術後の呼吸機能の改善と，離床や運動による早期の日常生活活動の再獲得により呼吸器合併症を予防し，入院日数の短縮や予後の改善を目指すことである．近年は，手術手技や術後管理の進歩によって，高齢患者や高リスク患者への手術適応が拡大しており，これらの患者の術後の回復を促進するためにも理学療法は重要である．

概要と病態

肺癌は，死亡率の高い悪性腫瘍である．1990年以降の呼吸器外科手術の発展は目覚ましく，高齢患者や高リスク患者へも手術適応が拡大している．日本胸部外科学会による調査[1]では，日本における2013年の原発性肺癌手術症例数は37,008件であり，4年前と比べても5,000件以上増加している（**図1-A**）[1]．また，原発性肺癌手術のうち，70歳以上の患者が52％を占めており，過去10年間で2.7倍の患者数に増加したと推測される[2]（**図1-B**）[1]．

これらの背景として高齢化の影響も考えられるが，治療において早期例に対するビデオ下胸腔鏡手術（video-assisted thoracoscopic surgery：VATS）と，肺の切除範囲やリンパ節の郭清範囲を少なくした縮小手術という2つの手術の低侵襲化が関与している．また，局所進行肺癌においては，有効な化学療法や化学放射線

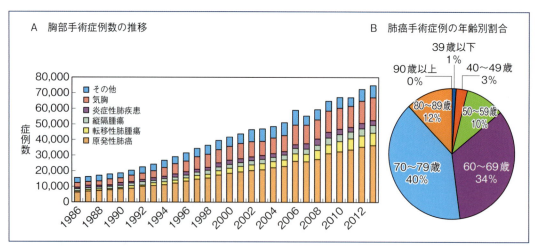

図1 胸部手術症例数の推移と肺癌手術症例の年齢別割合
原発性肺癌の手術症例数は年々増加傾向にあり，26年前に比べ約6倍に増加している．そのうち，70歳以上の症例が5割以上を占めている．
(Committee for Scientific Affairs, et al.：Thoracic and cardiovascular surgery in Japan during 2013：Annual report by The Japanese Association for Thoracic Surgery. Gen Thorac Cardiovasc Surg 2015；63〈12〉：670-701[1]をもとに作成)

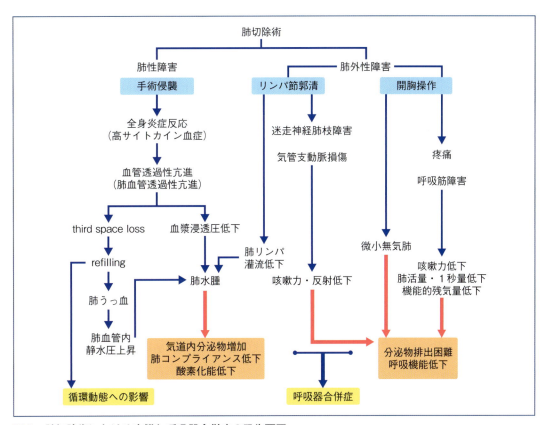

図2 肺切除術における病態と呼吸器合併症の発生要因
(垣添慎二：理学療法MOOK18 ICUの理学療法. 三輪書店；2015. p.242-56[5]を参考に作成)
third space loss：細胞外液のthird spaceへの移行・形成, refilling：血管内への移行.

療法が開発され，それらと外科治療を組み合わせた集学的治療が寄与している[3].

■ 病態・障害像

術後呼吸器合併症

　肺癌手術後では，呼吸器合併症が大きな問題となる．一般に呼吸器合併症には，無気肺，肺炎，肺水腫，呼吸不全などが含まれる[4]．肺癌手術における病態と呼吸器合併症の発生要因を**図2**[5]に示す．肺性障害としての手術侵襲，肺外性障害としてのリンパ節郭清や開胸操作によってさまざまな障害が生じる可能性があり，それらによって起こる呼吸機能や咳嗽力の低下，さらに疼痛も加わり，気道内分泌物の排出困難，不十分な深呼吸が呼吸器合併症の大きな原因となる．また，術前の患者の状態，検査値，手術や麻酔の方法なども術後呼吸器合併症のリスク因子となる(**表1**)[6].

アプローチ方法および切除部位による術後呼吸機能の差[7]

　VATSによる肺楔状切除群と開胸術による肺葉切除群では，術後1日目は努力性肺活量，1秒量ともに大差はなかったが，退院時にはVATS群で術後予測値に対する努力性肺活量が92％，1秒量が95％と回復していたのに対し，開胸術群では努力性肺活量が76％，1秒量が83％と有意に回復が遅れていた．また，同じ肺楔状切除を行ったVATS群と開胸術群の比較では，術後3日目の1秒量，退院時の努力性肺活量ともに開胸術群のほうが術前値に対する回復率が有意に低かった．

　切除部位では，下葉切除のほうが上葉切除よ

表1　術後呼吸器合併症のリスク因子とエビデンスレベル

因子	エビデンスレベル	オッズ比
●患者関連因子		
高齢（≧60歳）	A	2.09〜3.04
ASA クラス≧Ⅱ	A	2.55〜4.87
心不全	A	2.93
機能的自立度≧一部介助	A	1.65〜2.51
慢性閉塞性肺疾患	A	1.79
体重減少	B	1.62
感覚障害	B	1.39
喫煙者	B	1.26
飲酒者	B	1.21
●手術・麻酔関連因子		
大動脈置換術	A	6.90
胸部手術	A	4.24
腹部手術	A	3.01
上腹部手術	A	2.91
脳神経外科	A	2.53
手術時間（>3時間）	A	2.26
頭部・頸部手術	A	2.21
緊急手術	A	2.21
血管手術	A	2.10
全身麻酔	A	1.83
周術期輸血	B	1.47
●検査値関連因子		
アルブミン値<35 g/L	A	2.53
胸部X線所見	B	4.81

ASA：American Society of Anesthesiologists（アメリカ麻酔学会）.
エビデンスレベルA：特定のリスク因子，予測因子として強い根拠として支持.
エビデンスレベルB：特定のリスク因子，予測因子として少なくとも公正な根拠として支持.
（胸部外科術後の呼吸器合併症のリスク因子とエビデンスレベル，オッズ比を患者関連因子，手術麻酔関連因子，検査関連因子に分けて記載している）
（Smetana GW, et al.：Preoperative pulmonary risk stratification for noncardiothoracic surgery：systematic review for the American College of Physicians. Ann Intern Med 2006；144〈8〉：581-95[6]より抜粋）

り多くの肺容量を損失するにもかかわらず，下葉切除後の対側肺の気量増加により，残存肺全体の肺容量の多くが保たれる．上葉切除後3か月では，19％の肺容量減少に対して下葉切除後は6％の減少にとどまり，努力性肺活量は上葉切除後の12％に対し，下葉切除後は3％の減少にとどまっていたこと，1秒量に関しても上葉切除後に比べ下葉切除後のほうが低下が少ないことが報告されている．また，右上葉切除が，他の部位に比べて無気肺の発生率が高いといわれている[8].

■ 診断・病期分類

診断

胸部X線写真やCTによって認められた肺腫瘍は，気管支鏡や経皮生検など，さまざまな診断手法により，病変から細胞もしくは組織検体を採取し，病理診断を行うことで肺癌と確定診断される．肺癌の確定診断が得られれば，治療法の選択のために病期分類（ステージング）を行う．遠隔転移検索においてはPET（positron emission tomography）が勧められており，また，脳転移検索のために頭部造影MRI（もしくは頭部造影CT）が施行される[9].

病期分類

病期の評価にはTNM分類を使用する（**表2**）[10]．原発腫瘍の大きさと浸潤（T因子），リンパ節転移（N因子），遠隔転移（M因子）の3つの因子について評価し，これらを総合的に組み合わせて病期を決定する（**表3**）[10].

■ 予後

肺癌術後の短期予後（入院中もしくは3か月以内の死亡）については，欧米の報告では，肺切除術で1.9〜2.5％，肺全摘術で3.9〜5.6％とされている[11-14]．一方，日本における短期予後は0.6〜0.8％で[1, 15]，80歳以上の高齢者であっても1.4％[16]と良好な成績となっている．

長期予後については，3年生存率78.6％，5年生存率69.6％であり，生存率は上昇傾向にある[17]．また，80歳以上を対象とした報告においても，3年生存率79.6％，5年生存率53.1％

表2　肺癌のTNM分類

T-原発腫瘍	TX：原発腫瘍の存在が判定できない，あるいは喀痰または気管支洗浄液細胞診でのみ陽性で画像診断や気管支鏡では観察できない
	T0：原発腫瘍を認めない
	Tis：上皮内癌（carcinoma *in situ*）：肺野型の場合は，充実成分径0cmかつ病変全体径≦3cm
	T1：腫瘍の充実成分径≦3cm，肺または臓側胸膜に覆われている，葉気管支より中枢への浸潤が気管支鏡上認められない（すなわち主気管支に及んでいない）
	T1mi：微小浸潤性腺癌：部分充実型を示し，充実成分径≦0.5cmかつ病変全体径≦3cm
	T1a：充実成分径≦1cmでかつTis・T1miには相当しない
	T1b：充実成分径>1cmでかつ≦2cm
	T1c：充実成分径>2cmでかつ≦3cm
	T2：充実成分径>3cmでかつ≦5cm，または充実成分径≦3cmでも以下のいずれかであるもの ・主気管支に及ぶが気管分岐部には及ばない ・臓側胸膜に浸潤 ・肺門まで連続する部分的または一側全体の無気肺か閉塞性肺炎がある
	T2a：充実成分径>3cmでかつ≦4cm
	T2b：充実成分径>4cmでかつ≦5cm
	T3：充実成分径>5cmでかつ≦7cm，または充実成分径≦5cmでも以下のいずれかであるもの ・臓側胸膜，胸壁（superior sulcus tumorを含む），横隔神経，心膜のいずれかに直接浸潤 ・同一葉内の不連続な副腫瘍結節
	T4：充実成分径>7cm，または大きさを問わず横隔膜，縦隔，心臓，大血管，気管，反回神経，食道，椎体，気管分岐部への浸潤，あるいは同側の異なった肺葉内の副腫瘍結節
N-所属リンパ節	NX：所属リンパ節評価不能
	N0：所属リンパ節転移なし
	N1：同側の気管支周囲かつ/または同側肺門，肺内リンパ節への転移で原発腫瘍の直接浸潤を含める
	N2：同側縦隔かつ/または気管分岐下リンパ節への転移
	N3：対側縦隔，対側肺門，同側あるいは対側の前斜角筋，鎖骨上窩リンパ節への転移
M-遠隔転移	M0：遠隔転移なし
	M1：遠隔転移がある
	M1a：対側肺内の副腫瘍結節，胸膜または心膜の結節，悪性胸水（同側・対側），悪性心嚢水
	M1b：肺以外の一臓器への単発遠隔転移がある
	M1c：肺以外の一臓器または多臓器への多発遠隔転移がある

TNM分類は，原発腫瘍の大きさと浸潤（T因子），リンパ節転移（N因子），遠隔転移（M因子）の3つの因子で構成される．
（日本肺癌学会編：臨床・病理 肺癌取扱い規約．第8版．金原出版；2017．p.6[10] より）

表3　肺癌の病期分類

		N因子				M因子		
		N0	N1	N2	N3	anyN, M1a	AnyN, M1b	anyN, M1c
T因子	Tx	occult						
	Tis	0						
	T1mi	IA1						
	T1a	IA1	IIB	IIIA	IIIB	IVA	IVA	IVB
	T1b	IA2	IIB	IIIA	IIIB	IVA	IVA	IVB
	T1c	IA3	IIB	IIIA	IIIB	IVA	IVA	IVB
	T2a	IB	IIB	IIIA	IIIB	IVA	IVA	IVB
	T2b	IIA	IIB	IIIA	IIIB	IVA	IVA	IVB
	T3	IIB	IIIA	IIIB	IIIC	IVA	IVA	IVB
	T4	IIIA	IIIA	IIIB	IIIC	IVA	IVA	IVB

TNM分類を総合的に組み合わせて病期を決定する．
（日本肺癌学会編：臨床・病理 肺癌取扱い規約．第8版．金原出版；2017．p.6[10] より）

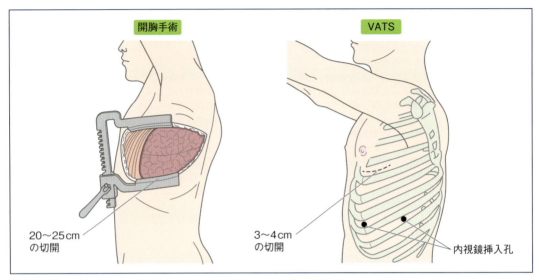

図3 開胸手術とビデオ下胸腔鏡手術(VATS)による手術創の違い
開胸手術では20〜25 cmの切開と肋骨の切離などが必要なのに対し,VATSでは3〜4 cmの切開と内視鏡を挿入する孔のみで手術が可能である.

と,特に3年生存率においては全肺癌手術症例と比べても同等であることが示されている[18].

■治療

近年,肺癌に対する外科治療は低侵襲化が進んでおり,そこにはアプローチ方法の低侵襲化と切除範囲の低侵襲化がある.

アプローチ方法の低侵襲化

肺癌に対する定型的な外科治療は,従来,開胸アプローチによるものであった.標準開胸切除では,20〜25 cmの手術創で,肋骨を一部切離し,開胸器で肋間を開大し手術を行っていた.それに対し,VATSは直径5〜10 mmの内視鏡を胸腔内に挿入し,ビデオモニターに映し出された胸腔内の映像を見ながら行う胸部手術の総称である[19].

> **覚えておこう**
> 開胸術に比べ,VATSは創部が小さいという最大のメリットがあるが(**図3**),がんの進行度や手術による安全性や根治性を考慮し,アプローチ方法を決定する.

十分な経験を有する施設で行われたVATSによる肺切除では,疼痛の軽減,在院日数の短縮,早期機能回復,合併症の減少などの効果がある[20].また,開胸術と比較して,生活の質(quality of life:QOL),在院日数や術後早期の合併症率など短期的予後においてVATSのほうがすぐれていると報告されている[21].これらの利点を考慮し,日本においてもVATSによる肺切除術が増加傾向にあり,現在では全肺癌手術の7割ほどがVATSで行われている[1].

切除範囲の低侵襲化

肺癌外科治療において,腫瘍の存在する肺葉を切除する方法を肺葉切除,1つあるいは数区域を切除する方法を区域切除,腫瘍の存在する部位のみを切除する方法を部分切除(楔状切除)とよぶ.区域切除と部分切除から成る縮小切除は,肺の切除範囲を減じ,残存肺容量および呼吸機能をより温存する術式である[19].現在のところ,標準的な術式は肺葉以上の切除であるが,肺葉以上の切除が不可能な患者や小型腫瘍の患者には縮小切除が試みられている[3,19].

手術の適応

肺癌診療ガイドラインに示されているよう

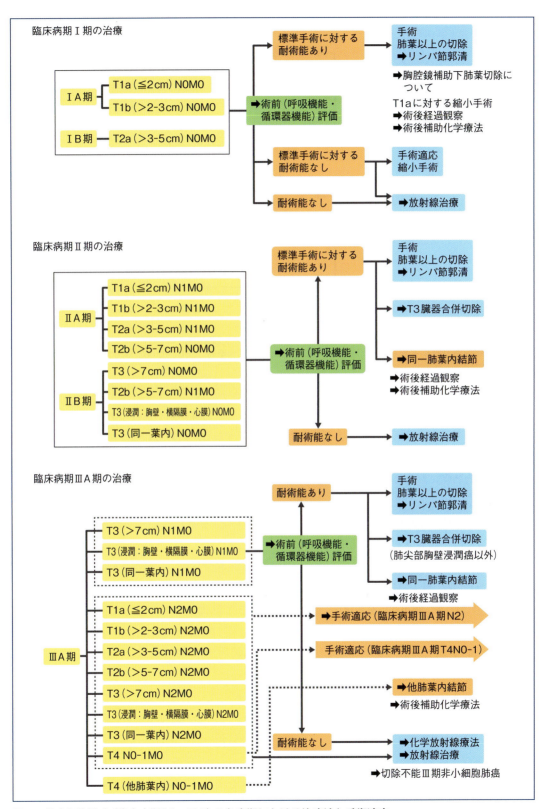

図4 非小細胞肺癌（臨床病期ⅠA〜ⅢA）の各病期における治療法と手術適応
（日本肺癌学会：EBMの手法による肺癌診療ガイドライン2016年．非小細胞肺癌[22] より）

■ 1. 肺腫瘍に対する手術

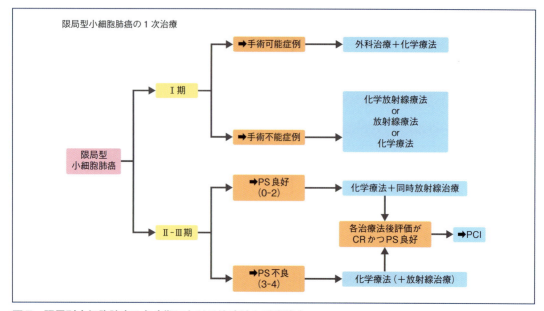

図5 限局型小細胞肺癌の各病期における治療法と手術適応
(日本肺癌学会：EBMの手法による肺癌診療ガイドライン2016年．限局型小細胞肺癌[23] より)
PS：performance status(一般状態), CR：complete response(完全奏効), PCI：prophylactic cranial irradiation(予防的全脳照射).

に，肺癌に対する治療法は臨床病期によって決められ，手術の適応の有無についても判定される(図4，5)[22,23]．以下，非小細胞肺癌および限局型小細胞肺癌における手術の適応についてまとめる．

- 臨床病期Ⅰ～Ⅱ期非小細胞肺癌で外科切除可能な患者には，肺葉以上の外科切除を行うよう勧められている．
- 臨床病期ⅠA期，最大腫瘍径2cm以下の非小細胞肺癌に対して，縮小切除を考慮してもよい．
- 臨床病期Ⅰ期非小細胞肺癌で外科切除が可能であるが肺葉以上の切除が不可能な患者には，縮小切除を考慮してもよい．
- 臨床病期ⅢA期N2非小細胞肺癌に対して，外科切除単独療法を行うよう勧められる科学的根拠は明確ではない．
- 臨床病期ⅢA期N2非小細胞肺癌に対して，導入療法後に外科切除を行うことを考慮してもよい．
- 臨床病期Ⅰ期の小細胞肺癌に対する治療法として，全身状態が良好であれば，外科切除を行うことが勧められる．
- 臨床病期Ⅰ期の外科切除後に併用する治療法として，化学療法を行うことが勧められる．

また，手術の適応は，手術に耐えられる能力(耐術能)を有しているか否かによっても決められる．すなわち，performance status (PS)，血液生化学検査，呼吸機能検査，喫煙状況などから総合的に判断する．手術可能な呼吸機能および運動機能の基準として，1秒量もしくはDL_{CO}(一酸化炭素肺拡散能)の術後予測値が，年齢，性別，身長をもとに算出した基準値の60％以上，または30～60％であっても，階段を22m以上上がれるか6分間歩行テストで400m以上歩行可能であれば肺切除によるリスクは低いと判定する．

一方，術後予測される呼吸機能，身体機能が基準を満たさない場合には，心肺運動負荷試験による最高酸素摂取量を測定し，10mL/kg/分または予測値の35％未満で高リスク，10～

20 mL/kg/分または35〜75％で中等度リスク，20 mL/kg/分または75％以上で低リスクと判定する[24].

理学療法・リハビリテーションの評価

肺癌の周術期の評価は，術前と術後に分けて評価する．術前は，前述したように術後呼吸器合併症のリスクとなりうる項目や，早期離床を含む理学療法，リハビリテーションの妨げとなる身体的・精神的問題の有無についての評価が重要である．術後は，呼吸器合併症を含めて術後の問題が生じていないか，呼吸機能や身体機能の回復具合の評価が中心となる．**表4**に術前の評価項目を示す．

■ 術前

身体所見

栄養状態，特に体重減少や低BMI（body mass index）は，術後合併症や予後の悪化に影響する．また，過度の肥満は呼吸や離床に悪影響を及ぼす．術前の呼吸様式や呼吸音を含めて呼吸状態を把握しておくことは，術後の呼吸状態の悪化や回復を把握するうえできわめて重要である．術前にどの程度の深い呼吸ができるのかを知っておくことも，術後の理学療法において有用である．

運動耐容能

6分間歩行距離や最高酸素摂取量は，手術の適応を決定するうえでも必要となる項目である．術後の運動耐容能回復のゴールを設定するうえでも，術前の運動耐容能評価は必須といえる．

四肢・体幹の運動機能

術後の体位管理，離床や運動療法に影響を及ぼすような筋力低下や関節可動域制限，運動器疾患あるいは脳神経系疾患の有無や程度について評価する．それをもとに，術後の離床の方法

表4　肺癌手術における術前評価項目

- ●問診・情報収集
  - ・年齢
  - ・現病歴
  - ・既往歴（呼吸器疾患や循環器疾患などの有無）
  - ・喫煙歴（Brinkman指数〈Brinkman index〉）
  - ・飲酒歴
  - ・呼吸症状の有無（咳嗽，喀痰，呼吸困難）
  - ・労作・ADL制限の有無
- ●身体所見
  - ・栄養状態（やせや肥満の有無）
  - ・呼吸に関する視診，触診，聴診
- ●運動耐容能
  - ・6分間歩行距離
  - ・心肺運動負荷試験（必要に応じて）
- ●四肢・体幹の運動機能
  - ・筋力，関節可動域
  - ・フレイル
  - ・胸郭の柔軟性
- ●精神・心理状況
  - ・認知，不安，抑うつ
- ●呼吸機能検査
  - ・スパイロメトリー
  - ・DL_{CO}
  - ・呼吸筋力
  - ・咳嗽能力
- ●画像所見
- ●血液生化学検査
- ●血液ガス所見
- ●心電図所見
- ●手術予定内容

DL_{CO}：一酸化炭素肺拡散能．

や進め方を事前に計画しておくことが必要となる．

覚えておこう
> フレイル（frailty）は，術前の生活では問題とならない場合でも，手術による侵襲や短期間の安静臥床により容易に身体機能の悪化や，生活自立度低下を招く原因となる．

Short Physical Performance Battery（SPPB）は，バランステスト，4 m歩行テスト，立ち上がりテストの3項目で構成され，高齢者に対する運動機能のパフォーマンス評価として用いられる[25]．12点満点で点数化し，0〜6点で低機能，7〜9点で中間機能，10〜12点で高機能と評価する[26]．

胸郭の柔軟性は，術後に深呼吸を行えるか，呼吸介助などを行う場合，どの程度の圧迫が加

えられるかなどを知るために確かめておく.

呼吸機能検査

肺癌手術において,術前の呼吸機能検査は必須である.咳嗽力は,術後の気道内分泌物の喀出能力に影響する.

既往歴

慢性閉塞性肺疾患(chronic obstructive pulmonary disease:COPD)や心不全など慢性的な呼吸器疾患,循環器疾患の併存は,術後呼吸器合併症のリスクである.

喫煙歴

喫煙は呼吸器合併症だけでなく,手術部位感染などの周術期合併症の危険因子と考えられている[4].

精神・心理状況

不安や抑うつは,術後の離床や運動療法,患者が自ら行う身体活動を妨げる可能性がある.認知機能が低下していると,指示に対する的確な対応ができず,離床や深呼吸などが困難となる.また,術後せん妄のリスクでもある.

栄養状態

術前の栄養障害(CONUT〈Controlling Nutritional Status〉スコア≧2)は,術後合併症のリスク因子である[27].術前の栄養状態の不良は,術後合併症率や予後の悪化に影響する.

■ 術後

肺癌手術後は,出血量や手術時間も含めた手術内容や画像所見,バイタルサインなどを確認する.呼吸状態は,視診,触診,聴診により,呼吸数,努力呼吸の有無,残存肺へのエアエントリーの有無,肺雑音の有無を確認する.離床に際しては,日本集中治療医学会による開始基準(**表5**)[28]などを用いて,可能かどうか判断する.離床開始後も血圧や酸素化の低下などのバイタルサインの変動がないかを細かく評価する.術後急性期は,呼吸状態と身体機能の変化について,呼吸器合併症を生じず歩行程度の身

体活動が行えるまで繰り返し確認する.その後,退院前後には,筋力や運動耐容能の回復程度を評価する.

疼痛

術後の疼痛は,呼吸運動や身体活動を抑制する重要な因子であり,欠かせない評価項目である.Numerical Rating Scale(NRS),Visual Analogue Scale(VAS)などを用いて,安静時,体動時,咳嗽時などに分けて評価する.

その他

認知機能,日常生活活動(activities of daily living:ADL)や動作に伴う呼吸困難など,術前の生活自立度に比べて回復の程度を評価し,退院後の生活状況や活動状況を予測する.

理学療法・リハビリテーションプログラム

■ 術前

肺切除術における運動療法をベースとした術前トレーニングは,運動耐容能を増加させ[29],1秒量と肺活量を改善し,術後の入院日数の短縮および呼吸器合併症を減少させる[30].この効果は術前7日間の短期間の介入でも認められている[31].

オリエンテーション(理学療法内容の説明)

オリエンテーションでは,手術および術後に対する不安の軽減に努めながら,理学療法の目的と実施内容,目標などを伝える.術後早期に離床することや,呼吸や咳嗽においての補助など,なるべく具体的に説明する.

呼吸練習,呼吸筋トレーニング

深呼吸や口すぼめ呼吸を練習し,意識的に呼吸を行うことを習得してもらう.また,肺活量や呼吸筋力が低下している場合には,インセンティブ・スパイロメトリーや呼吸筋トレーニング器具を用いてトレーニングを行う(**図6**).

表5 早期離床や早期からの積極的な運動の開始基準

	指標	基準値
意識	Richmond Agitation Sedation Scale (RASS)	−2≦RASS≦1 30分以内に鎮静が必要であった不穏はない
疼痛	自己申告可能な場合 numeric rating scale (NRS) もしくは visual analogue scale (VAS)	NRS≦3 もしくは VAS≦3
	自己申告不能な場合 behavioral pain scale (BPS) もしくは Critical-Care Pain Observation Tool (CPOT)	BPS≦5 もしくは CPOT≦2
呼吸	呼吸回数	<35/min が一定時間持続
	酸素飽和度 (SaO_2)	≧90%が一定時間持続
	吸入酸素濃度 (F_IO_2)	<0.6
人工呼吸器	呼気終末陽圧 (PEEP)	<10 cmH₂O
循環	心拍数 (HR)	HR：≧50/min もしくは ≦120/min が一定時間持続
	不整脈	新たな重症不整脈の出現がない
	虚血	新たな心筋虚血を示唆する心電図変化がない
	平均血圧 (MAP)	≧65 mmHg が一定時間持続
	ドパミンやノルアドレナリン投与量	24時間以内に増量がない
その他	●ショックに対する治療が施され，病態が安定している ●SATならびにSBTが行われている ●出血傾向がない ●動く時に危険となるラインがない ●頭蓋内圧 (intracranial pressure, ICP) <20 cmH₂O ●患者または患者家族の同意がある	

元の血圧を加味すること．各数字については経験論的なところもあるのでさらに議論が必要である．
(日本集中治療医学会早期リハビリテーション検討委員会：集中治療における早期リハビリテーション―根拠に基づくエキスパートコンセンサス．日集中医誌 2017；24〈2〉：279[28]より)
SAT：spontaneous awakening trial（自発覚醒トライアル），SBT：spontaneous breathing trial（自発呼吸トライアル）．

咳嗽指導

咳をして痰を出すことが，呼吸器合併症の予防にとって重要であることを説明する．単に強い咳をするだけでなく，咳の前のしっかりとした吸気も大切であることを指導する．併せてハフィング（強制呼出手技）も，実際に行ってもらいながら習得を目指す．

運動療法

術前の運動耐容能や身体機能，身体活動は，術後の経過に影響を及ぼすため重要である．上下肢のレジスタンストレーニング，自転車エルゴメータを用いた有酸素運動に加え，自宅でのウォーキングなどのセルフトレーニングも実施

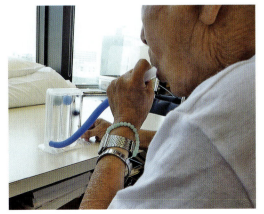

図6 インセンティブ・スパイロメトリーによる呼吸トレーニング
呼吸トレーニングは必ずしも全例に必要なプログラムではないが，肺活量などの呼吸機能が低下している患者や呼吸筋力が弱い患者では術前から実施する．

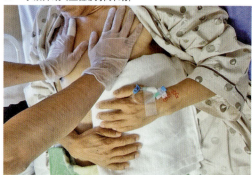
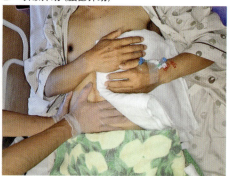

A　呼吸介助（上部胸郭介助）　　B　咳嗽介助（腹部介助）

図7　肺切除術後の呼吸介助と咳嗽介助
創部痛を増加させないよう，創部をタオルやクッションなどで保護する．
A：呼吸介助では，呼気に合わせて胸郭を圧迫し呼気を促すことで相対的に次の吸気量が増大する．
B：咳嗽介助では，呼吸介助と同様に胸郭を圧迫したり，咳嗽に合わせて腹部を固定することで咳嗽力が増大する．

してもらう．活動量が低下している場合には，歩数計などにより活動量の目標を設定するなど具体的な指導も併せて行う．

禁煙

術前において必須のプログラムに禁煙がある．適切な禁煙期間は8週間程度といわれている．手術の直前に禁煙しても効果が得られないため，なるべく早くから禁煙できるようサポートする．

■ 術後

深呼吸と咳嗽

肺切除後の肺活量と咳嗽力は，術後1日目に最も低下し，その後，徐々に回復してくる[32]．その間，呼吸器合併症を起こさないために，頻回に深呼吸による換気量の増大と咳嗽による気道内分泌物の排出を促す．患者自身で不十分な場合は，呼吸介助や咳嗽介助など，徒手的に補助する（図7）．創部痛を強めないよう，創部に介助者の手を置かない．また，創部周囲をタオルやクッションで固定し，疼痛の軽減を図る．咳嗽の前や通常の咳嗽が困難な場合にはハフィングを用いる．

早期離床

呼吸器合併症の予防，身体機能の回復および術後せん妄の防止には，早期離床が最も効果的である．術後早期（一般的には手術翌日）から座位，立位，歩行へと段階的に進める．最初の座位，起立時には，疼痛の増強や起立性低血圧，歩行時には酸素化の低下や膝折れによる転倒などに十分注意して実施する．その後，トイレなど室内での移動や歩行距離の漸増を進める．

運動療法

病棟内での歩行が可能になるなど，ある程度の回復が認められれば，運動療法へと移行する．術後に低下した筋力や運動耐容能の回復を図るため，レジスタンストレーニングや有酸素運動を行う．上肢のトレーニング時の創部痛や運動時の低酸素血症に注意しつつ，必要時には酸素投与を行いながら実施する．

身体活動量

退院後の身体活動量が低下しないよう，運動療法に合わせて退院後の活動性の維持・増大について指導する．術後に継続的に理学療法を受ける例は少ないが，術後の身体機能に対する外来リハビリテーションが肺切除後の身体活動量の回復に効果的であったとの報告もある[33]．

疼痛管理

術後は疼痛管理も欠かせない. 近年は, 術後の疼痛管理として, オピオイドの使用をできるだけ避け, 局所麻酔薬や非ステロイド性抗炎症薬を中心に用いている[34]. 鎮痛薬の投与方法には, 持続硬膜外投与, 患者自己調節鎮痛法 (patient-controlled analgesia：PCA) などの経静脈投与, 経口投与, 直腸内投与などがある. 十分な呼吸運動や身体活動を得るためにも, 適切な疼痛管理が重要である.

栄養管理

周術期には栄養管理も必要である. 高齢の肺切除患者に対し, 術前リハビリテーションに加え, 高容量分岐鎖アミノ酸の摂取を行った場合, リハビリテーション単独群に比べ術後合併症率が有意に低かったことが報告されている[35].

■ 引用文献

1) Committee for Scientific Affairs, The Japanese Association for Thoracic Surgery, et al.：Thoracic and cardiovascular surgery in Japan during 2013：Annual report by The Japanese Association for Thoracic Surgery. Gen Thorac Cardiovasc Surg 2015；63 (12)：670-701.
2) 奥村明之進：高齢者肺癌の治療エビデンスと今後の挑戦—外科の立場から. LUNG 2016；24 (3)：288-91.
3) 横井香平：Up-to-Date 呼吸器外科. 現代医学 2013；61 (2)：201-9.
4) 下薗崇宏：術後呼吸不全の予防と治療. Intensivist 2012；4 (2)：275-87.
5) 垣添慎二：周術期理学療法. 神津 玲責任編集：理学療法MOOK18 ICU の理学療法. 三輪書店；2015. p.242-56.
6) Smetana GW, Lawrence VA, Cornell JE, et al.：Preoperative pulmonary risk stratification for noncardiothoracic surgery：systematic review for the American College of Physicians. Ann Intern Med 2006；144 (8)：581-95.
7) 千原幸司：肺癌に対する肺切除後の呼吸機能と運動耐容能. 呼吸 2015；34 (12)：1164-74.
8) Stolz AJ, Schutzner J, Lischke R, et al.：Predictors of atelectasis after pulmonary lobectomy. Surg Today 2008；38 (11)：987-92.
9) 中島崇裕, 吉野一郎：肺がんの手術療法. 臨牀と研究 2015；92 (7)：847-54.
10) 日本肺癌学会：TNM分類 (2017). 日本肺癌学会編：臨床・病理 肺癌取扱い規約. 第8版. 金原出版；2017. p.6.
11) Licker MJ, Widikker I, Robert J, et al.：Operative mortality and respiratory complications after lung resection for cancer：impact of chronic obstructive pulmonary disease and time trends. Ann Thorac Surg 2006；81 (5)：1830-7.
12) Treasure T, Utley M, Berrisford R：A risk model for lung resection：data from the European Thoracic Database Project. Eur J Anaesthesiol 2008；25 (8)：613-9.
13) Boffa DJ, Allen MS, Grab JD, et al.：Data from The Society of Thoracic Surgeons General Thoracic Surgery database：the surgical management of primary lung tumors. J Thorac Cardiovasc Surg 2008；135 (2)：247-54.
14) Shapiro M, Swanson SJ, Wright CD, et al.：Predictors of major morbidity and mortality after pneumonectomy utilizing the Society for Thoracic Surgeons General Thoracic Surgery Database. Ann Thorac Surg 2010；90 (3)：927-34.
15) Sawabata N, Miyaoka E, Asamura H, et al.：Japanese lung cancer registry study of 11, 663 surgical cases in 2004：demographic and prognosis changes over decade. J Thorac Oncol 2011；6 (7)：1229-35.
16) Okami J, Higashiyama M, Asamura H, et al.：Pulmonary resection in patients aged 80 years or over with clinical stage I non-small cell lung cancer：prognostic factors for overall survival and risk factors for postoperative complications. J Thorac Oncol 2009；4 (10)：1247-53.
17) 澤端章好, 藤井義敬, 淺村尚生ほか：2004年肺癌外科切除例の全国集計に関する報告.

肺癌 2010；50（7）：875-88.

18) Miura N, Kohno M, Ito K, et al.：Lung cancer surgery in patients aged 80 years or older：an analysis of risk factors, morbidity, and mortality. Gen Thorac Cardiovasc Surg 2015；63（7）：401-5.

19) 小池輝元：肺癌外科治療の進歩．新潟医会誌 2016；130（12）：675-8.

20) NCCN Clinical Practice Guidelines in Oncology（NCCN Guidelines®）：NCCN腫瘍学臨床診療ガイドライン　非小細胞肺癌．第7版．2015.
https://www.tri-kobe.org/nccn/guideline/lung/japanese/non_small.pdf

21) Nwogu CE, D'Cunha J, Pang H, et al.：VATS lobectomy has better perioperative outcomes than open lobectomy：CALGB 31001, an ancillary analysis of CALGB 140202（Alliance）. Ann Thorac Surg 2015；99（2）：399-405.

22) 日本肺癌学会：EBMの手法による肺癌診療ガイドライン2016年．非小細胞肺癌.
https://www.haigan.gr.jp/guideline/2016/1/2/160102010100.html

23) 日本肺癌学会：EBMの手法による肺癌診療ガイドライン2016年．限局型小細胞肺癌.
https://www.haigan.gr.jp/guideline/2016/1/3/160103010100.html

24) Brunelli A, Kim AW, Berger KI, et al.：Physiologic evaluation of the patient with lung cancer being considered for resectional surgery：Diagnosis and management of lung cancer, 3rd ed：American College of Chest Physicians evidence-based clinical practice guidelines. Chest 2013；143（5 Suppl）：e166S-e190S.

25) Guralnik JM, Simonsick EM, Ferrucci L, et al.：A short physical performance battery assessing lower extremity function：association with self-reported disability and prediction of mortality and nursing home admission. J Gerontol 1994；49（2）：M85-94.

26) Guralnik JM, Ferrucci L, Pieper CF, et al.：Lower extremity function and subsequent disability：consistency across studies, predictive models, and value of gait speed alone compared with the short physical performance battery. J Gerontol A Biol Sci Med Sci 2000；55（4）：M221-31.

27) 矢吹　皓，渋谷丈太郎，山田剛裕ほか：性別，一秒率，術式，Controlling Nutritional Status Score（CONUT score）による75歳以上の高齢者肺癌手術における術後合併症のリスク評価．日呼外会誌 2014；28（7）：860-8.

28) 日本集中治療医学会早期リハビリテーション検討委員会：集中治療における早期リハビリテーション―根拠に基づくエキスパートコンセンサス．日集中医誌 2017；24（2）：255-303.

29) Vagvolgyi A, Rozgonyi Z, Kerti M, et al.：Effectiveness of perioperative pulmonary rehabilitation in thoracic surgery. J Thorac Dis 2017；9（6）：1584-91.

30) Sebio Garcia R, Yáñez Brage MI, Giménez Moolhuyzen E, et al.：Functional and postoperative outcomes after preoperative exercise training in patients with lung cancer：a systematic review and meta-analysis. Interact Cardiovasc Thorac Surg 2016；23（3）：486-97.

31) Lai Y, Su J, Qiu P, et al.：Systematic short-term pulmonary rehabilitation before lung cancer lobectomy：a randomized trial. Interact Cardiovasc Thorac Surg 2017；25（3）：476-83.

32) 山内康太，島添裕史，鈴木裕也ほか：肺切除後におけるpeak cough flowの変化．理学療法福岡 2013；26：77-82.

33) Maeda K, Higashimoto Y, Honda N, et al.：Effect of a postoperative outpatient pulmonary rehabilitation program on physical activity in patients who underwent pulmonary resection for lung cancer. Geriatr Gerontol Int 2016；16（5）：550-5.

34) 佐藤哲文：ERAS時代の疼痛管理．臨床外科 2014；69（11）：21-3.

35) 山下芳典，原田洋明，桑原正樹ほか：高齢者肺がんに対する周術期栄養管理の問題点と対策―チームアプローチによる包括的リハビリテーション．外科と代謝・栄養 2014；48（4）：125-30.

第3章　呼吸器

2. 胸部外傷に対する手術
surgery for chest injury

■ key point ▶▶▶ 胸部外傷では，全身状態の安定や損傷部の治癒を図るために，安静を強いられる場合が多い．また，胸部（気管や肺など）の直接的な損傷や二次性の換気量の低下，気道内分泌物の貯留，無気肺，咳嗽力の低下など呼吸器機能障害を生じる．理学療法士は，受傷部位，臓器障害の程度，治療内容などを十分に把握したうえで，安全性を確保しつつ可及的早期から呼吸器機能障害の改善，身体機能の維持・回復を図る．

概要と病態

　胸部外傷は，自然災害や交通事故，犯罪被害，転落などにより生じる．受傷様式により穿通性外傷，非穿通性外傷に分類され，受傷機転や損傷部位などにより鈍的外傷，鋭的外傷，交通外傷，肺実質損傷（挫傷，裂傷，気胸），胸壁損傷，心血管系損傷，気管・気管支損傷などに分類される[1]．日本では，鈍的外傷が80％以上と頻度が高い[2]．

　日本外傷データバンクの2016年度の報告[3]では，2011〜2015年までの5年間に登録された160,294例のうち，胸部外傷例は38,159例で全体の23.8％であった．これは，各部位損傷症例数でみた場合，下肢，頭部に次いで3番目に多い数である．

■ 病態・症状

　胸部外傷は，受傷機転や損傷部位などにより病態が大きく異なる．多臓器損傷や心大血管損傷などを合併する場合は，病院搬送前に死亡したり，搬送された場合でも救命率は低い．一方で，肺挫傷や気管支損傷，横隔膜損傷など適切な治療により救命可能な場合や，肋骨骨折や単純な気胸，血胸，小さな肺裂傷など比較的治療

表1　致死的な胸部外傷と一般的な胸部外傷

致死的な胸部外傷	● 気道閉塞 ● 胸腔内出血 ● 緊張性気胸 ● フレイルチェスト ● 心タンポナーデ
一般的な胸部外傷	● 気胸，血胸 ● 肺挫傷

胸部外傷には，短時間で生命を脅かす致死的な胸部外傷と，発生頻度は高いが，生命を脅かす可能性は低い一般的な胸部外傷がある．

には難渋しない場合などがある．以下，致死的な胸部外傷と一般的な胸部外傷に分けて解説する（**表1**）．

致死的な胸部外傷
● 気道閉塞
　胸部外傷における気道閉塞の原因は，咽頭部，気管，気管支の損傷と，損傷部位からの出血による窒息である．気管・気管支損傷の機転は，直達外力によるものの他，急激な気道内圧の上昇と胸腔が前後に押しつぶされることにより起こる気管支の左右方向への牽引である[4]．穿通性外傷は，80％が頸部気管における直達外力による損傷である．一方，鈍的外傷による気管・気管支損傷の80％以上は，気管分岐部の2cm以内に生じる[5]．

293

■ 2. 胸部外傷に対する手術

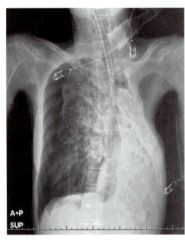
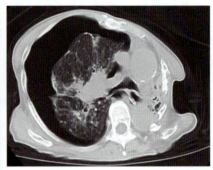

図1 緊張性気胸の胸部X線とCT画像
左肺結核後遺症の症例．右肺に気胸を生じ（非外傷性），肺虚脱と縦隔の圧排を認める．循環不全を呈したが，胸腔ドレナージにて救命された．

　気道閉塞を生じると，陥没呼吸，吸気時の高い呼吸音，呼吸困難，チアノーゼなどを認める．また，胸腔ドレナージ後の持続的なエアリーク，皮下気腫や縦隔気腫なども気管・気管支損傷を疑うきっかけとなる．

● **胸腔内出血**

　肋骨骨折による肋間動脈損傷や胸骨骨折による内胸動脈損傷，深在性肺裂傷，心大血管損傷，横隔膜損傷などが原因となり生じる．1,000 mL以上の急激な出血による循環血液量の減少と，胸腔内圧の上昇による静脈還流の減少によって循環動態が不安定となり，ショック状態に陥る．

● **緊張性気胸**

　緊張性気胸は，胸腔内が大量の気体で満たされる病態である（**図1**）．肺の損傷部位でチェックバルブ機構がはたらき，胸腔内に空気が漏出する．患側肺の高度な虚脱，胸腔内圧の著明な上昇，縦隔や健側肺の圧排，横隔膜の下方偏位，下大静脈の屈曲などが生じる．著明な呼吸困難に加え，静脈還流が高度に障害されることによる循環不全をきたし，ショック状態を呈するきわめて緊急性の高い病態である．

　視診上，患側の胸郭が膨隆し，運動性は低下する．頸静脈は怒張を認める．打診では，患側で鼓音を呈し，縦隔が健側に移動するために縦隔との濁音界が正中を超える．聴診では，患側呼吸音が減弱または消失する[4]．

● **フレイルチェスト**

　連続した3本以上の肋骨がそれぞれ2か所以上で骨折し，呼吸不全がある場合をフレイルチェストとよぶ[6]．通常，胸郭は吸気時には膨隆し，呼気時には安静位に戻るが，胸壁の一部が骨の連続性を失うため，骨折部では，吸気時に胸腔内の陰圧により陥没，呼気時に陽圧により膨隆する奇異呼吸や胸壁の動揺を生じる（**図2**）．呼吸を担う胸郭運動は背側では少ないため，後方型多発肋骨骨折のみではフレイルチェストになりにくい[4]．

　フレイルチェストは，しばしば肺挫傷を伴い，強い疼痛により呼吸が浅くなり，肺コンプライアンスの低下，低換気，気道内分泌物の喀出困難，機能的残気量の減少，肺内シャントの増大などをきたし，高度の換気障害や低酸素血症を生じる．視診で奇異呼吸に気づいて判明することが多い．

> **注意！**
> 胸部単純X線では，多発肋骨骨折の存在は把握できるが，前胸部の肋軟骨骨折や移行部の骨折は診断できないため注意する[4]．

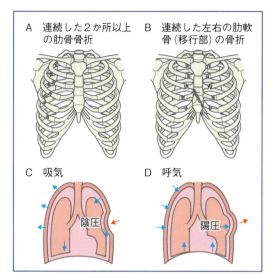

図2　フレイルチェスト
Aでは側胸部，Bでは前胸部で吸気時に胸郭の陥没を認める．
吸気時(C)には胸腔内の陰圧により胸郭の陥没，呼気時(D)には胸腔内の陽圧により胸郭の膨隆を認める(奇異呼吸)．

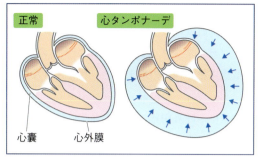

図3　心タンポナーデ
心囊内に急激に血液が貯留することにより，心臓の拡張障害，それに続く心拍出量の低下を生じ，低血圧やショック状態を呈する．

●心タンポナーデ

心タンポナーデは，心囊内に急激に血液が貯留することにより，心臓の拡張障害，それに続く心拍出量の低下を生じ，低血圧やショック状態を呈する(図3)．外傷では，貯留血液が60〜100 mL程度で心タンポナーデを生じるため，前胸部の強打あるいは鋭的外傷で，頸静脈の怒張や突然の低血圧，あるいはPEA (pulseless electrical activity) が認められれば心タンポナーデを疑う[2]．診断には，心臓超音波検査が有用である．

●その他

重要臓器が存在する鎖骨上窩から心窩部で，左鎖骨中点から右鎖骨近位1/3内側の範囲の穿通性胸部外傷では，心血管損傷のリスクが高い．また，乳頭部より尾側では，腹部臓器損傷のリスクが高くなる．食道破裂はきわめてまれであるが，救命率は低い[1]．

一般的な胸部外傷
●気胸，血胸

胸部外傷のなかで最も頻度の高い外傷であり，多くの場合に肋骨骨折を合併する．胸腔内に空気が貯留する場合を気胸，血液が貯留する場合を血胸という．気胸の原因は，肋骨骨折端による肺損傷，急激な胸腔内圧の上昇，肺振盪や偏位などにより生じる．血胸は，肋骨骨折端による肋間動静脈や内胸動静脈の損傷，肺実質損傷，心大血管損傷などにより生じる[2]．

症状は，胸痛，呼吸困難，呼吸数増加など呼吸器系で異常を呈するが，重症例では血圧低下，ショック状態などに陥る場合もある．

> **覚えておこう**
> 聴診にて左右差を認めるときは，気胸および血胸を疑う．皮下気腫は，気胸の重要なサインである．

●肺挫傷

肺挫傷は，胸部への鈍的外力によって肺実質が損傷し，気管支内圧や肺胞内圧の急激な上昇により肺胞断裂，肺胞や肺間質の毛細血管断裂および浮腫をきたす[2]．胸部外傷患者で最も頻繁に遭遇する病態であるが，受傷初期の段階や循環血液量が低下している場合には，胸部X線で異常陰影が認められないことがある．血管内容量の回復や時間経過とともに，肺うっ血，

■ 2. 胸部外傷に対する手術

出血，浮腫が増大し，局所の肺血管抵抗の増大，局所血流の減少，機能的残気量の減少，肺コンプライアンスの低下，シャント率の増大，換気血流比不均等の増大など，さまざまな病態を呈し，呼吸不全に陥る可能性がある．

症状は，呼吸困難，胸痛，血痰，呼吸音の減弱，湿性ラ音などである．

■ 診断・重症度分類

診断

特に，救急領域における胸部外傷の診断では，①受傷機転，②身体所見，③胸部画像，④FAST（focused assessment with sonography for trauma）を主に用いる（**表2**）[5]．

● 受傷機転

受傷機転の把握は重要で，「いかなる物体が，いかなる方向から，いかなる部位に，いかなる強さで加わったのか」などを可能な限り聴取する．穿通性外傷は，受傷部位を特定しやすい．一方，鈍的外傷は，交通事故の場合，ハンドルやシートベルトによる損傷などの受傷機転から損傷部位を予測できる場合もあるが，高所転落などの場合は外見から判断することは困難である[4]．

● 身体所見

表2に示すように，胸部外傷の初期評価や診断に，身体所見は欠かせない．胸壁損傷の状態，呼吸数や呼吸様式，胸郭の動揺や異常運動，呼吸補助筋の使用の有無，呼吸音の左右差，皮下気腫の有無などを観察する．

> **覚えて おこう**
> 上気道閉塞では陥没呼吸，フレイルチェストでは奇異呼吸，緊張性気胸では患側胸郭の膨隆と運動の低下を認める．

打診では，気胸による鼓音と出血による濁音，縦隔偏位を確認する．聴診では，呼吸音の減弱や左右差を確認する．緊張性気胸や心タンポナーデでは頸静脈の怒張を認めるが，循環血

表2 胸部外傷の病態と診断法

	身体所見	胸部X線写真	FAST
気道閉塞	◎		
胸腔内出血 （大量血胸）	○	◎	○
緊張性気胸	◎	○*	
フレイルチェスト	◎	○	
心タンポナーデ	○	○	◎

◎：最も信頼性の高い検索方法，○：補助的検索方法．
＊胸部X線を撮影することなく身体所見から診断することを原則とする．
（久志本成樹ほか：今日の外科的治療と画像診断に求めるもの．インナービジョン 2008；23〈1〉：12-9[5]より）
致命的な胸部外傷の病態ごとの診断方法を示す．
呼吸・循環動態の安定が確保されていない場合には，身体所見に加えて，蘇生を継続しつつ患者の移動を伴わず，短時間で実施可能なポータブルX線撮影とFAST（focused assessment with sonography for trauma）のみをもとに診断する．

液量が減少している場合には認められないこともある．

● 胸部画像

致命的な胸部外傷の診断に，胸部X線は重要である．大量血胸，緊張性気胸，肋骨骨折，縦隔気腫，皮下気腫，縦隔陰影の拡大・偏位，横隔膜損傷などの有無を確認する[4,7]．肋骨骨折は骨折部位近傍の臓器損傷を伴う場合が多く，横隔膜付近はそれ自身の損傷の有無と気胸の徴候がみられる重要な部分であるため，胸部外傷患者の場合は，全肋骨および横隔膜を含む半切縦撮影を施行する[7]．

一方で，胸部大動脈損傷の有無など，胸部CTが診断に有効な場合もある．外傷患者に対し，全身CTによる評価を行うことで損傷の見落としが少なく，転帰が良好であったとの報告もあり[8]，呼吸循環動態の安定が得られている，あるいは適切な蘇生処置が継続できる状態であればCT撮影も考慮する．

● FAST

FASTは，胸腔内と腹腔内の液体貯留の判別に用いられる迅速簡易超音波検査法である．心タンポナーデの診断においては，最も信頼性の

高い検査とされている．胸腔内出血において
も，ポータブルX線撮影より感度は高い[9]．腹
腔内出血にも有用で，同時に確認する．広範な
皮下気腫や高度の肥満患者では，精度が下がる．

重症度分類

胸部外傷に限らず，外傷の重症度を評価する
指標がいくつかある．

解剖学的重症度評価法として，Abbreviated
Injury Scale（AIS）[10] と Injury Severity Score
（ISS）[11] がある．AISは，頭頸部，顔面，胸部，
腹部，四肢，外表の6身体区域のそれぞれの外
傷の種類と解剖学的重症度をコードで表し，重
症度を6段階（1：minor〈軽症〉，2：moderate
〈中等症〉，3：serious〈重症〉，4：severe〈重篤〉，
5：critical〈瀕死〉，6：maximum〈即死〉）に分
類している．ISSはAISをもとに多発外傷の重
症度を評価するスコアで，6身体区域のうち
AIS値の上位3区域を抽出し，それぞれを二乗
して合計した値を算出する．最大値は75点で
あり，15点以上は重症もしくは重症化の可能
性があるため，入院加療や経過観察が必要とさ
れる．日本外傷データバンクの2016年度の報
告[3] では，胸部外傷患者におけるmax AIS（6
身体区域のうち最も高いAIS）は，軽症10％，
中等症9％，重症40％，重篤30％，瀕死9％，
即死1％，詳細不明1％の割合であった．

生理学的重症度評価法としては，revisied
Trauma Score（RTS）[12] が用いられる．RTSは，
患者のGlasgow Coma Scale（GCS），収縮期血
圧，呼吸数をそれぞれ0～4点で点数化して計
算式を用いて評価する．

重症度とは異なるが，損傷を受けた部位別に
損傷分類がある[13]．胸部外傷に関連する部位と
して，胸郭，気管・気管支，肺，横隔膜，心
臓，大血管それぞれの損傷分類を**表3**[13] に示
す．重症度は，原則として「Ⅲ型＞Ⅱ型＞Ⅰ型」
と考えるが，受傷後の時間，受傷原因，合併損
傷により，必ずしもそのとおりとは限らない．

■ 予後

胸部外傷患者の予後は，胸部外傷そのものの
重症度に加え，他に損傷を受けている臓器の数
や損傷の程度によっても左右される．受傷前に
肺に問題のない健常者の場合には，肺障害を合
併しても予後は比較的良好である[14]．一方，高
齢者や慢性疾患の既往歴がある場合は，生体予
備能の低下に加え，外傷による侵襲や大量輸液
などの負荷が加わるため重症化する可能性が高
い[15]．近年の胸部外傷患者の死亡率は2.6～
5％[16,17] と報告されており，以前に比べ低下傾
向にある[18]．

■ 治療

気道閉塞

気道閉塞では，まず気道を確保する．最も確
実な方法は気管挿管であるが，病院前救護や一
次救命処置では，用手的に気道を確保するか，
エアウェイ，ラリンジアルマスク，ラリンジア
ルチューブなどを用いて気道を確保する[6]．気
管損傷が片側であれば，健側への血液の流入を
回避するため，ダブルルーメンチューブやブ
ロッカー付きチューブで患側気管支を閉塞し，
健側肺のみ換気する．損傷部位の修復には外科
的処置が必要であり，完全断裂およびそれに近
い状態（気管・気管支損傷分類Ⅱb～Ⅲ；**表3**
参照）[13] であれば速やかに修復手術を行う[4]．

胸腔内出血，血胸

初期治療の段階で循環動態や呼吸状態が悪化
している場合には，胸腔内圧上昇を解除する目
的と出血量把握のため，積極的に胸腔ドレナー
ジを行う．開胸による止血は，①胸腔ドレナー
ジ施行時1,000 mL以上の血液を吸引，②ドレ
ナージ開始後1時間で1,500 mL以上の血液を
吸引，③2～4時間で200 mL/時以上の出血の
持続，④持続する輸血が必要な場合が適応とさ
れている．一方で，鈍的胸部外傷患者では，こ

■ 2. 胸部外傷に対する手術

表3　胸部外傷に関連する臓器損傷分類

胸郭損傷分類	Ⅰ型	軟部組織損傷 soft tissue injury
		a. 非開放型 closed injury
		b. 開放型 open injury
	Ⅱ型	骨性胸郭損傷 bony tissue injury
		a. 単純骨折型 simple fracture
		b. 複雑または開放骨折型 complex or open fracture
	Ⅲ型	複合損傷 complex injury (flail chest or stove-in chest)
		a. 片側型 unilateral type
		b. 両側型 bilateral type
気管・気管支損傷分類	Ⅰ型	裂傷 laceration
		a. 内膜損傷 intimal laceration
		b. 全層性裂傷 transmural laceration
	Ⅱ型	不完全断裂 incomplete transection
		a. 部分断裂 partial transection
		b. 気管支鞘被覆断裂 transection with bronchial sheath
	Ⅲ型	完全断裂 complete transection
		a. 単純型 simple transection
		b. 複雑型 complex transection
肺損傷分類	Ⅰ型	表在性損傷 superficial injury
		a. 限局性挫傷 localized contusion
		b. 表在性裂傷 superficial laceration
	Ⅱ型	深在性損傷 deep injury
		a. びまん性挫傷 diffuse contusion
		b. 深在性裂傷 deep laceration
	Ⅲ型	肺門部損傷 hilar injury
		a. 肺門部動静脈損傷 hilar vessel injury
		b. 肺門部離断 total transection of hilum
横隔膜損傷分類	Ⅰ型	挫傷 diaphragmatic contusion
	Ⅱ型	非全層性裂傷 non-transmural laceration
	Ⅲ型	全層性裂傷 transmural laceration
		a. 横隔膜ヘルニアを伴わない without diaphragmatic hernia
		b. 横隔膜ヘルニアを伴う with diaphragmatic hernia

心損傷分類	Ⅰ型	心膜損傷または心筋挫傷 pericardial injury or myocardial contusion
		a. 心外膜損傷 epicardial injury
		b. 心筋挫傷 myocardial contusion
		c. 心嚢損傷 pericardial sac injury
	Ⅱ型	非全層性損傷 partial thickness injury
		a. 心筋裂傷 partial thickness laceration
		b. 心内損傷 (intracardiac injury) または冠動脈損傷 (coronary artery injury)
	Ⅲ型	全層性損傷 full thickness injury
		a. 単純型 simple type
		b. 複雑型 complex type
大血管損傷分類	Ⅰ型	内膜損傷 (intimal injury) または外膜損傷 (adventitial injury)
		a. 内膜損傷 intimal injury
		b. 外膜損傷 adventitial injury
	Ⅱ型	非全層性損傷 partial thickness injury
		a. 内膜損傷解離 intimal dissecting injury
		b. 外膜損傷解離 adventitial dissecting injury
	Ⅲ型	全層性損傷 full thickness injury
		a. 仮性瘤・破裂 pseudoaneurysm/rupture
		b. 非全周性離断 incomplete transection
		c. 全周性離断 complete transection

各臓器の損傷をⅠ型，Ⅱ型，Ⅲ型に分けて示している．重症度は，原則として「Ⅲ型＞Ⅱ型＞Ⅰ型」であるが，受傷後の時間や受傷原因により，必ずしもそうとは限らない．
(日本外傷学会臓器損傷分類委員会：日本外傷学会臓器損傷分類2008[13]より)

れらの基準となる出血量よりも少ない段階で開胸止血が必要となることが指摘されている[19]．

緊張性気胸，気胸

緊張性気胸と判断すれば，直ちに胸腔穿刺，胸腔ドレナージにて胸腔内圧の減少を図る[2]．陽圧換気が必要な場合には，単純な気胸であっても胸腔ドレナージが必要である．陽圧換気の必要がない小さな気胸に対しては，胸腔ドレナージを行わず，保存的に観察・治療できる場合もある[20]．一方，大量のエアリークが持続し肺が拡張しない場合や，呼吸状態が改善しない場合は，開胸術や気管支鏡的処置が必要となる[21]．

フレイルチェスト，肋骨骨折

軽度の肋骨骨折は，胸部固定帯 (バストバンド) による固定で保存的に治療する．フレイル

チェストの治療法には，陽圧換気による保存療法（内固定）と，肋骨骨折に対する観血的固定術（外固定）がある．内固定には3〜4週間を要する．

　フレイルチェストによる呼吸障害は，骨折に伴う疼痛により増悪するため，十分な鎮痛が重要である．軽症の場合は非侵襲的陽圧換気（noninvasive positive pressure ventilation：NPPV）による陽圧換気も考慮するが[22]，呼吸状態の悪化例や重症例には気管挿管による陽圧換気が必要である．肋骨骨折や胸骨骨折に対する早期の観血的固定術が，人工呼吸管理期間を短縮させる可能性が報告されている[23,24]．

心タンポナーデ

　心タンポナーデを認めた場合は，可能な限り早期に心囊穿刺にて脱血する必要がある．脱血に成功すれば血圧の改善を認める．脱血後，再度心囊液が貯留し血圧低下を認める場合や，凝血塊にて脱血が困難な場合などは，心膜開窓術などの外科的処置が必要となる．

肺挫傷

　肺挫傷自体が軽度であれば，酸素投与のみで保存的に加療する．しかし，酸素化の維持に高濃度の酸素が必要な場合や，挫傷による血性分泌物の管理が困難な場合には，気管挿管による人工呼吸管理が必要となる．肺胞出血に低酸素血症を伴う場合は，受傷肺胞出血面積が大きいか，血性分泌物による無気肺が原因として考えられる．前者であれば，酸素化維持のために吸入酸素濃度や気道内圧を上げざるをえない．後者であれば，気管支ファイバーによる分泌物の除去や体位ドレナージなどを考慮する[25]．

理学療法・リハビリテーションの評価

　胸部外傷患者では，全身状態および呼吸状態の把握と，安全性に関する評価が重要となる．

全身状態

●受傷〜理学療法，リハビリテーション開始までの経過

　鋭的外傷か鈍的外傷か，受傷の原因は何か，搬送時の状態，入院以降の治療経過，意識レベル，バイタルサインの推移を確認する．

●患者背景

　特に，年齢（高齢）や慢性疾患の既往などは予後にも影響する．日本においては，全外傷患者数のうち65歳以上が占める割合が高く，死亡率も高い[3]．また，慢性疾患や老年症候群を併せもっている場合は生体予備能が低く，容易に身体機能や認知機能の低下に陥る[26]．

●その他の損傷部位

　交通事故や転落などによる外傷では，頭部，脊椎，脊髄，四肢，骨盤，腹部など胸部以外の損傷を併発している場合がある．それらの損傷の程度や治療内容，局所安静の必要性を確認する．また，感覚や筋力など，神経および運動系の障害の有無を評価する．

●疼痛

　疼痛は，呼吸を抑制するだけでなく，身体活動の制限や精神不安定を助長する．Numerical Rating Scale（NRS），Visual Analogue Scale（VAS）などを用いて，安静時や体動時の疼痛の程度を確認する．気管挿管による人工呼吸管理中など自己申告が難しい場合の疼痛評価には，Behavioral Pain Scale（BPS）やCritical-Care Pain Observation Tool（CPOT）を用いる．「NRS＞3もしくはVAS＞3」，あるいは「BPS＞5もしくはCPOT＞2」は，痛みがあることを示している[27]．

呼吸状態

●人工呼吸管理

　外傷患者で人工呼吸管理が行われている場合は，その原因を把握する必要がある（**表4**）[25]．人工呼吸器の設定を確認し，モードや設定圧，吸入酸素濃度，実測の呼吸数や換気量，肺コン

299

表4 外傷患者における人工呼吸管理が必要となる原因

胸部外傷によるもの	●肺性 (primary) ARDS ●胸壁外傷 ●気胸 ●血胸 ●肺実質損傷 (肺挫傷, 化学性肺炎)
胸部外傷以外の原因により呼吸管理が必要なもの	●意識障害や処置, 手術などに対する気道確保目的 ●脊髄損傷 ●肺外性 (secondary) ARDS (他部位の外傷による) ●肺炎, 敗血症, および続発するARDS ●輸血関連急性肺傷害 (TRALI) ●神経原性肺水腫 ●脂肪塞栓症候群 ●腹部コンパートメント症候群 (ACS) ●その他 (心原性肺水腫, 肺血栓塞栓症)

(古川力丸ほか:外傷と呼吸管理. INTENSIVIST 2010:2〈3〉:497-510[25])より)

外傷患者においては, 胸部外傷以外によるもの以外にも人工呼吸管理が必要となる場合がある. 理学療法士として, 呼吸状態の改善に寄与できる原因とそうでない原因があるため, 人工呼吸管理が行われている場合には, その原因を把握しておくことが重要である.
ARDS:acute respiratory distress syndrome (急性呼吸窮迫症候群), TRALI:transfusion-related acute lung injury, ACS:abdominal compartment syndrome.

表5 ICUで早期離床や早期からの積極的な運動を原則行うべきではないと思われる場合

1) 担当医の許可がない場合
2) 過度に興奮して必要な安静や従命行為が得られない場合 (RASS≧2)
3) 運動に協力の得られない重篤な覚醒障害 (RASS≦-3)
4) 不安定な循環動態で, IABPなどの補助循環を必要とする場合
5) 強心昇圧薬を大量に投与しても, 血圧が低すぎる場合
6) 体位を変えただけで血圧が大きく変動する場合
7) 切迫破裂の危険性がある未治療の動脈瘤がある場合
8) コントロール不良の疼痛がある場合
9) コントロール不良の頭蓋内圧亢進 (≧20 mmHg) がある場合
10) 頭部損傷や頸部損傷の不安定期
11) 固定の悪い骨折がある場合
12) 活動性出血がある場合
13) カテーテルや点滴ラインの固定が不十分な場合や十分な長さが確保できない場合で, 早期離床や早期からの積極的な運動により事故抜去が生じる可能性が高い場合
14) 離床に際し, 安全性を確保するためのスタッフが揃わないとき
15) 本人または家族の同意が得られない場合

(日本集中治療医学会早期リハビリテーション検討委員会:集中治療における早期リハビリテーション─根拠に基づくエキスパートコンセンサス. 日集中医誌 2017:24〈2〉:278[28]より)

胸部外傷に関連する内容として, コントロール不良の疼痛がある場合や固定の悪い骨折がある場合, 活動性出血がある場合, カテーテルや点滴ラインの固定が不十分な場合, 十分な長さが確保できていない場合がある.
RASS:Richmond Agitation-Sedation Scale, IABP:intra-aortic balloon pumping (大動脈内バルーンパンピング).

プライアンスや気道抵抗などから現在の呼吸状態を把握し, 改善傾向の有無を評価する.

●身体所見

前述 (「病態・症状」を参照) のとおり, 胸部外傷においては, さまざまな身体所見の異常を呈する. 視診, 触診, 聴診, 打診を駆使し, それぞれの異常の変化 (持続, 改善, 増悪) を確認する.

●画像所見

病院搬入から理学療法開始時までの胸部X線およびCT画像などを確認する. 損傷・障害部位および程度, 観血的固定術の有無, ドレーン類などの挿入先などを画像上で把握する.

安全性に関する評価

●胸郭へのアプローチの安全性

気胸や肋骨骨折を生じている場合は, 徒手的呼吸理学療法などの胸郭へのアプローチは弊害

をもたらす可能性があるため, 実施の可否については主治医などに確認する.

●離床の安全性

集中治療中において, 早期離床や早期からの積極的な運動を原則行うべきではないと思われる場合を**表5**[28]に示す. 胸部外傷に関連する内容としては, コントロール不良の疼痛がある場合, 固定の悪い骨折がある場合, 活動性出血がある場合, カテーテルや点滴ラインの固定が不十分な場合や十分な長さが確保できない場合で, 早期離床や早期からの積極的な運動により

事故抜去が生じる可能性が高い場合などがある.

●ドレーン，チューブ類の安全性

胸部外傷患者では，胸腔ドレナージや心嚢液ドレナージ，あるいは呼吸管理などに必要となる重要なドレーンやチューブ類が使用されている場合が多い．体位変換や離床の際には，これらの位置がずれたり抜去したりすることがないよう，挿入・装着部の固定性，接続部のゆるみがないか，体の位置が変わったときに十分な長さが確保できるかなど，入念に確認する.

理学療法・リハビリテーションプログラム

胸部外傷における理学療法の主な内容は，胸部の直接的な損傷や二次性に生じる呼吸器障害の改善と予防を目的とした呼吸理学療法と，安静に由来する合併症の予防や身体機能の改善を目的とした離床を含めた運動療法に分けられる.

呼吸理学療法

胸部外傷患者では，疼痛や胸郭運動の低下による換気量の低下，咳嗽の抑制などから気道内分泌物の排出が困難となり，無気肺や肺炎を生じやすくなる[29]．そのため，十分な疼痛管理とともに気道クリアランスを目的とした呼吸理学療法は重要なプログラムとなる.

●体位管理と呼吸理学療法手技

下側肺障害，気道内分泌物の貯留やそれによる気道閉塞，損傷部位の肺障害の改善を目的に，気道内分泌物の排出と換気の改善を図る.

障害された部位が上側となるよう，側臥位や前傾側臥位，腹臥位をとる．全身状態の不安定性や各種ドレーン類の制限により目的とした体位がとれない場合は，医師や看護師に相談する.

呼吸介助やスクイージングなどの呼吸理学療法手技により，気道内分泌物の移動を促進する．しかし，胸腔ドレーンを挿入していない気胸やフレイルチェストなどは，呼吸理学療法手

表6　急性期呼吸理学療法の適応と禁忌

呼吸理学療法の適応	●区域性または肺葉性の急性無気肺 ●大量の気道内分泌物貯留 ●片側性肺病変 ●長期臥床状態
体位排痰法の適応	●呼吸器感染症 ●無気肺 ●胸部，腹部外科術後 ●外傷（頸髄，頭部外傷など） ●気道熱傷 ●気道異物 ●嚥下障害 ●長期臥床患者
絶対禁忌	●胸腔ドレーンの挿入されていない気胸 ●喀血を伴う肺内出血 ●コントロール不良な重症心不全 ●ショック ●肺血栓塞栓症 ●治療が行われていない喘息重積発作など
相対禁忌	●不安定な循環動態 ●鎮痛不十分な多発肋骨骨折・肺挫傷・フレイルチェスト ●肺瘻を伴う膿胸 ●脳外科術後，頭部外傷後の頭蓋内圧亢進 ●頸髄損傷後の損傷部位非固定状態など

（高橋仁美ほか：臨床アプローチ 急性期呼吸理学療法．メジカルビュー社：2010．p.12-20[30]より）
胸部外傷に関連する禁忌として，胸腔ドレーンの挿入されていない気胸，喀血を伴う肺内出血，鎮痛不十分な多発肋骨骨折・肺挫傷・フレイルチェストなどがある．呼吸理学療法手技を実施する際には，病態を十分に把握する.

技が禁忌となる場合があるため，実施については十分な病態の把握および担当医との相談が不可欠である．急性期呼吸理学療法の適応と禁忌を**表6**[30]に示す.

> **覚えておこう**
> 呼吸理学療法手技を行う場合は，創部や骨折部の一部分に強い圧がかかりすぎないよう愛護的に実施する.

●咳嗽介助

胸部外傷後1週間以内における咳嗽能力を調査した報告[31]では，咳の最大流速（cough peak flow：CPF）は平均 190 ± 96 L/分と低値であっ

た．また，CPFは肺活量と相関し，血胸合併例では非合併例と比べ有意に低下していた．

有効な咳嗽を促すには，十分な吸気量と速い呼出が必要である．呼吸介助による相対的な吸気量の増大と，呼出時の胸郭圧迫による咳嗽介助は，咳嗽力の改善に効果的ではあるが，他の呼吸理学療法手技同様，胸部外傷患者では禁忌となる場合もある．呼気時に胸郭を徒手的に圧迫せず，保護または固定するだけでも咳嗽がしやすくなる．また，通常の咳嗽よりもハフィングのほうが疼痛を生じにくく，気道内分泌物の排出に有効な症例も多い．

● 呼吸トレーニング

急性期を過ぎ，骨折部の骨癒合や損傷部の治癒，疼痛の消失を認めた後でも，胸郭運動の低下や呼吸筋萎縮などにより，肺活量など呼吸機能の低下が残存する場合がある．この場合は，呼吸理学療法の禁忌に該当する状況からは脱しているため，胸郭柔軟性の改善や呼吸筋力の向上を目的に，積極的に呼吸理学療法手技や呼吸筋トレーニングなどを実施する．

離床，運動療法

早期離床や運動療法を行うべきではない状態（**表5**参照）から脱すれば，廃用症候群の予防と身体機能および活動性の向上を目的に，座位，立位，歩行へと段階的に開始する．人工呼吸管理自体は，離床や運動療法の禁忌とはならない．骨折や筋損傷など運動器系に局所安静が必要な場合は担当医と相談し，どこまでの離床が可能か判断する．離床が難しい場合には，ベッド上で非損傷部の積極的な運動を行う．離床，運動療法を開始した後も，酸素化や呼吸困難，疼痛の出現，損傷部の悪化がないかなどを繰り返し確認する．

摂食嚥下リハビリテーション

一定期間の絶食や人工呼吸管理後は，嚥下機能が低下する．また，気管や気管支，肺，横隔膜の損傷などで咳嗽力など気道クリアランス能力が弱化し，健常な状態に比べ誤嚥や肺炎を生じやすい状態となる可能性がある．嚥下機能の維持・回復のためにも，経口摂取が行える状態になれば可及的速やかに評価し，可能であれば直接訓練を開始する．安定した経口摂取が可能になるまでは，呼吸状態や炎症所見を入念に確認する．

日常生活活動（ADL）トレーニング

胸部外傷が直接的原因にならなくても，廃用症候群や同時に受傷した他の損傷がADL障害の原因となる場合がある．身体的改善を図りつつ，補助具や代償方法を考慮しながら，ADL動作の獲得を目指す．

■ 引用文献

1) 吉田康浩，岩崎昭憲：胸部外傷．呼吸 2014；33（2）：142-5.
2) 滝澤　始，中沢弘一，田中孝也ほか：呼吸不全の病態と管理．3学会合同呼吸療法認定士認定委員会テキスト編集委員会：第18回3学会合同呼吸療法認定士認定講習会テキスト．3学会合同呼吸療法認定士認定委員会；2013．p.103-63.
3) 日本外傷データバンク：Japan Trauma Data Bank Report 2016（2011-2015）．https://www.jtcr-jatec.org/traumabank/dataroom/data/JTDB2016.pdf
4) 加賀基知三，西海　昇，樋田泰浩ほか：胸部外傷．日本胸部臨床 2010；69（増刊）：5065-70.
5) 久志本成樹，横田順一朗，中島康雄ほか：今日の外科的治療と画像診断に求めるもの．インナービジョン 2008；23（1）：12-9.
6) 尾崎将之，平　泰彦：胸部外傷患者．呼吸器ケア 2011；9（3）：340-5.
7) 坂下惠治，相良健司，西池成章ほか：外傷診療における撮像のポイント．インナービジョン 2008；23（1）：42-4.
8) Huber-Wagner S, Lefering R, Qvick LM, et al.：Effect of whole-body CT during trau-

ma resuscitation on survival：a retrospective, multicenter study. Lancet 2009；373
(9673)：1455-61.

9) Sisley AC, Rozycki GS, Ballard RB, et al.：Rapid detection of traumatic effusion using surgeon-performed ultrasonography. J Trauma 1998；44(2)：291-6.

10) Civil ID, Schwab CW：The Abbreviated Injury Scale, 1985 revision：a condensed chart for clinical use. J Trauma 1988；28(1)：87-90.

11) Baker SP, O'Neill B, Haddon W Jr, et al.：The injury severity score：a method for describing patients with multiple injuries and evaluating emergency care. J Trauma 1974；14(3)：187-96.

12) Champion HR, Sacco WJ, Copes WS, et al.：A revision of the Trauma Score. J Trauma 1989；29(5)：623-9.

13) 日本外傷学会臓器損傷分類委員会：日本外傷学会臓器損傷分類2008.
http://www.jast-hp.org/archive/sonsyoubunruilist.pdf#search=%27外傷学会+損傷分類%27

14) Calfee CS, Eisner MD, Ware LB, et al.：Trauma-associated lung injury differs clinically and biologically from acute lung injury due to other clinical disorders. Crit Care Med 2007；35(10)：2243-50.

15) Holcomb JB, McMullin NR, Kozar RA, et al.：Morbidity from rib fractures increases after age 45. J Am Coll Surg 2003；196(4)：549-55.

16) 松岡智章, 奥村典仁, 栢分秀直ほか：当科における胸部外傷例についての臨床的検討. 倉敷中病年報 2013；75：47-51.

17) 奥谷大介, 森山重治：肋骨骨折を伴う鈍的胸部外傷症例の検討. 日呼外会誌 2012；26(7)：713-8.

18) 大藪久則, 松田昌三, 栗栖 茂ほか：地域救急センターにおける胸部外傷の検討. 日外科系連会誌 1996；21(4)：756-60.

19) 水島靖明, 上野真人, 西内辰也ほか：胸腔ドレナージ排液量よりみた重症胸部外傷の手術適応の再検討. 日救急医会誌 2008；19(7)：409-15.

20) NcGillicuddy D, Rosen P：Diagnostic dilemmas and current controversies in blunt chest trauma. Emerg Med Clin North Am 2007；25(3)：695-711, viii-ix.

21) Rico FR, Cheng JD, Gestring ML, et al.：Mechanical ventilation strategies in massive chest trauma. Crit Care Clin 2007；23(2)：299-315, xi.

22) Gunduz M, Unlugenc H, Ozalevli M, et al.：A comparative study of continuous positive airway pressure(CPAP)and intermittent positive pressure ventilation(IPPV)in patients with flail chest. Emerg Med J 2005；22(5)：325-9.

23) Nirula R, Allen B, Layman R, et al.：Rib fracture stabilization in patients sustaining blunt chest injury. Am Surg 2006；72(4)：307-9.

24) 川崎成章, 竹中裕史, 東山将大ほか：胸骨骨折に対するプレートを用いた胸骨固定術の有用性. 日呼外会誌 2016；30(7)：840-4.

25) 古川力丸, 讃井將満：外傷と呼吸管理. INTENSIVIST 2010；2(3)：497-510.

26) 石井伸弥, 秋下雅弘：救急医に必要な高齢者医療の最新の知識―診かた, 評価法(身体面). 救急医学 2014；38(9)：1012-6.

27) 日本集中治療医学会 J-PAD ガイドライン作成委員会：日本版・集中治療室における成人重症患者に対する痛み・不穏・せん妄管理のための臨床ガイドライン. 日集中医誌 2014；21(5)：539-79.

28) 日本集中治療医学会早期リハビリテーション検討委員会：集中治療における早期リハビリテーション―根拠に基づくエキスパートコンセンサス. 日集中医誌 2017；24(2)：255-303.

29) 山下典雄, 坂本照夫：外傷と全身管理. 日外感染症会誌 2011；8(4)：317-25.

30) 高橋仁美, 神津 玲, 山下康次：急性期呼吸理学療法のリスク管理. 高橋仁美, 神津玲, 山下康次編：臨床アプローチ 急性期呼吸理学療法. メジカルビュー社；2010. p.12-20.

31) 尾山陽平, 小野寺智亮, 坂野由衣ほか：胸部外傷患者における咳嗽能力の特徴. 人工呼吸 2012；29(1)：56-61.

第3章　呼吸器

3. 食道癌, 胃癌, 肝・胆・膵臓癌の周術期管理

perioperative management of esophageal cancer, gastric cancer, liver/biliary tract/pancreatic cancer

■ key point ▶▶ 日本では, がん患者数は増加の一途をたどっている. 社会の高齢化に伴い, がん患者も高齢化しているが, 低侵襲な手術の開発が進みその適応も拡大している. 理学療法士の役割は, まず術前情報から合併症のリスク因子を抽出し, 手術までの期間で可能な限りその因子の改善を促し, より良い状態で手術が受けられるように支援することである. 術後は手術情報や病態を把握し, プログラムを立案して合併症の予防を図る. 入院前の日常生活動作の再獲得と, 家庭や職場復帰への支援や生活の質を維持し, 早期退院を目指すなど, 手術後療法における役割は大きい.

覚えておこう

診療報酬における疾患別リハビリテーション (呼吸器) では, 食道癌, 胃癌, 肝臓癌等の手術前後の呼吸リハビリテーションを必要とする患者が算定可能な対象疾患に含まれているため, 本書でも呼吸器の章にて取り上げている.

概要と病態

■病態

食道癌

　食道癌の罹患数は約22,800例[1]で, 40代後半から急激に増加する. 罹患率, 死亡率とも男性のほうが多く, 女性に比べて5倍以上といわれている. 発症危険因子として, 喫煙, 大量の飲酒, 肥満, 胃食道逆流症などがある.

　食道癌の手術は, がんの部位や進行の程度にもよるが, 頸部, 胸部, 腹部と広範囲に侵襲が及び, 喫煙者や喫煙歴の長い患者が多いため, 術後に喀痰量が多く, 術後呼吸器合併症の発症率は5～30％と報告されている[2,3]. 反回神経麻痺を生じている患者では, 声帯麻痺に伴う嗄声や嚥下機能障害も合併し, 容易に誤嚥性肺炎を発症する.

胃癌

　胃癌の罹患数は約133,900例[1]で, 進行例では術前から摂食・通過障害があり, 低栄養状態で, 腫瘍による出血から貧血を有している患者が多い. また, 四肢筋力や運動機能の低下により, 術後, 離床に難渋するケースもある.

　術後の障害として, 胃が小さくなることや迷

表1　ダンピング症候群の種類と症状

	食後発現時間	発現理由	症状
早期ダンピング症候群	30分以内	小腸内に高浸透圧の食べ物が入り, 体液が小腸内に移行し, 循環血液量が低下する	●消化器症状：腹痛, 下痢, 悪心・嘔吐, 腹部膨満感 ●全身症状：冷汗, 動悸, めまい, しびれ, 失神, 全身脱力感, 眠気, 頭痛
晩期ダンピング症候群	2～3時間後	食後急激に血糖が上昇し, インスリンが過剰に分泌され, その後低血糖が起こる	●全身症状：脱力感, めまい, 冷汗, 低血糖による意識障害, 失神

走神経切除，内分泌機能の低下による消化管の協調不全などの機能的問題により，小胃症状（膨満感，悪心など）や消化・吸収不良，ダンピング症候群（**表1**）を高頻度に合併する．

肝臓癌

肝臓癌の罹患数は約45,100例[1]で，その多くは慢性肝炎（B型，C型）や肝硬変などの障害肝を合併しているため，肝臓の予備能力を正確に評価して適切な切除量を決定する[4]．

術後の肝機能低下や，特に肝不全がある場合，術後の離床や運動により，肝臓への血流低下が肝機能をさらに増悪させる可能性がある．術後リハビリテーション開始時には，肝機能や黄疸などの身体所見の評価も重要になる．

胆道癌（胆囊癌，胆管癌）

胆道癌の罹患数は約46,300例[1]で，発見時には約半数が肝臓や肺へ転移している．

胆囊癌手術は胆囊だけでなく，肝臓や胆管も合併切除することが多い．

胆管癌は発症部位により術式が異なり，下部胆管癌では膵頭十二指腸切除，上部・肝門部胆管癌では肝切除が行われることが多い．いずれの手術も高侵襲であり，慎重な周術期管理が求められる．

膵臓癌

膵臓癌の罹患数は約40,000例[1]で，その90%以上は膵管に発症し早期発見が難しい．発見時には約8割の患者が切除不能と診断される．危険因子として，糖尿病，慢性膵炎，喫煙などがある．3年以内の再発が多く，5年生存率も非常に低い．膵頭部癌に対する膵頭十二指腸切除では，膵液瘻による致死的合併症が起こることがあり注意を要する．

■ 診断・進行度分類

食道癌，胃癌では，バリウム透視や内視鏡が診断のきっかけになることが多い．確定診断には内視鏡下の生検（病理検査）が必須である．

原発腫瘍の状態や転移検索として，造影剤によるCTやMRI，PET検査が行われる．内視鏡で直接腫瘍を見ることができない肝臓癌，胆道癌，膵臓癌では，CT，エコー，MRI，PETなどを駆使して診断する．

進行度は，日本では各癌腫に対する取り扱い規約によって決定されるが，国際的にはUICC（Union for International Cancer Control；国際対がん連合）分類（TNM分類）が用いられる．Tは原発腫瘍の大きさや浸潤度を示し，Nはリンパ節転移の程度，Mは遠隔転移の有無を表している．

■ 症状

食道癌

初期では無症状なことが多い．食道がしみるような感覚や食物がつかえるような感覚がある．進行して食道が狭窄すると，嚥下障害や嘔吐が起こる．出血すると吐血や黒色便がみられる．

胃癌

早期でも癌性潰瘍により胃痛や胃部不快感が起こる．進行癌では出血することが多く，吐・下血や貧血症状が起こる．胃の噴門と幽門以外では狭窄しにくく，かなりの大きさになっても無症状のことが多い．巨大な腫瘍になると圧迫感があり，上腹部に腫瘤を触れるようになる．

肝臓癌

肝臓は「沈黙の臓器」とよばれ，初期には自覚症状がほとんどない．進行した場合に腹部のしこりや圧迫感，痛み，お腹が張った感じなどを訴える．

胆道癌

胆囊癌は，進行癌であってもほとんどの患者で無症状である．胆管癌は，胆管を閉塞して黄疸（閉塞性黄疸）で発症することが多く，皮膚の黄疸やかゆみが起こる．

膵臓癌

早期ではほとんどの患者が無症状である．進

3. 食道癌, 胃癌, 肝・胆・膵臓癌の周術期管理

表2 各臓器別がんと進行度による5年生存率

	Ⅰ	Ⅱ	Ⅲ	Ⅳ
食道がん	75.9%	45.6%	23.7%	10.6%
胃がん	86.7%	58.9%	42.0%	6.5%
肝臓がん	50.4%	34.3%	13.9%	3.6%
胆道がん	51.9%	23.9%	16.6%	2.5%
膵臓がん	36.0%	16.1%	5.7%	1.4%

（がんの統計編集委員会編：全国がん〈成人病〉センター協議会
加盟施設における5年生存率〈2004〜2007年診断例〉. がんの統
計'15. がん研究振興財団；2016. p.28-9[5]より）

行してくると背部痛や体重減少を生じる. 背部
痛は, 大動脈周囲の神経叢浸潤により起こる.

■ 予後

消化器癌の予後の指標として, 5年生存率が
用いられることが多い（**表2**）[5]. 胃癌は, 早期
に発見され手術すれば予後は良い. 胆道癌や膵
臓癌は, 肝臓や腹膜に転移することが多く, 予
後は不良である. 肝臓癌は, 肝硬変の合併や多
発することが多く, 予後は不良である.

■ 治療

手術療法, 化学療法, 放射線療法が三大治療
法である.

手術療法

消化器癌治療の中心であり, 根治が得られる
唯一の治療法といってもよい. 原則として, 原
発腫瘍切除とその周囲のリンパ節郭清を行う.
場合によっては, 肝転移などの転移巣も一緒に
切除する. 多くの症例で上腹部を大きく開腹す
るが, 最近では腹腔鏡手術（laparoscopic
surgery）が増加しており, 術後の回復に貢献
している. また, 食道癌では, ビデオ下胸腔鏡
手術（video-assisted thoracoscopic surgery：
VATS）を用いることにより, 術後の呼吸機能
低下を軽減することができる.

化学療法

抗がん剤や分子標的薬により, がん細胞を死
滅させたり増殖を抑えたりする治療法である.

がん細胞だけでなく正常な細胞にも毒性がある
ため, さまざまな副作用が出現する. 根治手術
が不可能ながんに対する化学療法以外に, 手術
前に行いがんを縮小させる術前補助化学療法
や, 術後の再発予防のための術後補助化学療法
がある.

放射線療法

病巣部に放射線を照射してがん細胞を死滅さ
せる局所療法である. 多くの場合, 緩和目的で
使用されるが, 食道癌では化学療法と同時に行
うことにより根治が得られることもある. 近年
では, 粒子線を使う陽子線治療や重粒子線（炭
素イオン線）治療も実用化が進んでいる.

■ 障害像

がんそのものによる障害と, 治療の過程にも
たらされる障害がある. 患者は告知を受け, が
んと向き合わなければならないというストレス
や精神的苦痛も伴う.

高齢消化器がん患者と筋減弱症（サルコペニ
ア）関連の調査では, 65歳以上で17.1%, 85歳
以上では45%であったとの報告がある[6]. ま
た, がん患者全体の50〜70%が悪液質（カヘキ
シア）を呈し, 進行期がんにおいては80%がカ
ヘキシアあるいは体重減少をきたしているとの
報告がある[7].

これらの身体・精神障害に伴う二次的な機能
低下（運動機能や生活能力の低下）を最小限に
食い止めることが重要となる.

理学療法・リハビリテーションの評価

■ 術前

術前に患者情報をより多く収集し, 退院時に
手術前の日常生活活動（activities of daily liv-
ing：ADL）や身体機能により近づけることが

目標となる．情報には，術後合併症の因子になるものも含まれているため，詳細に把握することが必要不可欠である．

患者に関する情報
- 告知の有無，がんの進行度

問診
- 現病歴，既往歴（がんの既往等），家族歴，理解力
- 喫煙歴：Brinkman指数（1日の平均喫煙本数×喫煙年数），pack-years（〈1日の喫煙本数/20本〉×喫煙年数）

認知機能
- 改訂長谷川式簡易知能評価スケール（Revised Hasegawa Dementia Scale：HDS-R），Mini-Mental State Examination（MMSE）など

精神機能
- 抑うつ，不安：Hospital Anxiety and Depression Scale（HADS），State-Trait Anxiety Inventory（STAI），Self-rating Depression Scale（SDS）など

呼吸機能
- 呼吸機能検査
- 呼吸数，1回換気量，呼吸様式（腹式，胸式），呼吸補助筋の収縮
- 胸郭の拡張状態（変形の有無，拡張性，左右差，拡張のタイミング）
- 咳嗽（湿性，乾性），喀痰の有無
- 呼吸筋力，咳嗽力（最大呼気流量〈cough peak flow：CPF〉）

運動機能
- 四肢筋力（徒手筋力テスト〈manual muscle testing：MMT〉，MRC〈Medical Research Council〉scale），握力
- 関節可動域
- 筋緊張
- 疼痛
- 歩行スピード，バランス

表3　ECOG performance status（PS）日本語版

スコア	定義
0	まったく問題なく活動できる．発症前と同じ日常生活が制限なく行える
1	肉体的に激しい活動は制限されるが，歩行可能で軽作業や座っての作業は行うことができる　例：軽い家事，事務作業
2	歩行可能で，自分の身の回りのことはすべて可能だが，作業はできない．日中の50％以上はベッド外で過ごす
3	限られた自分の身の回りのことしかできない．日中の50％以上をベッドか椅子で過ごす
4	まったく動けない．自分の身の回りのことはまったくできない．完全にベッドか椅子で過ごす

ECOG：Eastern Cooperative Oncology Group.
（ECOGのPerformance Status〈PS〉の日本語訳[8]より）

運動耐容能
- 6分間歩行テスト（6-minute walk test：6MWT）
- シャトルウォーキングテスト（shuttle walking test：SWT）
- 心肺運動負荷試験（cardiopulmonary exercise test：CPX）

全身状態の指標と日常生活の制限の程度
- performance status（PS；表3）[8]
- Karnofsy performance status（KPS）[9]

ADL能力
- Barthel index（BI）
- 機能的自立度評価法（functional independence measure：FIM）

術後合併症の危険因子

● 高齢者
高齢者は，脳血管障害，慢性心不全，慢性呼吸不全，高血圧，糖尿病など多くの基礎疾患を有していることが多く，各種臓器の予備能力や許容範囲が狭いため，侵襲に対する予備能力も低い．

● 喫煙，喫煙歴
喫煙は気道内分泌物を増加させ，線毛機能を

第3章　呼吸器

307

表4　禁煙期間と体の回復の関係

期間	回復効果
6か月以上前	免疫機能の回復
6週間以上前	線毛運動の回復
2週間前	痰の減少
1週間前	ニコチン血中濃度が減少し循環器系の負担軽減
18時間以内	一酸化炭素の血中濃度が低下し，酸素運搬能が上昇

（帯津良一：ガンに勝つ「食・息・動・考」勉健法. 講談社；1987. p.254[10]より）

低下させる．また，術後感染症を誘発し，手術創部の治癒遅延を起こしやすい．ニコチンは心負荷や心筋酸素消費量を増加させ，一酸化炭素は酸素運搬能を低下させる．術後合併症予防のためには，2～3か月の禁煙が必要である（**表4**）[10]．

● **肥満**

肥満（body mass index〈BMI〉25以上）は，弾性荷重上昇の影響で胸壁拡張性が低下し，末梢気道も閉塞しやすいため，肺コンプライアンスに影響を及ぼす．気道径の狭小化や呼吸筋力の低下もあり，呼吸仕事量が増加する．また，肥満と全身の軽度慢性炎症の関連も注目されている．上腹部の術後は，これらの問題と横隔膜付近の切開による機能低下が相まって，容易に換気不全や荷重側肺障害などの合併症を発症する．

● **低栄養（やせ）**

良好な術後経過を得るためには，術前の栄養管理が重要である[11]．術後の低栄養は，創部治癒の遅延や免疫機能の低下により，感染性合併症を発症しやすくなる．食道癌や胃癌は，術前から腫瘍の影響で通過障害や嚥下障害，肝・胆・膵臓癌では，消化吸収障害を有していることが多い．また，術前の放射線療法や化学療法の影響で，食欲不振，味覚障害，抑うつ状態が関連し，栄養障害をより悪化させる．

● **糖尿病の合併**

高血糖の状態は，術後の免疫機能を低下させ感染リスクが増大し，創傷治癒の遅延や浸透圧利尿による循環血液量の低下などの影響を及ぼす．術後の血糖値コントロール不良によって，細胞組織への栄養（グルコース）のローディングが行われなくなり低栄養状態となる．

● **心機能低下**

社会の高齢化や食生活の欧米化により，コレステロール値が上昇し，欧米の平均値に近づいている[12]．その結果，狭心症や心筋梗塞などの虚血性心疾患，石灰化による大動脈弁狭窄症など，心疾患を併存している患者が増加している．心疾患を有する患者が，心臓以外の手術を受けた際の手術死亡は，心合併症によるものが割合として多い．低心機能は，術後心不全や不整脈，肺水腫などの合併症を発症しやすく，それが原因となり離床が遅延する患者も多い．術前は，胸部X線や心電図検査，心エコー，胸部CT検査を行い，患者によっては負荷心電図や心臓カテーテル検査も行う．

● **低肺機能，呼吸器疾患**

食道癌患者における術前呼吸機能検査にて「％肺活量（% VC）＜40％，1秒率（$FEV_{1\%}$）＜50％，1秒量（FEV_1）≦1.5 L，残気率（% RV/TLC）＞56％」の症例は，開胸術の適応を慎重に決定する必要がある[13]．また，慢性閉塞性肺疾患（chronic obstructive pulmonary disease：COPD）を合併している患者は，心疾患，糖尿病，骨格筋の萎縮，悪液質，うつ病など多くの全身徴候や併存疾患との関連が深く[14]，すべての手術患者の5～10％，腹部手術の4～22％においてなんらかの術後呼吸器合併症が認められたとの報告がある[15]．また，術前に気管支拡張薬や去痰薬の使用による気道クリアランスの改善も必要である．

● **認知機能，精神心理面**

術前に認知機能の低下や，精神疾患の併存，既往のある患者では，術後せん妄を高頻度に発症したり，手術がトリガーとなり精神疾患が悪化する可能性がある．

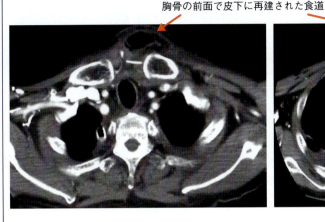
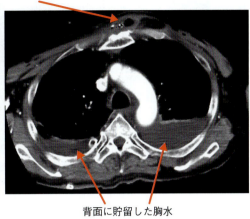

図1　食道癌術後の胸部CT
再建ルートには，①胸骨後経路，②後縦隔経路，③胸壁前経路がある．

■術中

情報収集

　上腹部手術は，手術部位が横隔膜に近いほど術後に呼吸機能への影響が大きくなるといわれ，一般的に横切開のほうが縦切開に比べ呼吸機能への影響は少ない．開腹手術の場合，術視野拡大のために肋骨弓の牽引を行うが，この牽引のために術中の機能的残気量（functional residual capacity：FRC）や横隔膜機能が低下する．

　また，例えば食道癌手術で，胃や結腸を引き上げ，残っている食道とつなぎ合わせる食道再建術の場合，引き上げる経路は，胸骨後経路，後縦隔経路，胸壁前経路の3つがある（**図1**）．前胸部の皮下（胸骨前面）を通す方法の場合，呼吸リハビリテーション（以下，呼吸リハ）で安易に胸を押してしまうと，皮下の再建臓器を損傷するおそれがあるなど，術式に関する情報収集も重要である．

　術式，手術時間，全身麻酔時間，出血量，ドレーンの位置などの情報も必要となる．

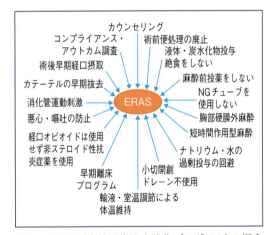

図2　ERAS（術後回復能力強化プログラム）の概念
手術侵襲に伴う身体機能の低下を軽減し，回復に要する期間も短くすることが可能である．すべての項目を安全に導入できるとは限らないので，病態に合わせた項目を選択し，適応する．

> **覚えておこう**
> ERAS（enhanced recovery after surgery；術後回復能力強化プログラム）を導入する施設が増えている（**図2**）．ERASは，2005年に北欧で開腹結腸直腸切除術の周術期管理として提唱されたが[16]，現在では多くの術式がその対象となっている．

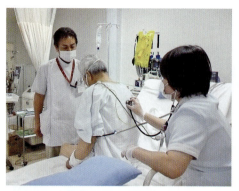

図3 術後の端座位での背側呼吸音の評価
ICUでは，看護師との情報共有も重要である．副雑音だけでなく，肺胞音の変化を聴取する．

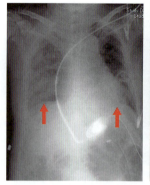

図4 胸部・腹部のX線所見
腹部ガスの影響で，横隔膜が上方に圧迫される（➡）．消化器外科術後では，胸部と腹部を並行して評価する．

■ 術後

● 全身状態，バイタルサイン

術後は患者の全身状態を把握し，どの程度までリハビリテーションを実施し離床してもよい状態かを判断する．全身状態は，血液検査データ，胸腹部の画像所見とバイタルサインやフィジカルアセスメントなどを総合的に評価する．

● 呼吸機能（フィジカルアセスメント）

視診と触診を並行しながら，呼吸数や1回換気量，横隔膜収縮の有無，胸郭拡張性やその左右差，呼吸補助筋の収縮や努力性呼吸の有無などの状態を観察する．聴診で喀痰の有無や肺胞へのエア入りの状況を確認する．

> **覚えておこう**
> 聴診は，体表面から約3cmの深さの音しか聴取できないため，術後は病変の多い背面（下葉）の聴診やリハビリテーションで離床したときの短期的な肺音の変化を評価する（図3）．呼吸音は，離床に伴うFRCや気道内の流量の変化の影響を受けるため，呼吸リハにおいては安静臥床時の聴診では意味をなさない．

● 胸部・腹部X線（図4）

胸部X線では，肺の状態を確認し，リハビリテーション内容の目安とする．胸部と同時に腹部も評価し，胃や腸内のガスの状態もチェックする．消化管内のガスが多いと，腹腔内圧が上昇して横隔膜を挙上し換気能力の低下につながる．

● 疼痛

疼痛は，侵害受容性疼痛が主体となる．疼痛の継続は，早期離床の阻害因子となるだけでなく，身体にさまざまな悪影響を及ぼす（表5）[17]．近年，患者自己調節鎮痛法（patient-controlled analgesia：PCA）による管理が行われている施設が多い．鎮痛薬や鎮静方法はさまざまな種類があり（表6），リハビリテーションを実施する時間に合わせて鎮痛薬を使用する配慮も必要になる．そのためには，各鎮痛薬の使用経路，作

表5 外科術後の疼痛が身体に及ぼす影響

部位	影響
創部	筋攣縮・血管攣縮を誘発し，組織で虚血低酸素症を起こし，創部治癒を遅延
呼吸器系	咳嗽反射を抑制し，呼吸運動を抑制
循環器系	頻脈，血圧上昇，心仕事量増加，酸素消費量増加
消化器系	消化管運動を抑制
内分泌代謝系	異化作用を亢進させ，創部治癒を遅延させる
精神面	精神的ストレスから不安や恐怖を生じ，疼痛刺激に過敏となる 不眠や不穏状態を招き，高齢者では見当識障害や意識障害を起こす

（居村茂幸：理学療法MOOK3 疼痛の理学療法．三輪書店；1999．p.175-81[17]より）

表6　術後疼痛に使用される主な鎮痛薬

	一般名（商品名）	作用特徴	副作用
オピオイド	●麻薬性鎮痛薬 ①モルヒネ塩酸塩 　（モルヒネ塩酸塩®） ②フェンタニルクエン酸塩 　（フェンタニル®） ●非麻薬拮抗性鎮痛薬 ③塩酸ペンタゾシン 　（ソセゴン®，ペンタジン®） ④ブプレノルフィン塩酸塩 　（レペタン®）	●脳・脊髄受容体に直接作用して鎮痛効果を図る．腎機能が低下している重症例では，モルヒネ塩酸塩は禁忌である ●麻薬性，非麻薬拮抗性鎮痛薬は，同時に使用できない ●ペンタゾシンは，天井効果（量を増やしてもそれ以上の効果がない）がある	●多くのオピオイドでは末梢血管抵抗の低下や平均動脈圧の低下を起こす ●呼吸抑制，傾眠，消化管運動低下を起こす
非ステロイド性抗炎症薬（NSAIDs）	⑤ジクロフェナクナトリウム 　（ボルタレン®） ⑥フルルビプロフェンアキセチル 　（ロピオン®） ⑦ロキソプロフェンナトリウム 　（ロキソニン®） ⑧セレコキシブ 　（セレコックス®）	●NASIDsは，抗炎症作用があり，胃粘膜保護作用や，血液凝集作用にもはたらく	●消化管出血を起こす危険性がある ●心筋梗塞や脳卒中などの心血管系の合併症のリスクや，腎障害のリスクもある
アセトアミノフェン	⑨アセトアミノフェン（錠） 　（カロナール®） ⑩アセトアミノフェン（静注液） 　（アセリオ®）	●アセトアミノフェンは，安全性にすぐれ，NSAIDsよりも副作用が少なく第一選択薬となる	●高用量になると肝障害を起こす

用発現時間や持続時間などを覚えておく必要がある．

　術後の痛みの評価として，Visual Analogue Scale（VAS）やNumerical Rating Scale（NRS），フェイススケールなどがある．患者との意思疎通が困難な場合は，Critical-Care Pain Observation Tool（CPOT）やBehavioral Pain Scale（BPS）を使用する．

注意❶
疼痛の評価スケールは，チームで統一した方法を用いて共通言語で評価する．疼痛コントロールは，早期離床の成功につながる大きな要因である．

覚えておこう
VASで30mm以上の痛みがある場合には「中等度の痛みがある」と評価し，20mm以上の変化で有意な変化，40mm以上の変化で治療が著効と判断する[18]．

●**せん妄**

　せん妄には，①過活動型，②低活動型，③

①と②の混合型がある．せん妄発症は，術後呼吸器合併症を誘発し，在院日数や死亡率，退院後の生活の質（quality of life：QOL）低下など，予後と関連する[19]．Confusion Assessment Method for the ICU（CAM-ICU）やIntensive Care Delirium Screening Checklist（ICDSC）などを使用して評価する．

●**悪心，嘔吐**

　術後の悪心・嘔吐（postoperative nausea and vomiting：PONV）は，痛みと同等な離床阻害因子であるため，リハビリテーション実施前に制吐薬などの使用も考慮する．術後早期のPONVは，麻酔薬のプロポフォールや鎮静薬のフェンタニルの影響がある．また，術後の腸管麻痺や癒着性腸閉塞，胃切除後の小胃症状などが原因となることもある．

●**排ガス，排便**

　術後の排ガスや排便は，腸の蠕動運動が再開したサインとなり，食事や経腸栄養が開始され

第3章　呼吸器

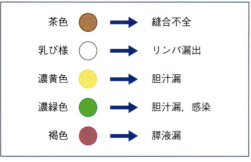

図5 排液の色と異常
(小松由佳：腹腔・骨盤腔ドレナージ. 月間ナーシング 2012；32(4)：51-72[22]より)

る一つの基準となる．術後早期離床は腸管運動を促すとの報告や，逆に早期離床と腸管運動は明確な関係を示さないとの報告もある．

> **覚えておこう**
> 腸管は生体最大の免疫臓器である．全身の免疫組織の50％以上が腸管に存在する[20]ため，術後は早期からの経腸栄養（経口，経管）が望まれる．完全静脈栄養と経腸栄養を比較した多くの研究において，完全静脈栄養で感染性合併症発生率が約2倍との報告がある[21]．

●ドレーン

ドレナージの目的は，①治療的ドレナージ，②予防的ドレナージ，③情報的ドレナージがある．リハビリテーションの前後で，離床や運動に伴うドレーンの排液の色や量の変化（図5）[22]，病衣やベッドシーツの汚れを確認する．

胸腔ドレーンでは，呼吸性変動やエアリークの程度を評価する．ドレーンの固定位置によって，痛みが増強することもある．離床の際はドレーンバッグの高さを調整し，逆流や圧がかからないよう配慮する．

術後呼吸器合併症の病態
●無気肺

最も多い原因は，気道内分泌物貯留による閉塞性無気肺である．また，重力の影響で生じる荷重側肺障害に伴う無気肺や，胸水による受動性無気肺などがある．上腹部の手術後は，腹腔内圧の上昇や横隔膜機能の低下，臥床に伴いFRCが低下し，両背側の無気肺を生じやすい．

●肺炎

気道内分泌物に感染が加わることで生じる細菌性肺炎や，誤嚥による誤嚥性肺炎がある．特に，食道癌術後では反回神経麻痺を生じていることがあり，咳嗽反射の低下による誤嚥に注意する．予防には，早期離床やベッド上ポジショニング，積極的な排痰，言語聴覚士による摂食嚥下トレーニングや口腔ケアが重要になる．

●膿胸

術後肺炎や誤嚥性肺炎の発症後，糖尿病などの基礎疾患があり，免疫機能の低下している患者に発症しやすい．また，胸水貯留が長期化すると被包化し，感染が加わると膿胸を形成する．

●胸水

手術後は侵襲に伴う体液の移動や代謝異化に伴う血漿膠質浸透圧の低下などにより胸水が貯留しやすい．胸水は一般的に，肝臓癌術後は右側に，胃癌術後は左側に貯留することが多い．

●乳び胸

食道癌手術で，胸部操作時に胸管を損傷することで発症する．発生頻度は2％程度といわれている．食事開始後に胸腔ドレーンの排液が白色になることで気づかれる．

●気管支瘻

食道癌で留置した胸腔ドレーンからのエアリークが継続する場合，気管支瘻を疑う．

●肺血栓塞栓症

原因として，下肢の深部静脈血栓症（deep vein thrombosis：DVT）が多い．術後，特に初めて離床する際に下肢の血栓が剥がれて飛び，肺動脈を塞栓することにより発症する．凝固系の血液データ（Dダイマー）や下腿部のHomans徴候を確認する．未治療の肺塞栓症の死亡率は約30％である．

理学療法・リハビリテーションプログラム

■ 術前リハビリテーション

術前の情報収集や評価により，個々の患者に対するリハビリテーションプログラムを立案する．術前に身体機能や基礎疾患に問題のない患者は，外来で呼吸リハの指導を行い，家庭で自主的に実施する．

オリエンテーション

術後リハビリテーションの進行の流れや，早期離床の重要性，集中治療室(intensive care unit：ICU)でのドレーンやルートの位置などを，パンフレットやビデオを用いて，患者および家族に説明する．また，患者に術後リハビリテーションの意義を十分に理解し，自ら主体的に治療に参加してもらう(アドヒアランス)ことや，十分にコミュニケーションをとって患者の疑問や不安を傾聴し，信頼関係を構築することは重要である．

呼吸トレーニング

術後は，横隔膜の可動制限や疼痛のために，深呼吸が抑制され，容易に呼吸不全を発症する．

● 腹式呼吸，口すぼめ呼吸

術後は，ICUにおいて背臥位で寝ていることが多いため，下葉(背側)，(特に心臓の後面)に病変がある荷重側肺障害を発症しやすい．腹式呼吸は，横隔膜の可動性を促し，背側の換気を改善させる効果がある．呼気は，末梢気道の閉塞に対して効果があるとされる口すぼめ呼吸が有効である．

● インセンティブ・スパイロメトリー

容量型と流量型がある(**図6**)．周術期においては，容量型が推奨されている．流量型は吸気流量の増加が必要で，胸式呼吸になり呼吸仕事量が増大する．

手技として，ゆっくりと深い呼吸を促し，最

A 容量型(コーチ2®)　　B 流量型(トライボール™)

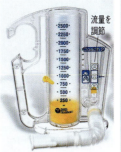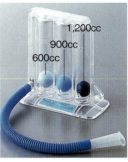

図6 インセンティブ・スパイロメトリー
A：容量型(コーチ2®)は，流量を調整しながら吸気を行う．2,500ccと4,000ccの2つのタイプがある．
B：流量型(トライボール™)は，吸気流量を上げないとボールが上がらない．

大吸気位で3～6秒維持する最大吸気維持(sustained maximal inspiration：SMI)法がある．効果を出すためには，初めは監視が必要で，患者が手技に慣れてくれば必要に応じて追加指導する．注意点として，過換気や気管支攣縮の悪化，疲労などがある[23]．

近年，上腹部手術後の患者において，標準的な実施でその有効性は示されず，メタアナリシスでも無気肺の予防と解除に対して効果が得られていないとの報告があり，ルーチンな実施は推奨されていない[24]．術後は，歩行が自立するまでの期間は実施する．

自己排痰法の習得

自己排痰法の習得は，合併症予防の大きな要因となる．方法として，呼吸コントロール，胸郭拡張(深呼吸)，ハフィングから構成されるアクティブサイクル呼吸法(active cycle of breathing techniques：ACBT)がある．ハフィングは，声門を開いたまま強制的に呼出する方法で，その原理として等圧点理論[25]がある．まず中等度の肺容量からゆっくり長く呼出し，次に高肺容量から速く強く呼出することがポイントとなる(**図7**)[24]．

咳嗽時は，創部や痛い箇所を手掌やクッショ

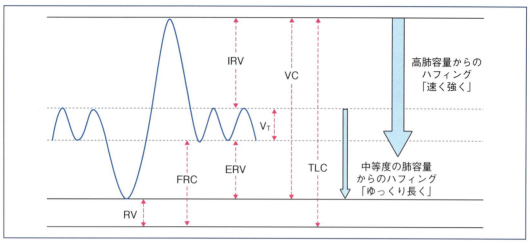

図7 ハフィングの方法
等圧点とは，胸腔内圧と気道内圧が等しくなるポイントをいい，その部位より口側では流量が速くなる．
等圧点は，低肺気量では末梢気道にあり，高肺気量では中枢気道に移動する．
（AARC〈American Association for Respiratory Care〉clinical practice guideline. Incentive spirometry. Respiratory Care 1991；36〈12〉：1402-5[24]）より）
RV：residual volume（残気量），FRC：functional residual capacity（機能的残気量），IRV：inspiratory reserve volume（予備吸気量），ERV：expiratory reserve volume（予備呼気量），V_T：tidal volume（1回換気量），VC：vital capacity（肺活量），TLC：total lung capacity（全肺気量）．

ンで圧迫して痛みを軽減し，咳嗽力が増加することを術前から体験させることも重要である．咳嗽は，①誘発，②吸気，③圧縮，④呼気の4相から成り，不十分な相や原因追求も必要である（**表7**）[26]．

全身調整運動（歩行，自転車エルゴメータ）

術前の運動機能や身体機能の向上は，術後合併症予防の重要な因子である．

疼痛コントロール，動作方法の指導（図8）

起き上がり動作は，自主的な早期離床や歩行に欠かせない手段であり，痛みの少ない起き上がり方法の指導が必要である．起き上がりや臥位になる動きは腹筋の収縮が必要で，痛みを誘発する動作の一つである．

■術後リハビリテーション

術後は，侵襲に伴う病期別の生体反応を理解し，リハビリテーションを展開する必要がある．以下，Moore（ムーア）の分類で説明する[27]．

生体は術後，神経系，内分泌系などを機能さ

表7 咳嗽機能の各相と咳嗽反射低下のメカニズム

相	低下の例
1. 誘発	●麻酔，疼痛 ●中枢神経抑制 ●麻酔薬，鎮静薬
2. 吸気	●神経機能障害 ●拘束性肺疾患 ●腹部疾患 ●咽頭神経障害
3. 圧縮	●気管挿管 ●腹部筋力低下 ●腹部外科手術
4. 呼気	●気道圧縮 ●気道閉塞 ●腹部筋力低下

（千住秀明ほか監，石川　朗ほか編：呼吸理学療法標準手技．医学書院；2008[26]）より）
インセンティブ・スパイロメトリー練習時の息こらえは，咳嗽時の圧縮につながる可能性がある．

せ，内部環境を維持するよう反応する（**図9**）[28]．呼吸器合併症を予防し，身体機能がある程度回復するまでの期間は，1日に複数回のリハビリテーションが必要である．

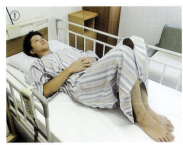
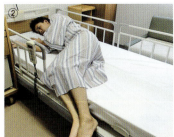
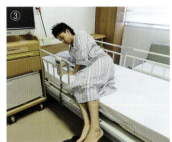
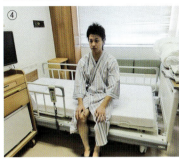

図8　術後の起き上がり動作の指導
①ベッド上で，膝を立てて，創部を手で保護する．
②体幹をひねらないように側臥位をとり，ベッド端から下腿を下ろす．
③④側臥位より下側の上肢を肘をついて，上側の上肢でベッドを押しながら（または創部を手掌で保護し）起き上がる．
極力腹筋が収縮しないようにゆっくり起き上がる．
痛みがある程度落ち着くまでは，電動ベッドであればヘッドアップ機能を使用する．

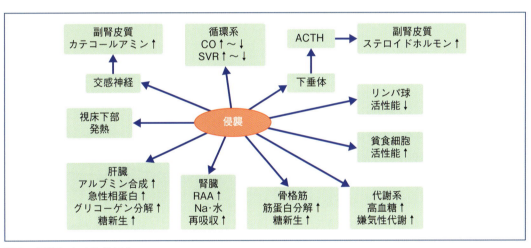

図9　侵襲による生体反応
（樽井武彦ほか：生体反応の発動機序．外科 2007；69〈7〉：751-6[28] より）
CO：cardiac output（心拍出量），SVR：systemic vascular resistance（体血管抵抗），ACTH：adrenocorticotropic hormone（副腎皮質刺激ホルモン），RAA：renin-angiotensin-aldosterone（レニン-アンジオテンシン-アルドステロン），Na：ナトリウム．

第Ⅰ相 傷害（異化）期：術後0〜4日間

手術侵襲に伴う炎症性サイトカインにより，血管壁の透過性が亢進し，水分が細胞外（サードスペース）に貯留する（**図10**）[29]．そのため，循環血液量が減少し，血管内が脱水状態に陥り，血圧低下や頻脈になりやすい．この時期の喀痰は，粘稠度が高いことが多い．また，重力の影響や腹腔内圧，横隔膜の可動性低下や FRC減少による荷重側肺障害を生じる．

> **覚えておこう**
> 第Ⅰ相は，手術侵襲の大きさや手術時間，術中の輸液量などが生体反応の大小に関与する．特に，上腹部手術では，第Ⅰ相でのサードスペースへの水分移動が多い．

● 早期離床

術後早期から離床を開始する．担当医に安静

■ 3. 食道癌，胃癌，肝・胆・膵臓癌の周術期管理

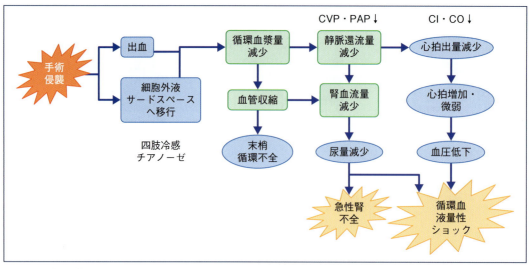

図10 循環血液量減少による問題（侵襲直後から約48〜72時間）
（道又元裕編：ICUディジーズ―クリティカルケアにおける看護実践．学研メディカル秀潤社；2013．p.38[29]より）
CVP：central venous pressure（中心静脈圧），PAP：pulmonary arterial pressure（肺動脈圧），CI：cardiac index（心係数），CO：cardiac output（心拍出量）．

度を確認し，クリニカルパスに沿って，バイタルサインや循環動態，呼吸状態，疼痛などの自覚症状を評価しながら，ベッド上ヘッドアップ座位，端座位，立位，足踏みから歩行へと進める．この時期は，神経・内分泌系反応の異常や，高血糖，蛋白異化作用の亢進などの状態を伴っており，離床や運動による身体反応も評価する必要がある．早期離床は，有効なFRCや，流量の増加に伴う喀痰喀出効果も大きく，早期ADLの再獲得や術後せん妄予防にも効果がある．リハビリテーション以外の時間で，ICUでの離床を促すことも重要である（図11）．

早期に歩行を開始するが，痛みが強い場合，歩行器などの補助具を使用し，痛みが増強しないよう配慮する．また，患者は，痛みを回避する円背姿勢をとるため，歩行時のアライメントの観察や修正も必要である．

> **注意**
> 平均血圧は心臓以外の臓器への血液還流圧を示しており，65〜110 cmH$_2$Oの範囲にあることを確認し離床を行う．肝臓や腸，腎臓への血流が低下すると，機能不全に陥る．

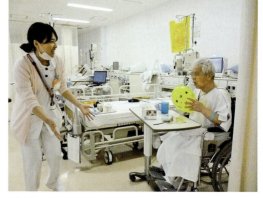

図11 休日やリハビリテーション以外の時間のICUでの過ごし方
ICU看護師との連携や協力も必要である．

● **ポジショニング**

リハビリテーション以外の時間は，患者のバイタルサインや疲労を考慮し，病変部位や背側領域の換気を意識した体位ドレナージやヘッドアップを積極的に行う．そのためには，リハビリテーションスタッフだけでなく看護師の協力も必要で，協働して包括的に病態を把握し，同じゴール設定のもと治療を展開することも重要である．

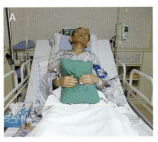
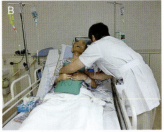

図12　術後自己排痰法（A）と咳嗽介助（B）
咳嗽の4相（呼気）にタイミングを合わせて，創部または胸郭を圧迫する．

●呼吸練習，排痰

『集中治療における早期リハビリテーション―根拠に基づくエキスパートコンセンサス』では，急性呼吸不全患者における呼吸器合併症の予防には，ポジショニングと早期離床の実践を基本とすることが推奨され，従来からの排痰法や呼吸練習を中心とした介入にとらわれないようにすることが記載されている[30]．咳嗽やハフィング時の痛みを軽減し，咳嗽力を増強するよう，創部保護と咳嗽介助を行う（図12）．

●四肢関節運動

他動運動から開始し，自動介助運動，自動運動，抵抗運動へと進める．四肢の関節運動は，離床や歩行前のウォーミングアップにもつながり，またDVTの予防にもなる．

> **覚えておこう**
> 食道癌手術で開胸する場合，右後側方切開が施行される．開胸操作では，多くの場合，肋骨を1～2本切離し，筋肉は前鋸筋，肋間筋，場合により広背筋や僧帽筋（下部線維）も切開する．早期から右肩の可動域や筋力トレーニングを実施することは，患者のADL向上につながる（図13）．

●疼痛に対するアプローチ

術後の痛みは，創部やドレーン挿入部の疼痛が多いが，身体的・精神的苦痛や不動に伴う痛みも生じている．痛みが起きにくいポジショニングや四肢関節運動，ストレッチ，マッサージ，物理療法の併用などは，鎮痛に対する非薬物療法として大きな役割を担っている．

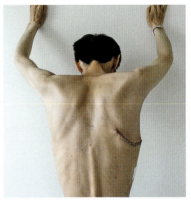

図13　食道がん術後の右肩関節の自主トレーニング
肩関節を最大可動域で屈曲し壁に手掌を当てて，徐々に身体を壁に近づけることで，ストレッチ効果がある．

第Ⅱ相 転換期：術後3～5日に始まり，1～3日間持続

神経・内分泌系反応は鎮静化しつつある．サードスペースにたまっていた水分が血管内に戻ってくる時期（利尿期；refilling）となる（図14）[29]．循環血液量が増加するため，電解質バランスが崩れ，不整脈を誘発したり，血圧が不安定になり心不全や利尿が悪いと肺うっ血をきたす．

リハビリテーションでは，歩行などの有酸素運動を開始している時期であり，運動前後のバイタルサインチェックや水分出納変化，バランスを確認しつつ，積極的に運動療法を行う．

●離床と運動療法

がんによる悪液質の炎症を改善させる運動仮説モデルでは，以下の3つのメカニズムがある[31]．

① 運動によって抗炎症性サイトカインが分泌されることで炎症性サイトカインのはたらきを抑制する．
② 抗炎症性サイトカインによって筋蛋白合成が増加する．
③ 運動によって男性ホルモンが分泌されることで筋蛋白合成が増加する．

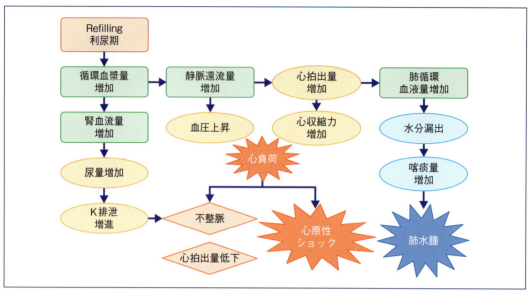

図14 循環血液量増加による問題（侵襲48～72時間から1週間程度）
（道又元裕編：ICUディジーズ―クリティカルケアにおける看護実践. 学研メディカル秀潤社；2013. p.39[29]より）

● 排痰

　利尿期に入ると喀痰が増加する．感染や呼吸器の基礎疾患がなければ，粘稠度は低下してくる．排痰を継続して実施する．

● 自主トレーニングの指導

　徐々に運動能力が向上してくるため，病棟での自主トレーニングを指導する．運動処方は，FITTの原理に基づくものが望まれる．運動の頻度（Frequency），強度（Intensity），時間（Time），種類（Type）を設定する．

第Ⅲ相 同化期，筋力回復期：術後2～5週間

　窒素バランスが正になり，蛋白合成が分解より上回るため，患者の筋肉量が増加し，活動量や運動量も向上している．合併症のない患者では退院を迎える時期であるが，がんに対する補助化学療法や膵液瘻，胆汁瘻，縫合不全や感染症，イレウスなどの合併症や摂食障害が継続している患者では，入院生活が続いている．

　患者の精神面や疲労状況を考慮し，積極的な有酸素運動などのトレーニングを実施する．家庭でできる適切な運動処方やトレーニングを指導する．

第Ⅳ相 脂肪蓄積期：術後数か月

　身体に脂肪が蓄積され，活動量，運動耐容能も正常に戻ってくる時期である．

　在宅での療養となり，必要な患者では介護保険でのリハビリテーションを行うこともある．自主トレーニングは継続して行う．

■ 引用文献

1) 国立がん研究センター がん情報サービス：2016年のがん統計予測.
   http://ganjoho.jp/reg_stat/statistics/stat/short_pred.html
2) Hayden SP, Mayer ME, Stoller JK：Postoperative pulmonary complications：risk assessment, prevention, and treatment. Cleve Clin J Med 1995；62(6)：401-7.
3) McAlister FA, Bertsch K, Man J, et al.：Incidence of and risk factors for pulmonary complications after nonthoracic surgery. Am J Respir Crit Care Med 2005；171(5)：514-7.

4) 荒牧　修, 高山忠利：肝細胞癌—肝切除. 消化器外科4月臨時増刊号 2012；35(5)：693-7.

5) がんの統計編集委員会編：全国がん(成人病)センター協議会加盟施設における5年生存率 (2004～2007年診断例). がんの統計'15. がん研究振興財団；2016. p.28-9.

6) 山本和義, 永妻佑季子, 福田泰也ほか：高齢消化器癌患者におけるサルコペニアの意義. 消化器外科 2017；40(7)：1025-36.

7) Pardi DA, Widawski GB, Hottensen D：Palliative care of the cancer patient. Stubblefield MD, O'Dell MW, eds：Cancer Rehabilitation. Demos Medical Pub；2009. p.881-905.

8) ECOGのPerformance Status(PS)の日本語訳.
http://www.jcog.jp/doctor/tool/C_150_0050.pdf

9) Karnofsky DA, Abelmann WH, Craver LF, et al.：The use of the nitrogen mustards in the palliative treatment of carcinoma. Cancer 1948；1(4)：634-56.

10) 帯津良一：ガンに勝つ「食・息・動・考」勉健法. 講談社；1987. p.254.

11) Mariette C, De Botton ML, Piessen G：Surgery in esophageal and gastric cancer patients：what is the role for nutrition support in your daily practice? Ann Surg Oncol 2012；19(7)：2128-34.

12) 厚生労働省：第5次循環器疾患基礎調査.
http://www.mhlw.go.jp/toukei/saikin/hw/kenkou/jyunkan/jyunkan00/gaiyo3.html

13) Boersma E, Kertai MD, Schouten O, et al.：Perioperative cardiovascular mortality in noncardiac surgery：validation of the Lee cardiac risk index. Am J Med 2005；118(10)：1134-41.

14) 日本食道学会編：食道癌診断・治療ガイドライン. 2012年4月版. 金原出版；2012.

15) Decramer M, Janssens W, Miravitlles M：Chronic obstructive pulmonary disease. Lancet 2012；379(9823)：1341-51.

16) Fearon KC, Ljungqvist O, Von Meyenfeldt M, et al.：Enhanced recovery after surgery：a consensus review of clinical care for patients undergoing colonic resection. Clin Nutr 2005；24(3)：466-77.

17) 居村茂幸：外科後の疼痛と呼吸理学療法. 鈴木重行, 黒川幸雄責任編集：理学療法 MOOK3 疼痛の理学療法. 三輪書店；1999. p.175-81.

18) 濱口眞輔, 永尾　勝：術前からの痛みの評価. 川真田樹人責任編集, 森田　潔監：新戦略 に基づく麻酔・周術期医学 麻酔科医のための周術期の疼痛管理. 中山書店；2014. p.36-41.

19) Pisani MA, Kong SY, Kasl SV, et al.：Days of delirium are associated with 1-year mortality in an older intensive care unit population. Am J Respir Care Med 2009；180(11)：1092-7.

20) 福島亮治：消化器外科周術期の栄養管理. 急性・重症患者ケア 2013；2(2)：410-9.

21) Wheble GA, Knight WR, Khan OA：Enteral vs total parenteral nutrition following major upper gastrointestinal surgery. Int J Surg 2012；10(4)：194-7.

22) 小松由佳：腹腔・骨盤腔ドレナージ. 月間ナーシング 2012；32(4)：51-72.

23) Wong DH, Weber EC, Schell MJ, et al.：Factors associated with postoperative pulmonary complications in patients with severe chronic obstructive pulmonary disease. Anesth Analg 1995；80(2)：276-84.

24) AARC(American Association for Respiratory Care) clinical practice guideline. Incentive spirometry. Respiratory Care 1991；36(12)：1402-5.

25) Oberwaldner B：Physiotherapy for airway clearance in paediatrics. Eur Respir J 2000；15(1)：196-204.

26) 千住秀明, 眞渕　敏, 宮川哲夫監, 石川　朗, 神津　玲, 高橋哲也編：呼吸理学療法標準 手技. 医学書院；2008.

27) Moore FD：The metabolic response to surgery. American Lectures in Surgery 1952；132：585-8.

28) 樽井武彦, 山口芳裕, 門田守人：生体反応の発動機序. 外科 2007；69(7)：751-6.

29) 道又元裕編：ICUディジーズ—クリティカルケアにおける看護実践. 学研メディカル秀潤 社；2013. p.38-9.

30) 日本集中治療医学会早期リハビリテーション検討委員会：集中治療における早期リハビリ テーション—根拠に基づくエキスパートコンセンサス. 日集中医誌 2017；24：255-303.

31) 荒金英樹, 若林秀隆編著：悪液質とサルコペニア—リハビリテーション栄養アプローチ. 医歯薬出版；2014. p.53-9.

第3章　呼吸器

4. 気管切開

tracheotomy, tracheostomy

key point ▶▶▶ 気管切開後の患者においては，原疾患によって差異はあるものの気道内分泌物の管理が重要になってくる．理学療法士は，呼吸理学療法手技を用いて排痰を促し，必要時には吸引が実施できるための知識および技術が求められる．また，気管切開がきっかけで身体活動が低下しないよう，急性期の患者では離床の促進，慢性期の患者では運動療法の実施や身体活動量の維持・向上を図る．

概要と病態

■病態

　気管切開は，気管を直接切開し気道を確保する方法で，古くから一般的に行われている外科的処置である．気管切開の適応患者は，人工呼吸管理を要する場合など，気道確保の必要性が長期間（2～3週間以上）にわたって持続するか，またはその可能性がある場合，腫瘍が喉頭や咽頭に浸潤し，経口または経鼻挿管を行うと出血する場合，口腔内に占拠性病変がある場合など，なんらかの理由により経口挿管および経鼻挿管が不可能な，あるいは避けたい患者である[1]．特に，長期間の人工呼吸管理が必要な患者に対する気管切開には，肺炎合併率や死亡率の改善が期待される[2,3]．

■適応

気管切開の種類と方法

　気管切開には外科的方法の他に，気管をメスで切開することなく，専用針と拡張器具で段階的に気管創部を拡張させる経皮的気管切開と，緊急的な気道確保を目的とした経皮的気管穿刺があるが，以下，一般的に行われる外科的気管切開について述べる．

　体位は頸部伸展位をとる．輪状軟骨下縁で約3 cm，皮膚を横切開する．筋層を縦に正中剥離し，甲状腺を露出後に切開し，気管に到達するまで剥離する．気管壁に到達したら，第2ないし第3気管軟骨を横切開し，さらに1～2輪縦に切開して逆U字型にする．挿管されている気管チューブを少し抜きながら，気管切開用の気管カニュラを挿入する．

　術後には，頸部を含めた胸部X線撮影を行い，カニュラの先端が気管分岐部から適当な距離にあるか確認する[4]．

気管カニュラの種類と構成

　気管カニュラの種類は，カフの有無，内筒の有無（単管か複管か），側孔の有無，スピーチバルブ装着の可否，吸引ラインの有無など，構造の違いとその組み合わせによって決められる[5]．一般的に使用される単管タイプの気管カニュラと，発声が可能な複管タイプのスピーチカニュラを**図1**に示す．

　気管切開後早期や人工呼吸器装着患者は，**図1-A**の単管（内孔なし）タイプの気管カニュラを使用する．このタイプは，吸気，呼気ともに外孔をとおして行う．カニュラの先端部分にカフがあり，人工呼吸による陽圧換気を行っても上気道に空気が漏れない構造となっている．カ

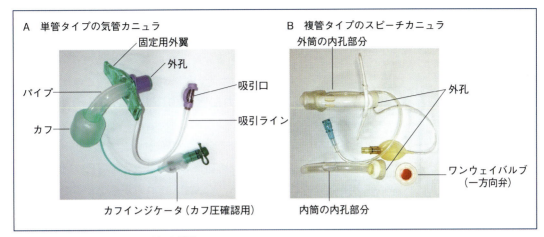

図1　気管切開カニュラの種類と構造
単管タイプの気管カニュラ(A)は，吸気，呼気ともに外孔部分から行われるのに対し，複管タイプのスピーチカニュラ(B)は，吸気は外孔部分，呼気はパイプ部の内孔部分から声門を通るため発声が可能である．

フ圧は20〜25 mmHg程度に設定する．

> **注意**
> 高すぎる圧は気管壁を圧迫し，気管の血流障害や潰瘍などの原因となるため注意する．

カフ圧の調整は，カフインジケータの硬さが耳たぶ程度と表現されるが，厳密な調整が必要な場合はカフ圧計を用いる．カフ上部に気管に流れ込んだ唾液や気道内分泌物が貯留している場合には，カフ上部につながっている吸引ラインから除去する．吸引チューブを吸引口に接続して用いることで除去できる．

図1-Bは，外筒と内筒の二層構造となっている複管タイプのスピーチカニュラである．外筒および内筒の両方に内孔といわれる穴が開いている．外孔部分にワンウェイバルブを装着することで，吸気時は外孔部分が開き，呼気時は外孔部分が閉じる．呼気が声門を通って上気道へと流れるため，発声が可能となる（**図2**）．人工呼吸管理中は使用できず，また内孔部分があまり大きくないことやカニュラ内腔がやや狭いため呼気抵抗が生じ，呼吸困難を感じる場合があるため十分な注意が必要である．

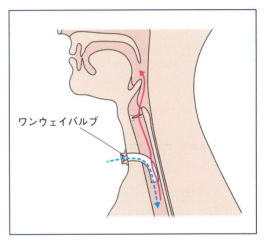

図2　スピーチカニュラ挿入時の吸気・呼気の流れ
外孔部分のワンウェイバルブが吸気時(--▶)に開き，呼気時(—▶)に閉じるため，呼気が内孔部分から声門を通って上気道へと流れる．

気管切開の利点・欠点（表1）[6]
●利点
気道抵抗や死腔が小さくなることによる呼吸仕事量の減少，快適性の向上や鎮静薬の減量，口腔内のトラブルの減少など患者にとってのメリットに加え，気管挿管患者に比べ，チューブ管理の安全性の向上，口腔ケアや吸引が容易になる，一般病棟でも管理できるなど，医療者側にとってのメリットも多い．

表1 気管切開の利点と欠点

利点		● 呼吸仕事量の減少 ● 人工呼吸時間の減少 ● 患者の快適性向上 ● 鎮静薬の減量 ● 口腔内の清潔が維持しやすい ● 潰瘍など口腔内の機械的合併症の減少 ● 声門機能・嚥下機能の回復が期待できる ● チューブ管理が容易で安全 ● 患者の活動性を向上させやすい
欠点	術後急性期	● 死亡 ● 誤挿入 ● 低酸素血症 ● 出血 ● 気管切開口の感染 ● 縦隔炎 ● 皮下気腫 ● 縦隔気腫 ● 気胸 ● 気管壁損傷 ● 早期のカニュラ事故抜去
	術後晩期	● 気管狭窄 ● 気管腕頭動脈瘻 ● 肉芽形成 ● チューブ抜去後の気管孔遺残

(塩塚潤二ほか：人工呼吸管理に強くなる．羊土社；2011.
p.212-6[6]を参考に作成)
利点は挿管による人工呼吸管理に比べて有利な点，欠
点は主に気管切開によって生じる合併症である．

利点と思われている点で注意が必要なことは，肺炎の発症率である．気管切開下の患者は，気管挿管患者に比べ口腔内を清潔に保ちやすく，またカフもあるため，肺炎発症率が低下しそうだが，ランダム化比較試験やシステマティックレビューにおいて，早期の気管切開による肺炎予防に対する効果は認められていない[7,8]．

● 欠点

いずれも頻度は低いが，術中や術後急性期には，生命の危機を生じさせる合併症がある．術後急性期は気管カニュラの挿入部が安定していないため，人工呼吸器回路を接続したままの体位変換時など気管カニュラを引っ張ることによる事故抜去，術創部の出血，あるいは血餅による気道閉塞には十分な注意が必要である．

晩期には，気管カニュラの一部が気管壁に接触する機械的な刺激や炎症などが繰り返されることによって，その部位に肉芽形成が起こる場合がある．肉芽が大きくなると，痛みや出血，気管カニュラ抜去時の気管狭窄などの原因となる．

気管カニュラの抜去と切開孔の閉鎖

長期的な人工呼吸管理が必要な場合や解決できない上気道の閉塞がある場合などは，気管カニュラの抜去もしくは気管切開孔の閉鎖は困難である．一方で，それらが必要でなくなったときは，前述した気管切開の欠点を回避するためにも，気管カニュラの抜去を試みる．気管カニュラの抜去の条件としては，気道閉塞がない，明らかな誤嚥がない，気道防御機構，特に気道内分泌物の喀出が可能な咳嗽力があるなどがあげられる[9,10]．気道内分泌物の量が多いことは重要ではないが，気管カニュラ自体が気道内分泌物を増やす原因でもあり，抜去することで量が減少する症例は少なくない．

気管切開後の閉鎖に関する検討[11]では，162例（急性喉頭蓋炎や頸部膿瘍などの急性炎症41例，腫瘍摘出術や頸部郭清術などの術後気道確保目的38例，喉頭癌など腫瘍による直接的な気道狭窄36例，長期経口挿管時の抜管困難後22例，誤嚥や吸痰などの肺炎管理目的10例，その他15例）のうち，87例で気管切開孔の閉鎖が可能であった．閉鎖が可能な割合は，急性喉頭蓋炎や頸部膿瘍などの急性炎症97.6％，腫瘍摘出術や頸部郭清術などの術後気道確保目的81.6％，喉頭癌など腫瘍による直接的な気道狭窄22.2％，長期経口挿管時の抜管困難後4.5％，誤嚥や吸痰などの肺炎管理目的10％，その他40％であった．急性炎症や術後の気道確保では閉鎖可能の割合が高く，長期人工呼吸管理，肺炎など呼吸器系に問題がある場合は，気管カニュラの抜去および切開孔の閉鎖には難渋する．

状態の改善により気管カニュラの抜去を試みる場合は，一般的には段階的に気管カニュラを変更しつつ，繰り返し評価しながら進めてい

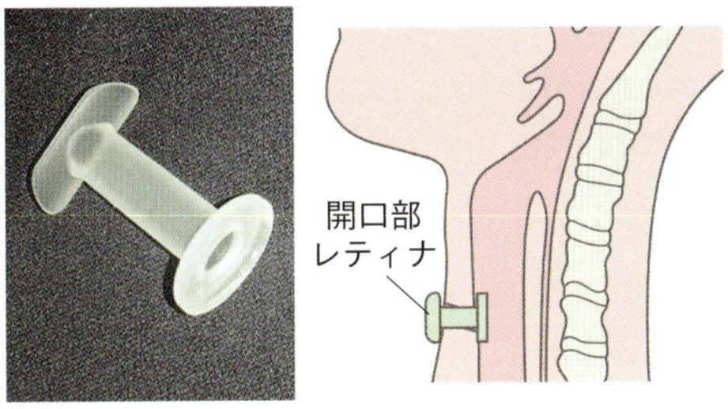

図3 開口部レティナによる気管切開孔の保持
挿入部分からの気管内吸引も可能であり，また外孔部にワンウェイバルブを装着することや完全に閉鎖することも可能である．

く．気管カニュラの種類は，内孔のないタイプから内孔のあるスピーチカニュラへと変更し，さらにはカフの脱気や外孔の閉鎖なども行う．最終的には，カフスボタン型カニュラ（開口部レティナ）により切開孔のみを維持し（**図3**），問題がなければ閉鎖へと移行する．この間は，常に呼吸や気道内分泌物の状態を確認しつつ，患者の呼吸努力や二酸化炭素の貯留，誤嚥を生じていないかなどを注意深く観察する．

理学療法・リハビリテーションの評価

気管切開には，①人工呼吸管理が必要な例と，②気道確保のみを目的とし人工呼吸器による呼吸補助を必要としない例がある．人工呼吸管理を行っている例では，特に急性期から回復期の段階において，人工呼吸器からの離脱の可否を評価し，可能な限り人工呼吸器からの離脱を試みる．また，気管切開している患者は，気道内分泌物の除去が問題となる場合が多く，咳嗽力も含めた気道内分泌物の除去に関する評価も必要となる．さらに，嚥下機能にも影響を及ぼすため，嚥下機能評価も重要な項目となる．

人工呼吸器からの離脱

気管切開下の患者が人工呼吸器からの離脱を図る場合は，自発呼吸トライアル（spontaneous breathing trial：SBT）を行う．SBTは，人工呼吸による補助がない状態に患者が耐えられるかどうかを確認するための試験である．SBTの開始安全基準，方法，成功基準を**表2**[12]に示す．原疾患の改善を認め，SBT開始安全基準を満たした状態であれば，SBTの方法に準じて実施する．SBTの実施時間については，30分継続し，120分以上は継続しないとされている．SBTの成功基準をクリアすれば，人工呼吸管理の必要性はないと判断し，人工呼吸器から離脱する．

一方，長期の人工呼吸管理を要する患者や脊髄損傷患者，Guillain-Barré症候群や重症筋無力症，筋萎縮性側索硬化症（amyotrophic lateral sclerosis：ALS）などの神経筋疾患患者では，しばしば人工呼吸管理からの離脱に難渋もしくは離脱が困難な場合が多い．進行性の疾患で，人工呼吸器からの離脱が不可能な場合を除き，急性期の段階で人工呼吸器の離脱が困難であった場合でも，患者の自発呼吸や呼吸状態が回復してきた場合には離脱への介入と評価を行う．同期式間欠的強制換気（synchronized intermittent mandatory ventilation：SIMV）での補助換気回数の減少，圧支持換気（pressure support ventilation：PSV）のサポート圧の低下など，人工呼吸器による補助を漸減し，SBTが可能な状態まで回復したら離脱を試みる．一気に離脱することは困難と判断される場合には，一時的（数時間単位）に人工呼吸器を離脱するon-off法を用いて，1日のうちに人工呼吸器から離脱している時間を徐々に延ばしていく方法を用いる．

咳嗽

気管切開下の患者においては，原疾患による影響や，気管カニュラが気管内を刺激することによる気道内分泌物の増加および貯留がしばしば問題となる．分泌物の貯留は，呼吸状態の悪

■ 4. 気管切開

表2　自発呼吸トライアル（SBT）の開始安全基準・方法・評価

SBT開始安全基準	
原疾患の改善を認め，①～⑤をすべてクリアした場合，SBTを行う それ以外はSBTを行う準備ができていないと判断し，その原因を同定し対策を講じたうえで，翌日再度の評価を行う	
① 酸素化が十分である	●$F_IO_2 \leqq 0.5$かつ$PEEP \leqq 8\ cmH_2O$のもとで$SpO_2 > 90\%$
② 血行動態が安定している	●急性の心筋虚血，重篤な不整脈がない ●心拍数$\leqq 140\ bpm$ ●昇圧薬の使用について少量は容認する（DOA$\leqq 5\ \mu g/kg/$分，DOB$\leqq 5\ \mu g/kg/$分，NAD$\leqq 0.05\ \mu g/kg/$分）
③ 十分な吸気努力がある	●1回換気量$> 5\ mL/kg$ ●分時換気量$< 15\ L/$分 ●Rapid shallow breathing index（1分間の呼吸回数/1回換気量[L]）< 105回/分/L ●呼吸性アシドーシスがない（pH> 7.25）
④ 異常呼吸パターンを認めない	●呼吸補助筋の過剰な使用がない ●シーソー呼吸（奇異呼吸）がない
⑤ 全身状態が安定している	●発熱がない ●重篤な電解質異常を認めない ●重篤な貧血を認めない ●重篤な体液過剰を認めない
SBTの方法	
吸入酸素濃度50％以下の設定で，CPAP$\leqq 5\ cmH_2O$（PS$\leqq 5\ cmH_2O$）またはTピース30分継続し，以下の基準で評価する（120分以上は継続しない）．耐えられなければ，SBT前の条件設定に戻し，不適合の原因について検討し，対策を講じる	
SBT成功基準	
●呼吸数< 30回/分 ●開始前と比べて明らかな低下がない（例えば，$SpO_2 \geqq 94\%$，$PaO_2 \geqq 70\ mmHg$） ●心拍数$< 140\ bpm$，新たな不整脈や心筋虚血の徴候を認めない ●過度の血圧上昇を認めない ●以下の呼吸促迫の徴候を認めない（SBT前の状態と比較する） 　1. 呼吸補助筋の過剰な使用がない　2. シーソー呼吸（奇異呼吸）　3. 冷汗 　4. 重度の呼吸困難感，不安感，不穏状態	

（日本集中治療医学会ほか：人工呼吸器離脱に関する3学会合同プロトコル[12]の内容をもとに作成）
人工呼吸管理下の患者において，開始安全基準の状態であれば，1日1回評価し，成功基準を満たした場合は人工呼吸器から離脱可能である．
F_IO_2：吸入酸素濃度，PEEP：positive endexpiratory pressure（呼気終末陽圧），DOA：ドパミン，DOB：ドブタミン，NAD：ノルアドレナリン，CPAP：continuous positive airway pressure（持続的気道内陽圧），PS：プレッシャーサポート．

化を招くだけでなく，患者自身の活動意欲への低下にもつながる．気道内分泌物の除去には，患者自身の咳嗽と気管内吸引による除去が必要である．

咳嗽は，第1相（誘発），第2相（吸気），第3相（圧縮），第4相（呼気）の4つの相に分けられる（**図4**）．気道内分泌物を排出するのに必要な咳嗽力の評価については，咳嗽時最大呼気流量（cough peak flow：CPF）を用いる．随意的に最大努力下で咳嗽を行わせ測定する．神経筋疾

患において，平常時はCPF$> 160\ L/$分，感染時や術後，誤嚥時はCPF$> 270\ L/$分で気道内の分泌物や異物を喀出することができる[13]．人工呼吸管理下の患者の抜管に必要なCPFは，60L/分以上と報告されている[14,15]．

咳嗽力の低下にはさまざまな原因がある．麻酔薬や鎮痛薬，疼痛は第1相の誘発を低下させる．拘束性の肺疾患，神経筋機能障害，腹部の疾患などは第2相の吸気を，気道の狭窄，腹部の筋力低下や疼痛は第4相の呼気をそれぞれ減

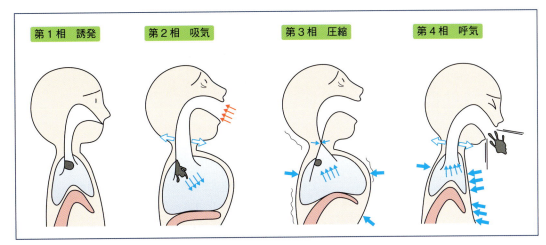

図4　咳嗽における4つの相
第1相（誘発）：気管などが刺激を受けると，咳嗽中枢へインパルスを引き起こす．
第2相（吸気）：第1相での刺激を介し，咳嗽中枢は平均1〜2Lの深い吸気を始める．
第3相（圧縮）：声門の閉鎖と強力な呼気筋の収縮を生じ，胸膜と肺胞圧の急速な増加をもたらす．
第4相（呼気）：声門が開口することにより，気圧の勾配は肺胞と気道開口部で均等化され，肺から空気が排出される．

少させる．また，気管挿管や気管切開など声門の活動（開閉）が抑制または困難な場合には第3相の圧縮が不十分となる．

覚えておこう
気管切開下の患者においては，咳嗽が不十分または困難になることが多く，気道内分泌物の貯留に関して，聴診などのフィジカルイグザミネーションや呼吸状態の観察が必須である．

嚥下機能

気管切開は，以下の理由により嚥下機能へ悪影響を与える[9,16]．

① 嚥下では喉頭の挙上運動が重要であるが，気管カニュラの重みやカフの影響で喉頭の挙上運動が阻害される．また，気管への食物の侵入を防ぐ喉頭蓋の閉鎖機能も低下する．

② 気管切開下では，声門下圧を陽圧に保つことができず，喉頭内に侵入する食物や唾液を自己喀出しにくくなる．

③ 異物である気管カニュラが挿入されていることで感覚が低下し，周辺の咳嗽反射閾値が上昇するため，誤嚥しても咳嗽反射が誘発されにくい．

④ 過剰にカフを膨らませた場合，圧迫のため食道の通過障害を起こす可能性がある．

気管切開および気管カニュラの挿入自体は嚥下（経口摂取）の禁忌ではなく，逆に可能な限り積極的に経口摂取を試みるべきである．経口摂取の可否については，一般的な嚥下スクリーニングテストを用いて判定する（**表3**）[17]．

また，気管切開カニュラ挿入時は，誤嚥した物がある程度カフの上部に貯留するため，着色したゼリーなどを用いて嚥下を行い，カフ上部の吸引により摂取物が排出されれば誤嚥していると判定する．

注意！
カフは誤嚥した物が肺内に入ることを防止するものではないため，誤嚥物はカフと気管壁の隙間を伝って肺内に流入する点に注意が必要である．

理学療法・リハビリテーションプログラム

気管切開下の患者においては，決められた特有のプログラムはなく，各種問題へ対応する介

■ 4. 気管切開

表3 嚥下スクリーニングテスト

名称	方法	判定
反復唾液嚥下テスト	口腔内を湿らせた後に，空嚥下を30秒間繰り返す	30秒で2回以下であれば異常
改訂水飲みテスト	冷水3mLを嚥下させる	判定不能：口から出す，無反応 1a：嚥下なし，むせなし，湿性嗄声 or 呼吸変化あり b：嚥下なし，むせあり 2 ：嚥下あり，むせなし，呼吸変化あり 3a：嚥下あり，むせなし，湿性嗄声あり b：嚥下あり，むせあり 4 ：嚥下あり，むせなし，呼吸変化・湿性嗄声なし 5 ：4に加えて追加嚥下運動が30秒以内に2回可能
食物テスト	ティースプーン1杯（3～4g）のプリンを摂食後に，空嚥下の追加を指示し，30秒間観察する	判定不能～2までは改訂水飲みテストと同様 3a：嚥下あり，むせなし，湿性嗄声あり b：嚥下あり，むせあり，湿性嗄声あり c：嚥下あり，むせなし，湿性嗄声・呼吸変化なし，口腔内残留あり 4 ：嚥下あり，むせなし，湿性嗄声・呼吸変化なし，口腔内残留あり，追加嚥下で残留消失 5 ：嚥下あり，むせなし，湿性嗄声・呼吸変化なし，口腔内残留なし

（藤島一郎：嚥下障害ポケットマニュアル．第2版．医歯薬出版；2003．p.25-41[17]を参考に作成）
一般的な嚥下スクリーニングテストを示す．気管切開下の患者では，嚥下障害があったとしても，湿性嗄声は認めない．また，むせも認めない場合があるため注意が必要である．

入が必要となる．気管切開に至った原疾患があれば，それに対応した理学療法およびリハビリテーションプログラムを実施する．以下，気管切開下の患者で問題となる気道クリアランス，呼吸機能，嚥下に対するプログラムを中心に述べる．

気道クリアランス

前述したように，気管切開下の患者では気道内分泌物が多く，またその排出が困難な場合が多い．用手的呼吸介助法（**図5**）などを用いて，換気量や呼気流速を増大させ，気道内分泌物を中枢気道に移動させる．肺の下葉部に気道内分泌物が貯留している場合などは，体位排痰法を併用するとより効果的である．

声門の開閉による圧縮ができない気管切開下の患者では，有効な咳嗽が困難であるため，ハフィングを代用する．ハフィングは，圧縮を伴う咳嗽とは違い，声門を開いたまま強制的に強い呼出を行う方法である[18]．呼吸筋力や呼吸機能が維持されている場合は，ハフィングを用い

ることで気管カニュラの外孔部まで気道内分泌物を排出させることが可能であるが，多くの場合は気管吸引を要する．

現在は，理学療法士にも吸引操作が認められており，気管切開下の患者を担当する場合は，適切な吸引手技を身につけておくことが重要である．気管吸引とは，人工気道を含む気道からカテーテルを用いて機械的に分泌物を除去するための準備，手技の実施，実施後の観察，アセスメントと感染管理を含む一連の流れのことをいい，気道の開放性を維持・改善することにより，呼吸仕事量（努力呼吸）や呼吸困難を軽減すること，肺胞でのガス交換能を維持・改善することが目的である[19]．

気管吸引は侵襲を伴う処置であるため，気管吸引実施者の要件（**表4**）[19]を満たしたうえで安全に実施しなければならない．具体的な手技やアセスメント方法，感染対策などについてはガイドラインなどを参考にして，実技を含めた講習などを受けた後に患者に実施する．

上部胸郭介助法　　　　　　　　　　　下部胸郭介助法

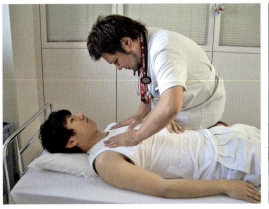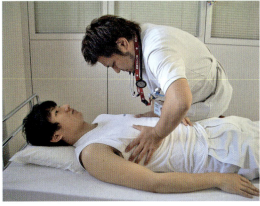

図5　用手的呼吸介助法
患者の呼気に合わせて胸郭を生理的な運動方向に圧迫し，次の吸気で圧迫を解放することを繰り返す．
呼気量の増大に続いて生じる相対的な吸気量の増大，気道内分泌物の中枢気道への移動などを目的に行う．

表4　気管吸引実施者の要件

Ⅰ）必須要件 気管吸引を実施する者は以下のすべてを満たすことを推奨する 　1）気道や肺，人工気道などに関しての解剖学的知識がある 　2）患者の病態についての知識がある 　3）適切な使用器具名称がわかり適切な手技が実施できる 　4）気管吸引の適応と制限を理解している 　5）胸部理学的所見などからアセスメントができる 　6）合併症と，合併症が生じたときの対処法を知り実践できる 　7）感染予防と器具の消毒・滅菌に関する知識と手洗いを励行できる 　8）経皮酸素飽和度モニタについて理解している 　9）侵襲性の少ない排痰法（呼吸理学療法など）の方法を知り実践できる 　10）人工呼吸器使用者に対して行う場合； 　　　人工呼吸器のアラーム機能と緊急避難的な操作法を理解している
Ⅱ）望まれる要件 必須要件ではないが以下の要件を満たすことが望ましい 　1）心肺蘇生法の適応を理解し実施できる 　2）心電図について一般的な理解がある 　3）人工呼吸器の一般的な使用方法を理解している

（日本呼吸療法医学会　気管吸引ガイドライン改訂ワーキンググループ：気管吸引ガイドライン2013〈成人で人工気道を有する患者のための〉．人工呼吸　2013；30〈1〉：75-91[19]より）
気管吸引実施者は，必須要件，望まれる要件を満たしたうえで安全な吸引操作を行わなければならない．呼吸器系の解剖，呼吸状態の評価，呼吸理学療法，人工呼吸器に関する知識，さらには心肺蘇生法も要件に含まれている．

呼吸理学療法

　気管切開下の患者における，特に長期の人工呼吸管理後や気管カニュラの抜去には，呼吸機能の改善が必要となる．換気量を維持・増大するために，胸郭コンプライアンスは重要である．徒手的な呼吸介助や胸郭のストレッチ，呼吸筋ストレッチなどにより胸郭の可動域や柔軟性を改善させる[20]．胸郭可動域運動を含んだ呼吸理学療法は，肺活量や肺気量の増大など呼吸機能の改善に有効な手段である[21]．

　呼吸機能を改善するトレーニングとして，呼吸筋力の強化も重要である．気管切開下の患者においても，呼吸筋トレーニング器具と気管カニュラを接続することで呼吸筋トレーニングが可能である（**図6**）[22]．呼吸筋トレーニングは，一般に最大吸気圧の30％の負荷で15分を1日2回実施する[23]．慢性閉塞性肺疾患（chronic obstructive pulmonary disease：COPD）患者に対する呼吸筋トレーニングでは，最大吸気圧，呼吸筋持久力，呼吸困難，健康関連QOL（quality of life；生活の質）などの改善が認められている[24]．また，筋ジストロフィーやALSなど神経筋疾患患者においても，呼吸筋トレーニングにより呼吸筋力の改善や肺気量の維

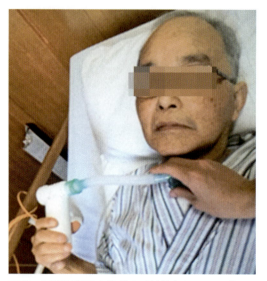

図6 気管切開下の患者の呼吸筋トレーニング
(長井梓苑ほか：長期人工呼吸器管理および臥床症例に対する理学療法の一例報告. 香川県理学療法士会学会誌 2017；22：51-2[22] より)
人工呼吸器と蛇腹のコネクタを代用して，呼吸筋トレーニング器具と気管カニュラを接続し呼吸筋トレーニングが実施できる．
症例は急性呼吸窮迫症候群（ARDS）にて長期人工呼吸管理を要していたが，吸気筋トレーニングを行ったことで呼吸筋力，換気能力が改善し，人工呼吸器からの離脱および気管カニュラの抜去に成功した．

持[25,26]，咳嗽時のCPFの改善が認められている[27]．

嚥下練習

経口摂取は，意識清明，頸部の保持可能，スクリーニングテストにより，高度の誤嚥が認められないなどを基準に開始する．人工呼吸管理は必ずしも嚥下練習開始の禁忌事項ではないが，呼吸状態や患者の覚醒度などを考慮して，主治医と相談したうえで開始する．

前述したように，気管カニュラは嚥下運動を阻害するため，ある程度誤嚥のリスクが低く，また，気道内分泌物の喀出能力が確保されている場合には，カフを脱気し喉頭挙上などの嚥下運動を阻害しない状態で嚥下練習を行う．人工呼吸管理の場合はカフの脱気ができない．スピーチカニュラを使用した場合は，喉頭から咽頭への呼気の流れが生じ，咽頭残留物の排除が可能になるなどのメリットがある．さらに，開口部レティナの場合は喉頭挙上などの制限がなく，さらに嚥下運動を行いやすい．長期に経口摂取を行っていない場合などは，嚥下筋の筋力低下を生じている場合もあるため，頭部挙上運動などの嚥下筋トレーニングも併せて行う．

運動療法，活動性の向上

気管切開下の患者は，もともとの身体機能の低下や気道内分泌物の管理などが原因で積極的な離床や身体活動が低下する傾向にある．気管切開や人工呼吸管理は，必ずしも運動療法の適応外や制限要因ではない．廃用症候群の予防や改善を含めて，ベッドからの離床を図り，日常生活活動（activities of daily living：ADL）の自立や活動性の向上を目的に積極的に運動療法を実施する．

全身状態が安定していれば，ベッド上での運動や座位，立位，歩行を段階的かつ積極的に実施する．また，基本的動作ができれば，リハビリテーション室での運動療法実施へと移行する．運動療法の内容は特異的なものではなく，筋力トレーニングや有酸素運動，ADLトレーニングなど，低下した身体機能を改善させることを目的としたプログラムでよい．運動療法は，気管切開下にある長期人工呼吸管理患者の末梢の骨格筋機能とADL，活動レベルを改善させることが報告されており，気管切開下の患者に対する運動療法は有効といえる[23]．

■ 引用文献

1) 磨田 裕：気道確保と気道管理. 3学会合同呼吸療法認定士認定委員会テキスト編集委員会：第18回3学会合同呼吸療法認定士認定講習会テキスト. 3学会合同呼吸療法認定士認定委員会；2013. p.277-312.
2) Kollef MH, Ahrens TS, Shannon W：Clinical predictors and outcomes for patients re-

quiring tracheostomy in the intensive care unit. Crit Care Med 1999；27（9）：1714-20.

3) Combes A, Luyt CE, Nieszkowska A, et al.：Is tracheostomy associated with better outcomes for patients requiring long-term mechanical ventilation? Crit Care Med 2007：35（3）：802-7.

4) 平林秀樹：気管切開—成人-小児. 頭頸部外科 2015；25（3）：297-301.

5) 大熊るり：気管切開患者の医学的管理. 臨床リハ 2015；24（7）：690-6.

6) 塩塚潤二, 讃井將満：あなたは気管切開の同意書をとるときにどのように説明しますか? 讃井將満, 大庭祐二編：人工呼吸管理に強くなる. 羊土社；2011. p.212-6.

7) Terragni PP, Antonelli M, Fumagalli R, et al.：Early vs late tracheotomy for prevention of pneumonia in mechanically ventilated adult ICU patients：a randomized controlled trial. JAMA 2010；303（15）：1483-9.

8) Griffiths J, Barber VS, Morgan L, et al.：Systematic review and meta-analysis of studies of the timing of tracheostomy in adult patients undergoing artificial ventilation. BMJ 2005；330（7502）：1243.

9) 岡村 篤, 山村剛康：気管切開患者の管理. INTENSIVIST 2012；4（4）：765-8.

10) Garuti G, Reverberi C, Briganti A, et al.：Swallowing disorders in tracheostomised patients：a multidisciplinary/multiprofessional approach in decannulation protocols. Multidiscip Respir Med 2014；9（1）：36.

11) 竹林慎治, 谷上由城, 中平真衣ほか：気管切開術後閉鎖の検討. 日気食会報 2016；67（3）：209-16.

12) 日本集中治療医学会, 日本呼吸療法医学会, 日本クリティカルケア看護学会：人工呼吸器離脱に関する3学会合同プロトコル. http://square.umin.ac.jp/jrcm/pdf/pubcome00701.pdf

13) デュシェンヌ型筋ジストロフィー診療ガイドライン作成委員会編：呼吸ケア 呼吸機能評価はいつからどのように行うか. デュシェンヌ型筋ジストロフィー診療ガイドライン 2014. 南江堂；2014. p.74-5.

14) Smina M, Salam A, Khamiees M, et al.：Cough peak flows and extubation outcomes. Chest 2003；124（1）：262-8.

15) 渡邉陽介, 横山仁志, 武市梨絵ほか：人工呼吸器管理患者における cough peak expiratory flow を用いた抜管後排痰能力の予測. 人工呼吸 2014；31（2）：180-6.

16) 隈本伸生：むせるタイミング, 気管切開, NGチューブ. Brain Nurs 2012；28（12）：1235-40.

17) 藤島一郎：スクリーニングと精査, 評価. 聖隷三方原病院嚥下チーム編：嚥下障害ポケットマニュアル. 第2版. 医歯薬出版；2003. p.25-41.

18) 井澤和大：強制呼出手技/ハフィング. 千住秀明, 眞渕 敏, 宮川哲夫監, 石川 朗, 神津 玲, 高橋哲也編：呼吸理学療法標準手技. 医学書院；2008. p.42-3.

19) 日本呼吸療法医学会 気管吸引ガイドライン改訂ワーキンググループ：気管吸引ガイドライン 2013（成人で人工気道を有する患者のための）. 人工呼吸 2013；30（1）：75-91.

20) 高橋仁美, 宮川哲夫：コンディショニング. 高橋仁美, 宮川哲夫, 塩谷隆信編：動画でわかる呼吸リハビリテーション. 第4版. 中山書店；2016. p.176-204.

21) 高橋仁美, 塩谷隆信, 宮川哲夫：わが国における呼吸理学療法の科学性—メタアナリシスを用いて. 日呼吸管理会誌 2002；11（3）：399-403.

22) 長井梓苑, 宮崎慎二郎, 林野収成ほか：長期人工呼吸器管理および臥床症例に対する理学療法の一例報告. 香川県理学療法士会学会誌 2017；22：51-2.

23) 日本呼吸ケア・リハビリテーション学会呼吸リハビリテーション委員会ワーキンググループほか：呼吸リハビリテーションマニュアル—運動療法. 第2版. 照林社；2012. p.42-52, 80-5.

24) Gosselink R, De Vos J, van den Heuvel SP, et al.：Impact of inspiratory muscle training in patients with COPD：what is the evidence ? Eur Respir J 2011；37（2）：416-25.

25) Topin N, Matecki S, Le Bris S, et al.：Dose-dependent effect of individualized respiratory muscle training in children with Duchenne muscular dystrophy. Neuromuscul Disord 2002；12（6）：576-83.

26) Cheah BC, Boland RA, Brodaty NE, et al.：INSPIRATIonAL--INSPIRAtory muscle training in amyotrophic lateral sclerosis. Amyotroph Lateral Scler 2009；10（5-6）：384-92.

27) 星 孝, 伊橋光二, 吉野 英ほか：筋萎縮性側索硬化症におけるインセンティブスパイロメーターを使用した吸気筋トレーニングの有効性の検討. 理学療法学 2008；35（6）：285-91.

第3章　呼吸器

5. 人工呼吸管理

ventilaor management

> **key point ▶▶▶** 近年，人工呼吸管理中の患者に対して，呼吸リハビリテーションの早期介入の重要性が数多く報告されている．呼吸リハビリテーションは，肺容量の増加や換気血流比の適正化，排痰による酸素化改善，呼吸仕事量の軽減など，人工呼吸管理となった原因疾患に対する直接的な治療と，人工換気や安静臥床に伴うさまざまな合併症に対する予防的治療などに集約される．理学療法士単独ではなく，多職種で包括的に実施することが重要である．

概要と病態

近年，集中治療の進歩に伴い，急性呼吸不全患者の死亡率は改善傾向にある．しかし，集中治療室 (intensive care unit：ICU) では，侵襲的なモニタリングや生命維持装置が使用されるため，侵襲に伴うICU関連合併症 (**表1**) によって患者が死亡するケースもある．ICU関連合併症では，ICU退室後や退院後も，運動機能や心理的障害が残存する場合があるため，現在の集中治療領域の問題点として取り上げられることが多い．人工呼吸管理下の患者においても，長期的アウトカムを見据えた呼吸リハビリテーション (以下，呼吸リハ) が望まれる．

表1　主なICU関連合併症

- 人工呼吸器関連肺炎 (ventilator-associated pneumonia：VAP)
- 人工呼吸器誘発性肺傷害 (ventilator-induced lung injury：VILI)
- ICU関連筋力低下 (ICU-acquired weakness：ICU-AW)
- カテーテル関連血流感染症 (catheter-related blood stream infection：CRBSI)
- カテーテル関連尿路感染症 (catheter-associated urinary tract infection：CAUTI)
- 鎮痛・鎮静に関連する合併症 (analgesia/sedation-associated complications：ASAC)
- ICU関連せん妄 (ICU-acquired delirium：ICU-AD)
- ICU関連嚥下障害 (ICU-acquired swallowing disorders)

■病態

人工呼吸管理となる患者は，低酸素血症，または高二酸化炭素血症を呈した急性呼吸不全状態であり，人工呼吸器の補助がないと生命維持が困難な状態である．また，心機能低下やヘモグロビン量の減少による酸素運搬能低下でも，臓器や末梢組織で低酸素症になり機能障害に陥る．高二酸化炭素血症または低酸素血症の原因として，①換気血流比不均等分布，②拡散障害，③右左シャント，④肺胞低換気 (**図1**)[1] が

あり，これらが単独または複数混在して発症する．

■診断・重症度分類

患者のバイタルサインやフィジカルアセスメント，血液検査，血液ガス分析，胸部X線，CTなどから総合的に評価し，人工呼吸管理の必要性を判断する．酸素化の指標として，経皮的動脈血酸素飽和度 (SpO$_2$) や動脈血酸素分圧 (PaO$_2$) がある．人工呼吸管理中は，PaO$_2$/F$_I$O$_2$比 (P/F比) や肺胞気-動脈血酸素分圧較差 (A-aDO$_2$) で評価する．

急性呼吸窮迫症候群 (acute respiratory dis-

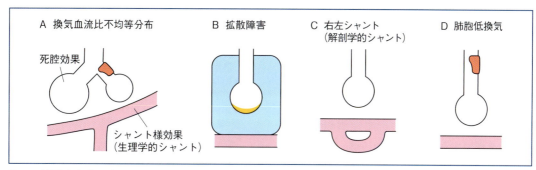

図1 低酸素血症の成因
A〜Cは，肺胞気-動脈血酸素分圧較差（A-aDO$_2$）に影響を及ぼす．
Dでは，高二酸化炭素血症となるが，疾患肺で血流の悪い肺胞の割合が多くなるパターンの換気血流比不均等分布でもPaCO$_2$は高値を呈する[1]．酸素濃度を上げても酸素分圧や飽和度が上昇しない場合，シャント血流の増加と判断し，呼気終末陽圧（positive endexpiratory pressure：PEEP）をかける．

tress syndrome：ARDS）の酸素化の重症度分類として，ベルリン定義がある．疾患の重症度分類としてAcute Physiology and Chronic Health Evaluation（APACHE）Ⅱスコア，重要臓器の障害程度の分類にSequential Organ Failure Assessment（SOFA）スコアがあり頻用されている．

■症状

急性の低酸素血症の症状・徴候として，PaO$_2$が60 Torr未満で動悸，呼吸困難，頻脈，頻呼吸などの交感神経系の興奮が起こる．40 Torr未満にて不穏，興奮，失見当識，チアノーゼを呈し，20 Torr未満で昏睡，Cheyne-Stokes呼吸，徐脈となり生命維持が困難となる．

高二酸化炭素血症の症状・徴候として，安定期PaCO$_2$レベルから5 Torr以上の上昇で末梢血管が拡張し手が温かくなる．10 Torr以上の上昇で脈圧増大，縮瞳，傾眠となり，15 Torr以上で羽ばたき振戦，腱反射低下，20 Torr以上で昏睡に陥り，CO$_2$ナルコーシスとなる．

> **覚えておこう**
> 重症肺疾患において，低酸素血症は低酸素脳症として脳にダメージを残すが，高二酸化炭素血症は一般的にはダメージがなく，pHの大きな低下がなければ人工呼吸管理において許容される（permissive hypercapnia）．これは，陽圧換気による肺損傷である人工呼吸器誘発性肺傷害（ventilator-induced lung injury：VILI）を予防する肺胞保護戦略（lung protective strategy）の一つの方法である．

■予後

ARDSに関しては，ICU死亡率が30〜49％，病院死亡率が37〜58％と報告されている[2]．生存率は，疾患の重症度や全身状態によって変化する．人工呼吸器の設定に伴うVILIやせん妄などの人工呼吸器関連合併症でも予後が悪化する．

■治療

人工呼吸器には，①酸素化の改善，②換気の補助（二酸化炭素の排出），③呼吸仕事量の減少と調整の3つのはたらきがある．経口や経鼻または，気管切開部からチューブを挿管して人工呼吸管理を行う間欠的陽圧換気（intermittent positive pressure ventilation：IPPV）と，マス

■ 5. 人工呼吸管理

クなどを介して呼吸管理を行う非侵襲的陽圧換気(noninvasive positive pressure ventilation：NPPV)がある．近年，NPPVに関するガイドラインが報告され，エビデンスも蓄積されている．急性呼吸不全であっても，エビデンスレベルが高い疾患に対しては，第一選択としてNPPVを使用する施設が増えている．

アメリカ集中治療医学会(Society of Critical Care Medicine：SCCM)から，重症患者管理の基本として，①適切な鎮痛，②必要最低限の鎮静，③せん妄管理，④早期リハビリテーションが提唱された[3]．人工呼吸管理は，原因疾患の治療とともに，ABCDE(F)バンドル(後述)を多職種チームで実践し，早期離脱(ウィーニング)や人工呼吸器関連合併症などを予防する．

理学療法・リハビリテーションの評価

人工呼吸管理を成功させるには，人工呼吸器設定を中心に，①VILIの予防，②ガス交換(酸素化・換気)，③陽圧換気で静脈還流量が低下するため循環動態の評価，④人工呼吸器と自発呼吸の同調性と患者の心地良さの評価，観察が重要となる．

呼吸機能

●動脈血液ガス分析

ICUで人工呼吸管理となった患者では，ほとんど動脈ラインが入っているため，そこから採血する．動脈血液ガス分析では，①肺胞換気の状態(二酸化炭素の状態評価)，②酸素化の状態，③酸素運搬能，④酸塩基平衡の指標，⑤電解質バランスを評価する．酸素化や肺の状態を評価するには，P/F比やA-aDO$_2$の計算も必要となる(表2)．

●胸部X線・CT

呼吸リハ実施前の肺の状態の確認や，その日の治療手段を決定する前段階としての評価，ま

表2 酸素化の指標

①A-aDO$_2$(肺胞気-動脈血酸素分圧較差)
- F$_I$O$_2$が一定のときのみ使用する(室内空気，高濃度酸素療法，人工呼吸管理中)
- F$_I$O$_2$が高い場合，数値が大きくなるため，前後の数値の比較として利用
- 正常値：5〜10 Torr (mmHg)

【計算式】
$$P_AO_2 - PaO_2$$
$$= [大気圧(760 mmHg) - 飽和水蒸気圧(47 mmHg)] \times F_IO_2 - PaCO_2/0.8 - PaO_2$$

②P/F比
- 低換気(高二酸化炭素血症)のときは使用しない
- 正常値：100/0.21＝476

【計算式】　$PaO_2 \div F_IO_2$

F$_I$O$_2$：吸入酸素濃度，P$_A$O$_2$：肺胞気酸素分圧，PaCO$_2$：動脈血二酸化炭素分圧，PaO$_2$：動脈血酸素分圧．

た日々の病態の経過や中・長期的治療効果の評価として重要になる．人工呼吸管理で臥床状態になると，背側の病変が増加してくる(荷重側肺障害)．

フィジカルアセスメント

①呼吸リハ開始時の患者の状態の確認としての評価，②治療と並行して実施，③呼吸リハ後の短期的効果判定として活用する．

●視診，触診

人工呼吸器と自発呼吸の生理学的違いを理解し(図2)，患者の呼吸状態の評価を並行して行う．①自発呼吸と人工呼吸器の同調性，②胸郭の拡張性や左右差，③胸腹部の拡張と同調性，④呼吸補助筋の使用，⑤陥没呼吸や奇異呼吸の存在，⑥呼吸パターンや呼吸数，1回換気量などを評価する．特に，ウィーニング中の呼吸状態の変化や呼吸筋の評価が重要となる(図3)．また，呼吸リハ実施時のチアノーゼや四肢末梢の冷感などの循環動態や四肢筋肉，関節の評価も並行して行う．

●聴診

呼吸リハの前に，胸部X線やCTにて病態の目安をつけて聴診を行うと効果的である．痰の有無や肺胞へのエアエントリーを評価する．人

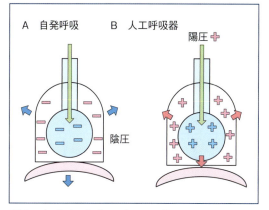

図2 自発呼吸と人工呼吸器の違い
A：吸気では，横隔膜や肋間筋の収縮により胸腔内圧を陰圧にして大気から肺へ空気が流入する．
呼気では，横隔膜や肋間筋が弛緩し，胸郭や肺がもとの大きさに戻ろうとする力（弾性力）がはたらく．
B：吸気では，人工呼吸器にて陽圧をかけることで圧較差をつくり，肺へ空気を流す．吸気終末は，吸気弁，呼気弁が閉じる．
呼気では，呼気弁が開放され，肺にたまった空気が大気に出る．

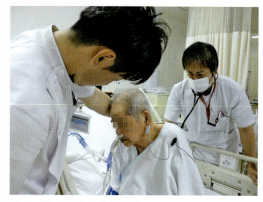

図4 端座位時の背側聴診
人工呼吸管理中は，下葉（背側肺）に疾患が起こりやすく，臥位での聴診音と座位などの動作後の呼吸音の変化を評価する．

表3 人工呼吸器設定の確認項目

- 人工呼吸器モード
- 送気方法：量規定換気（volume）or 圧規定換気（pressure）or 圧補正式量規定換気（adaptive pressure control）
- 吸入酸素濃度（F_IO_2）
- 呼気終末陽圧（PEEP）
- 換気回数（RR，f）
- 1回換気量（V_T） 吸気流量（flow），吸気波形
- 最高気道内圧（PIP） 吸気時間（I-time）
- 圧支持換気レベル（pressure support）
- アラーム設定：高圧・低圧，過換気・低換気，呼吸数上昇，無呼吸

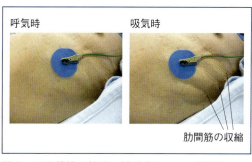

図3 呼吸状態の視診，触診（Hoover徴候）
努力性呼吸の場合
- 吸気時：甲状軟骨の下制，胸鎖乳突筋の収縮，鎖骨上窩・剣状突起の陥没，肋間筋陥没（Hoover徴候）．
- 呼気時：腹筋の収縮．
- パターン：胸腹部の挙上，左右差，奇異呼吸．

工呼吸管理中では，特に背側音の評価に重点をおき，体位変換や離床後の音の変化を注意深く確認する（図4）．副雑音だけでなく，肺胞呼吸音の減弱・消失，気管支呼吸音の伝達音の確認も重要である．人工呼吸管理中は流量が多くなり乱流となるため，呼吸音もやや大きく聴取される．

人工呼吸器の設定

人工呼吸器の確認，評価項目を表3に示す．呼吸リハを行う際は，換気様式やモードの違いにより観察項目が異なることを理解する（図5）．また，離床に伴う酸素化や換気状態，肺メカニクス（表4）[4]などの変化も評価し，チームで情報を共有することも重要である．

● モードの理解

人工呼吸の送気方法には，量を決定する従量式換気（volume control ventilation：VCV）と圧を決める従圧式換気（pressure control ventilation：PCV）がある．

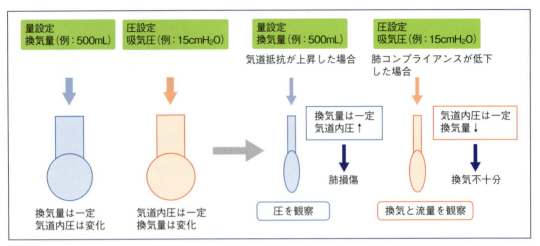

図5 量設定と圧設定の観察項目の違い

表4 肺メカニクス

	静的コンプライアンス (Cst)	動的コンプライアンス (Cdy)	気道抵抗 (Raw)
計算式	TV/(EIP−PEEP)	TV/(PIP−PEEP)	(PIP−EIP)/$\dot{V}$
正常値	60〜100 mL/cmH$_2$O	40〜70 mL/cmH$_2$O	2〜3 cmH$_2$O/L/秒
意味	肺胞のしなやかさと末梢気道の状態を反映	肺，胸郭，気管や呼吸器回路も含む状態を反映	気道でのガスの通りやすさと中枢気道の状態を反映
異常状態	Cst低下 ●肺実質異常：肺水腫，線維化，肺炎悪化，無気肺など	Cdy低下 ●胸壁の硬直：熱傷，強皮症など ●胸腔スペース拡大：胸水，気胸など	Raw上昇 ●回路の異常：結露，分泌物，ねじれ ●気管チューブ異常：狭窄，折れ，位置異常 ●患者気道：喘息，気管攣縮，分泌物
気づきのポイント	●聴診：呼吸音低下，水泡音，捻髪音 ●人工呼吸器のグラフィック波形 （EIP-PEEPの差が大*）	●病歴，触診：皮下気腫，筋・皮膚の硬直 ●人工呼吸器のグラフィック波形	●病歴，視診：人工気道の確認，呼気時間の延長 ●触診：努力性呼気（腹筋使用） ●聴診：喘鳴，rhonchi ●人工呼吸器のグラフィック波形 （PIP-EIPの差が大*）

TV：1回換気量，EIP：プラトー圧，PIP：最高気道内圧．
＊従量換気で矩形波（休止期をとる）の場合．
(Asworths LJ：KKR高松病院 地域医療連携講習会．呼吸管理ワークショップ高松2015．講演資料[4]の内容をもとに作成)

補助・調節換気 (assisit control：A/C)

患者の吸気努力を感じとって（トリガー），決まった量または圧を送り込む．自発呼吸がない場合でも，設定された呼吸回数に基づいて時間の割合で強制換気を送り込む（呼吸数12回であれば，5秒に1回の割合）．

同期式間欠的強制換気 (synchronized intermittent mandatory ventilation：SIMV)

設定された回数を強制換気する．自発呼吸をトリガーし同調することも可能である．自発呼吸では，圧支持換気（pressure support ventilation：PSV）を付加することができる．強制換気と自発呼吸が混在し，吸気時間や1回換気量も違ってくるため，呼吸中枢が混乱し呼吸仕事

量が増える．短期的使用でのエビデンスは低く，臨床での使用頻度は減っている．

持続的気道内陽圧 (continuous positive airway pressure : CPAP)

「自発呼吸＋呼気終末陽圧 (positive endexpiratory pressure : PEEP)」のことで，肺疾患をもつ患者の末梢気管支は呼気終末で閉塞するが，それを開存させ肺胞を拡張し機能的残気量 (functional residual capacity : FRC) を増加することで酸素化を改善する方法である．呼吸仕事量を減少するためにPSVを付加することができる．

圧支持換気 (PSV)

患者の自発呼吸をトリガーし，設定した圧を送り込む．患者の吸気努力が必要で，1回換気量は保証されていない．肺の病態が変化してもサポート圧が一定であるため，圧が低すぎても高すぎても呼吸仕事量が増加する．

> **覚えておこう**
> PSVでサポート圧が低すぎると頸部や肩甲帯の吸気補助筋の収縮が著明になる．圧が高すぎると腹筋を過剰に使用し呼気努力が起こる．特に呼吸リハの動作時に著明となるため，その評価と吸気から呼気の切替え（サイクルオフ，Esens，ターミネーションクライテリア）を決定することが重要となる（図6）．

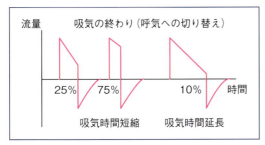

図6　PSV使用時の流量-時間曲線（％サイクルオフとは…？）

慢性閉塞性肺疾患 (COPD) ではサイクルオフを上げ，拘束性換気障害ではサイクルオフを下げる必要があるかもしれない．
特にリハビリテーションでの運動時には，呼吸補助筋と腹筋の収縮を評価する．
PSV：圧支持換気．

二相性気道陽圧換気 (biphasic positive airway pressure : BIPAP)，気道内圧開放換気 (airway pressure release ventilation : APRV)

HiPEEPとLowPEEPを一定の間隔で順番に切り替えることで換気が行える．肺胞内圧が高くならずVILI防止になる．LowPEEP時間が1.5秒以内のものがAPRVといわれている[5]．

自動制御システム

患者と呼吸器の同調性に関して，各メーカーからさまざまな自動ウィーニングモード (SmartCare®/PS，INTELLiVENT®-ASV) やよりすぐれているものが登場している．比例補助換気 (proportional assist ventilation : PAV) や神経調節換気 (neurally adjusted ventilatory assist : NAVA) は，PSVより患者との同調性がすぐれているとの報告もある[6,7]．

> **注意**
> 人工呼吸器のモードは，機種によって呼び方が異なるため混乱の原因となっている．

呼吸状態

呼吸リハ実施前後，または治療経過の場面で人工呼吸器のグラフィック波形を評価する（図7〜13）[8]．グラフィック波形は，呼吸における心電図のようなものである．グラフィック波形の種類にはウェブ波形とループ波形がある．

評価の目的は，①患者と人工呼吸器の相互作用を改善する，②患者と人工呼吸器の非同調性を減らす，③呼吸仕事量を減らす，④陽圧換気による合併症を減少するなどである．

運動機能

●身体機能（筋力，麻痺）

重症敗血症や多臓器不全の患者は，高頻度に長期人工呼吸管理になる．その患者では高頻度に四肢の筋力低下や神経麻痺を呈するICU-AW (ICU-acquired weakness) を発症する．ICU-AWの病態には，①critical illness myopathy (CIM；喘息重責発作などに起こる近位筋

5. 人工呼吸管理

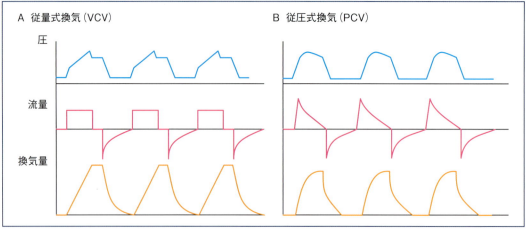

図7　人工呼吸器のグラフィック波形
グラフィック波形にはウェブ波形とループ波形がある．ウェブ波形には，圧（pressure）-時間波形，流量（flow）-時間波形，換気量（volume）-時間波形がある．ループ波形には，圧-換気量波形，流量-換気量波形がある．

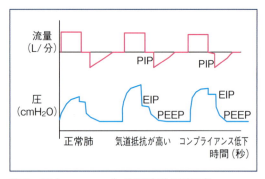

図8　圧（pressure）-時間波形の評価①
従量式換気で，流量波形で矩形波を使用した場合，圧波形は上記の形をとる．
PIPとEIPの差は，気道抵抗を反映し，EIPとPEEPの差は静的コンプライアンスの状態を反映する．
PIP：最高気道内圧，EIP：プラトー圧（休止圧），PEEP：呼気終末陽圧．

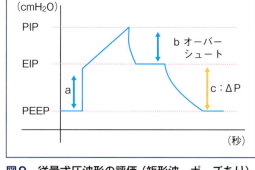

図9　従量式圧波形の評価（矩形波，ポーズあり）
a，b：気道抵抗によって生じる圧，c：コンプライアンスによって生じる圧（driving pressure＝ΔP）．
- ΔP＝EIP－PEEP
- ΔPは，換気変数のなかで死亡リスクに最も強い関連をもつ独立因子とされる[8]．
- ΔP≦15 cmH₂Oが肺胞保護換気の目安とされる．

有意の四肢麻痺〈筋収縮の障害〉）[9]，②critical illness polyneuropathy（CIP；敗血症や多臓器不全などの重症患者に発症する四肢麻痺性のニューロパチーで，遠位筋や下肢有意に症状が出現）[10]，③①と②が合併したcritical illness neuromyopathy（CINM）がある[11]．

診断は，①重症疾患罹患後の全身の筋力低下，②びまん性の筋力低下（近位筋，遠位筋），対称性，弛緩性，脳神経は障害されない，③MRC（Medical Research Council）score＜48点（60点満点），④人工呼吸管理，⑤原疾患以外に筋力低下をきたす原因がない，のうち①②⑤，もしくは③か④のいずれかでICU-AWとされる[11]．鎮静深度が深い，または意識レベルの低い患者では，電気生理学的検査が行われる．

予後は，軽症で数週間，重症で数か月での回復が認められるが，約50％程度の回復率で，

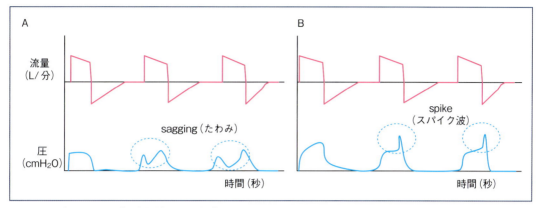

図10 圧（pressure）-時間波形の評価②
A：原因；不十分な吸気流量→呼吸仕事量が増加する．
　対策；吸気流量を上げる，1回換気量を増やす，漸減波より矩形波に変える，モードを変更する，鎮静をかける．
B：原因；患者は吐こうとしている→吸気時間が長い，1回換気量が多い，患者の腹筋の収縮を確認する．
　対策；吸気流量を増やす，1回換気量を少なくする，モードを変更する，ポーズを切る，漸減波を矩形波に変更する，鎮静を深くする．

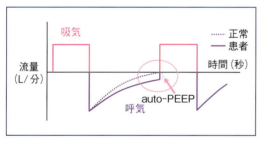

図11 流量（flow）-時間波形の評価①
auto-PEEPとは，気管支喘息やCOPDなどの閉塞性換気障害患者に発生しやすく，内因性PEEPとよばれ，肺胞内に空気が閉じ込められる現象である．
- 症状：吸気トリガーが悪くなる，人工呼吸器誘発性肺傷害（VILI）を起こしやすい，循環動態が不安定になりやすい，呼吸仕事量が増加する．
- 原因：気道抵抗の上昇，呼吸数の増加（呼気時間の短縮）．
- 対策：気道内圧（抵抗）を下げる，喀痰がある場合，吸引をする，挿管チューブを変更する，呼気時間を長くする（吸気時間を短くする），呼吸数を減らす，PEEPを1〜2 cmH₂Oずつ上げてトリガー状態を観察する．

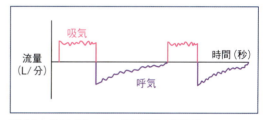

図12 流量（flow）-時間波形の評価②
呼気ののこぎり状波形：喀痰貯留の可能性，回路の水．

なかには長期的に機能障害が遅延する患者も存在する[12]．

● **関節可動域**
各種点滴やドレーン類に注意し評価する．特に，足関節の尖足や人工呼吸器回路側の肩関節の拘縮を生じやすい．

鎮静レベル

人工呼吸管理中の鎮静の目的は，①気管内挿管に伴う苦痛，ストレス反応の除去や緩和，②人工呼吸器と自発呼吸の同調性向上，③過活動型せん妄への対処，④自己抜管，事故などの予防，⑤呼吸筋の休息や代謝の軽減，⑥健忘作用などがあり，患者を眠らせることではない．鎮静レベルの評価ツールとして，Richmond Agitation-Sedation Scale（RASS）の使用が推奨されている[13]．

呼吸リハの際はRASSが－2〜＋1程度が望ましく，鎮静レベルを調整し早期離床などを実施する．深鎮静は，不動による筋肉などの運動機能の低下や人工呼吸器の離脱困難，抑うつやせん妄などを発症しやすくなるため，近年は浅

■ 5. 人工呼吸管理

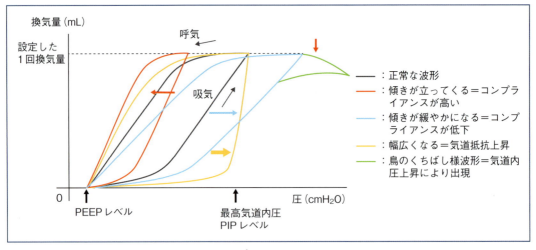

図13　圧-換気量 (pressure-volume) ループ

鎮静が推奨されている[13]．

疼痛

鎮痛は，急性期呼吸管理の基本となる治療である．また，離床困難の因子にもなりうるため，呼吸リハ実施中や前後での鎮痛評価は要である．人工呼吸管理中の患者は，挿管チューブや疾患などの影響で痛みを生じている．痛みは，交感神経を興奮させ，頻呼吸や血圧上昇などの症状や，せん妄を誘発する可能性がある．Numerical Rating Scale (NRS) や Visual Analogue Scale (VAS) などで評価が困難な症例では，Behavioral Pain Scale (BPS) や Critical-Care Pain Observation Tool (CPOT) による疼痛評価が推奨されている[14]．

せん妄

せん妄は，早期離床を阻害する因子である．せん妄の発症予防や治療として早期離床は重要である．せん妄は，発症予防，評価チャートを用いて早期発見し，発症してもその因子を改善し期間を短縮することが望ましい．ICUでは，Confusion Assessment Method for the ICU (CAM-ICU) や Intensive Care Delirium Screening Checklist (ICDSC) などの評価チャートの使用が推奨されている[14]．種類として，①過活動型せん妄，②低活動型せん妄，③①②を合併した混合型せん妄がある．低活動型せん妄は見逃されることが多く重症化しやすい．

理学療法・リハビリテーションプログラム

ポジショニング

ポジショニングとは，「体位変換によって特定の体位を一定時間保持すること」[15]とされ，急性期呼吸理学療法の基本となるものである．ポジショニングは，原則的に患側肺を上にした体位をとり，換気血流比不均等分布を是正し，酸素化を改善できることが多い（図14，表5）．また，虚脱肺領域に対して重力の作用方向を利用し，肺や心臓での圧迫や胸腹腔臓器による圧迫の解除，横隔膜の可動性の改善による病変部位の肺拡張を促すことが期待される．

●ポジショニングの種類

側臥位

一側性肺病変に対して，患側部位を上にする．上側の肺は機能的残気量 (FRC) が増加する．肺疾患の予防や基本の体位変換としては，1～2時間ごとに繰り返す左右側臥位が用いら

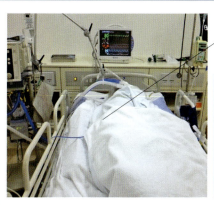
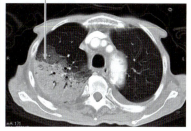

図14 右下葉肺炎に対するポジショニング
- 体位変換後のモニターでSpO₂やバイタルサインの変化に注意する.
- 早期に行うことが重要で,遅れると肺の線維化や器質化が進行し,無気肺の再拡張が困難になる症例もある.

表5 体位変換による血液ガスの効果検証

条件	F_iO_2:0.4（背臥位）	F_iO_2:0.4（左前傾側臥位）患側が上側	F_iO_2:0.4（右前傾側臥位）患側が下側
モード：A/C（PCV：18 cmH₂O）+PEEP：5 cmH₂O			
pH	7.490	7.466	7.463
PaCO₂	38	39.6	40.3
PaO₂	81.4	133.3	63.8
HCO₃⁻	28.3	27.9	28.2
BE	4.7	3.9	4.1
A-aDO₂	156.3	102.4	171
P/F比	203.5	333.3	159.5

れる.側臥位は,循環動態にも影響を与え,中等度の右心室機能障害がある患者では,左側臥位で心臓仕事量の増大,右側臥位では前負荷の減少が報告されている[16].

腹臥位

荷重側肺障害などの両背側肺病変において用いられる.腹臥位は,背臥位に比べ肺内の換気や血流が均一に分布し,形態学的特徴から虚脱しにくい体位とされている.特に,心臓や腹部の荷重の圧力を減少させ,背側領域の安静時肺気量が増加する.腹臥位になった際,肺血流は腹側へすぐにシフトせず背側領域に分布したままである[17].

前傾側臥位

腹臥位の代用体位またはオプションとなる.効果は,腹臥位ほどではないが酸素化が改善され,マンパワーが少なくても実施でき,合併症も少ない[18].

半座位

FRCの増加に伴う肺容量増大が期待される.人工呼吸器関連肺炎（ventilator-associated pneumonia：VAP）バンドルでも,日中は背臥位で管理せず,30～45度の頭部挙上が推奨されている[19].

> **覚えておこう**
> 半座位をとる場合,腹腔内圧の上昇による胸部への圧迫や横隔膜可動性の制限が出現するため,特に肥満や開腹術後の患者では,上体のヘッドアップとともに膝関節を屈曲する姿勢をとる.

> **注意!**
> 体位変換やベッドを起こすときなどは,カフ上部の吸引を行う.カフの上には,唾液などが貯留している.カフ上部を吸引せず体位変換や離床すると,唾液などが気管内に落ち込み誤嚥性肺炎やVAPの発症につながる可能性がある（図15）.抗菌薬使用の有意な減少につながったとの報告もある[20].

5. 人工呼吸管理

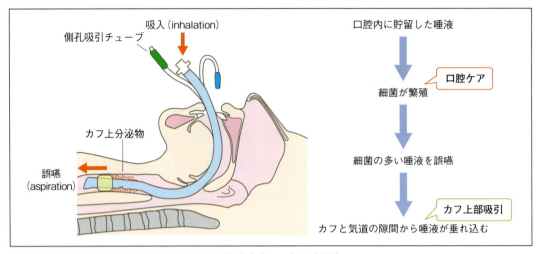

図15　気管挿管患者における人工呼吸器関連肺炎（VAP）発症機序
- VAPは，挿管チューブ内の吸入とカフ周囲からの誤嚥が原因で発症する．
- VAP予防のためには，口腔ケアとカフ上部の吸引が重要である．
- カフ圧の確認と体位変換や離床時は，カフ上部の吸引を実施する．

表6　早期離床ステップアップ基準

ステップ	0	1	2	3	4
ポジショニング	●体位変換	●体位変換 ●30°以上のファーラー位	●体位変換 ●60°以上のヘッドアップ ●端座位	●体位変換 ●端座位 ●介助立位	●車椅子介助移乗 ●端座位 ●介助立位 ●ポータブルトイレ使用
リハビリテーション	●他動運動 ●呼吸理学療法 ●電気刺激	●他動運動 ●自動介助運動 ●呼吸理学療法 ●電気刺激	●他動運動 ●自動運動 ●筋力トレーニング	●自動運動 ●筋力トレーニング ●足踏み ●ADL動作	●自動運動 ●筋力トレーニング ●足踏み ●ADL動作 ●歩行器歩行

- 適正な鎮静下（RASS：−1〜+1）で評価する．
- ステップアップは主治医の許可を得る．
- 中止基準は，表7参照．
- ICU看護師と情報共有する．

早期離床

　不動による筋の変性や筋量の減少は，疾患の新規発症，手術または急性増悪から48時間以内に始まり，2〜3週間のうちに最大となるため，早期離床の「早期」とは48時間以内を指している[21]．

　理学療法士や作業療法士の早期介入は，人工呼吸管理期間やせん妄期間を短縮し，退院時の日常生活活動（activity of daily living：ADL）の自立度を高めるとの報告がある．しかし，早期離床においては，鎮静薬を減量し痛みを抑える必要があり，プライマリーケアチームでの実践が重要である[22]．

　実践の際には，①早期離床ステップアップ基準（表6），②早期離床ステップアップ中止基準（表7），③せん妄評価チャートを各施設で作成し，チームで共有する．

　離床方法として，まず患者の病態把握とリスク管理を行い，患者の疲労状況に応じて「受動座位→端座位→立位→ベッドから椅子への移動

→歩行」へと段階的に行う．人工呼吸中は，挿管チューブや各種点滴ライン，ドレーンなどの自己抜管やチューブトラブルの危険性もあり，複数で行うことが望まれる．トラブルを予防する方法として，ドレーンやチューブ類を一方向にまとめるとよい．

●離床方法

端座位

ICUでは，高機能ベッドや低床ベッドが使用されている．ベッドの高さを調整し，端座位になった際は両足底を床につける（**図16-B**）．

立位

臥位と比較して，FRCが20％程度上昇し肺が拡張する．立位になった際は後方に重心が残っている患者が多いため（**図16-C**），歩行器などを使用し重心の位置やアライメントにも注意して実施する．

歩行

バッテリーを搭載している人工呼吸器を使用するか，またはジャクソンリースなどで加圧を加えながら歩行トレーニングを行う．役割分担を明確にして複数で歩行を実施する．

表7　早期離床ステップアップ中止基準

1. 呼吸状態
   - 呼吸数＜5回/分，＞40回/分
   - SpO₂＜88～90％，開始から4％以上の低下
   - 人工呼吸器
     F_IO_2＞0.6，PEEP＞10，人工呼吸器との不同調，強制換気に変更
     気道管理が不十分
2. 循環動態
   - 安静時脈拍：120/分以上
   - 収縮期血圧：200 mmHg以上
   - 拡張期血圧：120 mmHg以上
   - 平均血圧：65 mmHg以下，110 mmHg以上
   - 労作性狭心症を有するもの
     （胸痛などの胸部症状）
   - 新たに出現した不整脈
     （Lown（ラウン）の分類：グレード3以上の場合は注意）
3. 意識，自覚症状
   - リハビリテーション前すでに動悸，息切れがある
   - 発熱が38.5℃を超えた場合
   - RASS＜-3
   - 患者の拒否
   - 痛み（NRS＜3）

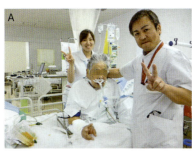
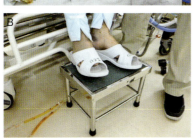
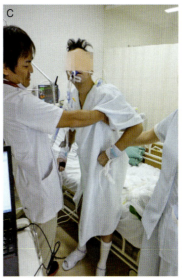

図16　挿管患者の端座位・立位練習
A：当院ではリハビリテーション場面を写真に撮り，印刷し家族に見てもらっている．
B：端座位で低床ベッドでない場合，台を用いて両足底を接地させ座位を安定させる．
C：重心が後方に残る患者が多いため，アライメントを評価する．

四肢・体幹の運動機能改善

　鎮静レベルや意識レベルが低い患者への電気刺激療法や，早期からの四肢関節運動も重要である．他動運動から開始し，徐々に抵抗を上げていきレジスタンス運動を開始する．ADLの早期再獲得のために，上肢のトレーニングも忘れずに実施する．侵襲期における関節の他動運動だけでも筋肉分解を抑制するとの報告がある[23]．

排痰（体位ドレナージ）

　日本集中治療医学会の『集中治療における早期リハビリテーション─根拠に基づくエキスパートコンセンサス』[21]やアメリカ呼吸療法学会の気道クリアランスガイドライン[24]において，従来から行われてきた徒手的理学療法や排痰機器の使用は，エビデンスが限られており推奨度が低いため，ルーチンな実施は控えるべきで，呼吸器合併症の予防はポジショニングと早期離床を基本とし，呼吸器合併症のハイリスク患者を選別し，早期から積極的な肺リクルートメント効果の高い呼吸理学療法の導入が有効な可能性があるとされている．患者を離床し運動することで，有効なFRCが増加し，気道流量も増加するため，臥位での排痰手技よりも排痰効果が大きいことを臨床上経験することが多い．

> **重要** ⚠️
> 呼吸リハ実施前後でのドレナージによる酸素化や換気，肺の状態変化を評価し，病態を把握する能力をつける．

ABCDEFバンドルの実施

　ABCDEバンドルは，2010年に人工呼吸器関連合併症の予防や人工呼吸管理指針として公表された[25]．

　現在は，ABCDEFバンドル（**表8**）[26]となり，痛みの評価（A）と家族の介入（F）が追加された．バンドルとは「束」を意味し，一つ一つを別々に行うのではなく，すべてを同時進行で実施することが望まれる．また，集中治療管理におけ

表8　ABCDEFバンドル

A（Assess, Prevent, and Manage Pain）：痛みの評価，予防，管理
B（Both Spontaneous Awakening Trials and Spontaneous Breathing Trials）：覚醒トライアルと自発呼吸トライアル
C（Choice of Analgesia and Sedation）：鎮痛と鎮静の選択
D（Delirium：Assess, Prevent and Manage）：せん妄：評価，予防，管理
E（Early Mobility and Exercise）：早期離床と運動
F（Family Engagement and Empowerment）：家族の介入，家族の力の活用・促進

（ICU Liberation：ABCDEF Bundle. Society of Critical Care Medicine[26] より）

る患者の機能向上や，せん妄などの合併症予防のためには，家族の介入が必要不可欠であり，家族をケアに巻き込むことにより，患者および家族中心のケアが実現され満足度も向上する．チームスタッフは，座れたこと，立ち上がって歩けたことをともに喜び，賞賛することが患者のモチベーションアップにつながる．

ウィーニング

　人工呼吸期間が長くなると，死亡率，VAP発症率，VILI罹患率が高くなる．原疾患の改善を認め，酸素化の改善，循環動態の安定，十分な自発呼吸，異常呼吸パターンを認めない，全身状態が安定していたら自発呼吸トライアル（spontaneous breathing trial：SBT）を開始する[27]．

　医師以外の職種（看護師，呼吸療法士）があらかじめ決められたプロトコルに従ってウィーニングを進める方法は，①人工呼吸期間の短縮，②院内におけるウィーニングの標準化，③多職種のチーム間での治療方針の共有ができるなどの効果があると報告されている[28]．

　方法として，SBT法，圧支持換気（PSV）法，同期式間欠的強制換気（SIMV）法があるが，SBT法が現在主流になりつつある．SIMV法は時間がかかるため，短期間でのウィーニングで

は使用されなくなっている．

理学療法士は，医師が進めるウィーニング時の人工呼吸器設定と，自発呼吸との同調性や呼吸状態の評価を行い，チーム内で報告する必要がある．

気管切開

適応として，①長期人工呼吸管理が必要（呼吸不全や意識レベルが改善しない，中枢疾患，神経筋疾患など），②喀痰の自己喀出，唾液の嚥下が困難（両側反回神経麻痺など），③上気道の閉塞，狭窄（喉頭浮腫，舌根沈下など）がある．

> **覚えておこう**
> 気管切開は侵襲的手技でマイナスイメージであるが，口腔・鼻腔の解剖学的死腔が減少し，挿管チューブの抵抗がなくなり呼吸仕事量が減少するため呼吸は楽になる．患者によっては積極的離床や経口摂取が可能になり，病態改善の近道になるかもしれない．

コミュニケーション方法の確立

コミュニケーションを確立することは，気管内挿管によって発声ができない患者のストレスを軽減し，せん妄などの合併症予防につながる可能性がある．文字盤や筆談などを利用し，患者の訴えを理解し傾聴することは重要である．

集中治療後症候群（PICS），認知機能障害へのアプローチ

集中治療後症候群（post-intensive care syndrome：PICS）は，重症疾患でICU退出後，退院後も持続する身体機能，認知機能，メンタルヘルスの障害とされている[29]．認知機能障害に関して，重症疾患後の30〜80％に記憶，問題解決能力，視空間認知能力，実行能力の障害がみられるとの報告もある．その他，妄想的記憶の残存や夜間睡眠障害，不安や抑うつ症状，重症例では心的外傷後ストレス障害（posttraumatic stress disorder：PTSD）を発症する．PICSの原因はまだわかっていないが，そのリスク因子を排除し，身体機能を維持するための早期リハビリテーションの介入が唯一の予防的治療であるといわれている．

ベッド上でのADL練習（図17）

人工呼吸管理中の患者は，身体活動や生活などの自立度が低下する．メンタル面の改善やADLの早期再獲得のためにも毎日自発覚醒トライアル（spontaneous awakening trial：SAT）を行い，日中の離床（図18）や，可能な範囲でベッド上や車椅子座位でのADLトレーニングを実施する．

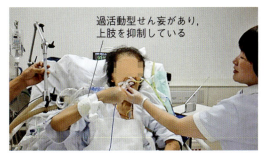

図17　ベッド上でのADL練習（歯みがき）
- 鎮静を解除し，現状を十分に説明する．
- 多職種でADL練習を実施する．
- 四肢の抑制は，PICSやPTSD発症につながるリスクがある．

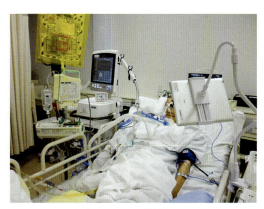

図18　ベッド上でのテレビ鑑賞

栄養療法

呼吸不全患者では呼吸筋の消費エネルギーや基礎代謝量が増大しているが，鎮静薬や人工呼吸器による換気補助によりそれらは減少している．また，侵襲や外傷，疾病や感染などにより蛋白同化作用が低下し，異化作用が亢進している状態であり，適切な必要エネルギー量を評価し，より早期からの経腸栄養の開始が推奨されている[30]．

ICUの文化をつくる

早期リハビリテーション介入による患者の状態変化やX線所見，血液ガスの改善効果をカンファレンスやミーティングなどを通じてチームで共有する．看護師などチームメンバーがその効果を知ることで呼吸リハに対する重要性の認識や協調性がさらに向上する．カンファレンスでは，治療方針やアウトカムのベクトルを同じ方向に向け，共通言語で会話することを意識する．また，チーム内で積極的に勉強会などを開催し，ICUの文化づくりも率先して行いたい（**図19**）．

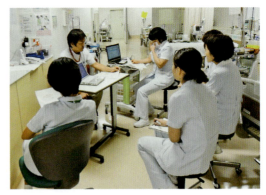

図19　ICUの文化づくりのための取り組み
- 症例検討会で，呼吸リハビリテーションやケアの効果を共有する．
- ABCDEFバンドル実践を再確認する．
- 勉強会を開催する．

■ 引用文献

1) 岡田泰昌：慢性肺気腫症例のCO_2蓄積と換気・血流比不均等分布の意義．呼吸1987；6(3)：313-20.
2) 3学会合同ARDS診療ガイドライン2016作成委員会：ARDS診療ガイドライン2016．総合医学社；2016．p.103-5.
3) Barr J, Fraser GL, Puntillo K, et al.：Clinical practice guidelines for the management of pain, agitation, and delirium in adult patients in the intensive care unit. Crit Care Med 2013；41(1)：263-306.
4) Asworths LJ：KKR高松病院 地域医療連携講習会．呼吸管理ワークショップ高松2015．講演資料．
5) 丸山一男：人工呼吸の考えかた．南江堂；2009．p.169-74.
6) Xirouchaki N, Kondili E, Vaporidi K, et al.：Proportional assist ventilation with load-adjustable gain factors in critically ill patients：comparison with pressure support. Intensive Care Med 2008；34(11)：2026-34.
7) Schmidt M, Kindler F, Cecchini J, et al.：Neurally adjusted ventilatory assist and proportional assist ventilation both improve patient-ventilator interaction. Crit Care 2015；19：56.
8) Amato MB, Meade MO, Slutsky AS, et al.：Driving pressure and survival in the acute respiratory distress syndrome. N Engl J Med 2015；372(8)：747-55.
9) Deconinck N, Van Parijs V, Beckers-Bleukx G, et al.：Critical illness myopathy unrelated to corticosteroids or neuromuscular blocking agents. Neuromuscul Disord 1998；8(3-4)：186-92.
10) Zochodne DW, Bolton CF, Wells GA, et al.：Critical illness polyneuropathy. A complication of sepsis and multiple organ failure. Brain 1987；110(Pt 4)：819-41.
11) Stevens RD, Marshall SA, Cornblath DR, et al.：A framework for diagnosing and classifying intensive care unit-acquired weakness. Crit Care Med 2009；37(10 Suppl)：

S299-308.

12) Herridge MS, Cheung AM, Tansey CM, et al.：One-year outcomes in survivors of the acute respiratory distress syndrome. N Engl J Med 2003；348（8）：683-93.

13) 日本呼吸療法医学会，人工呼吸中の鎮静のためのガイドライン作成委員会ほか：人工呼吸中の鎮静のためのガイドライン．人工呼吸 2007；24（2）：146-67.

14) 日本集中治療医学会J-PADガイドライン作成委員会：日本版・集中治療室における成人重症患者に対する痛み・不穏・せん妄管理のための臨床ガイドライン．日集中医誌 2014；21：539-79.

15) 神津　玲：呼吸管理に必要な基本技術―急性期呼吸理学療法．救急医学 2004；28（10）：1206-10.

16) Bein T, Metz C, Keyl C, et al.：Effects of extreme lateral posture on hemodynamics and plasma atrial natriuretic peptide levels in critically ill patients. Intensive Care Med 1996；22（7）：651-5.

17) Kallet RH：A Comprehensive Review of Prone Position in ARDS. Respiratory Care 2015；60（11）：1660-87.

18) 神津　玲，山下康次，眞渕　敏ほか：前傾側臥位が急性肺損傷および急性呼吸促迫症候群における肺酸素化能，体位変換時のスタッフの労力および合併症発症に及ぼす影響．人工呼吸 2009；26（2）：210-7.

19) 日本集中治療医学会ICU機能評価委員会：人工呼吸関連肺炎予防バンドル2010改訂版．http://www.jsicm.org/pdf/2010VAP.pdf

20) Damas P, Frippiat F, Ancion A, et al.：Prevention of ventilator-associated pneumonia and ventilator-associated conditions：a randomized controlled trial with subglottic secretion suctioning. Crit Care Med 2015；43（1）：22-30.

21) 日本集中治療医学会早期リハビリテーション検討委員会：集中治療における早期リハビリテーション―根拠に基づくエキスパートコンセンサス．日集中医誌 2017；24：255-303.

22) Schweickert WD, Pohlman MC, Pohlman AS, et al.：Early physical and occupational therapy in mechanically ventilated, critically ill patients：a randomised controlled trial. Lancet 2009；373（9678）：1874-82.

23) Llano-Diez M, Renaud G, Andersson M, et al.：Mechanisms underlying ICU muscle wasting and effects of passive mechanical loading. Crit Care 2012；16（5）：R209.

24) Strickland SL, Rubin BK, Drescher GS, et al.：AARC clinical practice guideline：effectiveness of nonpharmacologic airway clearance therapies in hospitalized patients. Respir Care 2013；58（12）：2187-93.

25) Pandharipande P, Banerjee A, McGrane S, et al.：Liberation and animation for ventilated ICU patients：the ABCDE bundle for the back-end of critical care. Crit Care 2010；14（3）：157.

26) ICU Liberation：ABCDEF Bundle. Society of Critical Care Medicine. http://www.iculiberation.org/Bundles/Pages/default.aspx

27) 日本集中治療医学会，日本呼吸療法医学会，日本クリティカルケア看護学会，3学会合同人工呼吸器離脱ワーキング：人工呼吸器離脱に関する3学会合同プロトコル．2015. http://square.umin.ac.jp/jrcm/pdf/pubcome00701.pdf

28) Ely EW, Meade MO, Haponik EF, et al.：Mechanical ventilator weaning protocols driven by nonphysician health-care professionals：evidence-based clinical practice guidelines. Chest 2001；120（6 Suppl）：454S-63S.

29) Needham DM, Davidson J, Cohen H, et al.：Improving long-term outcomes after discharge from intensive care unit：report from a stakeholders' conference. Crit Care Med 2012；40（2）：502-9.

30) 日本集中治療医学会重症患者の栄養管理ガイドライン作成委員会：日本版重症患者の栄養療法ガイドライン．日集中医誌 2016；23：185-281.

心大血管

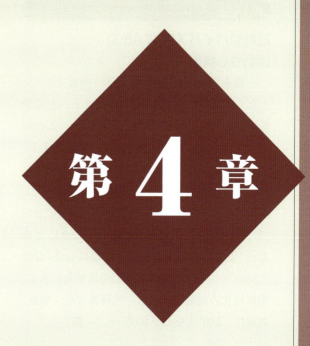

第4章　心大血管

1. 開心術

open heart surgery

> **key point** ▶▶▶ 開心術には，冠動脈バイパス術や弁置換術，弁形成術などが含まれる．理学療法士は，患者の全身状態を把握したうえで離床を進め，合併症を予防し，早期に術前の身体機能や日常生活活動（ADL）の再獲得を図る．術後の不安定な状態の患者に対する理学療法を安全に施行するためには，病態や治療に対する正確な知識をもとにした介入が求められる．

概要と病態

　開心術とは，心膜を切開して行う心臓外科手術であり，虚血性心疾患に対して行われる冠動脈バイパス術（coronary artery bypass graft：CABG），弁膜症に対して行われる弁形成術と弁置換術がある．その他，心房中隔および心室中隔縫合術や心臓内腫瘍摘出術，心移植などが含まれるが，以下，CABG，弁置換術，弁形成術について述べる．

■ 病態

冠動脈バイパス術（CABG）：虚血性心疾患

　心筋を栄養する動脈を冠（状）動脈といい，大きく右冠動脈と左冠動脈に分岐する．左冠動脈はさらに前下行枝と回旋枝に分かれ，これらの分岐のいずれかで狭窄や閉塞，攣縮が生じ，十分な血液が心筋に運ばれず，心筋が虚血または壊死する疾患を総じて虚血性心疾患とよぶ．虚血性心疾患に対する外科治療の一つがCABGで，なかでも安定冠動脈疾患がその適応となる[1]．安定冠動脈疾患のほとんどは安定（労作性）狭心症であり，その原因は動脈硬化にある．動脈硬化の危険因子には，脂質異常症，喫煙，高血圧，糖尿病などがあげられる（**表1**）[2]．

表1　動脈硬化の危険因子

●脂質異常症	●非心原性脳梗塞
●喫煙	●末梢動脈疾患（PAD）
●高血圧	●腹部大動脈瘤（AAA）
●糖尿病	●高尿酸血症
●慢性腎臓病	●睡眠時無呼吸症候群
●加齢	●内臓脂肪蓄積
●男性	●インスリン抵抗性に基づくメタボリックシンドローム
●冠動脈疾患の家族歴	
●冠動脈疾患既往	

（日本動脈硬化学会：動脈硬化性疾患予防ガイドライン2017年版．2017[2]の内容をもとに作成）
PAD：peripheral artery disease，AAA：abdominal aortic aneurysm.

弁置換術，弁形成術：心臓弁膜症

　心臓には，大動脈弁，僧帽弁，肺動脈弁，三尖弁の4つの弁がある．これらの弁がなんらかの理由により変形した状態を心臓弁膜症（以下，弁膜症）といい，狭窄症と閉鎖不全症とに大別される．特に手術が必要となるのは，大動脈弁および僧帽弁である．それぞれの名称と略称，その特徴を**表2**に示す．

　弁膜症の原因は，幼少期に感染したリウマチ熱とされてきたが，近年は減少し，高齢化に伴い動脈硬化性の弁膜症が増加している．複数の弁に異常を呈する場合を連合弁膜症とよぶ．また，狭窄症と閉鎖不全症を同時に呈する場合もある．

　手術治療では，人工弁置換術や弁形成術が行

表2 弁膜症の分類と特徴

病名	略語	特徴	
大動脈弁狭窄症 aortic stenosis	AS	●大動脈弁の狭窄により，収縮期に左室から大動脈への駆出障害をきたす ●重症では狭心症，失神，心不全を呈する	左房／左室肥大が生じる／左室／大動脈弁狭窄による弁口面積狭小化／心拍出量の低下
大動脈弁閉鎖不全症 aortic regurgitation	AR	●拡張期に大動脈弁が閉鎖しきらず左室内への逆流が生じる ●心肥大，心拡大をきたす ●重症では心不全を呈する	左房／左室／大動脈弁の閉鎖不全／左室内へ血液の逆流が起きる／左室負荷↑
僧帽弁狭窄症 mitral stenosis	MS	●僧帽弁の狭窄により，拡張期に生じる左房から左室への血液流入が阻害される ●肺高血圧，心房細動を合併しやすい	左房負荷↑／左房／僧帽弁の狭窄→・左房内に血液がうっ滞・左室内に流れる血液が減少する／左室
僧帽弁閉鎖不全症 mitral regurgitation	MR	●僧帽弁の閉鎖不全により，収縮期に左室から左房に向かって血液が逆流する ●重症では心不全を呈する	左房負荷↑／左房／僧帽弁の閉鎖不全・左房への血液の逆流・心拍出量の低下が生じる／左室

われる．近年，開胸せずにカテーテルにて大動脈弁置換術を行う，経カテーテル大動脈弁留置術（transcatheter aortic valve implantation：TAVI）も行われるようになってきた．

　手術適応となる弁膜症といっても，発症要因や年齢，既往，合併症の有無などによって術前の段階から心不全を呈する場合や，ディコンディショニングが高度な患者など病態はさまざまであり，理学療法の実施にあたっては，個別の病態や運動機能の評価が重要となる．

覚えておこう

　開心術の適応となる疾患の多くは動脈硬化に起因する．これらの危険因子は，手術によって改善されるものではない．理学療法士は，主病名と術式だけでなく，動脈硬化の危険因子についても把握して介入する．

■ 1. 開心術

> **覚えておこう**
>
> 『動脈硬化性疾患予防ガイドライン』[2]が2017年に改訂され、二次予防としてより厳格にLDL（low-density lipoprotein；低比重リポ蛋白）コレステロールを管理（<70 mg/dL）することや、危険因子として高尿酸血症、睡眠時無呼吸症候群が考慮すべき病態に追加された。

■ 診断（適応）・重症度分類

冠動脈バイパス術（CABG）：
虚血性心疾患[3]（表3）[1]

　CABGが適応となるのは安定冠動脈疾患であり、冠動脈造影上75％以上の狭窄があり、その灌流域の心筋虚血に対し手術効果が大きく、手術の危険性が少ない場合である。特に3枝病変や非保護左冠動脈主管部病変が良い適応となる。1枝病変であっても、左冠動脈前下行枝近

表3　経皮的冠動脈形成術（PCI）、冠動脈バイパス術（CABG）の適応

解剖学的条件		PCI適応	CABG適応
1枝/2枝病変	LAD近位部病変なし	I A	II b C
	LAD近位部（入口部を除く）病変あり	I C	
	LAD入口部病変あり	II bC	
3枝病変	LAD近位部病変なし	II bB	I A
	LAD近位部病変あり	III B	
非保護左主幹部病変	入口部、体部の単独病変あるいは＋1枝病変	II bC	
	分岐部病変の単独病変あるいは＋1枝病変	III C/II bC※	
	多枝病変	III C	

※II bは回旋枝入口部に病変なくかつ心臓外科医を含むハートチームが承認した症例。
（日本循環器学会ほか：虚血性心疾患に対するバイパスグラフトと手術術式の選択ガイドライン〈2011年改訂版〉[1]より）
LAD：left anterior descending branch（左前下行枝）。

位部病変を含む場合はCABGも検討される。

弁置換術、弁形成術：心臓弁膜症[4]

　弁膜症の確定診断および重症度評価には、心臓超音波検査（心エコー）が有効である。断層心エコー法により、弁口面積の減少や弁の形状変化（石灰化、肥厚など）、心肥大や心拡大の程度、収縮能低下の有無を確認する。加えて、カラードプラ心エコーで、それぞれの弁における圧較差や通過血流速度（狭窄症）、逆流の程度（閉鎖不全症）を確認する。各弁膜症の手術適応を**表4**[4]に示す。

　狭窄症の重症度評価には弁口面積の評価が適しており、大動脈弁狭窄症（aortic stenosis：AS）では、弁口面積$1.0\ cm^2$以下を高度ASとしている（$0.75\ cm^2$以下とするものもある）。大動脈弁前後での血流速度および収縮期平均圧較差も重要な指標であるが、これらは心不全などの血行動態が低下している状態では過小評価される可能性がある。僧帽弁狭窄症（mitral stenosis：MS）では、中等度異常（弁口面積$1.5\ cm^2$以下）で手術適応となる。

　閉鎖不全症の重症度診断には、カラードプラ心エコーによって逆流の程度を評価することが簡便で一般的である。心房細動例の僧帽弁閉鎖不全症（mitral regurgitation：MR）で血栓の有無を確認する場合は、経食道心エコー検査を行う。また、観血的検査としては、心臓カテーテル検査にて、血液の逆流量を評価する（**図1**）。

■ 症状

　CABGの適応となる安定冠動脈疾患は、原則75％以上の狭窄を有する場合であり、術前には安静時ないし軽労作での胸部症状を呈する場合が多い。労作性狭心症の場合、運動時に前胸部絞扼感や圧迫感を訴え、安静によって軽快する。症状の持続時間は数分から10分程度で、心電図上はST低下がみられる。高齢者や糖尿病合併例では、自覚症状がない場合もある。労

表4 弁膜症の手術適応

大動脈弁狭窄症（AS） ※主に大動脈弁置換術（AVR）を行う	1. 症状（狭心症，失神，心不全など）を伴う高度AS 2. CABGを行う患者で高度ASを伴う場合 3. 大血管または弁膜症にて手術を行う患者で高度ASを伴う場合 4. 高度ASで左室駆出率（LVEF）≦50％の例
大動脈弁閉鎖不全症（AR） ※主に大動脈弁置換術（AVR）を行う	1. 胸痛や心不全症状のある患者（ただし，LVEF＞25％） 2. 冠動脈疾患，上行大動脈疾患または他の弁膜症の手術が必要な患者 3. 感染性心内膜炎，大動脈解離，外傷などによる急性AR 4. 無症状あるいは症状が軽微で，左室機能低下（LVEF 25〜49％）があり，高度の左室拡大を示す場合
僧帽弁狭窄症（MS） ※PTMC，OMCの適応がない場合僧帽弁置換術（MVR）を行う	1. NYHA心機能分類Ⅲ〜Ⅳ度で中等度〜高度MSの患者 2. NYHA心機能分類Ⅰ〜Ⅱ度で高度MS（MVA≦1.0 cm^2）と重症肺高血圧（収縮期肺動脈圧50 mmHg以上）を合併する患者
僧帽弁閉鎖不全症（MR） ※僧帽弁形成術または置換術を行う	1. 高度の急性MRにより症状を呈する場合 2. NYHA心機能分類Ⅱ度以上の症状を有する，高度な左室機能低下を伴わない（LVEF＜30％，LVDs＞55 mmがない）慢性高度MR 3. 軽度〜中等度の左室機能低下を伴う（LVEF＜30％，LVDs＞40 mm）慢性高度MR（無症状） ※僧帽弁逸脱症（後尖），感染性心内膜炎の非活動期は僧帽弁形成術が推奨される

（日本循環器学会ほか：弁膜疾患の非薬物治療に関するガイドライン〈2012年改訂版〉[4]よりクラスⅠとして推奨されるものを抜粋）

AVR：aortic valve replacement, AS：aortic stenosis, LVEF：left ventricular ejection fraction, PTMC：percutaneous transvenous mitral commissurotomy, OMC：open mitral commissurotomy, NYHA：New York Heart Association（ニューヨーク心臓協会），MVA：mitral valve area（僧帽弁口面積），LVDs：left ventricular end-systolic diameter（左室収縮末期径）．

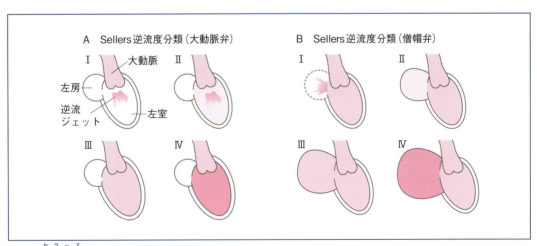

図1 Sellers分類（A：大動脈弁，B：僧帽弁）
A：大動脈造影にて評価する．
 Ⅰ：左室内へ逆流ジェットがみられる．
 Ⅱ：逆流ジェットと左室全体がわずかに造影される．
 Ⅲ：逆流ジェットは消失し，左室と大動脈が同程度の濃さで造影される．
 Ⅳ：左室のほうが大動脈より濃く造影される．
B：左室造影にて評価する．
 Ⅰ：左房への逆流ジェットを認める．
 Ⅱ：左房全体は造影されるが，左室より淡い．
 Ⅲ：左房の拡大を認める．左房と左室が同程度の濃さで造影される．
 Ⅳ：左房の拡大を認める．左房のほうが左室や大動脈よりも濃く造影される．

作時に症状が出現する場合には，どの程度の負荷で症状が出現するか聴取しておく必要がある．

術後は，血行再建が成功していれば，胸部症状は改善する．血行再建が不十分な場合には，心電図異常や胸部症状が出現する可能性がある．術後の理学療法は，術式や術後の全身状態について，医師や看護師から十分な情報収集をしたうえで安全に行うことが肝要である．理学療法士は，介入中の胸部症状や，低血圧症状，心電図変化（ST変化や新規不整脈の出現）の有無を確認しながら離床を進める必要がある．

> **覚えておこう**
> 冠動脈狭窄の程度と冠血流の量は比例しない．狭窄度が50％を超えると運動時の狭心症症状が引き起こされ，75％を超えると安静時でも狭心症症状が出現する．

一方，弁膜症においては，それぞれの弁の位置および狭窄か閉鎖不全かにより，出現する症状は異なる．手術適応であっても，自覚症状を有さないケースも多い．いずれにせよ，手術適応の弁膜症においては，心不全を呈する場合や，運動負荷により急激な血行動態の破綻をきたす危険性が考えられる．術前には，積極的な運動療法は控えるべきであり，特に症候性の重症ASにおいては，運動負荷は原則禁忌である．術後は，弁置換や弁形成により循環動態が改善する場合には，症状は改善する．しかしながら，術後に心機能が低下する場合もあり，術後は心不全症状が出現しないか十分に注意する必要がある．

開心術全般に，術後は主に胸骨正中切開部やドレーン挿入部に疼痛を訴えることが多い．疼痛は離床を阻害する因子となるため，看護師らと協働し疼痛を適切にコントロールする．また，不整脈も術後に頻発する合併症である．特に心房細動が最多で，CABG後には16～40％に，弁膜症術後では33～49％に，CABG＋弁膜症手術後では36～63.6％の患者に起こるとされ ている[5]．運動時に動悸を訴える場合，運動は中止し，心電図モニターで確認し，新規の心房細動であればすぐに医師に報告する．

■ 予後[1,4]

近年のCABGは，動脈グラフトの使用や人工心肺非使用心拍動下冠動脈バイパス術（off-pump coronary artery bypass：OPCAB）の導入などにより，グラフト開存率および合併症発症率の改善がみられ，手術死亡率は0.75％（2010年）である．弁膜症の手術死亡例は総じて5％未満である．いずれの手術においても，術前からの心不全や，術後合併症があると，そのリスクは増大する．

■ 治療[1]

CABG（**図2**）[1]は，人工心肺使用の有無によって，大きく2種類に分類される．人工心肺使用心停止下冠動脈バイパス術（conventional coronary artery bypass：CCAB），およびOPCABである．人工心肺を使用する場合

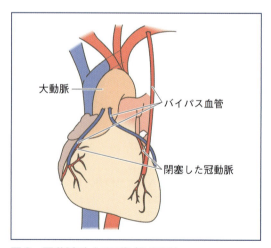

図2　冠動脈バイパス術（CABG）
内胸動脈や胃大網動脈，下腹壁動脈，橈骨動脈，大伏在静脈などをバイパス血管に利用し，狭窄部位の遠位へとつなぐ．左前下行枝の血行再建には左内胸動脈が第一選択となる[1]．現在は動脈グラフトが主流となっているが，大伏在静脈も多く用いられている．

表5　弁形成術と弁置換術

	弁形成術 ※主に僧帽弁閉鎖不全症が対象	弁置換術	
		機械弁	生体弁
種類	●弁輪形成 ●人工腱索 ●矩形切除	●炭素繊維やチタンからできたパイロライトカーボンの傾斜型二葉弁が主流	●牛や豚の心膜から作られている
長所	●左室機能が温存される ●ワルファリンカリウムによる抗凝固療法が不要 ●術後の感染性心内膜炎のリスクが低い	●耐久性にすぐれる	●機械弁と比べ血栓が生じにくい（ワルファリンカリウム服用は初期のみ）
短所	●より厳しい血圧管理を必要とする場合がある	●ワルファリンカリウムの服用を生涯持続する必要がある ●機械的開閉音があり気になる場合がある	●耐久性に劣る（10～20年で再手術が必要）

(CCAB)は，従来，心停止下で行うことが標準であったが，現在は心拍動下に行う術式（on-pump beating CABG）もある．日本においては，待機的CABGにおけるOPCABの割合が60％以上となっており，最も標準的な術式になったといえる．

弁膜症の術式には，主に，弁形成術，弁置換術がある．弁置換術では，機械弁と生体弁を用いた方法がある．それぞれの長所と短所を表5に示す．どちらの手術が適応となるかは，術前の検査や年齢などから判断するが，最終的には，手術時に実際に弁を見て決定する．

■障害像

術後患者は，手術侵襲による炎症や，その後の安静に伴い，一時的に心機能や呼吸機能，腎機能の低下がみられる．また，術後合併症が発症した場合は，ディコンディショニングが助長される．安静が長期化すれば，筋力低下，運動耐容能低下，呼吸機能低下，日常生活活動（activities of daily living：ADL）の低下が著明となる．

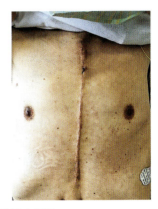

図3　胸骨正中切開
胸骨を身体に対し縦方向に切開して左右に分割することで，心臓にアプローチできる．開心術のほとんどが正中切開にて行われるが，近年行われるようになってきた低侵襲手術では，胸骨切開を行わない術式もある．

術後合併症としては，無気肺などの呼吸器合併症が特に起こりやすい．術後は胸骨正中切開（図3）により胸郭の運動が制限され，さらに人工心肺を使用する術式では，肺間質の浮腫が生じ拡散能が低下するため低酸素血症を生じたり，肺胞低換気となり無気肺の原因となりうる[6]．また，手術後1日目の平均肺活量値は手術前の肺活量値の約48.0％に低下し，手術後1

表6　急性期離床開始基準の例（秋田県立脳血管研究センター）

全身状態	循環動態
●発熱がない（体温＜38℃） ●患者本人の協力が得られる	●収縮期血圧＞80 mmHg ●冷汗，チアノーゼがない ●高用量の強心昇圧薬投与がない 　（ノルアドレナリン，ドブタミン，ドパミンなど） 　※詳細は主治医に確認 ●2時間以内の強心昇圧薬の新規導入or追加がない ●安静時心拍数＜120 bpm ●新規発生の血行動態が不安定な不整脈がない
鎮静レベル	
●RASSスコア ＋1〜−2 ●簡単な指示に応答できる 　（開眼，閉眼，手を握る/離す）	
呼吸状態	
●F$_I$O$_2$＜0.6，SpO$_2$＞90％ ●PEEP＜15 cmH$_2$O ●呼吸数＜30回/分 ●努力性呼吸，異常呼吸がない	

上記を判断基準として離床を開始するが，実際にはすべての条件を満たしていなくても離床を優先するメリットが大きいと判断できる場合は離床を開始する．主治医や看護師などとの情報交換，意思確認が重要となる．
RASS：Richmond Agitation-Sedation Scale，F$_I$O$_2$：吸入酸素濃度．

週間で72.1％，手術後2週間で80.6％，手術後3週間で88.5％と，3週間経過しても手術前の値に戻らず，手術前値との間に有意な差を認めたという報告もある[7]．

術後には，さまざまな身体的ディコンディショニングが生じるが，「心臓が悪くて大手術をした」という精神面の影響が術後の離床や運動に影響を及ぼすことも忘れてはならない．

理学療法・リハビリテーションの評価

開心術の術後理学療法では，全身状態を把握するための情報収集および身体所見評価をふまえて，安全に離床を進める．

離床開始基準

まず，離床を開始してよいかをアセスメントする．術直後の全身状態は，循環，呼吸，神経学的側面，自覚症状をふまえて評価する．急性期離床開始基準の例を**表6**に，ガイドラインで提示された心臓外科手術後の離床開始基準を**表7**[5]に示す．

離床開始以降に全身状態が悪化する可能性もあるため，急性期では常に患者の全身状態に気を配り，離床の可否を判断する必要がある．実

表7　心臓外科手術後の離床開始基準

以下の内容が否定されれば離床が開始できる
1. 低（心）拍出量症候群（Low Output Syndrome：LOS）により 　① 人工呼吸器，IABP，PCPSなどの生命維持装置が装着されている 　② ノルアドレナリンやカテコラミン製剤など強心薬が大量に投与されている 　③ （強心薬を投与しても）収縮期血圧80〜90 mmHg以下 　④ 四肢冷感，チアノーゼを認める 　⑤ 代謝性アシドーシス 　⑥ 尿量：時間尿が0.5〜1.0 mL/kg/hr以下が2時間以上続いている 2. スワンガンツカテーテルが挿入されている 3. 安静時心拍数が120 bpm以上 4. 血圧が不安定（体位交換だけで低血圧症状が出る） 5. 血行動態の安定しない不整脈（新たに発生した心房細動，Lown Ⅳb以上のPVC） 6. 安静時に呼吸困難や頻呼吸（呼吸回数30回/分未満） 7. 術後出血傾向が続いている

（日本循環器学会ほか：心血管疾患におけるリハビリテーションに関するガイドライン〈2012年改訂版〉[5]より）
IABP：intra-aortic balloon pumping（大動脈内バルーンパンピング），PCPS：percutaneous cardiopulmonary support（経皮的心肺補助装置），Lown：ラウン分類，PVC：premature ventricular contraction（心室期外収縮）．

際の離床においては，医師や看護師らと情報を交換し，チームの方針として，離床を進めるか安静を優先するかを明確にしておくことが重要となる．離床開始基準に関しては，医師の方針

表8 MRC（Medical Research Council）筋力スケール

関節運動	筋力スケール		得点方法
手関節屈曲	0	筋収縮（－）	左右の上肢3項目，下肢3項目の合計
肘関節屈曲	1	筋収縮（＋），関節運動（－）	
肩関節屈曲	2	関節運動（＋），重力に抗しない	最低得点：0点
足関節背屈	3	関節運動（＋），重力に抗する	最高得点：60点
膝関節伸展	4	最大下の抵抗に抗する	
股関節屈曲	5	最大抵抗に抗する	

（Medical Research Council：Aids to the examination of the peripheral nervous system. Memorandum 1981；45：1-62[8] より）

表9 Functional Status Score for the ICU（FSS-ICU）

項目	FSS-ICUスケール	得点方法
寝返り （rolling）	7 完全自立 6 修正自立 5 要監視	各項目を1〜7点に得点化し，5項目の合計得点をFSS-ICU得点で算出する
臥位から座位への移動 （supine to sit transfer）	4 軽度介助（25%）	
座位保持 （unsupported sitting）	3 中等度介助（50%） 2 重度介助（75%）	最低得点：7点 最高得点：35点
座位から立位への移動 （sit to stand transfer）	1 全介助	
歩行 （ambulation）		

（Thrush A, et al.：The clinical utility of the functional status score for the intensive care unit〈FSS-ICU〉at a long-term acute care hospital：a prospective cohort study. Phys Ther 2012；92〈12〉：1536-45[9] より）

もあるため，各種ガイドラインを参考にしつつ，各施設の状況に合わせて作成することが望ましい．

運動機能

術後早期に行う運動機能評価は，術後合併症として起こりうる脳梗塞や末梢神経の障害の有無や重症度を判断するうえで重要である．また，離床に先立って，ベッド上で筋力や動作を評価することで，離床に要する介助の程度を判断する一助になる．ベッド上で測定が可能なMRC（Medical Research Council）筋力スケール（**表8**）[8] や，臥位から歩行にかけての動作の自立度と介助量を評価するFunctional Status Score for the ICU（FSS-ICU：**表9**）[9] などの評価バッテリーも使用する．

理学療法・リハビリテーションプログラム

開心術後においても，早期離床の有効性が多数示されており，術翌日，早ければ術当日からの理学療法介入が一般的になっている．集中治療領域から早期離床を行う効果については，システマティックレビューで**表10**[10] のように示されている．早期離床により，身体機能の改善と人工呼吸期間やICU滞在期間，入院期間の短縮などの効果が期待できる[10]．術後の離床プログラムを円滑に進めるため，緊急手術の場合を除き，可能な限り術前から介入を行うことが推奨されている．

表10 早期離床の効果

- 退院時の機能的自立度の改善
- 6分間歩行距離の改善
- 筋力（呼吸筋，骨格筋）の改善
- せん妄期間の短縮
- 人工呼吸期間の短縮
- ICU滞在日数の短縮
- 在院日数の短縮

(Stiller K：Physiotherapy in intensive care：an updated systematic review. Chest 2013：144〈3〉：825-47[10]より）

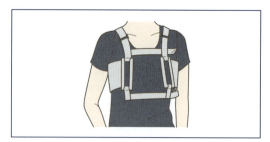

図4 ハートホルダー

術前指導

術前から，患者と良好なコミュニケーションをとることは非常に重要である．術後の合併症を予防し，スムーズな離床の実現のために，呼吸練習や排痰，起き上がり方に関して指導する．術前術後の排痰や深呼吸を中心とした呼吸理学療法については，呼吸器合併症の予防と解除に対して十分なエビデンスは得られておらず，ルーチンに行うことは推奨されていない[11]．しかしながら，呼吸管理中の無気肺に対して呼吸理学療法が有効であったとするケースレポートは多数あり[12]，患者によっては深呼吸や排痰法が有効であることが考えられる．患者が術前に適切な呼吸法や排痰法を理解したうえで手術に臨むことは意義があると考える．また，患者にとって最もつらい術後早期から離床は始まる．術前に十分なコミュニケーションをとったリハビリテーションスタッフが，術後の早期リハビリテーションを担当することは，患者のコンプライアンスの面からも重要と思われる．

●術後リハビリテーションの説明（オリエンテーション）

患者は，開心術のような大手術の翌日から離床を始めるとは想定していない場合が多い．パンフレットを用いて術後早期に動き始めることの意義を説明し，自発的に離床が行えるように促す．例えば，「手術は，執刀医に任せるしかありませんが，目が覚めてからは○○さんの頑張り次第で回復の早さが変わってきますから，頑張りましょう」などと伝えるとよい．また，適宜鎮痛薬を用いながら離床することも説明する．

●呼吸練習

術後に発生しうる無気肺などの呼吸器合併症の予防および改善のために，呼吸法を指導する．鼻から吸い，口をすぼめて吐く呼吸法（口すぼめ呼吸）を指導する．腹式呼吸が望ましいが，患者個人の優位呼吸パターンが腹式でない場合，無理に腹式を行うよりも，しっかりと呼吸を行うことを重視する．

実施の際には，呼吸法を指導しながら，優位呼吸パターンや，胸郭の可動性，肺音を評価する．術後評価の際に，術前との比較が重要となる．

●咳嗽練習

術後は，呼気の減弱や創痛などにより，排痰に足りる十分な咳嗽ができなくなるため，術後をイメージした咳嗽練習が必要となる．具体的には，創部（正中切開創）を手で軽く押さえ，咳嗽時の胸腔内圧上昇に伴う創の動揺を抑えることで，痛みをコントロールするように指導する．枕を抱きかかえる方法もある．ハートホルダー（図4）を使用する場合は，使用法を指導しておく．

●起き上がり動作の練習

痛みを最小限にし，胸骨を保護しながら安全に起き上がる方法を習得しておく必要がある．方法を図5に示す．例えば，「一本の丸太になったつもりで，上半身と下半身を同時に横にしてください」と指導する．患者は，術後の創

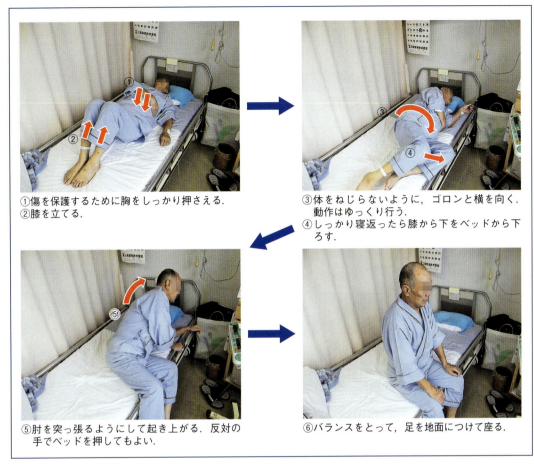

図5 起き上がり方法

痛やライン，ドレーン類の状況をイメージしていないため，すばやく動作を行いがちである．その場合は「胸の傷が痛むと思いながら，慎重にゆっくり動いてみてください」と説明する．また，臥位になる際，最後まで力を抜かないことも重要である．側臥位から背臥位になるときに勢いがつき，創部の痛みを訴えることも多い．

開心術後の理学療法の流れ

術後は，術式や全身状態を考慮したうえで，医師や看護師と協働して安全に離床を進める．早期離床の安全性は多数報告されており，日本で作成された『集中治療における早期リハビリテーション—根拠に基づくエキスパートコンセンサス』[11]においても，ICUにおける早期離床や早期からの積極的な運動による有害事象の発生頻度は低いとしている．

離床開始基準（**表6，7参照**）を満たしている場合は，段階的に離床を図る．手術翌日には離床を開始し，全身状態をみながら立位または短距離の歩行まで進めるのが一般的である．日本の多施設共同研究では，心臓血管外科術後に100 m歩行負荷試験を達成し，歩行自立となるのは術後平均約4日であり[13]，ガイドラインにおいても，心臓外科手術後の心臓リハビリテーション進行は4〜5日で歩行自立を目指すことが一つの目安になるとしている[5]．術後のリハビリテーションの進行例を**表11**[5]に示す．

表11 心臓外科手術後リハビリテーション進行表の例（日本の複数の施設を参考）

ステージ	実施日	運動内容	病棟リハビリ	排泄	その他
0	/	手足の自他動運動・受動座位・呼吸練習	手足の自動運動，呼吸練習	ベッド上	嚥下障害の確認
I	/	端座位	端座位10分×___回	ベッド上	
II	/	立位・足踏み（体重測定）	立位・足踏み×___回	ポータブル	
III	/	室内歩行	室内歩行×___回	室内トイレ可	室内フリー
IV-1	/	病棟内歩行（100 m）	100 m歩行×___回	病棟内トイレ可	棟内フリー
IV-2	/	病棟内歩行（200～500 m）	200～500 m歩行×___回	院内トイレ可	院内フリー，運動負荷試験
V	/	階段昇降（1階分）	運動療法室へ		有酸素運動を中心とした運動療法

（日本循環器学会ほか：心血管疾患におけるリハビリテーションに関するガイドライン〈2012年改訂版〉．p.43[5]より）

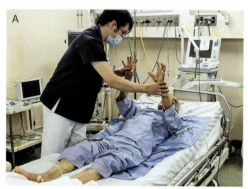 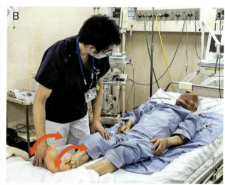

図6 術後，離床前の準備運動
離床前に末梢の運動を行う．手のグーパー（A）や足関節底背屈（B）を20秒程度行う．うまく行えない場合は，他動的に動きを誘導したうえで自動運動へ導く．上肢挙上運動（正中切開の場合，術後早期は90°まで），下肢伸展徒手抵抗運動，ブリッジなどを行う．指示した運動を正確に行えるか，十分に筋出力が得られているかを評価することも離床に向けて重要である．

● **段階的離床（離床〜立位）**

実際の離床においては，①手足を中心とした準備運動を行う，②姿勢変換（臥位から端座位，端座位から立位）に合わせてバイタルサイン，自覚症状を確認するという手順で行う．

準備運動は，単に骨格筋の障害予防として行うだけでなく，身体を温め，末梢の血管拡張を促すことで，運動開始時の心負荷を軽減する目的で行う（図6）．特に心不全合併例や，強い動脈硬化を有する場合は，準備運動をより時間をかけて行う．

術後初回の離床では，術前に指導した起き上がり方を確認しながら行う．離床前後でのバイタルサイン測定は，血圧，心拍数，呼吸数，SpO₂，自覚的運動強度（rating of perceived exertion：RPE）が基本となるが，これに加え，心電図波形の変化や，めまい，嘔気など自覚症状の確認も重要である（図7）．数値だけにとらわれず，患者の表情や訴えにも留意して離床を進めることが肝要である．例えば，立位まで進んだら，10～30秒の立位保持ができるか，閉脚立位保持ができるか，つま先立ちができるか，その場での足踏みができるかを確認する（図8）．

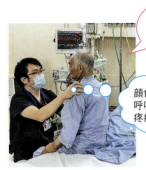
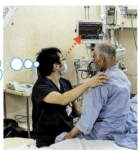

図7 離床時のバイタルサインの確認
離床時には，モニターで心拍数や動脈血圧の推移をみることも重要だが，患者の表情や言動から異常所見がないかを確認することが最も重要である．顔色の変化，目線，呼吸数，疼痛などの所見を確認したうえでバイタルサインを測定する．初回の離床では，うまく座位バランスがとれない場合もある．倒れる危険がある場合には，周囲のスタッフに協力を仰ぐなどして安全に離床を進める．

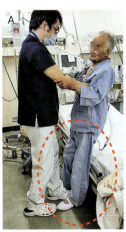
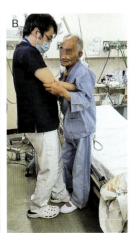

図8 立ち上がりの様子
術後早期の立ち上がり，立位保持では，うまく重心を維持できず，後方に倒れる場合がある．立位が保持できない場合(A)は，前方に重心移動する練習を繰り返す(B)．

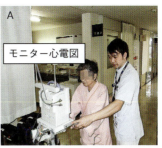
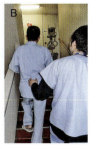

図9 運動負荷試験（歩行・階段昇降負荷試験）
運動負荷試験では，事前に「今日は50m歩いて前後で血圧や心拍数を確認します」などと説明し，目標を共有する．歩行速度は快適な速度とする．
A：モニター心電図を歩行器の代わりに用いる場合もある．
B：階段昇降は，快適な速度で1階分の昇降を行う．必要に応じて手すりを利用し，常に介助できる位置で見守る．

表12 運動負荷試験の判定基準（ステップアップの基準）

1. 胸痛，強い息切れ，強い疲労感（Borg指数＞13），めまい，ふらつき，下肢痛がない
2. 他覚的にチアノーゼ，顔面蒼白，冷汗が認められない
3. 頻呼吸（30回/分以上）を認めない
4. 運動による不整脈の増加や心房細動へのリズム変化がない
5. 運動による虚血性心電図変化がない
6. 運動による過度の血圧変化がない
7. 運動で心拍数が30 bpm以上増加しない
8. 運動により酸素飽和度が90%以下に低下しない

（日本循環器学会ほか：心血管疾患におけるリハビリテーションに関するガイドライン〈2012年改訂版〉[5]より）

●病棟での運動負荷試験

立位が安定して可能であれば，病棟での歩行負荷試験を行う（**図9**）．歩行は30m，50m，100m，200mなど段階的に進めていき，その前後で，座位でのバイタルサインや心電図波形，RPEを評価する．生活上必要であれば，階段昇降負荷試験も行う（200m以降）．運動負荷試験の判定基準（ステップアップの基準）を**表12**[5]に示す．基準を満たした場合は，次回実施時に歩行距離を延長する．判定基準から外れた場合は，問題点を確認し，後日，再試行す

る．ステップアップができない理由は，血圧の急上昇や疼痛，呼吸困難など，さまざまであるが，医師や看護師と情報を共有し，対策を立てる．

運動負荷試験の結果を医師や看護師と共有し，**表11**に示したように，安静度の拡大を適切に図っていくことが非常に重要である．

> **覚えておこう**
> 歩行負荷試験では，歩けるか否かの評価というよりは，一定距離を歩行した際の循環応答やリスクを評価することが重要である．歩行中は積極的に話しかけ，息切れの程度を確認する．一方で，負荷前後のバイタルサイン測定では会話をせず，呼吸が落ち着いた状態で測定する．

●心肺運動負荷試験（CPX；図10）

歩行負荷試験が進み，200 m歩行が安全に可能となった後，心肺運動負荷試験（cardiopulmonary exercise test：CPX）を行い，エルゴメータやトレッドミルを使用した有酸素運動を導入するのが一般的である[5]．

全身状態が安定していれば退院となる．退院後の生活指導や運動療法の基準を作成するためにもCPXの結果を活用する．

運動療法上の注意点

術後の理学療法プログラムを進めていくうえで注意すべき事項を**表13**[5, 14]に示す．一律の

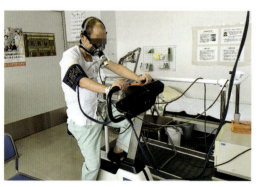

図10 心肺運動負荷試験

表13 開心術後の運動療法上の注意点

胸帯の使用	●胸帯の使用により，胸郭コンプライアンスは減少し，肺活量や1秒量が減少するとされ，積極的使用はガイドライン[5]でも推奨していない．しかしながら，経験的に使用する施設はいまだに多いと思われる ●使用する場合は，術後長期の使用は避ける
上肢，体幹の運動	●胸骨正中切開では，術後5～8週間は上肢挙上時の負荷は5～8ポンド（2.27～3.63 kg）以下にし，胸骨の動揺や痛み，不安定を示す徴候がなければ，切開部の引きつれや軽い痛みを感じない範囲での上肢の運動や3ポンド程度の物を持ち上げることは許可されるとされている[5]
CABGでの残存狭窄（不完全血行再建）例	●離床・歩行負荷試験では，12誘導心電図での前後評価を行い，胸痛などの症状がないか，著明なST変化がないかを確認する ●それらの所見がある場合は，虚血出現閾値より10回/分低い心拍数で進める
僧帽弁形成術後	●形成術後の心肺運動負荷試験（CPX）も含めた早期運動療法の安全性を示す報告[14]はあるが，置換術と比較すると，より厳しく血圧上昇を避けるのが一般的である ●リハビリテーション介入を推奨しない場合もあり，担当心臓外科医と十分に連携し，介入の可否や程度を判断する
術後心房細動が発症した例	●心房細動は開心術後に多くみられる合併症である．新規発症の場合は，いったん運動を中止し，看護師や主治医に報告する ●抗凝固状態，心拍数を考慮し，治療が必要な場合がある ●医師の許可を得たうえで運動療法を再開する ●抗凝固が確実に行われ，レートコントロールがなされていれば（例：安静時100回/分未満，運動時130回/分未満）運動療法は通常どおり行う ●心房細動は発作性のものであっても確実に報告する
心不全合併例	●術前から，あるいは術後発症の心不全例では，バイタルサインおよび体重などの変動を確認しながら慎重に離床を進める ●運動療法は通常よりも低負荷を基本とする

プログラムを患者に当てはめるのではなく，個々の患者に起きている現象を見極め，一人ひとりに合った進行を心がけることが重要である．

遅延例への対応

緊急手術により術後の鎮静が長引くケースや，術後合併症により離床が進まないケースでは，廃用性筋萎縮で説明がつかないほどの全身性筋力低下（ICU-acquired weakness：ICU-AW）[15]や，せん妄（ICU-acquired delirium：ICU-AD）[15]が発生する可能性がある．これらの発症は，さらなる離床の遅延を招き，ひいては生命予後を悪化させることが報告されている[16,17]．

ICU-AWの予防と改善に対して，早期離床や早期から積極的に運動を行うことについては，科学的根拠としては乏しい[11]が，筋力やADLが改善する例を多く経験する．医師，看護師，臨床工学技士らと協働して介入を進めていくことが，離床遅延例において重要である．鎮静の中断や適切なモニタリング下で離床を進める（図11），あるいは離床に向けての準備的介入（preliminary training；図12）を行っていくことが重要である．

> **注意❶**
> やみくもに早期から動かせばいいのではなく，「廃用予防のため」「呼吸器合併症予防のため」「機能低下改善のため」など，離床や運動の目的を明確にし，関係するスタッフで目的を共有したうえで介入する．

退院時指導

退院時にADLが自立していても，CPXで運動耐容能を評価すると，基準値の100％まで改善していることはほとんどない．退院後に，自主的に運動に取り組んでもらうことも重要である．

理学療法士には，安全性を考慮しながら，患者の運動耐容能改善に適した運動指導を行うことが要求される．例えば，Googleマップを用いてウォーキングコースを作成したり，運動時間がとれない場合には，仕事の合間を縫ってで

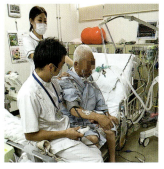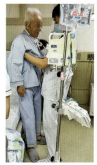

図11　多職種協働での離床
人工呼吸器挿管中であってもモニタリングを行いながら座位，立位へと離床を進めていく．患者の安全を考慮し，必要に応じて看護師に協力を依頼する．

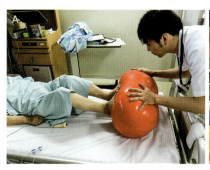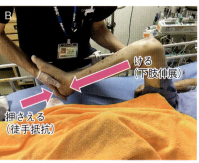

図12　ベッド上での運動（preliminary training）
A：フィジオロールボールを用いて下肢伸展運動を反復している．
B：股関節・膝関節屈曲位からの伸展運動は，立ち上がりを想定した下肢筋群の協調的な運動を練習することができる．息止めに注意し，バイタルサインの変動を確認しながら行う．徒手抵抗により片脚ずつ行う場合もある．
いずれの方法も，下肢伸展時の筋力が日々改善しているかを評価しながら行う．

■ 1. 開心術

きる活動量アップ対策を考えたりするなどの退　　成する.
院後プログラムを, 患者本人と相談しながら作

■ 引用文献

1) 日本循環器学会ほか：虚血性心疾患に対するバイパスグラフトと手術術式の選択ガイドライン (2011年改訂版).
http://www.j-circ.or.jp/guideline/pdf/JCS2011_ochi_h.pdf
2) 日本動脈硬化学会：動脈硬化性疾患予防ガイドライン2017年版. 2017.
3) 日本循環器学会ほか：冠動脈疾患におけるインターベンション治療の適応ガイドライン (冠動脈バイパス術の適応を含む)―待機的インターベンション.
http://www.j-circ.or.jp/guideline/pdf/JCS2000_fujiwara_h.pdf
4) 日本循環器学会ほか：弁膜疾患の非薬物治療に関するガイドライン (2012年改訂版).
http://www.j-circ.or.jp/guideline/pdf/JCS2012_ookita_h.pdf
5) 日本循環器学会ほか：心血管疾患におけるリハビリテーションに関するガイドライン (2012年改訂版).
http://www.j-circ.or.jp/guideline/pdf/JCS2012_nohara_h.pdf
6) 福井寿啓, 高梨秀一郎：心臓外科手術後CABG(左室形成術を含む). 長山雅俊責任編集：心臓リハビリテーション実践マニュアル―評価・処方・患者指導. 改訂第2版. 中山書店；2015. p.28-33.
7) 高橋哲也, 奈良 勲, 有薗信一ほか：心臓外科手術後の肺活量の回復について―経時的変化とインセンティブスパイロメータの効果. 理学療法学 2003；30(6)：335-42.
8) Medical Research Council：Aids to the examination of the peripheral nervous system. Memorandum 1981；45：1-62.
9) Thrush A, Rozek M, Dekerlegand JL：The clinical utility of the functional status score for the intensive care unit (FSS-ICU) at a long-term acute care hospital：a prospective cohort study. Phys Ther 2012；92(12)：1536-45.
10) Stiller K：Physiotherapy in intensive care：an updated systematic review. Chest 2013；144(3)：825-47.
11) 日本集中治療医学会早期リハビリテーション検討委員会：集中治療における早期リハビリテーション―根拠に基づくエキスパートコンセンサス. 日集中医誌 2017；24(2)：255-303.
12) Stiller K：Physiotherapy in intensive care：towards an evidence-based practice. Chest 2000；118(6)：1801-13.
13) 高橋哲也, 櫻田弘治, 熊丸めぐみほか：心臓血管外科手術後リハビリテーション進行目安の検討. 心臓リハビリテーション 2012；17(1)：103-9.
14) Meurin P, Iliou MC, Ben Driss A, et al.：Early exercise training after mitral valve repair：a multicentric prospective French study. Chest 2005；128(3)：1638-44.
15) 古賀雄二, 若松弘也：ICUせん妄の評価と対策―ABCDEバンドルと医原性リスク管理. ICUとCCU 2012；36(3)：167-79.
16) Schefold JC, Bierbrauer J, Weber-Carstens S：Intensive care unit-acquired weakness (ICUAW) and muscle wasting in critically ill patients with severe sepsis and septic shock. J Cachexia Sarcopenia Muscle 2010；1(2)：147-57.
17) Ely EW, Shintani A, Truman B, et al.：Delirium as a predictor of mortality in mechanically ventilated patients in the intensive care unit. JAMA 2004；291(14)：1753-62.

2. 大血管手術
aortic surgery

> **key point** ▶▶ 大動脈瘤や大動脈解離など大血管疾患に対する手術としては，一般的に人工血管置換術やステントグラフト内挿術が行われる．理学療法士は，患者の全身状態を把握したうえで離床を進め，合併症を予防し，早期に術前の身体機能および日常生活活動（ADL）の再獲得を図る．大動脈や吻合部への影響を考えて，血圧を管理しながら，安全に活動範囲を拡大し社会復帰へつなげていく．退院に向けては，再発予防の観点から，患者の生活に即した指導を行う．

概要と病態

大動脈に生じた瘤または解離に対する外科的治療手段には，開胸および開腹にて行う人工血管置換術と，バネを仕込んだ人工血管をカテーテルで血管内に留置するステントグラフト内挿術がある．術式や手術部位により合併症や術後の重症度が異なるが，術後は主として血圧の急激な変化に留意しながら離床を進めていく．

■病態

大動脈瘤

大動脈の一部の壁が，全周性または局所性に（径）拡大または突出した状態が，大動脈瘤（aortic aneurysm）と定義される[1]．大動脈の正常径は，一般に胸部で30 mm，腹部で20 mmとされており，壁の一部が局所的に拡張して（こぶ状に突出あるいは嚢状に拡大して）瘤を形成する場合，または直径が正常径の1.5倍（胸部で45 mm，腹部で30 mm）を超えて拡大した場合に「瘤（aneurysm）」と称している[1]．ほとんどが無自覚であるが，最終的には血管が拡張していき破裂するため致死的となる．瘤が形成される部位により，胸部大動脈瘤（thoracic aortic aneurysm：TAA），腹部大動脈瘤

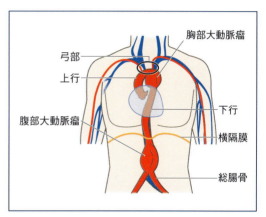

図1　大動脈瘤の発生部位による分類
- 胸部大動脈瘤（TAA）：横隔膜より上部に瘤が存在するもので，上行・弓部・下行大動脈瘤および大動脈弁輪拡張症を含む．
- 腹部大動脈瘤（AAA）：横隔膜より下部に瘤が存在するもので，95％が腎動脈以下に発生する．

（abdominal aortic aneurysm：AAA）に大別される（図1）．胸部と腹部の境目は横隔膜であるが，横隔膜の上下にわたって連続して瘤が存在する場合は，胸腹部大動脈瘤（thoracoabdominal aortic aneurysm：TAAA）とよぶ．

大動脈瘤の発生には，大動脈壁の脆弱化が大きく関与している．多くは動脈硬化が成因である（特に腹部大動脈瘤）が，Marfan症候群（先天性結合織異常），Behçet病（血管壁の炎症）などが原因疾患となる場合もある．

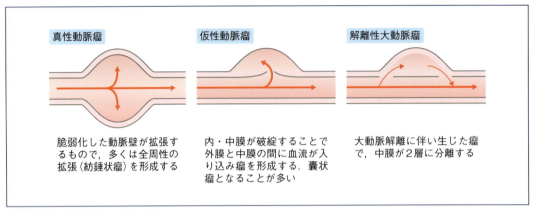

図2　大動脈瘤の病理学的分類

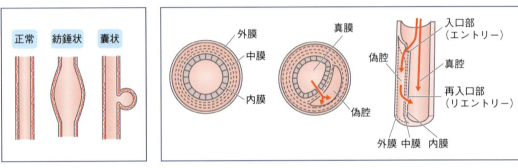

図3　動脈瘤の形状

図4　大動脈解離の構造

病理学的には，動脈壁の3層構造が保持されたまま血管の拡張が生じる真性動脈瘤と，内膜と中膜の破綻により，外膜と中膜の間に血流が入り込み血管が拡張する仮性動脈瘤，大動脈解離に伴う解離性大動脈瘤に分類される（図2）．瘤の形状には，血管が全周性に拡張した紡錘状と，部分的に拡張した囊状がある（図3）．

大動脈解離

大動脈解離（aortic dissection）は，大動脈壁が中膜のレベルで二層に剝離し，動脈の走行に沿ってある長さをもち二腔になった状態と定義される[1]．つまり，大動脈の内膜に亀裂が入り，中膜が二層に剝離することで，本来血液の流れることのない大動脈壁内に血液が流れ込む病態である．大動脈が，本来血液の流れる内腔（真腔）と，新たに生じた壁内腔（偽腔）に分離し，両者は内膜と剝離した中膜から成るフラップで隔てられる．真腔から偽腔へと血液が流入する裂口を入口部（エントリー）といい，再流入する裂口を再入口部（リエントリー）と称する（図4）．突然の胸背部への激痛とともに発症し，可及的速やかに治療が施されない場合には，きわめて予後不良である．

偽腔に血流がある場合を偽腔開存型，偽腔が血栓により完全に閉塞している場合を偽腔（血栓）閉塞型という．

解離の範囲を基準とした分類には，Stanford分類とDeBakey分類がある（表1）．Stanford分類は，解離範囲が上行大動脈を含むか否かでA型とB型に分類される．一方のDeBakey分類は，エントリーの位置と解離範囲による分類で，Ⅰ型，Ⅱ型，Ⅲa型，Ⅲb型に分類される．

表1 胸部大動脈解離の範囲による分類

解離の範囲				
DeBakey分類	Ⅰ型	Ⅱ型	Ⅲa型	Ⅲb型
	入口部が上行大動脈にあり，腹部大動脈まで及ぶもの	入口部が上行大動脈にあり，解離が上行大動脈に限局しているもの	入口部が下行大動脈にあり，解離が腹部大動脈に及ばないもの	入口部が下行大動脈にあり，解離が腹部大動脈に及ぶもの
Stanford分類	A型		B型	
	上行大動脈に解離があるもの		上行大動脈に解離がないもの	

大動脈解離の原因は，多くが本態性高血圧であるが，Marfan症候群やBehçet病などが原疾患の場合もある．

■ 診断（適応）・重症度分類

大動脈瘤

無症状の場合，検診や他の疾患の精査中などで，偶然発見されることが多い．

診断には，造影CTが用いられる．腎機能障害があり，造影CTを回避したい場合には，MRIも有効である（図5）．

瘤径が5〜6cmを超える場合，または年に4mm以上の急速な拡大を認めた場合に手術が検討される．症状の有無にかかわらず，胸部大動脈瘤では6cm以上，腹部大動脈瘤では5cm以上で手術適応とする施設が多い．瘤径と破裂のリスクを**表2**[2]に示す．

> **覚えておこう**
> 瘤経が5cm未満であれば破裂のリスクがないわけではない．未治療の動脈瘤を有する患者に理学療法を行う場合は，血圧の上限や運動範囲を医師に確認したうえで進める．

大動脈解離

大動脈解離は急性期の死亡率が高く，予後不良な疾患である．発症後の死亡率は1時間あた

A 胸部大動脈瘤　　B 腹部大動脈瘤

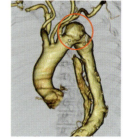 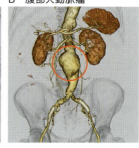

図5 3D-CT
○で囲まれた部分は瘤を表す．
A：弓部大動脈に，形成された囊状瘤が認められる．
B：腎動脈下に，形成された紡錘状の瘤が認められる．

表2　最大瘤径と破裂リスク

最大瘤径（cm）	5年以内の破裂リスク（％）
<5.0	2
5.0〜5.9	25
6.0〜6.9	35
7.0≦	75

（Reilly JM：Surgery of the Aorta and Its Branches. Saunders；2000．p.107-12[2]より）

り1〜2％といわれており[3]，早期診断・治療がきわめて重要である．診断においては，大動脈解離が疑われる場合には，経胸壁心エコーにて大動脈径や剝離内膜の有無を確認する．また，心タンポナーデや大動脈弁閉鎖不全症（aortic

表3 動脈瘤にみられる症状

症状		原因	
疼痛	瘤破裂・解離発症	胸部，背部に激痛が生じる	
嗄声	神経，臓器の圧迫	左反回神経麻痺	
Horner症候群 ※瞳孔縮小，眼瞼下垂，眼球陥凹を三徴候とする		交感神経麻痺（頸部交感神経節など）	
嚥下障害，悪心，嘔気		食道圧迫	
血痰，咳		肺・気管支圧迫	
拍動性の腹部腫瘤，腹痛，腹部膨満		腹部臓器圧迫	

regurgitation：AR）を合併する可能性があり，それらの合併症の有無を観察することも重要である．血行動態が安定していれば，CTでの診断が行われる．極力，造影CTを行うことが望ましい．CTでは解離の有無に加え，解離の型，瘤径，血管外血腫の有無，心嚢液や胸水の有無，さらに緊急外科手術の必要性についても検討する．

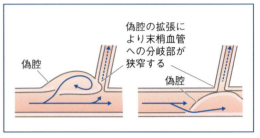

図6 偽腔形成による血管分岐部の狭窄
解離により大動脈分枝に狭窄や閉塞が発生した場合には，その分枝から血液供給を受けている臓器の循環障害が生じる．

■症状

大動脈瘤

前述したとおり，大動脈瘤の多くは無症状で進行する．破裂に至る際の疼痛が最初の症状となることもある．しかしながら，発生部位によっては，神経や気管，臓器などを圧迫することで症状が出現する場合もある．胸部では嗄声(反回神経麻痺)，血痰(肺・気管支圧迫)および嚥下障害(食道圧迫)などがみられる．しかし，腹部では周囲臓器への影響はほとんどなく，無症状のことが多い．大動脈基部の動脈瘤では，大動脈弁閉鎖不全症の誘因となり，心不全に発展する可能性がある．動脈瘤にみられる症状を表3に示す．

大動脈解離

大動脈解離の発症時の症状としては，大動脈が裂けることによる突発的で激烈な胸背部痛が典型的である．この痛みは，背中から腰部へと移動することが多い．同様に，胸痛を伴う急性冠症候群や肺塞栓症との鑑別が重要である．

大動脈解離に伴い，血管の拡張や破裂，偽腔による分岐血管の閉塞，狭窄（図6）が生じることがあり，さまざまな症状が出現する可能性がある（表4）[1]．

■予後

大動脈瘤

大動脈瘤においては，表2[2]で示したとおり，瘤径の拡大とともに破裂リスクが高まる．

胸部大動脈瘤の場合，手術適応とされる6cmを超えた場合には，1年間で破裂または解離を発症する率は，7％と報告されている[4]．胸部大動脈瘤手術における早期死亡率は5％以上と想定され[1]，瘤の部位によるものの，術後5年生存率は約80％である[5]．また，胸部大動脈瘤の手術では，重篤な合併症として，弓部大動脈瘤患者で脳梗塞が3〜18％に，下行大動脈瘤患者において，脊髄虚血による対麻痺が平均

表4　大動脈解離に伴い生じる可能性のある症状

症状	備考
大動脈弁閉鎖不全症	上行大動脈の拡張に伴い生じる ※左心不全を起こす場合もある
心タンポナーデ	上行大動脈の解離でみられる．大動脈解離の死因で最も頻度が高い
狭心症，心筋梗塞	大動脈基部の解離でみられ，右冠動脈が障害を受けやすい
脳虚血	弓部大動脈の分岐異常，または心筋梗塞や大量出血が原因となる
上肢虚血	腕頭動脈や鎖骨下動脈の狭窄や，閉塞による上肢の脈拍消失や虚血を呈する
対麻痺	肋間動脈や腰動脈の狭窄や閉塞により，Adamkiewicz動脈に血流障害が生じることが原因となる
腸管虚血	腹腔動脈や上腸間膜動脈の狭窄や閉塞などにより生じる
腎不全	腎動脈の狭窄や閉塞による腎血流障害により生じる
下肢虚血	腸骨動脈の狭窄，時に大動脈の狭窄や血栓閉塞により，下肢の脈拍の消失や虚血が生じる．広範囲の解離で生じやすい

血流障害をきたしやすい血管には，総腸骨動脈，腕頭動脈，左総頸動脈，腎動脈，左鎖骨下動脈，腹腔動脈，上腸間膜動脈，冠動脈があげられる．こうした障害は約3割に生じるとされる[1]．

約10％に生じると報告されている[1]．

　腹部大動脈瘤では，日本における待機手術死亡率は0.5％と良好である[1]．さらに，術後5年生存率は約70％，10年生存率は約40％である[1]．ただし，術後の遠隔死因の2/3は心・脳・血管疾患である．

> **覚えておこう**
> 術後に日常生活活動（activities of daily living：ADL）が改善さえすればリハビリテーションは終了ではなく，血管疾患の再発・発症リスク軽減のために生活指導や運動療法の継続が重要となる．

大動脈解離

　大動脈解離の予後は，解離の部位（上行大動脈に解離が及ぶか否か），発症からの時間，保存療法か手術療法かなどの状態の違いにより大きく異なる．

　Stanford A型の急性期予後はきわめて悪く，前述したとおり，発症から1時間あたり1〜2％と報告されている[3]．保存的に治療した場合の死亡率は1週間で40％，1か月で50％と報告されている[3]．一方で，外科治療の死亡率は7日間で13％，1か月では20％と報告されている[3]ため，Stanford A型においては，原則，緊急手術が適応される．

　Stanford B型は，A型と比べ予後が良く，合併症がなければ保存的治療患者の1か月死亡率は10％である[3]．B型の場合は基本的に保存療法が選択されるが，大動脈破裂，臓器や下肢への虚血などの合併症を伴う場合には，手術が選択される．

■治療・術式[1, 6, 7]

　外科治療としては，人工血管置換術やステントグラフト内挿術が行われる．

人工血管置換術

　大動脈瘤や大動脈解離のエントリー部位を，人工血管を用いて置換する術式である（**図7**）．開胸または開腹にて行われる．基部や上行大動脈に対する人工血管置換術では，時に大動脈弁や冠動脈の再建が必要になる．こうした患者では，弁付きグラフトを用いた基部置換術（Bentall手術）が行われる（**図8**）．

　弓部大動脈では胸骨正中切開が一般的だが，胸部下行から胸腹部大動脈では左開胸による人工血管置換術が選択される．腹部においては，Y字グラフトが使用されることもある．

　Stanford A型の大動脈解離の場合，基本的にエントリーを塞ぐように人工血管置換術が行われる．これにより，大動脈基部に解離が進行することを予防する．解離に伴う冠動脈狭窄や大動脈弁閉鎖不全をきたしている患者では，冠動脈バイパス術，大動脈弁置換術を併せた手術

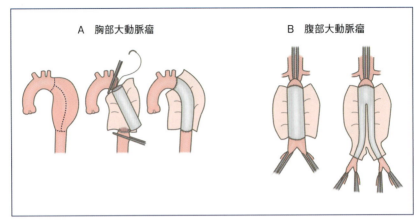

図7　外科治療（人工血管置換術）
（日本医科大学付属病院心臓血管外科ホームページ〈http://www.nms-cvs.com/medical/aortic_aneurysm.html〉の図をもとに作成）
A：胸部大動脈瘤（下行大動脈瘤）に対する人工血管置換術．
B：腹部大動脈瘤に対する人工血管置換術（B）．
拡張している血管を開き，血管内に人工血管を置き換える．腹部の場合は，腸骨動脈へと分岐するY字グラフトを用いる場合もある．

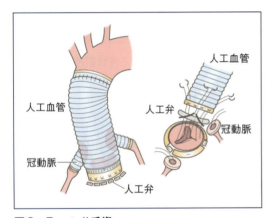

図8　Bentall手術
人工弁付きの人工血管を用いて，上行大動脈弁置換術と大動脈弁置換術を同時に行う．この場合，冠動脈の再建が必要となる．

が必要となる．Stanford A型に対する人工血管置換術では，定義上，Stanford B型の解離が残存することになる．残存解離に対しては，保存的に血栓化を待つのが一般的である．

ステントグラフト内挿術

バネ（ステント）付き人工血管を，カテーテルシースを用いて血管内腔に挿入・留置し，動脈瘤や解離のエントリーを体血流から遮断する術式である（図9）．胸部ステントグラフト内挿術（thoracic endovascular aneurysm repair：TEVAR）と，腹部ステントグラフト内挿術（endovascular aneurysm repair：EVAR）に分類される．

■障害像

基本的には，開心術患者と同様に手術侵襲による炎症や，その後の安静に伴うディコンディショニングを呈する．特に，Stanford A型の大動脈解離や大動脈破裂による緊急手術の場合は，冠動脈バイパス術（coronary artery bypass graft：CABG）と比べ術中の循環停止時間が長く，手術侵襲も大きい．術後も全身状態の安定に時間がかかり，人工呼吸管理が数日間にわたって続くことも少なくない．そのようなケースでは，ICU-AW（intensive care unit-acquired weakness）を呈することもあり，なおさら離床に難渋する．

また，脳梗塞や対麻痺など重篤な疾患を合併したケースでは，術後の血圧管理などに気を配りながら，それぞれの合併症に合わせたリハビ

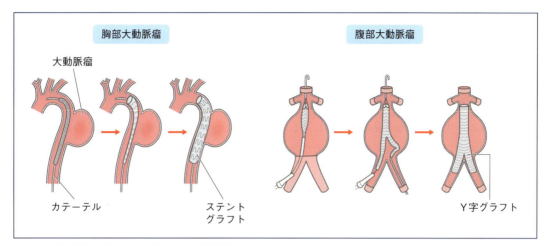

図9 血管内治療（ステントグラフト内挿術）
カテーテルでの治療となるため，人工血管置換術に比べて侵襲が非常に小さい．

リテーションプログラムを検討する必要がある．

> **覚えておこう**
> **ICU-AW (intensive care unit-acquired weakness)**
> ICU-AWとは，人工呼吸管理を要するような重症患者に生じる，廃用だけでは説明のつかない全身性の筋力低下である．Guillain-Barré（ギランバレー）症候群や重症筋無力症のような筋力低下を症状とする疾患を有していないにもかかわらず，著しい骨格筋および呼吸筋の筋力低下がみられる．
> ICU-AWに対する早期離床の予防・改善効果については，十分な科学的根拠に乏しい[8]．しかしながら，早期からの積極的離床や運動のはたらきかけが，筋力やADLの改善に寄与していると考えられるケースは多く，重症患者に対しても，早期から可能な限り身体機能を評価し，安全な範囲で運動を行っていく．

理学療法・リハビリテーションの評価

大動脈瘤および大動脈解離の術後評価については，「1．開心術」の項の評価に準ずる．

理学療法介入の前に，手術の内容，残存解離の有無，脳血管疾患，対麻痺，下肢動脈閉塞など重篤な合併症の有無について，カルテや医師から確認する．また，術後は血圧管理が最も重要となる．離床開始やリハビリテーション中止基準の血圧値にかかわらず，個々の患者において，血圧の指示範囲を医師に確認することを怠ってはならない．

理学療法・リハビリテーションプログラム

大動脈瘤および大動脈解離の離床プログラムは，基本的に「1．開心術」の項に準ずる．

術後の廃用を予防し，早期退院と社会復帰を目的にリハビリテーションを行う．大血管術後のリハビリテーションは，身体機能の改善により，在院日数の短縮，術後合併症の発生率を低下させることなどが判明しており，さらに生活の質(quality of life：QOL)の改善や，長期予後の改善が期待される[9]．

大血管疾患においては血圧コントロールが最重要であり，離床の流れは，開心術後患者と同様であっても，より負荷に伴う血圧の変化については厳しくみていく必要がある．特に，残存解離を有するStanford A型の患者においては，開心術よりも負荷を慎重に上げていき，リハビリテーションの進行は，医師とのコミュニケー

ションを十分にとりながら行うことが肝要である.

■術前指導

待機手術の場合には，開心術の術前指導に準じて指導する．大血管手術を受ける患者に対しては，患者自身にも術後の血圧管理の重要性を説明しておく.

緊急手術となった場合には，術前指導を行うことができない．この場合には，手術後の介入時に，離床の重要性や方法を，丁寧に患者やその家族に説明し，理解を得ながら進める．また，主治医や執刀医から「手術は無事に終わりましたから，元気に帰れるように，リハビリテーションを頑張りましょう」などと声をかけてもらうと離床がスムーズに進めやすくなる.

■大血管術後の理学療法の流れ

大まかな流れは開心術と同様であり，バイタルサインの変動に注意しながら離床を行い，段階的な負荷をかけていき，それに合わせて病棟でのADLを拡大していく[9]（「1. 開心術」の項表11参照）．ここでは，大血管術後の特殊性を意識して，離床や運動療法における留意点を中心に記載する.

段階的離床

基本的には開心術後の理学療法の流れに準じる．離床時には血圧が最重要であり，基準としては，安静時130 mmHg以下，運動後150 mmHg以下が目安となる[9]．しかし，実際は患者の病態により，遵守すべき血圧の範囲は変わってくる．実際に，筆者の経験でも，執刀医の術中所見から，「動脈壁が非常にもろく，いつも以上に血圧を厳重に管理する必要があるので，より強く血圧を制限する」と指示があるケースもある.

● 離床開始基準は，「1. 開心術」の項に掲載した急性期離床開始基準を用いている（「1. 開

心術」の項表6参照）が，実際の離床においては，医師の血圧指示を確認したうえで開始する.

● 術中の出血量により循環血液流が不足し，離床時に低血圧症状をきたすことがある．術後の水分バランスを確認し，手足の運動を入念に行う．いきなり端座位から立位になると，急激な血圧低下が生じる可能性があるため，ベッドの上体の角度を30度，60度など段階的に上げていき，血圧の過度な変動がないことを確認した後に端座位とする.

● 血圧が指示範囲を超えて上昇する場合は，その詳細を看護師や医師に報告する．降圧薬の増量などの対応を検討してもらう.

● リハビリテーションの中止基準を表5に示す.

表5　大血管疾患リハビリテーションの中止基準

1. 炎症
   - 発熱37.5℃以上
   - 炎症所見（CRPの急性増悪期）
2. 不整脈
   - 重症不整脈の出現
   - 頻脈性心房細動の場合は医師と相談する
3. 貧血
   - Hb 8.0 g/dL以下への急性増悪
   - 無輸血手術の場合はHb 7.0 g/dL台であれば医師と相談
4. 酸素化
   - SpO_2の低下（酸素吸入中も92%以下，運動誘発性低下4%以上）
5. 血圧
   - 離床期には安静時収縮期血圧100 mmHg以下，140 mmHg以上
   - 離床時の収縮期血圧の30 mmHg以上の低下
   - 運動前収縮期血圧100 mmHg以下，160 mmHg以上
6. 虚血性心電図変化，心拍数120 bpm以上

血圧に関しては，主治医の指示を優先する．例えば，収縮期血圧90～130 mmHgでコントロールするよう指示がある場合に，血圧の項目を「安静時収縮期血圧90 mmHg以下，130 mmHg以上」に変更する.
CRP：C-reactive protein（C反応性蛋白質），Hb：hemoglobin（ヘモグロビン）.

術前	手術後のリハビリテーションを円滑に進めるための練習や指導を医師，理学療法士，看護師が中心になって行います
術後0日	基本的に安静です 目が覚めたあとは自主的に深呼吸や手足の運動をしていきます
術後1〜2日	ベッドに腰をかけて座る 立ち上がる 体重測定 　など，少しずつ動いていきます 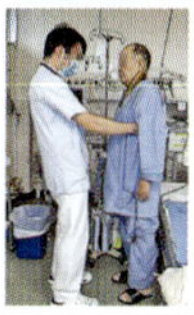 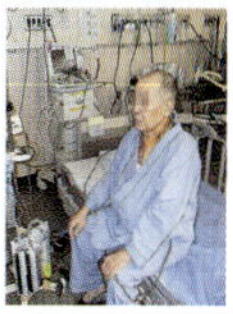
術後3〜4日	30〜100m歩行 トイレまで歩いて行く 　など，歩行を開始します 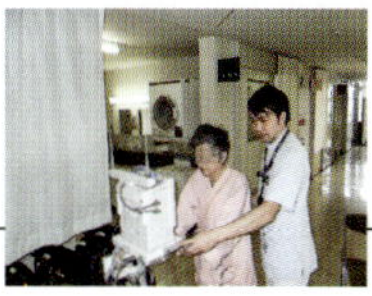
術後5日以降	HCUから一般病棟に移動 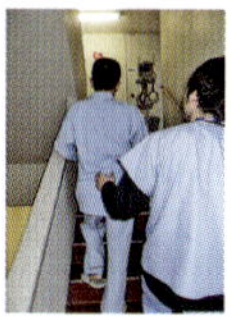 100〜500m歩行 階段昇降 運動療法（心臓リハビリテーション室） 　さらに歩ける距離を伸ばします．また心臓リハビリテーション室での自転車エルゴメータやトレッドミルを用いた運動療法で手術で低下した体力を回復させていきます 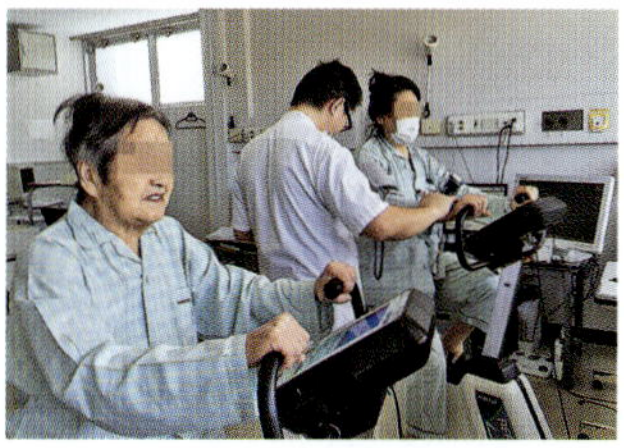

＊あくまで一般的な例であって，この流れに沿わない場合もあります（早い場合，遅い場合があります）．

図10　心臓血管外科リハビリテーションの経過の例（患者説明用資料）
（秋田県立脳血管研究センター）
開心術・人工血管置換術患者に共通で用いている患者説明用資料である．待機手術の場合には術前にこの資料を用いて術後のリハビリテーションの経過について説明している．
HCU：high care unit.

病棟での運動負荷試験

開心術後と同様に，血圧の他，心拍数，呼吸状態などを負荷の前後で確認しながら，段階的に歩行距離を延長していく．ステップアップの基準は開心術同様としている[9]（「1．開心術」の項**表12**参照）が，血圧に関しては医師の指示範囲に従って設定する．

- 当センターでは，30 m，50 m，100 m，200 mと段階的に負荷をかけている（**図10**）が，血圧の上がりやすい患者や低体力の患者では，

15 m，30 m，75 m，100 mというように，より細かく負荷を設定し，安全に進める．
- 低体力例や歩行不安定例では，歩行器を適宜使用する．
- 例えば，50 m歩行負荷を1回行って，血圧やその他のバイタルサインが安定していても，2分ほどの休憩の後に反復するとバイタルサインに変動が生じる場合もある．負荷試験は1回ですぐさま合格とせず，繰り返しての反応までみる．

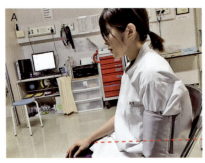 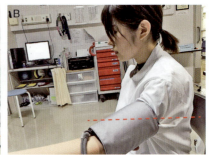

図11 血圧の測定肢位の違い
A：腕を下ろした肢位，B：心臓の高さとした肢位．
腕を下ろすと，血圧計の圧センサー部位が心臓より低くなり，誤差が生じる．

- 階段昇降負荷試験は，生活上必要な場合には行うが，順調例においても，術後CTの結果をみてから実施する．

重要

残存解離を有するStanford A型解離の場合には，通常よりも進行を遅らせて術後のCTで偽腔の血栓化が確認されるまでは，ベッド上ないしベッドサイドでの運動にとどめる．血圧のコントロールが十分に安定している患者では，医師との相談のもと，ゆっくりとした速度（50 m/分未満，2.0〜2.5 METs未満）での病棟トイレ歩行程度まで拡大する．CTで病態の安定が確認された後は，段階的な歩行アップを行う．

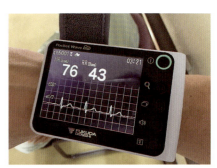

図12 ポータブルタイプのモニター心電計
（携帯型テレメータ受信機PW-8000）
固定型のモニターでは確認できない移動中の心電図や心拍数を評価できる．

注意

バイタルサイン測定の注意事項

血圧測定に際しては，基本的なことながら，血圧の測定肢位に注意する．**図11-A**のように，腕を下げた姿勢で測定する場面がしばしば見受けられるが，腕の高さによっても血圧は変動する．カフの高さが心臓の高さになるように（かつ腕に余計な力が入らないように）姿勢を調整する（**図11-B**）．
心電図に関しては，近年ポータブル化が進んでおり，小型のものも販売されている．歩行負荷時に小型のモニターを携帯すると，簡便に歩行中の心電図や心拍数を評価できるため，リスク回避のうえでも重宝している（**図12**）．

心肺運動負荷試験

術後の心肺運動負荷試験（cardiopulmonary exercise test：CPX）に関しては，早期の実施は避けたほうがよい．当センターでは，大血管手術のなかでも，腹部大動脈瘤に対する人工血管置換術およびステントグラフト内挿術（EVAR）を行った患者に対しては，術後2週経過以降に，血圧が安定している場合にはCPXが行われている（2週未満で退院するケースでは未実施）．その際には，主治医と血圧の上限を設定し，血圧が過度に上昇する場合にはすぐに試験を終了している．

退院後のADL指導

大血管術後の患者は，厳格な血圧管理と，活動制限を受けたなかで治療が進められる．また，侵襲が大きく，緊急手術となるケースも多いため，著しい運動機能障害，運動耐容能低下をきたしている場合も少なくない．そのため，

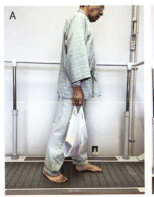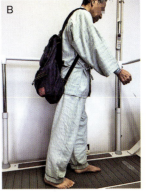

図13 日常生活活動(ADL)を意識した負荷試験
A：買い物を想定し，2kgの重錘を入れた袋を持って歩行している．
B：買い物で実際に使うリュックを背負って歩行している．
どちらも歩行速度を調整し，血圧の上がりにくい範囲を模索している．

表6 血圧の上がりやすい生活動作と対応策

項目	血圧が上がりやすい理由	対応策
早朝	交感神経が活性化	●早朝の運動は避け，朝に水分をとる
排泄	いきみ動作，脱水	●長く我慢しない ●便秘にならないように水分をとる ●運動する
食事	強い空腹感	●空腹になりすぎないように注意する
運動	緊張を伴う場合 息をこらえる運動	●重量物を動かす運動や，息をこらえるような運動を避ける ●人と競い合うような競技は避ける ●楽しめる範囲で行う
入浴	温度差，熱いお湯	●38～40℃の湯温を目安として長湯しない(10～15分)
仕事	ストレス	●休憩をとりながら働く ●うまく仕事を分担する
外出	温度差，冷感	●十分に防寒する ●マスクをして外出する
運転	ストレス	●長い距離の運転では休憩をはさむ ●不慣れな道や高速道路は特に注意する
喫煙	血圧を上げるホルモンの分泌	●禁煙する ●副流煙も極力避ける
飲酒	翌朝の高血圧	●適量を守って飲む(適量は主治医と相談)

このような表を用いて患者に指導する．患者自身の生活を聴取し，特に注意すべき項目をピックアップするように心がける．

いざ自宅退院が可能となっても，退院後の生活でかかる負荷は，入院中よりも強いものである可能性が高い．退院に向けて，患者の生活状況や仕事内容などを聴取し，それに合わせた負荷試験を考案し実施する．また，明らかに血圧上昇を招く労作に関しては，制限を設けたり，血圧上昇を抑える方法を指導する(**図13**，**表6**)．

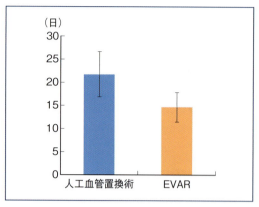

図14 腹部大動脈瘤（AAA）に対する術式の違いによる在院日数の違い

当センターのAAAに対する人工血管置換術およびステントグラフト内挿術とでの在院日数をそれぞれ示した．基本的には，EVAR群のほうが早期退院となっている（21.7±4.9日対14.6±3.2日）．
EVAR：endovascular aneurysm repair（腹部ステントグラフト内挿術）．

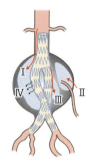

Type I：ステントグラフトと宿主大動脈との接合不全に基づいたleakで，perigraft leakとも呼ばれる．
Type II：大動脈瘤側枝からの逆流に伴うleakで，side branch Endoleakとも呼ばれる．
Type III：ステントグラフト-ステントグラフト間の接合部，あるいはステントグラフトのグラフト損傷等に伴うleakでconnection leakあるいはfabric leakとも呼ばれる．
Type IV：ステントグラフトのporosityからのleakでporosity leakとも呼ばれる．
Type V：画像診断上，明らかなEndoleakは指摘できないが，徐々に拡大傾向をきたすもので，Endotensionとも呼ばれる．

図15 エンドリーク
（日本循環器学会ほか：大動脈瘤・大動脈解離診療ガイドライン〈2011年改訂版〉．p.61[1]）より）
タイプIおよびIIIは追加治療が必要であり，通常のリハビリテーション進行は困難となる．一方，タイプII，IVのエンドリークは，通常どおり進めることができる．

■ステントグラフト内挿術の術後リハビリテーション

　ステントグラフト内挿術は，低侵襲であるため早期離床が可能である．多くの場合，術翌日には独歩自立を達成することが可能である．術後経過が良好な場合には，術後1週以内で退院するケースもあり，理学療法士がかかわる期間が短い場合もある．全体でみると，人工血管置換術に比べ早期に退院が可能なステントグラフト内挿術である（図14）が，ステントグラフト内挿術が選択される患者は，高齢や低体力などの人工血管置換術ハイリスク患者であることも多く，術後のリハビリテーションが遅延する場合も少なくない．そのようなケースでは，血圧や心拍数に留意しつつ，個別の理学療法で対応する．

　早期離床が可能とはいえ，大動脈瘤や大動脈解離に対する手術療法に変わりはなく，血圧や心拍数の過度な上昇には人工血管置換術と同様に注意を払う必要がある．安静時血圧110 mmHg未満（運動時血圧130〜140 mmHg未満），心拍数70/分未満（運動時90/分未満）を目標に進めていくのが望ましい[7]．具体的な目標値については，個別に医師に確認する．

　術後合併症で注意が必要なのはエンドリーク（動脈瘤内への血液漏出）である（図15）[1]．タイプIおよびIIIのエンドリークが確認された場合には，早期に追加治療が必要となる．この場合は，リハビリテーションは中止，あるいは血圧の上昇に留意し，ごく低強度の範囲に抑える必要がある．術後のフォローアップCTでエンドリークの有無を確認し，それまでは十分に血圧や心拍数に留意しながら進める．CTの結果は必ず確認し，その後の理学療法や生活指導に反映させる．

■ 引用文献

1）日本循環器学会ほか：大動脈瘤・大動脈解離診療ガイドライン（2011年改訂版）.
　http://www.j-circ.or.jp/guideline/pdf/JCS2011_takamoto_h.pdf

2）Reilly JM：Surgery of the Aorta and Its Branches. Saunders；2000. p.107-12.

3）Hagan PG, Nienaber CA, Isselbacher EM, et al.：The International Registry of Acute Aortic Dissection（IRAD）：new insights into an old disease. JAMA 2000；283（7）：897-903.

4）Davies RR, Goldstein LJ, Coady MA, et al.：Yearly rupture or dissection rates for thoracic aortic aneurysms：simple prediction based on size. Ann Thorac Surg 2002；73（1）：17-27.

5）Zierer A, Melby SJ, Lubahn JG, et al.：Elective surgery for thoracic aortic aneurysms：late functional status and quality of life. Ann Thorac Surg 2006；82（2）：573-8.

6）川内基裕：大動脈解離・大動脈瘤の手術. 臨床リハ 2011；20（8）：718-23.

7）加藤雅明：ステントグラフト挿入術（内挿術）と今後の課題と展望. 臨床リハ 2011；20（8）：740-8.

8）日本集中治療医学会早期リハビリテーション検討委員会：集中治療における早期リハビリテーション—根拠に基づくエキスパートコンセンサス. 日集中医誌 2017；24（2）：255-303.

9）日本循環器学会ほか：心血管疾患におけるリハビリテーションに関するガイドライン（2012年改訂版）.
　http://www.j-circ.or.jp/guideline/pdf/JCS2012_nohara_h.pdf

索 引
INDEX

和 文 索 引

あ

アウターマッスルトレーニング 212
アキレス腱 128
アキレス腱断裂 128
 ——の診断手順（4つのステップ）130
アキレス腱断裂縫合術 128
アクティーバルブⅡ 262
アクティブサイクル呼吸法 313
アジリティトレーニング 76
アセトアミノフェン 311
圧-換気量 338
圧支持換気 323, 335
圧（pressure）-時間波形 336
アミロイドアンギオパチー 234, 236
安定冠動脈疾患 348

い

医学的リハビリテーション 6
胃癌 304
移乗動作 165, 166
椅子からの立ち上がり 126
痛みの定量的な評価方法 183
インストゥルメント併用腰仙椎部固定術 191
インセンティブ・スパイロメトリー 289, 313
イントラフォーカルピンニング 226

う

ウィスコンシンカード分類テスト 273
ウィーニング 342
ウェブ波形 336
運動失調 239
運動負荷試験 359, 371
運動麻痺 239

え

遠位脛骨斜め骨切り術 154, 155

遠位橈尺関節障害 223
嚥下機能 325
嚥下スクリーニングテスト 326
嚥下練習 328
エンドリーク 374
円板状半月板損傷 66

お

横隔膜損傷分類 298
横骨折 118
大本法 137
起き上がり方法 197, 357
オシレーション角 30
オピオイド 311

か

開胸手術 284
開口部レチナ 323
外傷患者における人工呼吸管理が必要となる原因 300
外傷性肩関節脱臼 209
外傷性内側半月板損傷 66
開心術 348
開心術後の運動療法上の注意点 360
咳嗽介助 290, 301
咳嗽機能の各相 314
咳嗽時最大呼気流量 324
咳嗽指導 289
咳嗽における4つの相 325
外側広筋の選択的筋収縮運動 21
外側側副靱帯 79
外側半月板 59
外側閉鎖式楔状高位脛骨骨切り術 103
開大式楔状高位脛骨骨切り術 104
階段昇降練習 40
回転性めまい 236
外転レバーアームの短縮による股関節周囲筋の筋力低下 35
開頭血腫除去術 237
解剖学的長方形骨孔前十字靱帯再建術 84
開放性運動連鎖 21, 39, 75, 91

解離性脳動脈瘤 251
過外転 209
下極骨折 118
拡大（両側）開窓術 178
下肢アライメントの変形解析 99
下肢機能軸 100
下肢伸展挙上テスト 170
下肢伸展挙上（SLR）運動 119
下肢の挙上 20
下垂位での内旋・外旋運動 204
過水平外転 209
片足カーフレイズ 133
片脚立位での安定性 87
片脚立位バランス 75
肩関節脱臼 207
肩関節における人工骨頭および人工関節置換術 201
肩関節の不安定性 210
肩すくめ挙上 220
カフスボタン型カニューラ 323
カーフレイズ 134
感覚障害 239
眼球上下運動 236
間欠的陽圧換気 331
患者自己調節鎮痛法 291, 310
関節鏡視下固定法 145
関節鏡視下デブリドマン 154
関節構成体の退行変性 98
関節包靱帯 208
関節包縫縮術 210
関節リウマチ 25, 46, 142, 143, 201
完全円板状半月 66
肝臓癌 305
冠動脈バイパス術 348, 350, 352

き

記憶障害 273
気管カニューラ 320, 322
気管吸引実施者の要件 327
気管支瘻 312
気管切開 320
 ——の利点と欠点 322
気管・気管支損傷 293
気管・気管支損傷分類 298

気胸　295, 298
偽腔形成　366
気道クリアランス　326
気道クリアランスガイドライン　342
気道内圧開放換気　335
気道閉塞　293, 297
機能的残気量　309
機能的自立度評価法　244
キャストパディング　53, 124
急性呼吸窮迫症候群　330
急性呼吸不全　330
急性水頭症　236, 253, 254, 256
教育的リハビリテーション　6
胸郭損傷分類　298
胸郭へのアプローチの安全性　300
胸腔内出血　294, 297
胸骨正中切開　353
鏡視下肩峰下除圧　217
鏡視下足関節固定術の適応と禁忌　142
橋出血　235, 236
胸水　312
強制呼出手技　289
協調性障害　245
胸部外傷　293
　　──に関連する臓器損傷分類　298
胸腹部大動脈瘤　363
胸部ステントグラフト内挿術　368
胸部大動脈解離の範囲による分類　365
胸部大動脈瘤　363, 365
胸壁損傷　293
棘下筋　214
棘上筋　214
局所性脳損傷　267
虚血性心疾患　348, 350
距骨下関節　135
距骨の関節面　146
距踵関節　135
挙上練習　221
距腿関節の構造　146
筋萎縮性側索硬化症　323
禁煙期間と体の回復の関係　308
筋緊張評価スケール　241
緊張性気胸　294, 298

く

くも膜下腔　251
くも膜下出血　251
グライディング　124

グラフィック波形　335

け

経カテーテル大動脈弁留置術　349
経茎状突起鋼線固定法　225
脛骨遠位端骨折　152
脛骨顆外反骨切り術　103, 106
脛骨天蓋骨折　151, 152
痙縮　239
経靱帯脱出　170
経皮髄内固定法　225
経皮的冠動脈形成術　350
経皮的鋼線固定法　226
経皮的内視鏡下椎間板摘出術　172
外科系の理学療法　2
外科術後の疼痛が身体に及ぼす影響　310
血圧の上がりやすい生活動作　373
血圧の測定肢位の違い　372
血管内治療　255, 369
血胸　295, 297
血腫量　234
ケーラー脂肪体　162
限局型小細胞肺癌の各病期における治療法　286
肩甲下筋　214
肩甲胸郭関節機能　218
肩甲胸郭関節の可動域運動　204
肩甲骨挙上・下制運動　204
肩甲骨・肩甲上腕関節の安定化トレーニング　213
肩甲骨と上腕骨の関係　209
肩甲骨内転・外転運動　204
腱板　214
腱板完全断裂　216
腱板修復術　214
腱板修復術後の装具装着例　219
腱板断裂　214, 216
腱板トレーニング　205, 211
肩峰下インピンジメント　215

こ

高位脛骨骨切り術　103
後外側線維束　80
高血圧性脳出血　234
抗血栓薬　234
交差鋼線固定法　225
高次脳機能障害　241, 248
鋼線固定法　225
鋼線二重締結法　120
降段時の注意点　166
行動性無視検査日本語版　241

高二酸化炭素血症　330
後方進入椎体間固定術　192
後方脱臼の予防　41
後彎　191
股関節機能判定基準　34
股関節疾患評価質問票　34
股関節周囲骨接合術　10
股関節症病期分類　28
呼吸筋トレーニング　288, 327, 328
呼吸状態の視診，触診　333
呼吸理学療法　246, 301, 327
呼吸リハビリテーション　330
呼吸練習　288
骨萎縮の予防　139
骨性Bankart病変　208
骨軟骨骨折　118
骨盤前傾・後傾の練習　187
固定術後の環境整備　199
コンパートメント症候群　223

さ

最小関節裂隙幅　26
最小侵襲人工股置換関節術　31
最大吸気維持　313
座位バランス　75
サイレントマニピュレーション　221
サルカスサイン　210
三角筋胸筋アプローチ　202
三角線維軟骨複合体損傷　223
三重束ACL再建術　84
酸素化の指標　332

し

自己排痰法の習得　313
四肢麻痺　236
視床出血　235, 238
持続硬膜外投与　291
持続的気道内陽圧　335
膝蓋下脂肪体のストレッチ　111
膝蓋下脂肪体の前方移動　113
膝蓋骨骨折　117
膝蓋骨骨折観血的整復固定術　117
　　──の経過　123
膝蓋骨周囲軟部組織　122
膝蓋骨周囲の圧迫　124
膝蓋骨摘出法　120
膝蓋骨の解剖　117
膝蓋骨の可動域運動　72
膝蓋支帯のストレッチ　73
膝蓋上嚢のストレッチ　110
膝蓋上嚢のセルフストレッチ　72

膝外側角　100
膝蓋跳動テスト　86
疾患別リハビリテーション　3
自転車エルゴメーター　40
自発覚醒トライアル　343
自発呼吸と人工呼吸器の違い　333
自発呼吸トライアル　323, 342
　　──の開始安全基準　324
社会的リハビリテーション　6
尺骨突き上げ症候群　223
従圧式換気　333
縦骨折　118
重症筋無力症　323
集中治療後症候群　343
集中治療における早期リハビリテーション　317, 342
従量式圧波形　336
従量式換気　333
重量物の取り扱い　198
手関節の可動域拡大　231
手根管症候群　223
手根不安定症　223
術後回復能力強化プログラム　309
術後呼吸器合併症　281, 312
　　──のリスク因子　282
術後早期の立ち上がり　359
術後疼痛に使用される主な鎮痛薬　311
術後の起き上がり動作　315
術後の悪心・嘔吐　311
循環血液量減少による問題　316
循環血液量増加による問題　318
準備的介入　361
小円筋　214
障害部位と高次脳機能障害　243
踵骨　135
踵骨骨折　135, 136
踵骨骨折骨接合術　135
踵骨骨折用装具　138
掌側Barton骨折　225
掌側ロッキングプレート固定　226
小脳出血　235, 236, 238
踵部ワイヤー刺入部へのメカニカルストレス　164
静脈血栓塞栓症　237
正面天蓋角　143
上腕筋周囲長　17
上腕骨近位端骨折　201
上腕骨大結節の腱付着部　214
上腕骨頭壊死　201
上腕三頭筋皮下脂肪厚　17
職業的リハビリテーション　6

食道癌　304
職場における腰痛予防対策指針　199
シングルレッグホップテスト　132
神経心理学的検査　243
神経調節換気　335
心血管系損傷　293
人工肩関節置換術　202
人工血管置換術　367
人工股関節置換術　25
　　──, 人工骨頭置換術のリハビリテーションプログラム　38
　　──後のスポーツの可否　42
　　──の進入法　32
人工呼吸管理　299, 330
人工呼吸器関連肺炎　339, 340
人工呼吸器設定の確認項目　333
人工呼吸器のグラフィック波形　336
人工呼吸器誘発性肺傷害　331
人工骨頭置換術　25, 202
人工心肺使用心停止下冠動脈バイパス術　352
人工心肺非使用心拍動下冠動脈バイパス術　352
人工足関節（全）置換術　144, 154
人工膝関節全置換術各デザインの特徴　48
人工膝関節単顆置換術　46
人工膝関節置換術　46
深呼吸　290
侵襲による生体反応　315
心臓外科手術後の離床開始基準　354
心臓外科手術後リハビリテーション進行表　358
心臓血管外科リハビリテーションの経過　371
心臓弁膜症　348, 350
心損傷分類　298
靱帯下脱出　170
心タンポナーデ　295, 299
心的外傷後ストレス障害　343
心肺運動負荷試験　360, 372
深部静脈血栓症（DVT）　36, 52, 312
　　──の予防　20, 39

す

髄核の突出部位による分類　171
遂行機能障害　273
遂行機能障害症候群の行動評価　273

膵臓癌　305
髄内釘固定法　145
水平性眼振　236
スクリュー圧迫固定法　120
スクワット　87, 134
ステップアップの基準　359
ステントグラフト内挿術　368
　　──の術後リハビリテーション　374
ストレッチ　133
スピーチカニュラ挿入時の吸気・呼気の流れ　321

せ

整形内科　2
正常圧水頭症　253, 254, 256
正中縦割式開窓術　178
脊髄損傷　323
脊柱安定化にかかわる3つのサブシステム　195
脊柱変形　191
摂食嚥下リハビリテーション　302
前下関節上腕靱帯　208
前距骨脂肪体　162
前傾側臥位　339
前十字靱帯再建術　79
前十字靱帯損傷　79
　　──の受傷機転　83
　　──のリハビリテーションプログラム　91, 94
前十字靱帯の解剖　79
前十字靱帯付着部　80
全身性筋力低下　361
全人的医療　7
前大腿脂肪体　162
穿通性外傷　293
前内側線維束　80
前脳基底部健忘　257
前方移動骨移植法　145
前方外側亜脱臼誘発テスト　80
前方骨柱埋め込み法　145
前方進入椎体間固定術　193
前方脱臼の予防　41
前方引き出しテスト　80
前方不安感テスト　210
せん妄　338
　　──の評価　273

そ

創外固定患者の歩行練習　165
創外固定器の種類　149
創外固定術（法）　149, 226

創外固定用の足底装具　164
早期離床　340, 356
早期離床ステップアップ基準　340
早期離床ステップアップ中止基準
　341
早期離床と早期からの積極的な運動
　の開始基準　274, 289
早期離床と早期からの積極的な運動
　の中止基準　275
僧帽弁狭窄症　349, 350
僧帽弁閉鎖不全症　349, 350
側臥位　338
足関節固定術　142, 144
足関節周囲の脂肪体　162
足関節の可動域運動　133
足関節の底屈・背屈運動　20
側頭葉皮質下出血　238
足部の運動機能を維持する運動
　147
足部の不安定性の評価　146
側方リーチ　71, 75
側面天蓋角　143
側彎　191

た

体位管理　301
体位変換による血液ガスの効果検証
　339
体幹回旋ストレッチ　212
体幹機能の静的安定性の評価　87
体幹機能の動的安定性の評価　87
体幹後傾テスト　89
体幹失調　236
体幹・肩甲帯のスタビリティトレー
　ニング　212
大血管疾患リハビリテーションの中
　止基準　370
大血管手術　363
大血管損傷分類　298
対側損傷　267
大腿臼蓋インピンジメント　26
大腿筋膜張筋の滑走練習　21
大腿筋膜の滑走練習　22
大腿骨遠位部骨切り術　103, 106, 109
大腿骨顆間窩幅比　85
大腿骨近位部骨折　10, 11
大腿骨頸部骨折　10, 11, 13, 25
大腿骨転子下骨折　10
大腿骨転子部骨折　10, 11, 13
大腿骨頭壊死症　25
大腿神経伸展テスト　170
大腿前面のストレッチ　113

大動脈解離　364, 365, 366
大動脈弁狭窄症　349, 350
大動脈弁閉鎖不全症　349
大動脈瘤　363, 365, 366
　──の病理学的分類　364
ダイナミックコンプレッション
　119
タオルギャザー　148
脱臼予防装具　208
脱出　170
胆管癌　305
端座位　263
単支柱型創外固定器　149
断綴性言語　236
胆道癌　305
胆嚢癌　305
ダンピング症候群　304

ち

致死的な胸部外傷　293
遅発性脳血管攣縮　253, 254
　──の予防と治療　256
チーム医療　7
注意障害　273
中間線維束　80
中殿筋トレーニング　39
腸脛靱帯と外側広筋間の柔軟性
　110
長母指伸筋腱断裂　223
直撃損傷　267, 268
鎮静レベル　337
鎮痛薬の投与方法　291

つ

椎間孔進入椎体間固定術　193
椎間板内圧　172
椎弓部分切除術　178
筒転がし　228

て

低位脛骨骨切り術　154
定位血腫吸引術　237
低酸素血症　330
低出力超音波パルス療法　161
低侵襲椎間孔進入椎体間固定術
　193
ティルティング　124
テーブルワイプ　205

と

頭蓋内圧　271
　──の管理　272

同期式間欠的強制換気　323, 334
橈骨遠位端骨折　222
　──の合併症　223
　──の種類　225
橈骨遠位端骨折AO分類　224
橈骨遠位端骨折骨接合術　222
　──の術後プログラム　230
湯治　4
東大式全身関節弛緩性テスト　85
動的関節制動　148
頭部外傷　266, 270
　──後のリハビリテーション　276
　──で出現しやすい高次脳機能障
　　害　271
　──の分類　269
動脈血液ガス分析　332
動脈硬化の危険因子　348
動脈瘤内への血液漏出　374
動脈瘤にみられる症状　366
動脈瘤の形状　364
特発性大腿骨頭壊死症　26, 27, 28,
　31
閉じ込め症候群　236
徒手整復術　137
突出　170
トリプルH療法　256
ドレーン　312

な

内科系の理学療法　2
内視鏡下椎間板ヘルニア摘出術
　172
内視鏡的血腫除去術　237
内側開大式楔状高位脛骨骨切り術
　103
内側側副靱帯　79
内側半月板　59
内側半月板後節損傷　67

に

二相性気道陽圧換気　335
日常生活活動（ADL）を意識した負
　荷試験　373
乳び胸　312
認知リハビリテーション　276

ね

寝返り　197

の

脳灌流圧　271
　──の管理　272

膿胸　312
脳出血　234
　　――のCT分類　235
脳出血部位の頭部CT画像　235
脳腫瘍　234
囊状脳動脈瘤　251
囊状脳動脈瘤破裂　251
脳震盪　268
脳脊髄液リザーバ　262
脳卒中治療ガイドライン2015　236
脳動静脈奇形　251
脳動脈瘤頸部クリッピング術　254
脳動脈瘤コイル塞栓術　254, 255
脳動脈瘤の好発部位　252
脳表の状態　252
脳ヘルニア　236
脳保護のための呼吸・循環管理
　272

は

排液の色と異常　312
肺炎　312
肺癌手術症例の年齢別割合　280
肺癌手術における術前評価項目
　287
肺癌のTNM分類　283
肺癌の病期分類　283
肺血栓塞栓症　312
肺挫傷　295, 299
肺実質損傷　293
肺腫瘍　280
肺切除術後の呼吸介助　290
背側Barton骨折　225
肺損傷分類　298
バイタルサイン測定の注意事項
　372
ハイブリッド型高位脛骨骨切り術
　103
ハイブリッド閉鎖式楔状高位脛骨骨
　切り術　102, 105
肺メカニクス　334
発育性股関節形成不全　26
パテラセッティング　124
　　――を利用した膝蓋下脂肪体の滑
　　　走維持　113
ハートホルダー　356
ハフィング　289, 313, 314
半月損傷治療成績判定基準　64
半月板　58, 60
半月板後方移動　62
半月板切除術　67
半月板損傷　58, 66

　　――の形態　65
半月板縫合術　68
半座位　339
反射性交感神経性ジストロフィー
　139, 223
半側空間無視　241, 242, 245, 248
ハンドヘルドダイナモメータ　158
反復性肩関節脱臼　207

ひ

被殻出血　235, 238
非観血的関節授動術　221
腓骨移植法　145
腓骨神経麻痺　52
膝関節周囲へのモビライゼーション
　162
膝関節の構造　58
膝周囲骨切り術　98, 103
膝伸展運動　54
膝伸展抵抗運動　55
皮質下出血　235, 236
非小細胞肺癌の各病期における治療
　法　285
非侵襲的陽圧換気　332
非ステロイド性抗炎症薬（NSAIDs）
　311
非穿通性外傷　293
ビー玉つかみ　148
ビデオ下胸腔鏡手術　280, 284, 306
ひまわり法　120
びまん性軸索損傷　268
びまん性脳損傷　267, 268
標準注意検査法　273
ヒールスライド　53, 92
比例補助換気　335
ピロン骨折　151, 152

ふ

不完全円板状半月　66
腹臥位　339
腹腔鏡手術　306
複合性局所疼痛症候群　137, 219,
　223, 227
腹部ステントグラフト内挿術　368
腹部大動脈瘤　363, 365
　　――に対する術式の違いによる在
　　　院日数の違い　374
不幸の三徴候　82
ブーツ型装具　133
物理医学　4
物理療法　4

プライオメトリックトレーニング
　76
フレイルチェスト　294, 298
プレート固定　226
粉砕骨折　118

へ

閉鎖式楔状高位脛骨骨切り術　104
閉鎖性運動連鎖　21, 39, 93, 205,
　212
ベッド上でのADL練習　343
ヘルニアの分類　170
ベルリン定義　331
変形解析　100
変形性肩関節症　201, 202
変形性股関節症　25, 26, 31
弁形成術　348, 353
変形性足関節症　142, 150, 153
　　――の整形外科的治療　154
　　――の病期分類　143
変形性膝関節症　46, 79, 98
変形性膝関節症患者機能評価尺度
　52
片側開窓術　178
弁置換術　348, 353
弁膜症の手術適応　351
弁膜症の分類　349
片麻痺　236

ほ

歩行時の足圧分布　164
歩行周期中の体幹・骨盤の動き
　195
歩行速度と生活環境における移動能
　力　244
歩行中の骨盤の動き　184
歩行評価　244
歩行練習　246, 263
ポジショニング　316, 338
補助・調節換気　334
ポータブルタイプのモニター心電計
　372
ホームエクササイズ　187, 188
ボール転がし　148

ま

マイクロLove法　172
窓拭きエクササイズ　205
麻痺足　142
麻痺側運動機能項目　239

む

無気肺　312
無症候性腱板断裂　216

め

免荷式トレッドミル歩行トレーニング　246, 247

も

もやもや病　234

ゆ

遊離脱出　170
床からの立ち上がり　126

よ

用手的呼吸介助法　326, 327
腰仙椎部固定術　191
腰椎開窓術　176
　——の術後の一般的な経過　179
腰椎椎間板ヘルニア　169, 171
腰椎椎間板ヘルニア摘出術　169
腰椎椎体間固定術　193
腰椎分離すべり症　191

腰椎変性すべり症　191
腰痛の特異的評価　179
腰部脊柱管狭窄症　176, 179
腰部脊柱管狭窄症患者にみられやすい姿勢　183
腰部脊柱管狭窄症診療ガイドライン　177, 192
腰部に負担がかかりやすい基本動作　185
　——における負担軽減方法　198
横歩き　39

ら

ランジ　89

り

理学療法士及び作業療法士法　3
理学療法士ガイドライン　3
理学療法とリハビリテーションの関係　4
離床開始基準　354
離床時のバイタルサインの確認　359
離床の安全性　300
離床方法　341

リストラウンダー　228
立位下肢全長の撮影方法　99
立位練習　263
利尿期　317
リバース型（反転型）人工肩関節置換術　202
瘤　363
流量（flow）–時間波形　337
両足カーフレイズ　133
両側立位下肢全長X線像　99
リング型創外固定器　149, 155
リング型創外固定術　150
　——のリハビリテーションプログラム　160

る

ループ波形　336

れ

レッグハンギング　53

ろ

肋間筋陥没　333
肋骨骨折　298
ローテーション　124

欧　文　索　引

A

Abbreviated Injury Scale（AIS）　297
ABCDEFバンドル　342
abdominal aortic aneurysm（AAA）　363
Ability for Basic Movement Scale Ⅱ（ABMSⅡ）　260
ACL損傷の整形外科的治療　83
active cycle of breathing techniques（ACBT）　313
Acute Physiology and Chronic Health Evaluation（APACHE）Ⅱスコア　331
acute respiratory distress syndrome（ARDS）　330
airway pressure release ventilation（APRV）　335
all-inside法　68
amyotrophic lateral sclerosis（ALS）　323
aneurysm　363
anterior apprehension test　210

anterior cruciate ligament（ACL）　79
anterior inferior glenohumeral ligament（AIGHL）　208
anterior lumbar interbody fusion（ALIF）　193
anteromedial bundle（AMB）　80
aortic aneurysm　363
aortic dissection　364
aortic regurgitation　349
aortic stenosis（AS）　349, 350
Apleyテスト　63
arm muscle circumference（AMC）　17
around the knee osteotomy（AKO）　98
arthroscopic subacromial decompression（ASD）　217
assisit control　334

B

Böhler角　136
Balance Evaluation Systems Test（BESTest）　37

Bankart修復術　210
Bankart病変　208
Barthel index（BI）　244, 260, 261
Barton骨折　224
Behavioral Pain Scale（BPS）　311, 338
Behavioural Assessment of the Dysexecutive Syndrome（BADS）　273
Behavioural inattention test（BIT）　241
Bentall手術　367, 368
Berg Balance Scale（BBS）　18, 37, 158, 244
berry press test　203
BiCR（bicruciate retaining）型　48
biphasic positive airway pressure（BIPAP）　335
bipolar hip arthroplasty（BHA）　25
body weight supported treadmill training（BWSTT）　246
bony Bankart lesion　208
Brunnstrom回復段階指標　239

CABG 350, 352
cannulated cancellous hip screw（CCHS） 13
cardiopulmonary exercise test（CPX） 360, 372
Carpenterの分類 118
Catherine Bergego Scale（CBS） 241, 242
CE（center edge）角 26
cerebral perfusion pressure（CPP） 271
Checketts-Otterburn分類 159, 161
Cheyne-Stokes呼吸 331
CKC（closed kinetic chain） 21, 39, 93, 205, 212
Clinical Assessment for Attention（CAT） 273
closed wedge HTO（CWHTO） 104
Colles骨折 225
complex regional pain syndrome（CRPS） 137, 219, 227
compression hip screw（CHS） 14
Confusion Assessment Method for the ICU（CAM-ICU） 338
continuous passive movement（CPM）装置 53
continuous positive airway pressure（CPAP） 335
contra coup-injury 267
CONUT（controlling nutritional status）法 17
conventional coronary artery bypass（CCAB） 352
coronary artery bypass graft（CABG） 348
cough peak flow（CPF） 324
coup-injury 267
CR（cruciate retaining）型 47
critical illness myopathy（CIM） 335
critical illness neuromyopathy（CINM） 336
critical illness polyneuropathy（CIP） 336
Critical-Care Pain Observation Tool（CPOT） 311, 338
Croft modification of Kellgren-Lawrence grade 27
Croft分類 27
CRPS（complex regional pain syndrome） 223

DeBakey分類 364
deep vein thrombosis（DVT） 312
deltopectoral approach 202
developmental dysplasia of the hip（DDH） 26
diffuse axonal injury（DAI） 268
diffuse brain injury（DBI） 267
distal femoral osteotomy（DFO） 106
distal tibial oblique osteotomy（DTOO） 154
double level osteotomy（DLO） 107
dual mobility cup 31
Duchenne歩行 18
dynamic joint control（DYJOC） 148

ECOG performance status 307
Elyテスト 35
endovascular aneurysm repair（EVAR） 368
ERAS（enhanced recovery after surgery） 309
Essex-Lopresti分類 136
Evansの分類 11, 12
extrusion 170

facet 214
FACT（focused assessment with CT for trauma） 269
FAST（focused assessment with sonography for trauma） 296
femoral nerve stretch（FNS）テスト 170
femoroacetabular impingement（FAI） 26
femorotibial angle（FTA） 100
Fisher分類 253
focal brain injury（FBI） 267
Frontal Assessment Battery（FAB） 259
Fugl-Meyer Assessment（FMA） 239
Functional Ambulation Categories（FAC） 244, 260
functional independence measure（FIM） 244
functional residual capacity（FRC） 309
Functional Status Score for the ICU（FSS-ICU） 355

Gardenの分類 11, 12
Glasgow Coma Scale（GCS） 258
Guillain-Barré症候群 323
Gustilo分類 153

HAGL lesion 208
Hansson pin 13
Harris hip score 34
heel height difference（HHD） 51
hexapod system 150
high tibial osteotomy（HTO） 103
Hill-Sachs病変 208
hip-spine syndrome 35
HKA（hip-knee-ankle） 100
holistic medicine 7
Hoover徴候 333
Hunt and Hess分類 253
Hunt and Kosnik分類 253
hybrid closed wedge HTO 105

ICU-acquired delirium（ICU-AD） 361
ICU-acquired weakness（ICU-AW） 335, 361, 368, 369
ICU関連合併症 330
idiopathic osteonecrosis of the femoral head（ION） 26
IFP法 225
Ilizarov創外固定器 155
Injury Severity Score（ISS） 297
Insall-Salvati index 122
inside-out法 68
Intensive Care Delirium Screening Checklist（ICDSC） 338
intermediate bundle（IMB） 80
intermittent positive pressure ventilation（IPPV） 331
International Cooperative Ataxia Rating Scale（ICARS） 239
intra-focal pinning（IFP） 226

intracranial pressure（ICP） 271

J

Japan Coma Scale（JCS） 258
Japanese Knee Osteoarthritis Measure（JKOM） 52
Japanese Orthopaedic Association Back Pain Evaluation Questionnaire（JOA-BPEQ） 179, 194
Jerkテスト 81
JLCA（joint line convergence angle） 101
jumping distance 30

K

Kager's fat padへのモビライゼーション 162
Kellgren-Lawrence（K-L）分類 27, 101
Knee Injury and Osteoarthritis Outcome Score（KOOS） 65
Knee Society Score（KSS） 65
Kohs立方体組み合わせテスト 273
Korsakoff症候群 259

L

Lachmanテスト 80
laparoscopic surgery 306
lateral collateral ligament（LCL） 79
lateral meniscus（LM） 59
lift off test 203
locked-in syndrome 236
Love法 172
low tibial osteotomy（LTO） 154
low-intensity pulsed ultrasound （LIPUS） 161
LTPI（lateral tibial plateau inclination） 101

M

Macnabの分類 170
MATILDA法 155, 156
McMurrayテスト 62
mechanical axis（MA） 100
medial collateral ligament（MCL） 79
medial meniscus（MM） 59
micro endoscopic discectomy （MED） 172
mid flexion instability 48

Mini-Mental State Examination （MMSE） 259
minimal joint space（MJS） 26
minimally invasive surgery（MIS） 31
Minkの分類 65
MIS-TLIF（minimally invasive transforaminal lumbar interbody fusion） 193
mitral regurgitation（MR） 349, 350
mitral stenosis（MS） 349, 350
mLDFA（mechanical lateral distal femoral angle） 101
mMK（modified Miura-Kawamura index） 101
modified Ashworth scale（MAS） 239, 241
modified tension band wiring （mTBW）法 119
MPTA（mechanical medial proximal tibial angle） 101
MRC（Medical Research Council） sum score 258
MRC（Medical Research Council） 筋力スケール 355
MTPI（medial tibial plateau inclination） 101

N

N-テスト 81
NEECHAM混乱・錯乱状態スケール 273
neurally adjusted ventilatory assist （NAVA） 335
noninvasive positive pressure ventilation（NPPV） 332
notch width index（NWI） 85
Numerical Rating Scale（NRS） 179, 183, 338

O

Oベルト 229
OARSI（Osteoarthritis Research Society International） 47
Oberテスト変法 18
oblique translation 209
ocular bobbing 236
off-pump coronary artery bypass （OPCAB） 352
OKCとCKCの影響 93

OKC（open kinetic chain） 21, 39, 75, 91
one leg hop test 90
opening wedge HTO（OWHTO） 104
Orthopaedic Trauma Association （OTA）分類 118
Oswestry Disability Index（ODI） 179, 181, 194
outside-in法 68
Oxford Knee Score 65

P

paradoxical motion 48
patient-controlled analgesia（PCA） 291, 310
Patrickテスト 35
percutaneous endoscopic discectomy（PED） 172
physical medicine 4
physical therapy 4
pivot shift test 81
post-intensive care syndrome （PICS） 343
posterior cruciate ligament（PCL） 79
posterior lumbar interbody fusion （PLIF） 192
posterolateral bundle（PLB） 80
postoperative nausea and vomiting （PONV） 311
posttraumatic stress disorder （PTSD） 343
prefemoral fat pad 162
preliminary training 361
pressure control ventilation（PCV） 333
pressure support ventilation（PSV） 323
pretalar fat pad 162
proportional assist ventilation （PAV） 335
protrusion 170
PS（posterior stabilized）型 47
PSV 335
PTS（posterior tibial slope） 101
pusher現象 240, 245, 248
pusher重症度分類 241

R

Rüedi & Allgöwerの分類 153

383

Raven's Colored Progressive Matrices（RCPM） 259
Raven色彩マトリックス検査 259
refilling 317
reflex sympathetic dystrophy（RSD） 139, 223
revisied Trauma Score（RTS） 297
Richmond Agitation-Sedation Scale（RASS） 337
Rivermead行動記憶検査 273
Rockwoodの分類 118
Roland-Morris Disability Questionnaire（RMDQ） 179, 180, 194
rotator cuff 214

Sanders分類 137
Scale for Contraversive Pushing（SCP） 241
Scale for the Assessment and Rating of Ataxia（SARA） 239
Segond骨折 81, 82
self-locking pin and circumferential wiring 120
Sellers分類 351
Sequential Organ Failure Assessment（SOFA）スコア 331
Sharp角 26
short femoral nail（SFN） 14
SIAS-Motor 239, 240
Simmonds-Thompsonテスト 129
sleeve骨折 118
Smith骨折 225
spontaneous awakening trial（SAT） 343
spontaneous breathing trial（SBT） 323, 342
Stanford分類 364
star excursion balance test（SEBT） 90
stooping exercise 211, 220
straight leg raising（SLR） 119, 170

Stroke Impairment Assessment Set（SIAS） 239
subarachnoid hemorrhage（SAH） 251
Sudeck骨萎縮 139
sulcus sign 210
sustained maximal inspiration（SMI） 313
Swiss Spinal Stenosis Questionnaire（SSS） 179, 182, 194
synchronized intermittent mandatory ventilation（SIMV） 323, 334
synergistic wrist motion 229

TAS角 143
tenodesis action 229
tension band wiring（TBW）法 119
TFCC（triangular fibrocartilage complex） 223
Thessalyテスト 63
Thomasテスト 17
thoracic aortic aneurysm（TAA） 363
thoracic endovascular aneurysm repair（TEVAR） 368
thoracoabdominal aortic aneurysm（TAAA） 363
tibial anterior surface angle 143
tibial condylar valgus osteotomy（TCVO） 106
tibial lateral surface angle 143
tie-grip suture 68
TLS角 143
total ankle arthroplasty（TAA） 144, 154
total hip arthroplasty（THA） 25
total knee arthroplasty（TKA） 46
Trail Making Test（TMT） 259
transcatheter aortic valve implantation（TAVI） 349

transforaminal lumbar interbody fusion（TLIF） 193
Traumatic Coma Date Bank（TCDB）のCT分類 269, 270
Trendelenburg歩行 18
triceps skinfold（TSF） 17
TTPI（total tibial plateau inclination） 101

unhappy triad 82
unicompartmental knee arthroplasty（UKA） 46

venous thromboembolism（VTE） 237
ventilator-associated pneumonia（VAP） 339
ventilator-induced lung injury（VILI） 331
video-assisted thoracoscopic surgery（VATS） 280, 306
Visual Analogue Scale（VAS） 179, 183
volume control ventilation（VCV） 333

Ward三角 10
Wechsler記憶検査 273
Wernicke-Mann肢位 235
Western Ontario and McMaster Universities Osteoarthritis Index（WOMAC） 52
Westhues法 138
WFNS分類 253
Wisconsin Card Sorting Test（WCST） 273

Y字グラフト 367
Yバランステスト 90

中山書店の出版物に関する情報は，小社サポートページを御覧ください．
https://www.nakayamashoten.jp/support.html

臨床の「なぜ？ どうして？」がわかる
病態からみた理学療法　外科編

2018年7月20日　初版第1刷発行 ©
〔検印省略〕

編　　集─── 高橋仁美
発 行 者─── 平田　直
発 行 所─── 株式会社 中山書店
　　　　　　〒112-0006 東京都文京区小日向 4-2-6
　　　　　　TEL 03-3813-1100（代表）
　　　　　　振替 00130-5-196565
　　　　　　https://www.nakayamashoten.jp/

装　　丁─── 花本浩一（麒麟三隻館）

印刷・製本　　株式会社 真興社

Published by Nakayama Shoten Co.,Ltd.
ISBN 978-4-521-74594-7　　　　　　　　　　　　　　　Printed in Japan
落丁・乱丁の場合はお取り替え致します．

・本書の複製権・上映権・譲渡権・公衆送信権（送信可能化権を含む）は株式会社中山書店が保有します．
・ JCOPY 〈（社）出版者著作権管理機構 委託出版物〉
　本書の無断複写は著作権法上での例外を除き禁じられています．複写される場合は，そのつど事前に，（社）出版者著作権管理機構（電話 03-3513-6969, FAX 03-3513-6979, e-mail:info@jcopy.or.jp）の許諾を得てください．

本書をスキャン・デジタルデータ化するなどの複製を無許諾で行う行為は，著作権法上での限られた例外（「私的使用のための複製」など）を除き著作権法違反となります．なお，大学・病院・企業などにおいて，内部的に業務上使用する目的で上記の行為を行うことは，私的使用には該当せず違法です．また私的使用のためであっても，代行業者等の第三者に依頼して使用する本人以外の者が上記の行為を行うことは違法です．

患者の病態を理解することが効果的な理学療法の実践につながる！

臨床の「なぜ？どうして？」がわかる
病態からみた理学療法

本シリーズの特徴
- 臨床でよく遭遇する内科系・外科系疾患を網羅し，理学療法士に必要な病態の知識を徹底解説！
- 患者の生活の質（QOL）を見据えた効果的な評価・プログラムが見えてくる！
- 教科書には載っていない臨床で役立つ知識（臨床思考）が満載！
- 実習前の学生から卒後まで活用できるPT必携のシリーズ．

編集● 高橋仁美（市立秋田総合病院リハビリテーション科）
● B5判／並製／4色刷

内科編

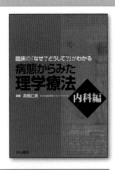

440頁／定価（本体4,500円＋税）
ISBN978-4-521-74593-0

Contents
総論
第1章　運動器
1. 変形性股関節症
2. 変形性膝関節症
3. 腰椎椎間板ヘルニア
4. 腰部脊柱管狭窄症
5. 変形性腰椎症
6. 脊椎椎体骨折，脊柱後彎変形
7. 肩関節周囲炎
8. 骨粗鬆症
9. 関節リウマチ
10. 運動器不安定症
11. サルコペニア

第2章　脳血管
1. 脳梗塞
2. パーキンソン病
3. 筋萎縮性側索硬化症
4. 脊髄小脳変性症
5. 重症筋無力症

6. 多発性神経炎
7. 顔面神経麻痺

第3章　呼吸器
1. 慢性閉塞性肺疾患（COPD）
2. 気管支喘息
3. 気管支拡張症，びまん性汎細気管支炎
4. 間質性肺炎
5. 誤嚥性肺炎（高齢者肺炎）
6. 急性呼吸窮迫症候群（ARDS）
7. 無気肺
8. 肺高血圧症
9. 神経筋疾患による呼吸不全

第4章　心大血管
1. 心筋梗塞
2. 狭心症
3. 慢性心不全
4. 末梢動脈疾患

外科編

450頁／定価（本体4,500円＋税）
ISBN978-4-521-74594-7

Contents
総論
第1章　運動器
1. 股関節周囲骨接合術
2. 人工股関節置換術，人工骨頭置換術
3. 人工膝関節置換術
4. 半月板切除術・縫合術
5. 前十字靱帯再建術
6. 膝周囲骨切り術
7. 膝蓋骨骨折観血的整復固定術
8. アキレス腱断裂縫合術
9. 踵骨骨折骨接合術
10. 足関節固定術
11. 肩関節（人工骨頭・人工関節）置換術
12. 反復性肩関節脱臼に対する手術
13. 腱板修復術
14. 橈骨遠位端骨折骨接合術

15. 腰椎椎間板ヘルニア摘出術
16. 腰椎開窓術
17. インストゥルメント併用腰仙椎部固定術
18. 創外固定術

第2章　脳血管
1. 脳出血に対する手術
2. くも膜下出血に対する手術
3. 頭部外傷に対する手術

第3章　呼吸器
1. 肺腫瘍に対する手術
2. 胸部外傷に対する手術
3. 気管切開
4. 人工呼吸管理
5. 食道癌，胃癌，肝・胆・膵臓癌の周術期管理

第4章　心大血管
1. 開心術
2. 大血管手術

中山書店　〒112-0006　東京都文京区小日向4-2-6　TEL 03-3813-1100　FAX 03-3816-1015
https://www.nakayamashoten.jp/